Das Handbuch ME/CFS

Das Handbuch ME/CFS

Lotte Habermann-Horstmeier

Programmbereich Medizin

Lotte Habermann-Horstmeier

Das Handbuch ME/CFS

Patientenzentrierte Versorgung und interprofessionelle Handlungsempfehlungen

Unter Mitarbeit von Herbert Renz-Polster

hogrefe

Dr. med. Lotte Habermann-Horstmeier, MPH, MSc
Villingen Institute of Public Health (VIPH)
Klosterring 5
D-78050 Villingen-Schwenningen
Habermann-Horstmeier@viph-public-health.de

Bibliografische Information der Deutschen Nationalbibliothek
Die Deutsche Nationalbibliothek verzeichnet diese Publikation in der Deutschen Nationalbibliografie; detaillierte bibliografische Daten sind im Internet über http://www.dnb.de abrufbar.

Verantwortliche Person in der EU: Hogrefe Verlag GmbH & Co. KG, Merkelstraße 3, 37085 Göttingen, info@hogrefe.de

Anregungen und Zuschriften bitte an den Hersteller:
Hogrefe AG
Lektorat Medizin
Länggass-Strasse 76
3012 Bern
Schweiz
Tel. +41 31 300 45 00
info@hogrefe.ch
www.hogrefe.ch

Lektorat: Susanne Ristea, Wiebke Erchinger
Redaktionelle Bearbeitung: Susanne Hahn, Meckenheim
Herstellung: René Tschirren
Umschlaggestaltung: Hogrefe Verlag AG, Bern
Umschlagabbildung: Foto Person, anonym
Satz: Claudia Wild, Konstanz
Druck und buchbinderische Verarbeitung: Finidr s. r. o., Český Těšín
Printed in Czech Republic

1. Auflage 2025

(E-Book-ISBN_PDF 978-3-456-96282-5)
(E-Book-ISBN_EPUB 978-3-456-76282-1)
ISBN 978-3-456-86282-8
https://doi.org/10.1024/86282-000

Inhaltsverzeichnis

1. Geleitwort

ME/CFS ist eine schwer zu ertragende, aber auch schwer zu fassende Erkrankung. Das weiß ich aus meinen eigenen „Begegnungen" mit dieser Erkrankung. Zum einen bin ich als Patient betroffen – nicht so schwer wie viele andere, aber bei dieser Erkrankung greifen selbst moderate Verläufe existenziell ins Leben ein. Zum anderen beschäftige ich mich wissenschaftlich mit dieser Erkrankung – eben weil es schier nicht auszuhalten ist, dass diese so einschneidende Erkrankung in ihrer kausalen Tiefe noch immer nicht verstanden ist.

Das schwer zu Fassende geht schon los mit dem Namen: Myalgische Enzephalomyelitis/Chronisches Fatigue-Syndrom. Ein viel zu langer, aber nun einmal historisch gewachsener Begriff. Und der passt einerseits – und andererseits nicht. Ja, viele Verläufe sind „myalgisch", gehen also mit Muskelschmerzen einher – manche tun das aber auch nicht, oder nur zeitweise. Handelt es sich um eine Enzephalomyelitis? Es gibt tatsächlich immer mehr Befunde einer entzündlichen Beteiligung von Gehirn und möglicherweise auch Rückenmark – also tatsächlich einer Enzephalomyelitis – aber sie sind mit den in der klinischen Alltagspraxis verfügbaren Methoden nicht zu erkennen.

Und was ist mit dem chronischen „Fatigue"-Syndrom? Auch diese Bezeichnung ist unscharf, denn das spezifische Kernmerkmal der Erkrankung ist nicht die – auch bei vielen anderen Erkrankungen auftretende – Fatigue, sondern die Verschlechterung aller Krankheitssymptome nach Belastung – ein Phänomen, das diese Erkrankung von praktisch allen anderen Krankheiten abgrenzt. Und die „Fatigue"? Auch sie wird oft missverstanden und etwa mit „Müdigkeit" gleichgesetzt. Aus der Erkrankung ME/CFS wird deshalb in vielen Presseberichten und sogar in Lehrbüchern ein geradezu heimelig klingendes „Chronisches Müdigkeitssyndrom"? Nur, Fatigue bei ME/CFS kann sich anfühlen wie ein totales Ausgelöscht-Sein bei dem gleichzeitig der Körper in einem Alarmzustand ist, alle Sinne überreizt sind und alles erreichbar ist, nur nicht Ruhe, Entspannung und ja: Müdigkeit. Schön wär's!

Soviel zu den Missverständnissen allein um einen Namen aus fünf Wörtern.

Dann ist da die Herausforderung der Diagnose. Es gibt keinen Biomarker, also keinen spezifischen Labor- oder Messwert, der nur bei dieser Erkrankung spezifisch vorhanden wäre. Sehr wohl lassen sich in Studien Dutzende und vielleicht Hunderte von nachgewiesenen Abweichungen vom Normalzustand finden, aber sie fallen in kein spezifisches, einmaliges Raster.

Nun gibt es in der Medizin größere Herausforderungen als eine Krankheit allein aufgrund ihrer klinischen Merkmale zu diagnostizieren. Man denke nur an die Migräne, die Alzheimer-Erkrankung, ADHS oder Autismus. Und doch lassen sich viel zu viele Kolleg:innen dadurch entmutigen, dass diese Erkrankung eben nicht durch einen einfachen Test zu sichern ist. Manche nehmen dann bei dieser komplexen Erkrankung den Weg des geringsten Widerstandes und ordnen die Krankheit einfach einmal als psychisch bedingt ein – ein Irrtum, der viele Krankheiten betroffen hat, solange ihre Pathogenese noch unklar war, man denke nur an das Magengeschwür, die Neurodermitis oder Morbus Crohn. Wie oft habe ich selbst die Vorurteile von Kolleg:innen gegen meine Erkrankung erlebt, dieses Nicht-ernst-genommen-Werden und dieses „sind wir nicht alle manchmal müde", das einen Betroffenen nur wortlos zurücklässt, verletzt und einsam.

Und genau deshalb – eben weil ME/CFS noch immer vielfach verkannt wird, eben weil diese Erkrankung nur über eine genaue Anamnese zu diagnostizieren ist, eben weil die Begleitung der Betroffenen eine Ärzt:innen-Patient:innen-Beziehung auf Augenhöhe erfordert – ist der Ansatz dieses Buches so wichtig. Nämlich, dass die Patient:innensicht systematisch und konsequent mit einbezogen wird und dass die Patient:innen als Expert:innen wahrgenommen und begleitet werden.

Die Autorin schöpft bei ihren Darstellungen aus dem reichen Fundus ihrer wissenschaftlichen Studien mit ME/CFS-Patient:innen, bei denen sie deren eigene Beschreibungen der Erkrankung, deren eigene Erfahrungen im Medizinsystem und deren eigene Enttäuschungen und Hoffnungen kennenlernen und beschreiben konnte. Dieses Buch greift diese Erfahrungen auf, und macht daraus einen klaren und mit allen aktuell verfügbaren Fakten zu dieser Erkrankung begründeten Leitfaden für alle, die Patient:innen mit dieser zum Verzweifeln komplexen und oft grausamen Erkrankung begleiten.

Ich danke der Autorin Lotte Habermann-Horstmeier von Herzen für dieses unglaublich faktenreiche und mit wissenschaftlicher Leidenschaft geschriebene Buch.

Dr. med. Herbert Renz-Polster
Ravensburg, im Frühjahr 2025

2. Geleitwort

Mit großer Dankbarkeit und Zuversicht begrüßen wir die Veröffentlichung dieses umfassenden Fachbuches über Myalgische Enzephalomyelitis/Chronisches Fatigue-Syndrom (ME/CFS). Die Herausgabe eines solchen Werkes ist lange überfällig, denn ME/CFS ist eine schwerwiegende, lebensverändernde organische Erkrankung, die immer noch viel zu wenig verstanden wird und häufig, sowohl von der Öffentlichkeit als auch von Teilen des medizinischen Fachpersonals nicht die erforderliche Aufmerksamkeit erhält.

Das Buch leistet einen wertvollen Beitrag zur Schließung dieser Lücke. Die fachliche Kompetenz der Autorin, die in den Kapiteln über die medizinischen Grundlagen, die Diagnostik und die Therapie von ME/CFS zum Ausdruck kommt, zeugt von einer tiefen Sachkenntnis und einem umfassenden Verständnis der Krankheit. Sie setzt sich fundiert mit den wissenschaftlichen Erkenntnissen auseinander und präsentiert den aktuellen Stand der Forschung auf eine Weise, die sowohl für Fachleute als auch für betroffene Laien zugänglich und verständlich ist. Dies ist von besonderer Bedeutung, da ME/CFS eine komplexe und oft missverstandene Erkrankung ist, die eine differenzierte und präzise Diagnostik erfordert, um angemessen versorgt zu werden und um weiterführende Therapieansätze entwickeln zu können.

Das vorliegende Werk kann dabei sowohl als Instrument in der studentischen Ausbildung und der ärztlichen Weiterbildung zum Einsatz kommen, als auch erfahrenen Kliniker:innen den Einstieg in die Thematik ermöglichen oder der Vertiefung der eigenen Kenntnisse dienen. Besonders hervorzuheben ist dabei die Einbindung der Erfahrungsberichte von Patient:innen. Das ist einzigartig für ein solches Werk – und wohl auch für eine Erkrankung. Die persönlichen Schilderungen geben ME/CFS ein Gesicht und zeigen die vielfältigen Herausforderungen, denen sich Betroffene täglich stellen müssen. Sie beleuchten die eklatanten Mängel in der Versorgung, den Unglauben, den viele Patient:innen erleben, sowie die nach wie vor erschreckend unzureichende Forschungslage zu dem Krankheitsbild. Diese Aspekte sind in der wissenschaftlichen Literatur häufig unterrepräsentiert, das Buch stellt sie jedoch in den Mittelpunkt und schafft damit ein Bewusstsein für die dringend notwendigen Verbesserungen bei der Versorgung und Erforschung von ME/CFS. Die in jüngster Zeit beginnende wissenschaftliche Auseinandersetzung zum Thema Stigmatisierung – mit den wichtigen Dimensionen Fremd- und Selbststigmatisierung – zeigt, welche Folgen Versorgungsmängel und die Ablehnung einer tieferen Auseinandersetzung mit einer Erkrankung durch Fachpersonal haben können.

Als Patientenorganisationen ist es uns ein zentrales Anliegen, dass die Bedürfnisse der Betroffenen ernstgenommen werden und daraus konkrete Maßnahmen resultieren, die zu einer spürbaren Verbesserung ihrer Gesamtversorgung führen. Wir unterstützen sie auf ihrem meist sehr mühsamen Weg bei der Bewältigung der Krankheit, der damit verbundenen Herausforderungen sowie der sozialen Folgen durch konkrete Hilfestellung. Dazu verfassen wir unter anderem fachspezifische Schriften, um sowohl den Erkrankten als auch den verschiedenen Berufsgruppen in der Medizin fundiertes Informationsmaterial zur Verfügung stellen. Durch die Einwerbung von Fördermitteln und Spenden sowie durch Mitwirkung der Betroffenen in der Studienplanung- und -organisation leisten wir darüber hinaus unseren Beitrag, hochwertige wissenschaftliche Arbeiten zu ME/CFS voranzubringen.

Aus unserer Sicht ist die Integration der Erfahrungen Betroffener und ihrer Familien ein wichtiges Instrument, um eine umfassende Sichtweise auf pathophysiologische Zusammenhänge und das konkrete Krankheitserleben zu verbessern. Deshalb sollte dieses Beispiel auch eine Inspiration für Autor:innen von Fachbüchern auf anderen medizinischen Gebieten sein, da diese Aspekte in der Ausbildung junger Mediziner:innen und in der täglichen Routine erfahrener und in der Medizin Tätiger häufig unterrepräsentiert sind.

Auf Grundlage unserer langjährigen Erfahrung mit ME/CFS halten wir dieses Fachbuch für eine hervorragend geeignete Ressource.

Wir sind sehr stolz darauf, das Geleitwort für ein Buch verfassen zu dürfen, das einen so enorm wichtigen Beitrag zur Aufklärung und zum Verständnis von ME/CFS leistet. In der Hoffnung, dass dieses Werk zu einer besseren Versorgung und einem erhöhten Bewusstsein für die Bedürfnisse der Patient:innen beiträgt, empfehlen wir es allen, die sich über ME/CFS informieren und die Situation der Betroffenen verstehen und verändern möchten.

Fatigatio e. V., Bundesverband ME/CFS,
& Deutsche Gesellschaft für ME/CFS e. V.
Berlin, Hamburg, im Frühjahr 2025

Vorwort

„Wenn mich jemand nach meinen Wünschen fragt, kann ich nur sagen: Ich will mein Leben zurück. Einfach wieder ganz normal leben."
(ME/CFS-Patientin P9)

Schon bald nach Beginn der COVID-19-Pandemie zeichnete sich ab, dass es Menschen gab, die an SARS-CoV-2 erkrankt waren, bei denen die Symptome jedoch deutlich länger als bei anderen Betroffenen anhielten oder gar nicht mehr verschwinden wollten. Bereits Ende 2020 benannte das britische *National Institute for Health and Care Excellence* (NICE) alle gesundheitlichen Beschwerden, die auch nach der akuten Krankheitsphase einer SARS-CoV-2-Infektion fortbestanden oder danach neu aufgetreten waren, als Long COVID. Parallel dazu gab es schon sehr früh immer wieder Stimmen, die darauf hinwiesen, dass die Symptomatik eines Teils der Long-COVID-Patient:innen der der postinfektiösen ME/CFS entsprach. Obwohl ME/CFS bereits seit den 1960er-Jahren in der ICD-10-GM bzw. ICD-11 unter G93.3 als Erkrankung des Nervensystems aufgeführt wird, konnten zu diesem Zeitpunkt nur wenige Ärzt:innen etwas mit diesem Begriff anfangen. ME/CFS ist die Abkürzung des etwas sperrigen Namens Myalgische Enzephalomyelitis/Chronisches Fatigue-Syndrom. Dass es sich hierbei keineswegs um eine neue Erkrankung handelt, wurde spätestens dann klar, als sich immer mehr Patient:innen in der Öffentlichkeit zu Wort meldeten, die z. T. schon seit Jahrzehnten an einer postinfektiösen ME/CFS als Folge einer anderen Infektionskrankheit – wie etwa dem Pfeifferschen Drüsenfieber oder einer Influenza – litten, und von einer identischen Symptomatik berichteten. Sie gingen – vielleicht etwas blauäugig – davon aus, dass es nun, da weltweit vieltausendfach Fälle von postinfektiösem ME/CFS nach einer SARS-CoV-2-Erkrankung beschrieben wurden, ja offensichtlich sein müsse, dass ME/CFS-Erkrankungen gleich welcher Genese nun auch in den deutschsprachigen Ländern allgemein als postinfektiöse Erkrankungen anerkannt würden.

Umso enttäuschter waren sie darüber, dass ein Teil der Ärzt:innen die Krankheit auch weiterhin negierte oder sie als psychosomatische Erkrankung einordnete, wie sie das zuvor schon über viele Jahre bei ME/CFS-Erkrankten getan hatten, deren Leiden durch eine andere Infektionskrankheit ausgelöst worden war. Dies hatte zur Folge, dass die betroffenen Erkrankten entweder keine Therapie erhielten, was an sich schon schlecht genug war, oder aber eine falsche Therapie, die bei vielen Erkrankten noch zusätzlichen, irreversiblen Schaden anrichtete. Inzwischen weiß man, wie außerordentlich wichtig es ist, die Erkrankung möglichst frühzeitig zu diagnostizieren, um über das *Pacing* als zentrale Maßnahme des Krankheitsmanagements und über eine umfassende symptomatische Therapie zu vermeiden, dass das Vollbild der Erkrankung entsteht bzw. um zu erreichen, dass es bei den betroffenen Erkrankten nicht zu schweren oder schwersten Einschränkungen kommt.

Die Ergebnisse der APAV-ME/CFS-Studie[1], bei der im Jahr 2022 in Deutschland mehr als 1.200 ME/CFS-Erkrankte bzw. deren Angehörige zum Arzt-Patienten-Verhältnis bei ME/CFS befragt wurden, machen deutlich, wie schwer die Betroffenen erkrankt sind und welchen immensen Einfluss die Krankheit auf alle Bereiche ihres Lebens hat. Sie zeigen jedoch vor allem, wie wichtig es für die Erkrankten ist, von ihren Ärzt:innen ernst genommen, als Patient:innen mit einer neuroimmunologischen Krankheit anerkannt und entsprechend den neuesten wissenschaftlichen Erkenntnissen behandelt zu werden.

Bei den in diesem Buch zitierten Schilderungen der Erkrankten handelt es sich keineswegs um Einzelfälle. Berichte von selbst an ME/CFS erkrankten Ärzt:innen zeigen, dass es auch ihnen in dieser Situation meist nicht anders ergeht als ihren Leidensgenoss:innen ohne medizinische Vorbildung. Die z.T. sehr drastischen, das Erleben und das Leid der Betroffenen widerspiegelnden Schilderungen, wurden in das Buch aufgenommen, um aufzuzeigen, wie wichtig es gerade bei Erkrankungen wie ME/CFS ist, die Aussagen und Wahrnehmungen der Patient:innen in den Mittelpunkt des ärztlichen Denkens und Handelns zu stellen. Keineswegs war es das Ziel, hiermit die von den Patient:innen konsultierten Ärzt:innen oder die Ärzteschaft insgesamt zu verunglimpfen oder in Misskredit zu bringen. Die Schilderungen sollen deutlich machen, wie wichtig eine umfassende Anamnese als Schlüssel eines patientenzentrierten Vorgehens für eine korrekte Diagnosestellung und Therapie ist. Nur so ist es möglich, die gesundheitliche und soziale Situation der ME/CFS-Erkrankten besser zu verstehen und hierauf aufbauend geeignete unterstützende Maßnahmen einzuleiten sowie gesundheitliche und soziale Versorgungsstrukturen aufzubauen. Das patientenzentrierte Vorgehen hilft darüber hinaus, die Erkrankung selbst besser zu verstehen und auf dieser Basis ggf. neue Forschungsansätze zu entwickeln.

Das Buch richtet sich daher an Ärzt:innen aller Fachrichtungen, die offen dafür sind, ein solches patientenzentriertes Vorgehen bei ihren ME/CFS-Patient:innen umzusetzen. Als Basis dieses patientenzentrierten Vorgehens bietet es nicht nur Informationen zur gesundheitlichen und sozialen Situation der an ME/CFS erkrankten Patient:innen, sondern auch das aktuelle Wissen zur Epidemiologie, Ätiologie und Pathogenese sowie zur Diagnostik, Prävention und Therapie von ME/CFS. Es richtet sich aber auch an Vertreter:innen anderer Gesundheitsberufe, die mit ME/CFS-Erkrankten in Kontakt kommen (z.B. aus der Physio- und Ergotherapie, dem Reha-Bereich, der Pflege, dem Beratungsbereich, den sozialpädagogischen Zentren, den Krankenkassen, Rentenversicherungen, Sozialämtern, Schulen, Firmen, Gerichten etc.). Nicht zuletzt ist dies jedoch auch ein Buch für die ME/CFS-Erkrankten selbst sowie für ihre Angehörigen, die es u.a. auch als Nachschlagewerk nutzen können.

Die Kapitel des Buches bauen sukzessive aufeinander auf, die Inhalte der einzelnen Kapitel lassen sich jedoch auch verstehen, wenn die vorherigen Kapitel nicht gelesen wurden. Kapitel 3 geht bewusst sehr in die Tiefe, um zu zeigen, wie viel an biophysiologischem Grundwissen über die Erkrankung ME/CFS bereits vorliegt. Nicht-Mediziner:innen können dieses Kapitel gerne überspringen oder sich auf das Lesen der abschnittbezogenen Zusammenfassungen beschränken. Für Leser:innen ohne medizinischen Hintergrund wurde zum besseren Verständnis ein Glossar erstellt, das die verwendeten Fachbegriffe erläutert.

Bereits während des Schreibens haben mich Dr. med. Herbert Renz-Polster, Ärztlicher Bei-

---

1 Bei der APAV-ME/CFS-Studie handelt es sich um eine Studie, die sich in erster Linie mit dem Arzt-Patient-Verhältnis von ME/CFS-Erkrankten beschäftigt. Die auf der Basis der APAV-ME/CFS-Daten bereits erschienenen Publikationen finden Sie unter https://www.viph-public-health.de/forschungsprojekte/forschungsprojekt-me-cfs-2022/forschungsergebnisse/. Die Liste wird fortlaufend aktualisiert.

rat der Dt. Gesellschaft für ME/CFS, und Daniel Hattesohl, Vorsitzender der Dt. Gesellschaft für ME/CFS, bei meiner Arbeit beraten und unterstützt. Herzlichen Dank v. a für das Gegenlesen der Manuskriptseiten und die zahlreichen wertvollen Anregungen! Ganz herzlichen Dank auch an Frau Prof. Dr. Carmen Scheibenbogen, Charité Berlin, und Frau Prof. Dr. Uta Behrends, TU München, dafür, dass Sie meine Fragen während des Schreibprozesses stets umgehend und umfassend beantwortet haben. Ein ganz besonderes Dankeschön geht an den Fatigatio e.V. Bundesverband ME/CFS und an die Deutsche Gesellschaft für ME/CFS e.V., die es durch ihren Zuschuss zu den Druckkosten erst möglich gemacht haben, dass das Buch in dieser Form erscheinen konnte. Ich danke auch den vielen Teilnehmenden der APAV-ME/CFS-Studie, die über ihre Antworten mein Wissen über ME/CFS deutlich erweitert haben und auch nach Beendigung der Studie bereit waren, Materialien und Fotos für das Buch bereitzustellen. Dies gilt insbesondere für das Titelfoto. Ich weiß, dass es der hierauf abgebildeten ME/CFS-Patientin sehr schwerfiel, den Abdruck zu gestatten und sich damit so präsent in der Öffentlichkeit zu zeigen. Umso größer ist mein Dank an sie. Danke auch noch einmal an den Landtag Baden-Württemberg, der die Durchführung der APAV-ME/CFS-Studie mit einem Zuschuss unterstützt hat. Ein besonderer Dank geht darüber hinaus natürlich an meine Familie, die während des gesamten Schreibprozesses hinter mir stand und mir das Schreiben des Buches so erst ermöglicht hat. Vielen Dank auch an Gerrit und Lukas, dass ihr immer ein offenes Ohr hattet, wenn es um einen Austausch zum Thema ME/CFS ging.

Villingen, im November 2024
L. Habermann-Horstmeier

Anmerkungen
Die Dosisangaben im gesamten Text beziehen sich jeweils auf erwachsene Personen.
Die Zitate der ME/CFS-Erkrankten wurden behutsam an die gültigen Regeln für Rechtschreibung und Zeichensetzung angepasst.

1 Einführung

Mit dem Beginn der COVID-19-Pandemie geriet weltweit eine Erkrankung in das Blickfeld der Öffentlichkeit, die bis dahin selbst innerhalb der Ärzteschaft nur wenige kannten bzw. als Krankheit anerkannten: ME/CFS, die Myalgische Enzephalomyelitis/das Chronische Fatigue-Syndrom. Immer mehr Erkrankte berichteten in Internetforen, in Filmen (z.B. SRF, 2022) oder in Büchern (z.B. Krapf, 2022), dass sie nach einer Infektion nicht wieder genasen und unter einer Vielzahl von Symptomen litten, denen die behandelnden Ärzt:innen meist ratlos gegenüberstanden. Gleichzeitig wurde deutlich, dass es sich bei dieser Erkrankung nicht um eine spezifische Folge einer SARS-CoV-2-Infektion handelte, sondern dass es bereits eine große Anzahl an ME/CFS-Erkrankten gab, bei denen in den meisten Fällen andere Infektionskrankheiten wie etwa Herpesvirus-Infekte (z.B. durch das Epstein-Barr-Virus, Herpes-simplex-Viren oder das Varizella-Zoster-Virus) als Auslöser vermutet wurden. Viele berichteten, dass sie lange Zeit keine oder falsche Diagnosen erhalten hatten und eine korrekte Diagnosestellung erst nach einer Jahre dauernden Ärzte-Odyssee erfolgte (Bateman et al., 2021). Sie beschrieben ablehnende Reaktionen der konsultierten Ärzt:innen, wenn sie selbst den Verdacht äußerten, dass es sich um ME/CFS handeln könnte, und beklagten immer wieder das fehlende Fachwissen der behandelnden Ärzt:innen. Die meisten waren mit der medizinischen Versorgung unzufrieden, fühlten sich falsch behandelt und berichteten darüber hinaus von einer mangelnden Unterstützung durch die Sozialsysteme (Froehlich et al., 2021; Tidmore et al., 2015; Vink & Vink-Niese, 2022).

Fallvignette

„Ich bin P5, 45 Jahre, zweifache Mutter mit zwei abgeschlossenen Studiengängen und seit 19 Jahren unbehandelt mit ME/CFS in Deutschland. Bis 2005 war ich eine sehr sportliche Führungskraft voller Pläne und Optimismus. Nach einem banalen Infekt schleppe ich mich seit dem 21.01.2005 mit diversen täglichen Symptomen wie Brainfog, Muskelschwäche, Gliederschmerzen, Erschöpfung, bleierner Müdigkeit, Nervenschmerzen, Magen-Darm-Problemen und Kreislaufschwäche unbehandelt durch mein Leben. Mein Ärztemarathon umfasst ganz Europa, und ich habe unendlich viel Verspottung, Ignoranz, Entwürdigung und Demütigung erfahren, bis ich 2017 endlich die Diagnose ME/CFS erhalten habe […]. Täglich muss ich spüren, wie mein Körper immer weiter abbaut. Ich bekam bis 2022 weder Pflegegeld noch einen Schwerbehindertenausweis, da meine Krankheit keiner kannte, obwohl sie von der WHO seit 1969 als schwere Multisystemerkrankung aufgenommen wurde (G93.3)."
(ME/CFS-Patientin P5, Teilnehmerin der APAV-ME/CFS-Studie zum Arzt-Patient-Verhältnis von ME/CFS-Erkrankten zu ihren Ärzt:innen. Näheres zur Studie finden Sie in Kap. 4.)

1.1 Das integrative Modell der Patientenzentrierung

Jüngste Untersuchungen zeigen, wie wichtig die Einbeziehung der Patient:innen als Expert:innen ihrer eigenen gesundheitlichen und sozialen Situation ist, um die meist prekäre Lage der ME/CFS-Erkrankten besser zu verstehen und hierauf aufbauend geeignete gesundheitliche und soziale Versorgungsstrukturen zu etablieren (z.B. Habermann-Horstmeier & Horstmeier, 2024). Dies kann jedoch nur dann gelingen, wenn die Patient:innen in den Mittelpunkt des ärztlichen Handelns gestellt werden. Nur so kann der Vertrauensverlust in die behandelnden Ärzt:innen bzw. die Ärzteschaft insgesamt behoben werden, von dem die Erkrankten immer wieder berichten und der oftmals einen teilweisen oder völligen Verzicht auf Arztkontakte zur Folge hat. Zudem kann hierdurch die häufig beschriebene deutliche Verschlechterung der gesundheitlichen Situation und der Lebensqualität der Betroffenen durch die stark belastete Arzt-Patient-Beziehung vermieden werden (Habermann-Horstmeier & Horstmeier, 2023).

Nach Zill, Zeh und Scholl (2021) legt ein solcher patientenzentrierter Ansatz den Fokus auf die therapeutische Beziehung zwischen Behandelnden und Patient:innen und bezieht dabei die gesamte Person und deren Lebensbedingungen mit ein. Die Autor:innen dieses Modells sprechen von „Behandelnden", wenn sie die im Bereich der gesundheitlichen Versorgung agierenden Ärzt:innen und andere Vertreter:innen

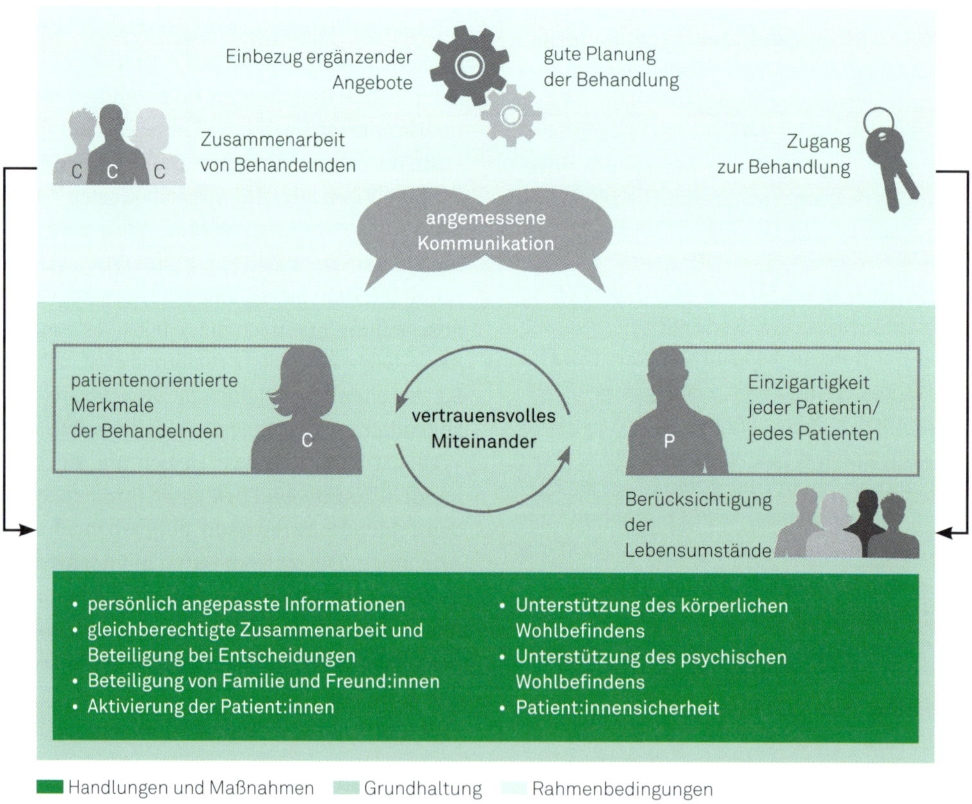

Abbildung 1-1: Integratives Modell der Patientenzentrierung nach Scholl, Zill, Härter und Dirmaier (2014) und Zeh, Christalle, Hahlweg, Härter und Scholl (2019). Quelle: Zill, Zeh und Scholl (2021). Abgedruckt mit freundlicher Genehmigung der Medizinisch Wissenschaftlichen Verlagsgesellschaft (MWV).

von Gesundheitsberufen meinen. Das dort beschriebene Modell umfasst drei Bereiche mit jeweils mehreren Dimensionen: Grundhaltung/Grundprinzipien, Rahmenbedingungen und Handlungen/Maßnahmen. Zu den Grundprinzipien gehören hiernach die elementaren Eigenschaften der Behandelnden, die Behandler-Patient-Beziehung, die Sicht auf die Patientin/den Patienten als Individuum sowie eine biopsychosoziale Perspektive, verstanden als Anerkennung der Patientin/des Patienten als ganze Person in ihrem biologischen, psychologischen und sozialen Kontext (Zill, Scholl, Härter & Dirmaier, 2015). Diese Perspektive geht davon aus, dass der Mensch als biologisches Wesen ständig in vielfältiger Weise mit seiner ökologischen, anthropogenen und sozialen Umwelt interagiert. Die Basis dieser Betrachtung ist dabei immer der biologische Körper, der nicht nur (epi-)genetische und physiologische Vorgänge steuert und umsetzt, sondern diese auch mit Emotionen und Gefühlen verknüpft, Bewusstsein erzeugt und Gedanken etc. hervorruft (Damasio, 2021). Gemeint ist hier ausdrücklich nicht das im Zusammenhang mit ME/CFS immer wieder als „biopsychosoziales Modell" bezeichnete Leitbild im Bereich der Psychosomatik, bei dem die Psyche jeweils im Zentrum der Entstehung und Aufrechterhaltung der Erkrankung steht (s. Kap. 4.1.5).

Das Modell des patientenzentrierten Ansatzes weist darüber hinaus Handlungen und Maßnahmen der Behandelnden, wie die Patienteninformation, die Patientenbeteiligung an Versorgungsprozessen, die Beteiligung von Familienangehörigen und Freunden, das Empowerment von Patient:innen sowie die physische und psychische Unterstützung der Patient:innen aus. Unter Empowerment versteht man einerseits den Prozess hin zu mehr „Selbstermächtigung" oder „Befähigung", andererseits aber auch die professionelle Unterstützung bei diesem Prozess. Das Ziel von Empowerment ist, dass Menschen ihre eigenen Ressourcen erfahren und diese nutzen lernen (Habermann-Horstmeier & Lippke, 2021). Der dritte Bereich umfasst nach diesem Modell Faktoren, die einer guten Versorgung förderlich sind. Hierzu gehören die Integration von medizinischer und nichtmedizinischer Versorgung, die Zusammenarbeit verschiedener Gesundheitsdienstleister, der Zugang zur Versorgung, die Koordination und Kontinuität der Versorgung sowie die Behandler-Patient-Kommunikation. Später wurde das Modell noch um den Aspekt der Patientensicherheit erweitert (Zeh, Christalle, Hahlweg, Härter & Scholl, 2019). Abbildung 1-1 verdeutlicht die verschiedenen Aspekte dieses integrativen Modells der Patientenzentrierung nach Zill, Zeh und Scholl (2021), bei dem die individuellen Präferenzen, Bedürfnisse und Werte der einzelnen Patientin/des einzelnen Patienten jede Phase der medizinischen Konsultation, Behandlung und Nachsorge lenken (Committee on Quality of Health Care in America, 2001).

1.2 Einblick in die Themen des Buches

Bislang gibt es im deutschsprachigen Raum kein Fachbuch mit einem patientenzentrierten Ansatz, das

- die Wissenslücke im Hinblick auf ME/CFS bei den behandelnden Ärzt:innen und anderen Beschäftigten im Gesundheitswesen schließen könnte,
- gleichzeitig aber auch durch eine gut verständliche Sprache und die Erläuterung von Fachbegriffen weiteren Personengruppen (Erkrankten, Angehörigen, Beschäftigten in den Sozialsystemen und anderen) die Grundlagen der Erkrankung vermitteln könnte.

Das Buch soll daher diese Lücke schließen und zu einer besseren, patientengerechteren Versorgung von ME/CFS-Patient:innen im deutschsprachigen Raum beitragen. Darüber hinaus soll mit diesem Buch deutlich werden, dass die individuellen Präferenzen, Bedürfnisse und Werte der einzelnen Patientin/des einzelnen Patienten während jeder Phase der medizinischen Versorgung im Mittelpunkt stehen sollten.

Der auf die Einführung folgende Abschnitt geht zunächst auf die Grundlagen der Erkrankung ein. Nach Erläuterungen zur *Terminologie* und der *Definition* des Begriffs ME/CFS wird die *Symptomatik* der Erkrankung (Kap. 2.2) näher beschrieben. Es folgen Erläuterungen zu den Auslösern einer Symptomenverschlechterung, zu intra- und interindividuellen Unterschieden in der Symptomatik und zu den verschiedenen Schweregraden der Erkrankung. Der nächste Abschnitt beschäftigt sich mit der Entwicklung und den Inhalten der wichtigsten *Diagnostischen Kriterienkataloge* (v. a. den kanadischen und den internationalen Konsensuskriterien, den IOM- und den NICE-Kriterien [IOM: Institute of Medicine in den USA, NICE: National Institute for Health and Care Excellence in Großbritannien]; Kap. 2.3).

Die daran anschließenden Informationen zur Epidemiologie (Kap. 2.4) der Erkrankung ME/CFS liefern u. a. Informationen zur Krankheitshäufigkeit *(Prävalenz)* und zur Zahl der Neuerkrankungen in einem bestimmten Zeitraum *(Inzidenz)* sowie zur allgemeinen Sterblichkeit bei ME/CFS *(Mortalität)* und zur *Suizidalität*. Es folgt eine kurze Beschreibung der sozialen Situation der Erkrankten, ihrer Lebensqualität und Arbeitsfähigkeit sowie der wirtschaftlichen Auswirkungen von ME/CFS aus epidemiologischer Sicht. Der Abschnitt schließt mit Informationen zur Krankheitsprognose und zu der durch ME/CFS hervorgerufenen Krankheitslast *(Burden of Disease)*.

Der darauffolgende Abschnitt (Kap. 3.1)beschäftigt sich ausführlich mit den Faktoren, die nach derzeitigem Wissensstand bei der Entstehung der Erkrankung eine Rolle spielen. Zu Beginn werden *genetische Aspekte* als eine der Grundlagen der Krankheitsentstehung diskutiert. Anschließend wird auf virale *Infekte* als potenzielle Auslöser näher eingegangen. Es folgt in Kap. 3.2 eine Betrachtung der mit dem Krankheitsgeschehen einhergehenden *epigenetischen* und *autoimmunen Vorgänge*. Zu letzterem gehört v. a. die gestörte *adrenerge und acetylcholinerge Signalübertragung*, aber auch die Rolle, die verschiedene andere Transmitter und immunologische Botenstoffe (Mediatoren) im Rahmen des Krankheitsgeschehens spielen. Der Abschnitt geht dann über in eine Diskussion der *Dysfunktion des zentralen und des peripheren Nervensystems* bei ME/CFS. Der Schwerpunkt liegt hier auf der Rolle, die *Mikroglia* und *Blut-Hirn-Schranke* bei diesen Prozessen einnehmen. Weitere Themen sind mögliche pathophysiologische Grundlagen der *Störungen des Energiestoffwechsels* und der *vaskulären Dysfunktion*. Abschließend wird der Versuch unternommen, ein pathophysiologisches Gesamtkonzept zu beschreiben, das die genannten Aspekte zusammenführt.

Im darauffolgenden Kap. 4 kommen nun im Sinne des patientenzentrierten Ansatzes ME/CFS-Erkrankte mit ihren eigenen Erfahrungen zu Wort, die sie innerhalb des Gesundheitssystems in Deutschland gemacht haben. Sie beschreiben, wie es zu einer *Diagnosestellung* bei ihnen kam und wie sie die *Kommunikation* mit ihren Ärzt:innen sowie deren *Auftreten und Verhalten* hierbei erlebt haben. Darüber hinaus schildern sie die Auswirkungen der meist belasteten *Arzt-Patient-Beziehung* auf ihr Verhältnis zu einzelnen Ärzt:innen und zur Ärzteschaft insgesamt sowie ihre dadurch zusätzlich beeinträchtigte gesundheitliche Situation. Eine erste, explorative Untersuchung dazu, wie die Ärztinnen und Ärzte in Deutschland ihr Arzt-Patient-Verhältnis zu ME/CFS-Erkrankten sehen, wird derzeit durchgeführt.

Da i. d. R. Ärzt:innen, meist aus der Allgemeinmedizin, die ersten Ansprechpartner:innen für Menschen mit einer ME/CFS-Symptomatik sind, werden anschließend in Kap. 5 die von den Erkrankten vorgebrachten Punkte im Rahmen eines patientenzentrierten Ansatzes diskutiert. Es geht dabei u. a. um das *ärztliche Selbstverständnis*, die meist *asymmetrische Arzt-Patient-Beziehung*, die Art der Kommunikation hierbei und die *interaktionellen Grundbedürfnis-*

se der an der Kommunikation beteiligten Personen. Am Ende dieses Abschnitts werden die diskutierten Aspekte im Rahmen eines patientenzentrierten Ansatzes zusammengeführt. Dabei wird zuerst die Basis für ein gutes Arzt-Patient-Verhältnis erläutert und anschließend auf die Rolle der *Anamnese als Schlüssel* der ME/CFS-Diagnostik eingegangen.

Es ist immer wieder zu hören, dass es sich bei ME/CFS um eine schwer zu diagnostizierende Erkrankung handelt. In Kap. 6 wird deutlich, dass die Diagnostik anhand der in Kap. 2.3 diskutierten international anerkannten Kriterien nicht schwieriger ist als etwa die Diagnostik bei der Migräne oder bei Morbus Alzheimer. Allerdings ist es v. a. für viele Patient:innen wichtig, anhand eines bestimmten *Biomarkers* das Vorhandensein einer Erkrankung schwarz auf weiß nachweisen zu können, um deutlich zu machen, dass hier die Physis und nicht die Psyche im Vordergrund steht. Biomarker sind z. B. bestimmte Moleküle oder Zellen, deren Anwesenheit oder abnorme Konzentration in einer Körperflüssigkeit auf die Krankheit hinweisen. Den Ärzt:innen würde ein solcher Biomarker zudem den Diagnoseprozess (einschließlich der differentialdiagnostischen Abklärung) deutlich erleichtern sowie später möglicherweise auch zum Nachweis eines potenziellen Therapieerfolges dienen können. Daher wird an dieser Stelle der aktuelle Stand der Erforschung potenzieller ME/CFS-Biomarker diskutiert. Anschließend wird das *differentialdiagnostische Vorgehen* näher erläutert. Wichtig ist hierbei die Unterscheidung zwischen ME/CFS und Long-COVID bzw. dem Post-COVID-Syndrom, aber auch der Unterschied zu anderen Erkrankungen, deren Symptome einzelnen ME/CFS-Symptomen ähneln (etwa Fatigue bei Tumor- und anderen chronischen Erkrankungen, Myastenia gravis, Kollagenosen, chronisch-entzündlichen Darmerkrankungen etc.). Aufgrund der häufig vorkommenden Fehldiagnosen spielen zudem psychosomatische bzw. psychische Erkrankungen wie die Depression hier eine besondere Rolle, wobei zu berücksichtigen ist, dass z. B. die Depression auch als sekundäre Folgekrankheit auftreten kann. Die Erkrankung ME/CFS kann darüber hinaus mit einer Reihe von *Komorbiditäten* einhergehen, die anschließend kurz erläutert werden. An dieser Stelle wird besonders deutlich, welche Bedeutung der *interdisziplinären Zusammenarbeit* der verschiedenen Fachdisziplinen innerhalb des patientenzentrierten Ansatzes zukommt. Ärztinnen und Ärzte müssen daher im Rahmen ihrer Aus- und Fortbildung nicht nur das entsprechende Fachwissen erwerben, sondern auch immer wieder auf die besondere Bedeutung der interdisziplinären Zusammenarbeit bei ME/CFS hingewiesen werden.

Kap. 7 beschäftigt sich, hierauf aufbauend, mit der Bedeutung und den Vorteilen eines solchen *patientenzentrierten Ansatzes* bei ME/CFS für die ärztliche Arbeit, für die Patientenversorgung insgesamt sowie nicht zuletzt natürlich für die Gesundheit und das Wohlbefinden der Patient:innen. Darüber hinaus werden Möglichkeiten diskutiert, die ein solcher patientenzentrierter Ansatz auch im Hinblick auf die weitere Erforschung der Erkrankung bietet.

Von besonderer Bedeutung für die ärztliche Praxis und die Situation der ME/CFS-Erkrankten sind Kap. 7.2 und Kap. 7.3, die sich mit den Möglichkeiten der Prävention und den derzeit vorhandenen Therapie-Optionen beschäftigen. Diskutiert werden das bisherige Fehlen einer *kausalen Therapie*, die Möglichkeiten einer *symptomorientierten Therapie*, die im Bereich der neuroimmunologischen Pathophysiologie der Erkrankung ansetzt (z. B. Gabe von Parasympathomimetika), und die *symptomatische Therapie*, die auf anderen Wegen versucht, die vorhandenen Symptome zu beeinflussen (etwa über die Gabe von Schmerzmitteln). Der Abschnitt beginnt jedoch mit der Erörterung von Möglichkeiten der *Primärprävention*, also der Verhinderung der Entstehung von ME/CFS, beispielsweise durch Impfungen oder ein frühzeitiges Eingreifen bei Long-COVID-Patient:innen, sowie den Optionen, über eine *Tertiärprävention*, etwa in Form von patientengerechten *Reha-*

Maßnahmen, positiv auf die Krankheitssituation von ME/CFS-Patient:innen einzuwirken und damit einer Verschlechterung vorzubeugen. Zudem werden *assistierende Technologien/Hilfsmittel* angeführt, die bei den Erkrankten dem Erhalt ihrer (Teil-)Selbstständigkeit dienen sollen.

Für die behandelnden Ärzt:innen von großer Bedeutung sind darüber hinaus verschiedene *Handlungsempfehlungen* (Kap. 8), die im Rahmen des patientenzentrierten Ansatzes zu einer besseren gesundheitlichen und sozialen Versorgung von ME/CFS-Patient:innen beitragen sollen. Hierzu gehört z. B. das *Pacing*, bei dem Patient:innen lernen, innerhalb ihrer Energie- und Belastungsgrenzen zu bleiben, um eine Zustandsverschlechterung zu vermeiden. Angesprochen wird zudem der Aufbau eines speziellen *Care-Managements*, etwa mit Hilfe von *Patientenlotsen*, die die gesamte gesundheitliche und soziale Situation der Erkrankten im Blick haben sollen. Zum Aufbau eines patientenzentrierten Ansatzes im Bereich der Gesundheitsversorgung braucht es jedoch v. a. Ärzt:innen, Pflegekräfte und Therapeut:innen in den Bereichen der Primär-, Sekundär- und Tertiärversorgung sowie der Rehabilitation, die für das Thema ME/CFS sensibilisiert wurden und in der Erkennung, der Diagnosestellung und Therapie von ME/CFS geschult sind. Intensive, auf die Teilnehmenden zugeschnittene *Schulungen* werden darüber hinaus auch dort benötigt, wo über Sozial- und Versicherungsleistungen für Menschen mit ME/CFS, wie etwa den Zugang zu Rentenleistungen oder Hilfsmitteln, entschieden wird.

Den Schluss des Buches bildet Kap. 9 über das Leben mit ME/CFS, das sich nicht nur an die Erkrankten selbst und ihr soziales Umfeld, sondern auch an die Beschäftigten im Gesundheits- und Sozialwesen richtet, die mit ME/CFS-Erkrankten zu tun haben. Auch für sie ist es wichtig, einen Einblick in die vielen *Bereiche des täglichen Lebens* zu erhalten, auf die sich die Erkrankung auswirken kann, wie etwa Partnerwahl/Familiengründung, Sexualität, Ausbildung und Beruf, finanzielle/soziale Selbstständigkeit, Freizeitgestaltung, Hobbys etc. Durch die Erkrankung können zudem das Selbstbild der chronisch Erkrankten, das Verhältnis zu den Angehörigen und die sozialen Beziehungen außerhalb der Familie massiv in Mitleidenschaft gezogen werden.

Neben umfangreichen Literaturangaben am Ende jedes Kapitels finden Sie im Anhang des Buches auch ein *Glossar*, in dem die wichtigsten Begriffe nochmals kurz erläutert werden. Für die ärztliche Praxis besonders wichtig sind die *Materialien*, die zur Diagnosestellung bei ME/CFS benötigt werden, wie etwa die Fragebögen zu den kanadischen Konsensuskriterien und zum Bell-Score sowie die unterschiedlichen Fragebögen zum PEM-Screening für Erwachsene.

Literaturverzeichnis

Bateman, L., Bested, A. C., Bonilla, H. F., Chheda, B. V., Chu, L., Curtin, J. M., … Yellmann, B. P. (2021). Myalgic Encephalomyelitis/Chronic Fatigue Syndrome: Essentials of Diagnosis and Management. *Mayo Clinic proceedings, 10*(20), 4786. https://doi.org/10.1016/j.mayocp.2021.07.004

Committee on Quality of Health Care in America. (2001). *Crossing the quality chasm: A new health system for the 21st century*. Institute of Medicine. National Academy Press.

Damasio, A. (2021). *Wie wir denken, wie wir fühlen. Die Ursprünge unseres Bewusstseins*. Hanser. https://doi.org/10.3139/9783446273160

Froehlich, L., Hattesohl, D. B., Cotler, J., Jason, L. A., Scheibenbogen, C. & Behrends, U. (2021). Causal attributions and perceived stigma for Myalgic Encephalomyelitis/Chronic Fatigue Syndrome. *Journal of Health Psychology, 27*(10), 2291–2304. https://doi.org/10.1177/13591053211027631

Habermann-Horstmeier, L. & Horstmeier, L. M. (2024). In welchen Bereichen der medizinischen Versorgung sehen Erkrankte mit Myalgischer Enzephalomyelitis/chronischem Fatigue-Syndrom (ME/CFS) Verbesserungsbedarf? Ergebnisse der Arzt-Patient-Verhältnis (APAV)-ME/CFS-Studie im Vergleich zur Richtlinie des Gemeinsamen Bundesausschusses (G-BA). *Pravention und Gesundheitsförderung*. https://doi.org/10.1007/s11553-024-01153-9

Habermann-Horstmeier, L. & Horstmeier, L.M. (2023). Auswirkungen der Qualität der Arzt-Patient-Beziehung auf die Gesundheit von erwachsenen ME/CFS-Erkrankten. *MMW - Fortschritte der Medizin, 165*(S), 16–27. https://doi.org/10.1007/s15006-023-2894-z

Habermann-Horstmeier, L. & Lippke, S. (2021). Grundlagen, Strategien und Ansätze der Gesundheitsförderung. In M. Tiemann & M. Mohokum, *Prävention und Gesundheitsförderung* (1 ed., Vol. 1, S. 65–75). Springer. https://doi.org/10.1007/978-3-662-62426-5_7

Krapf, J. (2022). *Leben mit „kaputtem Akku". Biografien von Menschen mit Myalgischer Enzephalomyelitis/Chronischem Fatigue Syndrom und Long Covid.* Mabuse Verlag.

Scholl, I., Zill, J.M., Härter, M. & Dirmaier, J. (2014). An integrative model of patient-centeredness – a systematic review. *PloS one, 9*(9), e107828. https://doi.org/10.1371/journal.pone.0107828

SRF (Produzent). (2022). *ME/CFS – Die heimtückische Krankheit* [Kinofilm]. Zürich. Zugriff am 7. September 2023 unter https://www.srf.ch/play/tv/reporter/video/mecfs---die-heimtueckische-krankheit?urn=urn:srf:video:e0b93a13-30eb-48cd-b0e4-178e9abafa57

Tidmore, T.M., Jason, L.A., Chapo-Kroger, L., So, S. Brown, A. & Silverman, M. (2015). Lack of knowledgeable healthcare access for patients with neuro-endocrine-immune diseases. *Frontiers in Clinical Medicine, 2*(2), 46–54.

Vink, M. & Vink-Niese, F. (2022). Is It Useful to Question the Recovery Behaviour of Patients with ME/CFS or Long COVID? *Healthcare, 10*(2), 392. https://doi.org/10.3390/healthcare10020392

Zeh, S., Christalle, E., Hahlweg, P., Härter, M. & Scholl, I. (2019). Assessing the relevance and implementation of patientcenteredness from the patients' perspective in Germany: Results of a Delphi study. *BMJ Open, 9*, e03174. https://doi.org/10.1136/bmjopen-2019-031741

Zill, J.M., Scholl, I., Härter, M. & Dirmaier, J. (2015). Which dimensions of patient-centeredness matter? – Results of a web-based expert delphi survey. *PloS one, 10*(11), e0141978 https://doi.org/10.1371/journal.pone.0141978

Zill, J.M., Zeh, S. & Scholl, I. (2021). Patientenzentrierte Versorgung. In B. Brinkhaus & T. Esch, *Integrative Medizin und Gesundheit* (S. 47–59). Medizinische Verlagsgesellschaft.

2 ME/CFS – die Krankheit

Postinfektiöse Syndrome mit einer der Erkrankung ME/CFS (Myalgische Enzephalomyelitis/Chronisches Fatigue-Syndrom) entsprechenden Symptomatik wurden schon vor mehr als hundert Jahren beschrieben, so z. B. nach der Russischen (1889–1895) und der Spanischen Grippe (1928–1920) (Islam, Cotler & Jason, 2020). Den Namen Myalgische Enzephalomyelitis (ME) erhielt die Erkrankung in den 1950er Jahren nach einem Krankheitsausbruch in einer Klinik in Nordlondon. Trotz allem gab es lange keinen Konsens darüber, ob es ME bzw. ME/CFS als Krankheitsentität überhaupt gibt. Dazu beigetragen haben u. a. nicht trennscharfe Kriterien in der Forschung und ein einseitiger Fokus auf eine vorgebliche psychiatrische Genese. Mittlerweile gibt es jedoch praktikable Diagnosekriterien und klare Hinweise auf eine organische Genese der Erkrankung als Folge einer Infektionskrankheit. Im Folgenden soll nun kurz dargestellt werden,

- wie es dazu kam, dass sich der Begriff ME/CFS schließlich durchsetzte,
- welche Symptomatik wir mit diesem Krankheitsbild verbinden,
- nach welchen diagnostischen Kriterien die Erkrankung heute festgestellt wird,
- welche epidemiologischen Daten hierzu bislang bekannt sind und
- welche Ursachen nach dem aktuellen Stand der Forschung bei der Krankheitsentstehung eine Rolle spielen.

2.1 Entwicklung der Terminologie/Definition

Definition

Bei der Myalgischen Enzephalomyelitis/dem Chronischen Fatigue-Syndrom (ME/CFS) handelt es sich um eine meist durch einen Virusinfekt ausgelöste (Rasa-Dzelzkaleja, Krumina & Capenko, 2023), oftmals schwer verlaufende, chronische neuroimmunologische Multisystemerkrankung mit vielfältiger Symptomatik (Nacul et al., 2021), die i. d. R. zu einem hohen Grad an körperlicher Behinderung sowie einer erheblichen Einschränkung der Lebensqualität führt (Eaton-Fitch, Johnston & Zalewski, 2020; Vyas, Muirhead & Singh, 2022; Yoo, Choi & Cho, 2018).

Seit den 1960er Jahren wird die Erkrankung in der Internationalen Klassifikation der Krankheiten und verwandter Gesundheitsprobleme ICD-10-GM bzw. ICD-11 unter G93.3 Chronisches Fatigue-Syndrom (Chronic fatigue syndrome) inklusive Myalgische Enzephalomyelitis als Erkrankung des Nervensystems geführt (BfArM, 2022).

Der Begriff *Myalgische Enzephalomyelitis (ME)* wurde bereits in den 1950er Jahren von dem britischen Arzt A. Melvin Ramsey geprägt (Ramsey & The Medical Staff of the Royal Free Hospital, 1957). Er beschrieb einen Krankheitsausbruch in einer Londoner Klinik, bei dem die Erkrankten über Monate hinweg an schweren neurologischen Symptomen und einer anhaltenden Muskelschwäche litten. Man ging damals davon aus, dass der Krankheit eine Entzündung des Zentralnervensystems (ZNS) zugrunde liegt, und bezeichnete sie daher als Myalgische Enzephalomyelitis, also eine Muskelschmerzen auslösende Entzündung des Gehirns und des Rückenmarks. In der Folge wurde der Begriff ME v.a. in Großbritannien und den skandinavischen Ländern für Erkrankungen mit einer entsprechenden Symptomatik verwendet. Allerdings handelt es sich bei ME/CFS nicht um eine klassische Enzephalomyelitis, auch wenn eine Inflammation des ZNS als pathobiologisches Korrelat diskutiert wird (s. Kap. 3.2.5).

Mittlerweile finden sich Hinweise darauf, dass es bereits früher immer wieder Krankheitsausbrüche gab, bei denen von ähnlichen Symptomen berichtet wurde (Achseon, 1959) bzw. einzelne Patient:innen mit einem solchen Krankheitsbild auffielen, ohne dass damals eine medizinische Einordnung möglich gewesen wäre. So nimmt man beispielsweise an, dass Charles Darwin über viele Jahre an der Erkrankung litt (Darwin, 1887; Hattesohl, 2018).

Im Jahr 1984 wurde in Nevada (USA) der Ausbruch einer chronisch verlaufenden Erkrankung, die mit grippeähnlichen Symptomen wie Fatigue, Muskelschmerzen und Fieber einherging, mit dem Epstein-Barr-Virus in Verbindung gebracht. Man gab der Erkrankung daher zunächst den Namen „Chronisches Epstein-Barr-Virus-Syndrom". Die Bezeichnung wurde dann 1988 von den US-amerikanischen Centers for Disease Control and Prevention (CDC) in *Chronic Fatigue Syndrome (CFS, Chronisches Fatigue-Syndrom)* geändert, da sich damals kein Zusammenhang mit einem Epstein-Barr-Virus-Infekt nachweisen ließ (IOM, 2015). Der Begriff CFS wurde später v.a. in den USA und in Kontinentaleuropa verwendet. Als deutsche Übersetzung setzten sich hierfür die Begriffe Chronisches Erschöpfungssyndrom und Chronisches Müdigkeitssyndrom durch, die von Betroffenen als verharmlosend angesehen wurden.

Obwohl sich die Bezeichnungen ME und CFS auf vergleichbare Krankheitserscheinungen bezogen, wurde schon bald deutlich, dass der CFS-Begriff (insbesondere auch in seiner missverständlichen, bagatellisierenden Übersetzung als Chronisches Erschöpfungs- oder Müdigkeitssyndrom) die Schwere der Krankheit sowie die komplexe Symptomatik nicht annähernd widerspiegelt. Diese Missverständlichkeit hatte auch erhebliche Folgen im Hinblick auf die Anerkennung der Erkrankung als schwere Multisystemerkrankung durch die Ärzteschaft (Jason, Taylor, Stepanek & Plioplys, 2001). Von den meisten Patient:innen und geschulten Ärzt:innen wurde daher meist der Begriff ME verwendet, da hierdurch die Schwere der Symptomatik besser verdeutlicht wurde.

Auf der Basis der zu weit gefassten und zu wenig trennscharfen *Fukuda-Kriterien* der Centers for Disease Control and Prevention (Fukuda et al., 1994) entwickelte ein kanadisches Expertengremium im Jahr 2003 eine klinische Arbeitsdefinition für die Erkrankung, indem es charakteristische Symptomcluster definierte, auf deren Grundlage die Diagnose gestellt werden konnte. Bereits hier wurde die Bezeichnung *ME/CFS* verwendet (Carruthers et al., 2003). Im Jahr 2011 schlug dann ein international zusammengesetztes Expertengremium vor, den Namen und die Definition CFS aus den bereits genannten Gründen grundsätzlich nicht weiter zu verwenden. Sie schlugen in den *International Consensus Criteria for ME (ME-ICC)* stattdessen eine neue ME-Definition vor (Carruthers et al., 2011). Näheres zu den Diagnostischen Kriterien siehe Kap. 2.3

Mittlerweile hat sich bei den betroffenen Patient:innen wie auch in der wissenschaftlichen Literatur die Bezeichnung ME/CFS durchgesetzt, z.B. IQWiG (2023), Nacul et al. (2021), NICE, (2021), die auch hier verwendet wird. Auf weitere Termini, die sich nicht durchgesetzt haben, wie den 2015 vom American Institute of Medicine (IOM) vorgeschlagenen Begriff *Systemic Exertion Intolerance Disease (SEID)* (IOM, 2015) oder die in den 1990er Jahren z.B.

in den USA verwendete Bezeichnung *Chronic Fatigue Immune Dysfunction Syndrome (CFIDS)* (Uchida, 1992), wird hier nicht eingegangen.

2.2 Symptomatik

Typisch für die Erkrankung ME/CFS ist ein chronischer Krankheitsverlauf mit einer in Art und Intensität fluktuierenden Symptomatik (Collin, Nikolaus & Heron, 2016; Huber, Sunnquist & Jason, 2018; Stoothoff, Gleason, McManimen et al., 2017).

2.2.1 Kernmerkmale

Definition

Post-Exertional Malaise (PEM) und Fatigue
Kennzeichnend für die Erkrankung ME/CFS ist die *Post-Exertional Malaise (PEM)*. Hierunter versteht man eine Zustandsverschlechterung mit ausgeprägter und anhaltender Verstärkung bestehender Symptome und/oder der Auslösung einer Kaskade neuer Symptome nach geringer körperlicher oder geistiger Anstrengung. Die PEM tritt in der Regel mit einer Zeitverzögerung auf und geht zudem mit einer *Fatigue*, d.h. einer hochgradigen Schwäche bzw. physischen und psychischen Kraft- und Energielosigkeit sowie einer rapiden Verschlechterung des Allgemeinzustands einher.

Post-Exertional Malaise (PEM)

Die Post-Exertional Malaise (PEM; postexertionelle Malaise) ist das charakteristische Kernmerkmal einer ME/CFS. Ihr Vorhandensein ist Voraussetzung für das Stellen einer ME/CFS-Diagnose (s. Kap. 2.3). Im Deutschen spricht man auch von einer Belastungsintoleranz, wobei auch hier der Begriff die Schwere der Symptomatik nur andeutungsweise wiedergibt. ME/CFS-Kranke bezeichnen die Situation oft als *Crash*. Es handelt sich um eine unverhältnismäßige Zustandsverschlechterung mit einer ausgeprägten Verstärkung der bereits bestehenden Symptome und/oder der Auslösung einer Kaskade neuer Symptome nach körperlicher oder geistiger Anstrengung. Typisch sind ein rascher Abfall des Leistungs- und Aktivitätsniveaus der betroffenen Person, ohne dass sich Antrieb und Motivation hierbei verändern, sowie eine Aktivitäts-Erholungs-Dysfunktion.

Auslöser für eine PEM können bereits geringste körperliche oder geistige Aktivitäten (kognitive Tätigkeiten/Emotionen) sein (Baraniuk, Amar, Pepermitwala & Washington, 2022; Stussman, Williams, Snow et al., 2020). Selbst das Sitzen oder Stehen, Gespräche mit anderen Menschen oder äußere Reize wie Licht und Geräusche können eine PEM auslösen (van Campen, Rowe, Verheugt & Visser, 2021). Bei den PEM-Triggern gibt es, abhängig vom Schweregrad der Erkrankung, jedoch große interindividuelle Unterschiede. Generell ist es so, dass die Schwelle für das Auslösen einer PEM umso niedriger ist, je schwerer die Ausprägung der Erkrankung ist.

Eine PEM kann unmittelbar nach einer körperlichen oder geistigen Aktivität auftreten. In der Regel vergehen jedoch 12 bis 48 Stunden, bis die typischen Symptome einsetzen, die dann mehrere Tage oder Wochen anhalten. In schweren Fällen kann es auch zu einer dauerhaften Zustandsverschlechterung kommen, d.h. bei jedem Crash besteht die Gefahr einer Chronifizierung des verschlechterten Gesundheitszustandes.

Fatigue

Ein weiteres Symptom, das als Folge eines gestörten zellulären Energiestoffwechsels zusammen mit der postexertionellen Malaise auftritt, ist die Fatigue (IOM, 2015). Hierbei handelt es sich, anders als der Name suggeriert, nicht um eine verstärkte, chronische Müdigkeit, sondern um eine hochgradige Schwäche bzw. physische und psychische Kraft- und Energielosigkeit (Zitat einer ME/CFS-Erkrankten: „Als wäre einem der Stecker herausgezogen worden“). Betroffen sind davon in erster Linie Muskelzellen und die Zellen des ZNS. Dies führt z.B. dazu, dass die Erkrankten aufgrund mangelnder Energie nicht mehr in der Lage sind, verschiedenste Aktivitäten des täglichen Lebens auszuführen – wie etwa einen Kochtopf vom Herd zum Tisch zu tragen, sich die Haare zu waschen, sich mit mehreren Personen zu unterhalten – oder die aufgenommenen Aktivitäten zu beenden. Bei einer geringer ausgeprägten Symptomatik tritt die Unfähigkeit, eine bestimmte körperliche Anstrengung mehrfach zu wiederholen, nicht selten unvermittelt im Verlauf dieser Tätigkeit auf. Schon zuvor sind solche Aktivitäten (z.B. eine bestimmte Strecke zu gehen, eine Treppe hochzugehen) oft nur durch Atmen mit offenem Mund und unter größter Anstrengung möglich. Schwersterkrankte sind dagegen überhaupt nicht mehr in der Lage, entsprechende Tätigkeiten auszuführen. Ihnen kann es sogar schwerfallen, den Kopf zu heben, sich im Bett umzudrehen, zu schlucken oder zu sprechen. Die Übersetzung des Begriffs „Chronisches Fatigue Syndrom“ in „Chronisches Müdigkeitssyndrom“ ist daher falsch.

Postexertionelle Malaise und Fatigue gehen i.d.R. mit einem starken Krankheitsgefühl und einer rapiden Verschlechterung des Allgemeinzustands einher. Trotz des schnellen, erheblichen Abfalls des Leistungs- und Aktivitätsniveaus sind Antrieb und Motivation bei ME/CFS-Erkrankten i.d.R. weiterhin vorhanden.

Auch bei anderen chronischen Krankheiten wie Tumorerkrankungen, Multipler Sklerose, Rheumatoider Arthritis oder Schilddrüsenunterfunktion kommt das Symptom Fatigue vor. Anders als bei diesen Erkrankungen bessert sich die ausgeprägte Fatigue bei ME/CFS jedoch nicht durch kürzere Erholungspausen, Schlaf oder Sport. Im Gegenteil, hier können schon geringste Anstrengungen und sportliche Aktivitäten die Fatigue und damit die gesamte Krankheitssituation erheblich verschlechtern (s. *Pacing*, Kap. 7.2.2).

2.2.2 Weitere Symptome

Außer von PEM und Fatigue berichten die Erkrankten häufig über neurokognitive Symptome, Kreislaufstörungen im Sitzen und Stehen *(Orthostatische Intoleranz, OI)*, Temperaturregulationsstörungen und ausgeprägten Schlafstörungen. Zu den typischen neurokognitiven Symptomen gehört der *Brainfog*, also das Gefühl, keinen klaren Gedanken mehr fassen zu können, oft kombiniert mit einer allgemeinen mentalen Erschöpfung, Konzentrationsproblemen, Wortfindungsstörungen, Vergesslichkeit und/oder Orientierungsschwierigkeiten.

Herz-Kreislauf-Beschwerden treten meist in Form einer OI auf. Der Kreislauf ist nicht in der Lage, sich im Stehen oder Sitzen an eine aufrechte Körperposition anzupassen. Es kommt zu Herzrasen, heftigem Herzklopfen, starken Blutdruckschwankungen (zu hoher/zu niedriger Blutdruck), Blässe, Schwindel, einem Schwächegefühl, Gleichgewichtsstörungen, manchmal auch Atemnot. Unvermittelt einsetzendes, heftiges Herzklopfen und Herzrasen können je nach Schwere der Erkrankung auch nach einem Lagewechsel im Bett auftreten. Danach dauert es oft lange, bis sich die Symptome wieder zurückbilden (s.a. *Posturales Tachykardie-Syndrom (POTS)*, Kap. 6.1).

Temperaturregulationsstörungen äußern sich in einem starken „inneren“ Kältegefühl und Frösteln, das unabhängig von der Außentemperatur auftritt, über Stunden anhalten kann und sich durch Wärmezufuhr nicht bessert. Vor allem nachts können sich solche Phasen jedoch auch mit Phasen abwechseln, in denen es zu Hitzewallungen und/oder Schweißausbrüchen kommt. „Inneres“ Kältegefühl und Frösteln gehen nicht selten in ein starkes Krankheitsgefühl wie bei einem Virusinfekt über. Patient:innen berichten zudem von einem sehr stark eingeschränkten Bereich der thermischen Behaglichkeit, kombiniert mit einer Unfähigkeit, sich an hohe oder niedrige (Außen-)Temperaturen anzupassen. Hitzephasen im Sommer sind für Betroffene nur schwer erträglich (s. Kap. 9.13.1) und verschlimmern die Symptomatik. Auch das Baden bei einer als zu niedrig oder zu hoch empfundenen Wassertemperatur ist oft nicht mehr möglich. Die Betroffenen können zudem eine subnormale Körpertemperatur (< 36,5 °C) haben. Die berichteten *Schlafstörungen* können sich in einem veränderten Tag-Nacht-Rhythmus oder häufigen Schlafunterbrechungen als Folge einer zentralen Schlafregulationsstörung äußern. Der Schlaf ist oft nicht erholsam. Hinzu kommen Durchschlafstörungen als Folge von Schmerzen, den beschriebenen Temperaturregulationsstörungen, Restless-Legs-ähnlichen Symptomen, nächtlichem Bluthochdruck bei Umkehr des zikadianen Blutdruck-Rhythmus oder zentral ausgelöstem, häufigem nächtlichem Harndrang.

Die bei ME/CFS oft auftretenden *Muskelbeschwerden* können über Stunden und Tage anhalten und sich in Form von Muskelzuckungen und -krämpfen, Muskelschmerzen sowie in einem äußerst unangenehmen, muskelkaterähnlichen Gefühl äußern, nicht selten kombiniert mit einer schweren Restless-Legs-Symptomatik. Zudem können Schmerzen im gesamten Körper auftreten, die im Extremitätenbereich z. B. als ziehend oder stechend und im Magen-Darm-Bereich als schmerzhafte Krämpfe beschrieben werden. Berichtet wird auch häufig über Stunden bis Tage anhaltende, heftige Kopfschmerzen (z. B. dumpf-drückend, stechend oder migräneartig). Überempfindlichkeiten (etwa auf Licht, Geräusche, Gerüche, Berührung) können als quälend wahrgenommen werden und ebenfalls Schmerzen hervorrufen. Im Extremfall können selbst das Tragen von Kleidung, das Liegen auf einem weichen Kissen oder die Berührung durch Angehörige Schmerzen auslösen.

Einige Patient:innen berichten zudem von mehrere Tage anhaltenden *Gelenkbeschwerden* mit meist schmerzhaften, teigigen Anschwellungen im Gelenkbereich, wobei sich die betroffenen Gelenke auch abwechseln können. Auch in der meist sehr blassen Haut und im Unterhautgewebe kann es durch Flüssigkeitseinlagerungen zu teigigen Schwellungen kommen. Rötungen und Schwellungen können zudem nach Kontakt mit Strahlung (z. B. Sonnenlicht oder der Strahlungswärme eines Kamins) auftreten. Zudem kann es bei einigen Betroffenen schon nach leichten Kontakten zu Einblutungen in die Haut kommen (blaue Flecken). Recht häufig berichten die Erkrankten von Sehstörungen, z. B. verschwommenem, unscharfem Sehen, Doppeltsehen, Akkomodationsproblemen, Tunnelblick, vorübergehenden Gesichtsfeldausfällen oder dem Sehen von Zickzacklinien.

Viele Erkrankte beschreiben auch ausgeprägte, neu aufgetretene *Überempfindlichkeiten* gegenüber Nahrungsmitteln, Medikamenten und anderen Substanzen sowie gegenüber Insektenstichen. Dies kann dazu führen, dass immer weniger Substanzen mit dem Körper in Kontakt kommen können, ohne dass diese als „fremd" wahrgenommenen zu werden. Tabelle 2-1 zeigt, in welcher Häufigkeit diese – neben PEM und Fatigue – regelmäßig auftretenden ME/CFS-Symptome von erwachsenen Proband:innen der deutschen APAV-ME/CFS-Studie aus dem Jahr 2022 genannt wurden (Habermann-Horstmeier & Horstmeier 2024a; Habermann-Horstmeier & Horstmeier, im Druck) (ergänzender Hinweis zur Tabelle 2-1: An der APAV-ME/CFS-Studie nahmen insgesamt 1.238 Personen (ME/CFS-Erkrankte und deren nahe Angehörige aller Altersstufen) teil. In der zitierten Publikation wurden aber nur die erwachsenen Erkrankten mit ärztlicher ME/CFS-Diagnose betrachtet, die den Fragebogen online ausgefüllt hatten).

Bereits 2003 betonten Carruthers et al. (2003) in ihrer grundlegenden Publikation zur Definition, Diagnostik und Behandlung von ME/CFS *(Canadian Consensus Criteria)*, dass die hier genannten Symptome zusätzlich zu PEM und Fatigue im Verlauf eine ME/CFS-Erkrankung auftreten können. Dort und in den *Diagnostikkriterien des Institutes of Medicine der US-amerikanischen National Academies* (IOM, 2015) finden sich noch weitere Symptome, die von ME/CFS-Erkrankten in unterschiedlicher

Tabelle 2-1: Häufigkeit der bei erwachsenen ME/CFS-Patient:innen (n = 674) mit ärztlicher Diagnose – zusätzlich zu PEM und Fatigue – regelmäßig auftretenden Symptome. Quelle: Habermann-Horstmeier und Horstmeier (2024a).

Symptome	Prozentsatz
Brainfog, Gedächtnisprobleme, Wortfindungsstörungen	91,4 %
Muskelprobleme (z. B. Schmerzen, „Muskelkater", Zuckungen, Krämpfe)	89,2 %
Schlafstörungen (z. B. Durchschlafstörungen, veränderter Tag-Nacht-Rhythmus)	88,0 %
Überempfindlichkeit (z. B. auf Licht, Geräusche, Gerüche, Berührung)	85,5 %
Herz-Kreislauf-Beschwerden (z. B. Herzrasen, Blutdruck-Schwankungen, Schwindel bei längerem Stehen oder Lagewechsel)	83,8 %
Temperaturregulationsstörung (Kältegefühl, Frösteln, Hitzewallungen)	81,2 %
Grippeähnliche Symptome (Frösteln, starkes Krankheitsgefühl etc.)	78,5 %
Unverträglichkeit von hohen oder niedrigen (Außen-)Temperaturen	73,6 %
Magen-Darm-Beschwerden (z. B. Blähungen, Durchfall, Darmkrämpfe)	71,8 %
Kopfschmerzen (z. B. migräneartig)	70,6 %
Atembeschwerden (z. B. beim Treppensteigen, längerem Sprechen)	68,1 %
Sehstörungen (z. B. verschwommener Blick, unscharfes Sehen, Tunnelblick, Sehen von Zickzacklinien)	65,3 %
Unverträglichkeiten von Nahrungsmitteln, Medikamenten und/oder Chemikalien	62,0 %
Erhöhte Infektanfälligkeit mit verlängerten Genesungsphasen	48,1 %
Beschwerden der Harn- und Geschlechtsorgane (z. B. plötzlicher Harndrang)	42,4 %

Häufigkeit angegeben werden. Hierzu gehören z. B. anhaltender Husten, Auswurf, Belastungsdyspnoe, Probleme beim Sprechen, immer wiederkehrende Halsschmerzen und grippeähnliche Symptome, geschwollene oder empfindliche Lymphknoten, Symptome einer Sinusitis, Druck und Schmerzen in der Brust, kalte Hände und Füße, Hautausschläge, Alkoholunverträglichkeit, Brechreiz, Sodbrennen, Anorexie oder abnormaler Appetit mit deutlicher Gewichtsveränderung, trockene Schleimhäute, Haarausfall, Dysmenorrhoe, Postmenstruelles Syndrom (PMS), Verlust der sexuellen Libido, Impotenz, häufiges Wasserlassen und Blasenfunktionsstörungen. Auch ein körperliches Unruhegefühl, eine Verschlechterung der Symptome durch Stress, Taubheitsgefühle/Parästhesien, Ataxie, Gleichgewichtsprobleme und die Tendenz, Dinge fallen zu lassen, wurden genannt. Hinzu können Muskellähmungen, Veränderungen des Geschmacks-, Hör- oder Geruchssinns, Tinnitus, Wahrnehmungs- und Dimensionsverzerrungen (Alice-im-Wunderland-Syndrom) sowie anfallsähnliche Phänomene kommen. Berichtet wird auch über Angst- und/oder Panikattacken, Persönlichkeitsveränderungen und eine reaktive Depression, wobei die genannten psychischen Störungen i. d. R. Folge und nicht Ursache der Erkrankung seien (Carruthers et al., 2003).

In den Canadian Consensus Criteria (Carruthers et al. 2003) wird zudem darauf hingewiesen, dass die „zusätzlichen" ME/CFS-Symptome auf Störungen im Bereich des neurologischen, immunologischen und endokrinen Systems beruhen, deren Zellen sich untereinander über chemische Botenstoffe wie Neurotransmitter und Hormone austauschen und auf diese Weise pathophysiologische Informationen weitergeben.

Zusammenfassend lassen sich die genannten Symptome nach ihrer Ätiologie daher in folgende Gruppen einordnen (s. Kap. 3):

- Folgen der Störungen im zellulären Energiestoffwechsel von Muskel- und Nervenzellen
- Folgen der zentralnervösen Regulationsstörungen
- Folgen der Regulationsstörungen im Bereich des vegetativen Nervensystems
- Folgen der zentral ausgelösten endokrinen Störungen
- Folgen der immunologischen Störungen
- Folgen der endothelialen Dysfunktion
- Reaktive Störungen aufgrund der durch die Erkrankung ausgelösten Stresssituation

2.2.3 Auslöser, Eintrittszeitpunkt und Dauer einer Symptomenverschlechterung

Dass *körperliche und kognitive Anstrengungen* eine PEM auslösen können, konnte durch zahlreiche Studien nachgewiesen werden (Cook et al., 2017; Holtzman, Bhatia, Cotler & Jason 2019; Keech et al., 2015). In einem US-amerikanischen Survey, in dem 1.534 ME/CFS-Patient:innen befragt wurden, berichteten 78,2% der Erkrankten, dass bei ihnen schon Basis-Aktivitäten des täglichen Lebens (z. B. Ankleiden, Kochen, Baden) zu einer Verschlimmerung der Symptomatik bzw. zum Vollbild der PEM führen können. Zudem gaben 64,5% der Befragten an, dass bereits eine Positionsänderung (z. B. vom Liegen zum Aufstehen) eine entsprechende Verschlechterung zur Folge haben kann. Noch häufiger als körperliche oder kognitive Anstrengungen wurden jedoch *emotionaler Stress* (93,2%) bzw. *emotionale Ereignisse* (88,3%), *Lärm* (85,3%) sowie *sensorische* (83,6%) und *visuelle Überlastung* (79,7%) als Auslöser genannt. Aber auch *Hitze* (74,4%), *Licht* (68,8%), *Nahrungsmittel* (61,0%), *Chemikalien* (58,0%) und *Medikamente* (47,4%) führten bei den Betroffenen zu einer Symptomenverschlechterung (Holtzman, Bhatia, Cotler & Jason, 2019). In der deutschen APAV-ME/CFS-Studie wurden ähnliche Angaben, z. B. zu Unverträglichkeiten von Nahrungsmitteln, Medikamenten und/oder Chemikalien (62,0%) und zu Überempfindlichkeiten, etwa auf Licht, Geräusche, Gerüche oder Berührung (85,5%), gemacht (Habermann-Horstmeier & Horstmeier, 2024a). Die meisten Erkrankten nannten eine ganze Reihe von Auslösern, die bei ihnen eine Verschlimmerung der Symptomatik herbeiführen können.

Der Zeitpunkt des *Eintritts einer solchen Symptomenverschlimmerung* kann sowohl intra- als auch interindividuell sehr unterschiedlich sein. Zudem ist zu berücksichtigen, dass bei einer verzögerten Symptomenverschlimmerung der Auslöser nicht immer klar ersichtlich ist. Die meisten ME/CFS-Erkrankten berichten davon, dass nach Anstrengung sowohl ein sofortiges (72,3%) als auch ein verzögertes Einsetzen der PEM (91,4%) möglich ist. Etwas mehr als die Hälfte geben eine Verzögerung von ein bis zwei Tagen nach der Belastung an. Die *Dauer der PEM* hängt u. a. von der Art, der Intensität, der Häufigkeit und der Dauer der Belastung ab. Bei den meisten Erkrankten erreichen die Symptome 24 bis 48 Stunden nach dem Eintritt ihren Höhepunkt. Sie halten bei 45 bis 60% der Betroffenen bis zu 5 Tage, bei 4,2% sogar länger als eine Woche an. Nur 37% der Erkrankten geben an, sich „ein wenig" ohne PEM-bedingte Symptome bewegen zu können, solange sie „bestimmte Grenzen" einhalten (Holtzman, Bhatia, Cotler & Jason, 2019).

2.2.4 Intra- und interindividuelle Unterschiede in der Symptomatik

Aufgrund der vielfältigen Symptomatik und den oftmals nicht passgenauen Anamnesefragen der behandelnden Ärzt:innen (Habermann-Horstmeier & Horstmeier, 2023a) kann es ME/CFS-Patient:innen allerdings auch schwerfallen, den Character ihrer Beschwerden und die

Schwere der hierdurch ausgelösten Beeinträchtigungen genau zu beschreiben und einzuordnen (IQWiG, 2023; Strassheim, Newton & Collins, 2021). Dies kann z. B. zur Folge haben, dass Erkrankte medizinische Fachbegriffe übernehmen, die von ihren Ärzt:innen verwendet werden, obwohl diese ihren Zustand nur ansatzweise beschreiben. Es ist wichtig, dies bei der Betrachtung der Häufigkeiten von ME/CFS-Symptomen mit zu berücksichtigen.

Die Canadian Consensus Criteria (s. Kap. 2.3) betonen, dass die „weiteren" ME/CFS-Symptome interindividuell und intraindividuell jeweils unterschiedlich häufig vorkommen können. Ebenso kann deren Intensität zwischen den einzelnen Betroffenen sowie im Verlauf der Erkrankung eines Individuums stark variieren. Außer PEM kommen nicht alle Symptome bei jedem Erkrankten vor. Zudem müssen die vorhandenen Symptome während einer Erkrankung nicht zu jeder Zeit gegeben sein. Im Krankheitsverlauf kommt es daher immer wieder zu Änderungen in der Symptomatik. Symptome können neu hinzukommen, zeitweise in den Hintergrund treten und später wieder auftreten. Auch der Schweregrad der Erkrankung sowie der Schweregrad einzelner Symptome kann sich immer wieder ändern. Dies muss bei der Diagnosestellung unbedingt berücksichtigt werden (Carruthers et al., 2003; Habermann-Horstmeier & Horstmeier, im Druck) (s. Kap. 2.3 und Kap. 6).

Es gibt zudem Hinweise darauf, dass *Alter* und *Geschlecht* Einfluss auf die vorherrschende Symptomatik haben. So werden bestimmte Symptome, wie z. B. eine Überempfindlichkeit gegenüber Licht, Geräuschen, Gerüchen oder Berührung (Odds Ratio [OR] 2,19; 95 %-Konfidenzintervall (KI) 1,37–3,47) sowie Unverträglichkeiten von Nahrungsmitteln, Medikamenten und/oder Chemikalien (OR 1,87; 95 %-KI 1,27–2,76) von Frauen häufiger genannt als von Männern (Habermann-Horstmeier & Horstmeier, 2024a). Zudem unterscheidet sich die Symptomatik bei Kindern und Jugendlichen etwas von der im Erwachsenenalter. Jüngere Kinder klagen beispielsweise im Vergleich zu Jugendlichen/Erwachsenen häufiger über immer wiederkehrende Halsschmerzen (OR 1,42; 95 %-KI 1,07–1,90) und über Schwindel (OR 1,62; 95 %-KI 1,20–2,20), deutlich seltener jedoch über kognitive Einschränkungen (OR 0,18; 95 %-KI 0,13–0,25) und Schlafprobleme (OR 0,23; 95 %-KI 0,15–0,34). Jugendliche geben dagegen im Vergleich zu Kindern häufiger Kopfschmerzen an (OR 1,56; 95 %-KI 1,36–1,80). Bei Erwachsenen sind die Fatigue und der mit der Erkrankung einhergehende Behinderungsgrad ausgeprägter als bei Kindern und Jugendlichen, wobei die unterschiedliche Krankheitsdauer nur eine geringe Rolle zu spielen scheint (Collin, Nuevo, van de Putte et al., 2015).

2.2.5 Symptomatik im Krankheitsverlauf

Bislang existieren kaum Untersuchungen dazu, ob bzw. in welcher Weise sich die ME/CFS-Symptomatik im Verlauf der Erkrankung ändert. Informationen hierzu könnten z. B. für den Diagnoseprozess hilfreich sein. So gibt es erste Hinweise darauf, dass z. B. Kopfschmerzen häufiger bei jüngeren erwachsenen ME/CFS-Kranken (< 50 Jahre) vorkommen als bei älteren. Die Krankheitsdauer scheint hier jedoch keine große Rolle zu spielen. Man geht zudem davon aus, dass die Anzahl der Symptome mit der Krankheitsdauer, nicht jedoch mit dem Alter der Erkrankten zunimmt. Unverträglichkeiten von Nahrungsmitteln, Medikamenten und/oder Chemikalien kommen deutlich häufiger bei einem längerem Krankheitsverlauf vor, wobei das Alter der Patient:innen nur eine untergeordnete Rolle zu spielen scheint. Betroffen sind hiervon v. a. Frauen. Auch kommt z. B. die Unverträglichkeit von hohen oder niedrigen (Außen-)Temperaturen häufiger bei Frauen als bei Männern vor. Und auch hier scheint es so zu sein, dass dieses Symptom häufiger von Personen mit einer längeren Krankheitsdauer genannt wird. Ob hierbei auch eine denkbare Abhängigkeit vom Schweregrad der Erkrankung besteht, wurde nicht untersucht (Habermann-Horstmeier & Horstmeier, im Druck).

2.2.6 Schweregrade der Erkrankung

Die Schwere der Erkrankung kann sehr unterschiedlich sein. Man unterscheidet bei ME/CFS nach den *International Consensus Criteria* (ICC; s. Kap. 2.3.2) vier Schweregrade:

- *Milde Einschränkungen*: eine Verringerung des Aktivitätsniveaus im Vergleich zum Aktivitätsniveau vor der Erkrankung um etwa 50 %
- *Moderate Einschränkungen*: Die Erkrankten sind größtenteils an das Haus gebunden
- *Schwere Einschränkungen*: Die Erkrankten sind größtenteils bettlägerig
- *Schwerste Einschränkungen*: Die Erkrankten sind völlig bettlägerig. Sie benötigen Hilfe bei den Aktivitäten des täglichen Lebens (ADL).

Es kann zu deutlichen Schwankungen der Symptomschwere und -hierarchie von Tag zu Tag oder von Stunde zu Stunde kommen. Der Schweregrad der Erkrankung wird mit Hilfe einer Punkteskala, dem *Bell-Score* (ursprünglich: *CFIDS Disability Scale*), ermittelt (Bell, 1995). Die durch den US-amerikanischen Arzt David S. Bell entwickelte Skala dient als Maßstab für den Grad der bei einer Person vorliegenden Behinderungen und Einschränkungen aufgrund der ME/CFS-Symptomatik (s. dazu Bell-Score im Materialien-Kapitel im Anhang).

Nach Sommerfelt, Schei und Angelsen (2023) besteht bei schwerer und schwerster Symptomatik ein Zusammenhang zwischen einem frühen Krankheitsbeginn und der Schwere der durch die Erkrankung hervorgerufenen Einschränkungen. Vor allem Patient:innen mit sehr schweren Einschränkungen berichteten dort von einer kontinuierlichen Verschlechterung im Krankheitsverlauf. Nur sehr wenige Erkrankte mit schweren Einschränkungen gaben eine Besserung im Laufe der Zeit an (Abbildung 2-1).

Selbst bei einem *milden Verlauf* ist das Leistungsvermögen der Erkrankten stark vermindert. Sie verfügen nur über einen Bruchteil ihrer früheren Energie. Einige können noch halbtags oder stundenweise arbeiten, andere müssen ihren Beruf ganz aufgeben. Nur wenige können weiter in Vollzeit arbeiten, riskieren jedoch eine Symptomverschlechterung und müssen sich dann den Rest des Tages und die Wochenenden – meist liegend – erholen. In der Regel können sich Erkrankte mit milden Einschränkungen selbst versorgen und selbstständig leben. Sie sind nicht pflegebedürftig oder auf einen Rollstuhl angewiesen. Einige benötigen jedoch Hilfe im Haushalt.

Im Gegensatz dazu sind ME/CFS-Erkrankte mit *schwersten Einschränkungen* rund um die

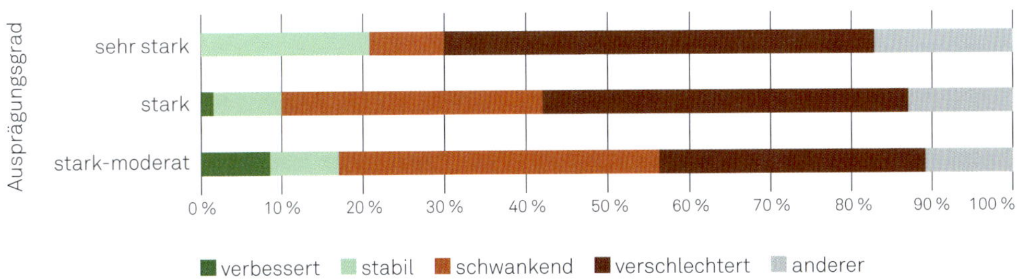

Abbildung 2-1: Einschätzung der Schwere der Krankheitssituation im zeitlichen Verlauf durch ME/CFS-Erkrankte mit moderaten bis schwersten Einschränkungen. Quelle: Sommerfelt, Schei und Angelsen (2023). Abgedruckt gemäß Creative Commons Lizenz CC BY 4.0: https://creativecommons.org/licenses/by/4.0/
N = 579; sehr schwer: n = 47, schwer: n = 438, schwer bis mittel: n = 94

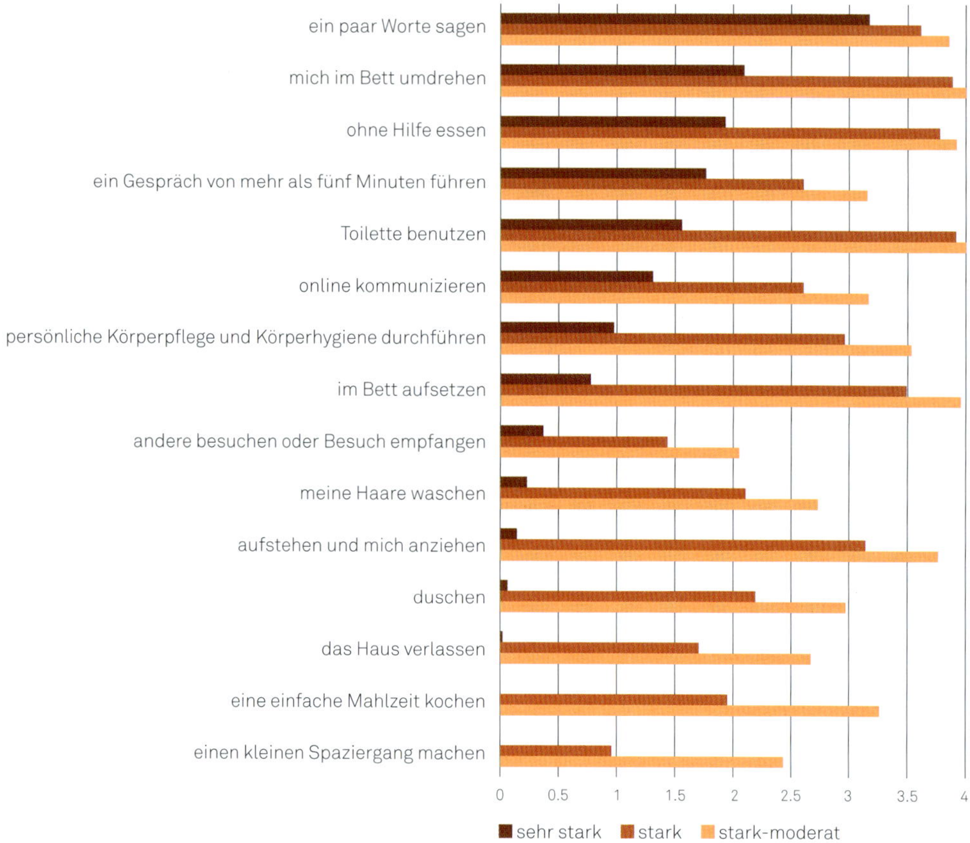

Abbildung 2-2: Durchschnittliche Leistungsfähigkeit bei ME/CFS-Erkrankten mit moderaten bis schwersten Einschränkungen im Hinblick auf verschiedene Aktivitäten des täglichen Lebens (ADL). Quelle: Sommerfelt, Schei und Angelsen (2023). Abgedruckt gemäß Creative Commons Lizenz CC BY 4.0: https://creativecommons.org/licenses/by/4.0/
N = 580; sehr schwer: n = 47, schwer: n = 439, schwer bis mittel: n = 94; wiedergegeben wird die durchschnittliche Punktzahl, die auf der Grundlage folgender Skala ermittelt wurde: 0 = nie, 1 = zwischen ein- und zweimal im Jahr, 2 = zwischen einmal pro Woche und einmal in zwei Monaten, 3 = mehrmals jede Woche, 4 = jeden Tag

Uhr bettlägerig. Viele können sich nicht mehr im Bett aufsetzen. Sie sind nicht in der Lage, sich innerhalb der Wohnung zu bewegen. Meist ist es ihnen auch nicht mehr möglich, einen Rollstuhl oder einen Liegerollstuhl zu benutzen. Nur wenige können noch mit einem Rollstuhl zur Toilette geschoben werden. Ein Teil der ME/CFS-Erkrankten mit schwersten Einschränkungen kann nicht mehr kauen und schlucken, sodass eine Sondenernährung unumgänglich ist. Für viele bedeuten auch Pflegemaßnahmen eine kaum zu tolerierende Anstrengung, sodass es nicht mehr oder nur noch in großen Abständen möglich ist, sie zu waschen, die Zähne zu putzen oder ihre Kleidung zu wechseln. Zudem führt bei ihnen meist jede Form von Sinnesreizen (z. B. Licht, Geräusche, auch Sprache) zu einer weiteren Verschlechterung der Krankheitssituation. Sie liegen daher dauerhaft in völliger Dunkelheit und Stille. Ihre Angehörigen kommunizieren mit ihnen oftmals über Handzeichen. Meist können sie selbst nur noch flüstern oder gar nicht mehr sprechen. Es gibt praktisch keinen Kontakt mehr zur Außenwelt, da Besuche, Messages, E-Mails-Lesen, Telefonieren, Fernsehen, Radio hören etc. zu einer weiteren Verschlechterung der gesundheitlichen Situation führt. Abbildung 2-2 gibt die durchschnittliche Leistungsfähigkeit bei ME/CFS-Erkrankten mit moderaten bis schwersten Einschränkungen im Hinblick auf verschiedene Aktivitäten des täglichen Lebens (ADL) wieder.

Es gibt Hinweise darauf, dass erkrankte Frauen im Vergleich zu Männern mit ME/CFS durchschnittlich an schwereren Einschränkungen leiden. Sie berichten im Durchschnitt über mehr und schwerwiegendere Symptome, eine stärker eingeschränkte körperliche Leistungsfähigkeit und eine ausgeprägtere Fatigue (Mirin, Dimmock & Jason, 2022). Die Schwere der Erkrankung führt darüber hinaus auch zu einer starken Einschränkung der gesundheitsbezogenen Lebensqualität (HRQoL), die nicht nur deutlich niedriger ist als in der Durchschnittsbevölkerung, sondern auch im Vergleich zu anderen chronischen Erkrankungen (s. Kap. 2.4.4) (Hvidberg, Brinth, Olesen, Petersen & Ehlers, 2015).

2.3 Diagnostische Kriterien

Um eine medizinische Diagnose stellen zu können, werden i. d. R. neben einer systematischen Befragung des/der Erkrankten auch eine körperliche Untersuchung sowie chemische oder apparative Untersuchungen durchgeführt. In den letzten Jahrzehnten sind in der Medizin jedoch biochemische und apparative Maßnahmen – wie etwa die Suche nach einem Biomarker – hierbei deutlich in den Vordergrund getreten. Anamnese und körperliche Untersuchung spielen oftmals nur noch eine untergeordnete Rolle. Bei noch nicht in allen Details erforschten Erkrankungen wie der ME/CFS, bei denen nicht nach einem bekannten Biomarker bzw. einer krankheitstypischen Kombination von nicht im Normbereich liegenden, routinemäßig zu bestimmenden Laborwerten geschaut werden kann, ist es umso wichtiger, dass klare *Diagnosekriterien* vorliegen, mit deren Hilfe die Erkrankung im Rahmen einer differentialdiagnostischen Abklärung (s. Kap. 6) von anderen Krankheitsbildern abgegrenzt werden kann. Nur so können Fehldiagnosen und Fehlbehandlungen verhindert werden.

Als Basis für die Diagnosestellung gilt die *ICD-10-GM- bzw. ICD-11-Einordnung* der ME/CFS als G93.3 Chronisches Fatigue-Syndrom (Chronic fatigue syndrome) inklusive Myalgische Enzephalomyelitis unter den Erkrankungen des Nervensystems (BfArM, 2022).

In den letzten Jahrzehnten konnte gezeigt werden, dass die Oxford- (Green, Cowan, Elk, O'Neill & Rasmussen, 2014) sowie die *Fukuda- oder CDC-Kriterien* der Centers for Disease Control and Prevention (Fukuda et al., 1994) die Anforderungen an Diagnosekriterien hinsichtlich der Trennschärfe und der klinischen Anwendbarkeit nicht erfüllen (Nacul et al., 2021). Dass dem auch nachweisbare neuropathologische Phänomene zugrunde liegen, konnte inzwischen durch einen Vergleich der Konnektivität des Gehirns bei Erkrankten festgestellt werden, die einerseits nach den ICC und andererseits nach den Fukuda-Kriterien diagnostiziert worden waren (s. Kap. 3.2.5) (Su, Thapaliya, Eaton-Fitch, Marshall-Gradisnik & Barnden, 2023). Im Folgenden sollen nun die aktuell angewandten Diagnosekriterien mit ihren Vor- und Nachteilen ausführlich vorgestellt werden, um abschließend hieraus Schlussfolgerungen für ihre Anwendung in der Praxis ziehen zu können.

2.3.1 Canadian Consensus Criteria (CCC von 2003)

Eine Gruppe von Wissenschaftler:innen und Praktiker:innen um den kanadischen Arzt *Bruce M. Carruthers* entwickelte deswegen Anfang der 2000er Jahre die Canadian Consensus Criteria als systematische, klinisch anwendbare Falldefinition (Carruthers et al., 2003). Ihr Ziel war es, damit Ärzt:innen in der Praxis eine einfache Diagnosestellung auf der Grundlage charakteristischer Muster von Symptomclustern zu ermöglichen, die bestimmte Bereiche der Pathogenese der Erkrankung widerspiegeln. Die CCC sind in der Forschung weltweit etabliert, in einigen Details jedoch etwas veraltet.

Patient:innen erfüllen dann die Kriterien einer ME/CFS-Erkrankung, wenn bei ihnen folgende Symptome vorliegen:

- Fatigue
- Postexertionelle Malaise (PEM) und/oder Postexertionelle Fatigue
- Schlafstörungen
- Schmerzen
- zwei oder mehr neurologische/kognitive Manifestationen
- ein oder mehrere Symptome aus zwei der folgenden Kategorien: autonome, neuroendokrine und/oder immunologische Manifestationen (s. dazu den Patienten-Fragebogen *Konsensuskriterien mit Auswertung* im Materialien-Kapitel im Anhang)

Die angegebenen Kriterien werden von den Autor:innen folgendermaßen erläutert:

(1) **Fatigue:** Die Betroffenen müssen an einer ausgeprägten, neu aufgetretenen, nicht durch eine andere Erkrankung erklärbaren, anhaltenden oder immer wiederkehrenden physischen und psychischen Fatigue leiden, durch die ihr Aktivitätsniveau erheblich verringert wird.

(2) **PEM und/oder (Post-exertionelle) Fatigue:** Bei den Patient:innen kommt es nach Belastung zu einer unverhältnismäßigen Reduktion der körperlichen und geistigen Leistungsfähigkeit, einer schnell einsetzenden muskulären und kognitiven Fatigue, zur PEM und/oder Fatigue und/oder Schmerzen und einer Tendenz zur Verschlimmerung der anderen, damit verbundenen Symptome. Die pathologisch verlängerte Erholungsphase dauert normalerweise 24 Stunden oder länger.

(3) **Schlafstörung:** Die Schlafqualität und/oder -quantität ist reduziert. Auch können ein veränderter Tag-Nacht-Rhythmus oder chaotische Störungen des Schlafrhythmus vorliegen.

(4) **Schmerzen:** Die Erkrankten leiden unter einer ausgeprägten Myalgie. Die Schmerzen können in den Muskeln und/oder Gelenken verschiedener Körperregionen auftreten und immer wieder in andere Regionen wandern. Oft kommt es zu erheblichen Kopfschmerzen, die in Art, Muster oder Schwere so zuvor nicht aufgetreten sind.

(5) **Neurologische/kognitive Manifestationen:** Um die Diagnose ME/CFS stellen zu können, müssen zwei oder mehr der folgenden Symptome vorliegen:
   - Beeinträchtigung der Konzentrationsfähigkeit und des Kurzzeitgedächtnisses,
   - Schwierigkeiten bei der Informationsverarbeitung und der Kategorisierung bzw. dem Abrufen von Wörtern (Wortfindungsstörungen),
   - Desorientierung oder Verwirrung, Wahrnehmungs- und Sinnesstörungen (z.B. räumliche Instabilität und die Unfähigkeit, das Sehen zu fokussieren),
   - Ataxie, Muskelschwäche und Muskelfaszikulationen,
   - kognitive, sensorische (z.B. Photophobie und Überempfindlichkeit gegenüber Lärm) und/oder emotionale Überlastung, die zu Crashs und/oder Angstzuständen führen können.

(6) Zudem muss aus den folgenden drei Kategorien jeweils mindestens ein Symptom aus zwei verschiedenen Kategorien zutreffen:
   - **Autonome Manifestationen:** Kreislaufprobleme bei längerem Stehen, Aufrichten, Lagewechsel (OI); Benommenheit bis hin zu Synkopen, Schwindel, extreme Blässe; verzögerte Magenentleerung, Übelkeit, Verdauungsprobleme und Reizdarmsyndrom; häufiges Wasserlassen und Blasenfunktionsstörung; Herzklopfen mit oder ohne Herzrhythmusstörungen; Belastungsdyspnoe; verminderte Schweißproduktion etc.

- **Neuroendokrine Manifestationen:** Verlust der thermostatischen Stabilität, subnormale Körpertemperatur und ausgeprägte Tagesschwankungen, Schweißausbrüche, wiederkehrende Fiebergefühle und kalte Extremitäten; Unverträglichkeit gegenüber extremer Hitze und Kälte; deutliche Gewichtsveränderung, Anorexie oder abnormaler Appetit; Verlust der Anpassungsfähigkeit und Verschlechterung der Symptome bei Stress.
- **Immunsymptome:** empfindliche Lymphknoten, wiederkehrende Halsschmerzen, wiederkehrende grippeähnliche Symptome, allgemeines Unwohlsein, neu aufgetretene Überempfindlichkeiten gegenüber Nahrungsmitteln, Medikamenten und/oder Chemikalien.

(7) **Charakterisierung der Symptome, Erkrankungsbeginn und Dauer der Erkrankung:** Die Krankheit muss bei Erwachsenen bereits mindestens sechs Monate, bei Kindern mindestens drei Monate andauern. Eine vorläufige Diagnose kann jedoch schon früher gestellt werden. Normalerweise ist der Erkrankungsbeginn deutlich erkennbar. In Ausnahmefällen kann die Erkrankung aber auch schleichend beginnen. Im Rahmen der Diagnosestellung können nur Symptome berücksichtigt werden, die nach dem Krankheitsbeginn erstmals aufgetreten sind oder sich seither deutlich verändert haben. In der Regel bilden sich Symptomcluster aus, die sich im Laufe der Zeit verändern können. Insbesondere bei Kindern kommen häufig zahlreiche Symptome vor, deren Schweregrad von Tag zu Tag schwankt.

2.3.2 International Consensus Criteria (ICC von 2011)

Aufgrund neuer Forschungsergebnisse und der zwischenzeitlich gesammelten klinischen Erfahrungen wurde 2011 ein internationales Konsensus-Gremium aus den Bereichen Klinik, Forschung und Lehre gebildet, dem auch ein unabhängiger Patientenvertreter angehörte. Ihr Ziel war es, im gemeinsamen Konsens Diagnose-Kriterien auf der Grundlage der aktuellen Erkenntnisse zu entwickeln. Sie betonten dabei, dass die neuen Forschungsergebnisse auf ausgeprägte Entzündungserscheinungen und eine multisystemische Neuropathologie als Ursache der Erkrankung hinwiesen und es daher angemessener und korrekter sei, den Begriff „myalgische Enzephalomyelitis“ (ME) für die Erkrankung zu verwenden. Dieser Begriff zeige die zugrundeliegende Pathophysiologie auf und stehe im Einklang mit der neurologischen Klassifikation von ME in der Internationalen Klassifikation der Krankheiten der Weltgesundheitsorganisation (WHO).

Die ICC ermöglichen eine umfassende Abbildung des Krankheitsbildes, gelten aber als zu detailliert für den Praxisalltag. Basierend auf den CCC wurden hier eine Reihe von Änderungen vorgenommen und folgende Internationale Konsensuskriterien zur ME für die Anwendung bei Erwachsenen und Kindern in Klinik und Forschung verabschiedet (Carruthers et al., 2011):

Definition

Myalgische Enzephalomyelitis (ME)
Die Myalgische Enzephalomyelitis ist nach den International Consensus Criteria (Carruthers et al., 2011) eine erworbene neurologische Erkrankung mit komplexen globalen Funktionsstörungen. Hervorstechende Merkmale sind pathologische Fehlregulationen des Nerven-, Immun- und Hormonsystems mit einer Beeinträchtigung des zellulären Energiestoffwechsels und des Ionentransports.

Die sechsmonatige Wartezeit bis zur Diagnosestellung entfällt mit der Begründung, dass keine anderen Krankheitskriterien verlangen, dass die Diagnose erst dann gestellt wird, wenn die Patient:innen sechs Monate lang unter der Krankheit gelitten haben. Durch eine frühzeitige Diagnosestellung könnten neue Erkenntnisse über die frühen Krankheitsstadien gewonnen werden. Zudem können durch eine sofortige Behandlung der Schweregrad und die Auswirkungen der Erkrankung ggf. verringert werden.

Obwohl alle Symptome nach Ansicht der Autor:innen dynamisch interaktiv und kausal miteinander verbunden sind, wurden die Kriterien auf der Basis (patho-)physiologischer Systeme gruppiert, um einen besseren Überblick zu erhalten.

Eine Myalgische Enzephalomyelitis liegt hiernach dann vor,

a) wenn die Erkrankten die Kriterien für eine Postexertional Neuroimmune Exhaustion (PENE) erfüllen und
b) mindestens ein Symptom aus drei Kategorien neurologischer Beeinträchtigungen,
c) mindestens ein Symptom aus den drei Kategorien Immun-, Magen-Darm- und Urogenital-Beeinträchtigungen sowie
d) mindestens ein Symptom aus dem Bereich Energiestoffwechsel-/Transportstörungen aufweisen.

Zu a) Postexertional Neuroimmune Exhaustion (PENE)

Unter dem obligatorischen Hauptmerkmal *Postexertional Neuroimmune Exhaustion (PENE)* versteht man die pathologische Unfähigkeit, bei Bedarf ausreichend Energie zur Verfügung zu stellen. Dies zeigt sich durch ausgeprägte Symptome v.a. in den neuroimmunologischen Bereichen. Charakteristisch hierfür sind:

(1) Eine ausgeprägte, schnell einsetzende körperliche und/oder kognitive Fatigue als Reaktion auf bereits minimale Belastungen (z.B. Aktivitäten des täglichen Lebens oder einfache geistige Aufgaben), die die gesundheitliche Situation verschlechtern kann;
(2) Verschlechterung der Symptomatik, z.B. akute grippeähnliche Symptome, Schmerzen und Verschlechterung anderer Symptome;
(3) Unterschiedlicher Zeitpunkt des Auftretens: Die PENE kann sich unmittelbar nach der Aktivität oder erst nach Stunden oder Tagen zeigen;
(4) Verlängerung der Erholungsphase: Sie dauert normalerweise 24 Stunden oder länger. Der Zustand der Symptomenverschlechterung kann Tage, Wochen oder länger andauern;
(5) Die erniedrigte Schwelle für eine körperliche und geistige Erschöpfung (stark reduzierte Leistungsfähigkeit) führt zu einer erheblichen Verringerung des Aktivitätsniveaus im Vergleich zur Situation vor der Erkrankung.

Zu b) Neurologische Beeinträchtigungen

Es muss mindestens jeweils ein Symptom aus drei der folgenden vier Symptomenkategorien vorliegen:

(1) Neurokognitive Beeinträchtigungen:
- Schwierigkeiten beim Verarbeiten von Informationen: verlangsamtes Denken; beeinträchtigte Konzentration, z.B. Orientierungslosigkeit, Verwirrtheit; kognitive Überlastung; Schwierigkeiten, Entscheidungen zu treffen; verlangsamtes Sprechen; erworbene oder Belastungs-Legasthenie
- Kurzfristiger Gedächtnisverlust: z.B. Schwierigkeiten, sich daran zu erinnern, was man sagen wollte/was man sagte; Schwierigkeiten Wörter abzurufen, sich an Informationen zu erinnern; schlechtes Arbeitsgedächtnis

(2) Schmerz:
- Kopfschmerzen: z.B. chronische, generalisierte Kopfschmerzen, bei denen häufig Schmerzen in den Augen, hinter den Augen oder im Hinterkopf auftreten, die mit einer Verspannung der Halsmuskulatur einhergehen können; aber auch migräneartige Kopfschmerzen oder Spannungskopfschmerzen
- Erhebliche Schmerzen in Muskeln, Muskel-Sehnen-Übergängen, Gelenken,

Bauch- oder Brustraum; die Ursache ist nicht entzündlicher Natur, der Schmerz wandert oft (z. B. generalisierte Hyperalgesie; ausgedehnter Schmerz, der die Fibromyalgie-Kriterien erfüllen kann; myofaszialer oder ausstrahlender Schmerz)

(3) **Schlafstörungen:**
- Gestörte Schlafmuster: z. B. Schlaflosigkeit; länger andauernder Schlaf einschließlich Nickerchen zwischendurch; den größten Teil des Tages schlafen und einen Großteil der Nacht wach sein; häufiges nächtliches Erwachen; viel früheres Erwachen als vor Krankheitsbeginn; lebhafte Träume/Albträume
- Kein erholsamer Schlaf: z. B. Erschöpfungsgefühl beim Aufwachen unabhängig von der Schlafdauer; Tagesmüdigkeit

(4) **Neurosensorische, Wahrnehmungs- und motorische Störungen:**
- Neurosensorische und wahrnehmungsbezogene Störungen: z. B. Unfähigkeit, das Sehvermögen zu fokussieren; beeinträchtigte Tiefenwahrnehmung; Überempfindlichkeit gegenüber Licht, Lärm, Vibration, Geruch, Geschmack und Berührung
- Motorische Störungen: z. B. Muskelschwäche; Muskelzuckungen; schlechte Koordination; unsicheres Gefühl auf den Beinen; Ataxie

Neurokognitive Beeinträchtigungen verstärken sich bei Müdigkeit. Überlastungsphänomene können v. a. dann auftreten, wenn zwei Aufgaben gleichzeitig ausgeführt werden. Abnorme Akkommodationsreaktionen sind v. a. bei Schüler:innen häufig. Schlafstörungen äußern sich in der akuten Phase typischerweise durch längere, manchmal auch extrem lange Schlafphasen. Im chronischen Stadium kommt es häufig zu einer deutlichen Umkehr des Tag-Nacht-Rhythmus. Motorische Störungen sind in leichten oder mittelschweren Fällen möglicherweise nicht leicht erkennbar. In schweren Fällen können jedoch ein pathologischer Tandemgang und ein positiver Rombergtest beobachtet werden.

Zu c) Beeinträchtigungen des Immunsystems, des Magen-Darm-Trakts und des Urogenitalsystems

Hier muss jeweils mindestens ein Symptom aus drei der folgenden fünf Symptomenkategorien zutreffen.

(1) Grippeähnliche Symptome können immer wiederkehren oder chronisch auftreten, typischerweise können sie sich bei Anstrengung verschlimmern (z. B. Halsschmerzen, Sinusitissymptome; Lymphknoten im Hals- und Axelbereich können sich vergrößern oder beim Betasten empfindlich sein)
(2) Erhöhte Anfälligkeit für Virusinfektionen mit längerer Regenerationsphase
(3) Magen-Darm-Trakt: z. B. Übelkeit, Bauchschmerzen, Blähungen, Reizdarmsyndrom
(4) Urogenital-Trakt: z. B. häufiger Drang zum Wasserlassen, Nykturie
(5) Überempfindlichkeit gegenüber Nahrungsmitteln, Medikamenten, Gerüchen oder Chemikalien

Halsschmerzen, empfindliche Lymphknoten und grippeähnliche Symptome sind nicht spezifisch für ME, aber ihre Aktivierung als Reaktion auf Anstrengung ist nicht normal. Der Hals kann sich wund, trocken und kratzig anfühlen. In den Gaumenmandeln können Veränderungen zu sehen sein, die auf eine Immunaktivierung hinweisen.

Zu d) Beeinträchtigungen der Energieproduktion und des Energietransports

Davon muss mindestens ein Symptom zutreffen.

(1) Herz-Kreislauf: z. B. Unfähigkeit, eine aufrechte Position zu tolerieren (OI); neural vermittelte Hypotonie; posturales orthosta-

tisches Tachykardie-Syndrom; Herzklopfen mit oder ohne Herzrhythmusstörungen; Benommenheit/Schwindel

(2) Atmung: z. B. Lufthunger, erschwertes Atmen; Ermüdung der Brustwandmuskulatur
(3) Verlust der Thermostabilität: z. B. subnormale Körpertemperatur; starke Tagesschwankungen der Körpertemperatur; Schweißausbrüche, wiederkehrende Fiebergefühle mit oder ohne leichtem Fieber; kalte Extremitäten
(4) Unverträglichkeit gegenüber extremen (Außen-)Temperaturen

Eine OI kann auch mehrere Minuten verzögert einsetzen. Bei Patient:innen mit OI können Blau- bzw. Lilaverfärbungen oder Fleckenbildungen an den Extremitäten, extreme Blässe oder ein Raynaud-Phänomen auftreten. In der chronischen Phase können sich die Monde der Fingernägel zurückbilden.

Um die Diagnose ME stellen zu können, muss der *Schweregrad der Symptome* zu einer signifikanten Verringerung des vor der Erkrankung vorgelegenen Aktivitätsniveaus führen. Zur Unterscheidung der Symptomenschwere siehe Kap. 2.2.5. Bei der Einteilung des Schweregrades der Symptome ist zu berücksichtigen, dass es zu deutlichen Schwankungen der Symptomenschwere und der Symptomenhierarchie von Tag zu Tag oder sogar von Stunde zu Stunde kommen kann. Wichtig sind hierbei die Aktivität der Erkrankten, der Kontext sowie mögliche interaktive oder kumulierende Effekte. So kann die Erholungszeit deutlich länger dauern, wenn mehrere (geringe) Aktivitäten nacheinander durchgeführt wurden.

Achtung

Personen mit hohem Aktivitätsniveau vor der Erkrankung (z. B. Sportler:innen) können mit einer 50 %-igen Verringerung ihres Aktivitätsniveaus immer noch aktiver sein als bewegungsarme Menschen!

Besonderheiten bei Kindern. Bei Kindern können die Symptome langsamer fortschreiten als bei Jugendlichen oder Erwachsenen. Neben der PENE sind die häufigsten Symptome neurologischer Natur: Kopfschmerzen, kognitive Beeinträchtigungen und Schlafstörungen.

(1) Kopfschmerzen: Schwere oder chronische Kopfschmerzen sind oft kräftezehrend. Migräne kann mit einem schnellen Körpertemperaturabfall, Zittern, Erbrechen, Durchfall und einem schweren Schwächezustand einhergehen.
(2) Neurokognitive Beeinträchtigungen: Schwierigkeiten beim Fokussieren der Augen und beim Lesen sind häufig. Bei Kindern kann es zu einer Legasthenie kommen, was sich möglicherweise nur bei einer Fatigue bemerkbar macht. Die langsame Verarbeitung von Informationen macht es schwierig, akustischen Anweisungen zu folgen oder sich Notizen zu machen. Alle kognitiven Beeinträchtigungen verschlimmern sich bei körperlicher oder geistiger Anstrengung. Die erkrankten Kinder und Jugendlichen sind nicht in der Lage, einen vollständigen Schulalltag zu durchlaufen.
(3) Der Schmerz kann plötzlich auftreten und sich schnell ausbreiten. Zudem kommt eine Gelenkhypermobilität häufig vor.

Insgesamt variiert die Hierarchie der auffälligen Symptome im Hinblick auf die Fluktuation und den Schweregrad tendenziell schneller und dramatischer als bei Erwachsenen.

2.3.3 IOM-Kriterien von 2015

Die vom *Committee on the Diagnostic Criteria for Myalgic Encephalomyelitis/Chronic Fatigue Syndrome* des US-amerikanischen Institute of Medicine (IOM) vorgeschlagenen Diagnosekriterien für ME/CFS (IOM-Kriterien) benennen die Basis-Symptome der Erkrankung, vermitteln jedoch darüber hinaus kein differenziertes Bild der Symptomatik (IOM, 2015). Trotz dieser Vereinfachung werden sie zur Diagnosestellung verwendet, da sie als praxisnah gelten.

Für eine Diagnosestellung fordern sie, dass Erkrankte folgende Symptome aufweisen:

- Eine erhebliche Verringerung oder Beeinträchtigung der Fähigkeit, berufliche, bildungsbezogene, soziale oder persönliche Aktivitäten auf dem gleichen Niveau wie vor der Erkrankung auszuführen. Die Beeinträchtigung muss bereits länger als sechs Monate anhalten und mit einer häufig schwerwiegenden Fatigue einhergehen, die neu aufgetreten ist bzw. bei der ein klarer Beginn bekannt ist. Die Fatigue darf nicht das Ergebnis andauernder übermäßiger Anstrengung sein und darf durch Ruhe nicht wesentlich gelindert werden.
- PEM*
- Kein erholsamer Schlaf*

Darüber hinaus ist hiernach mindestens eines der beiden folgenden Symptome erforderlich:

- Kognitive Beeinträchtigung* oder
- OI

Die Häufigkeit und Schwere der mit Sternchen (*) versehenen Symptome soll dabei mindestens in der Hälfte der Fälle von mäßiger, erheblicher oder schwerer Ausprägung sein (IOM, 2015). Zudem empfiehlt das Komitee, die Erkrankung nicht mehr als ME/CFS, sondern als *Systemic Exertion Intolerance Disease (SEID; Systemische Belastungsintoleranz-Krankheit)* zu bezeichnen. Der Name soll die Komplexität und Schwere dieser Störung zum Ausdruck bringen und darauf hinweisen, dass Anstrengung jeglicher Art – körperlich, kognitiv, emotional – bei den Erkrankten zu Fehlfunktionen in vielen Organsystemen führen und viele Aspekte ihres Lebens negativ beeinflussen können (IOM, 2015). Da sich die vorgeschlagene Bezeichnung bislang weder im Sprachgebrauch der Patient:innen noch in der internationalen Fachwelt durchsetzen konnte, wird hier weiterhin der Begriff ME/CFS verwendet.

2.3.4 NICE-Kriterien von 2022

Die Kriterien des britischen *National Institute for Health and Care Excellence (NICE)* aus dem Jahr 2022 erweitern die in Kap. 2.3.3 besprochenen Kriterien des IOM mit dem Ziel, deren Trennschärfe zu erhöhen und eine bessere Handhabung zu gewährleisten. Hiernach soll ein Verdacht auf das Vorliegen einer ME/CFS geäußert werden, wenn folgende vier Symptome vorliegen (NICE, 2021):

- Belastende Fatigue, die sich durch Aktivität verschlimmert, nicht durch übermäßige kognitive, körperliche, emotionale oder soziale Anstrengung verursacht und durch Ruhe nicht wesentlich gelindert wird.
- Postexertionelle Malaise (PEM) nach einer Aktivität, bei der sich die Symptome verschlimmern:
  - Der Beginn verzögert sich oft um Stunden oder Tage.
  - Die Verschlimmerung steht in keinem Verhältnis zur Tätigkeit.
  - Es bedarf einer längeren Erholungszeit, die Stunden, Tage, Wochen oder länger dauern kann.
- Nicht erholsamer Schlaf oder Schlafstörungen (oder beides), dazu können gehören:
  - Erschöpfungsgefühl, grippeähnliches Gefühl und Steifheit beim Aufwachen
  - gestörter oder flacher Schlaf, veränderter Schlafrhythmus oder Hypersomnie
- Kognitive Schwierigkeiten (Brainfog), zu denen Probleme beim Auffinden von Wörtern oder Zahlen, Schwierigkeiten beim Sprechen, verlangsamte Reaktionsfähigkeit, Probleme mit dem Kurzzeitgedächtnis sowie Konzentrations- und Multitasking-Schwierigkeiten gehören können.

Weitere Symptome, die zusätzlich zu den vier Hauptsymptomen bei ME/CFS auftreten, seien zwar nicht ausschlaggebend für eine Diagnosestellung, aber wichtig für das Verständnis von ME/CFS und die Bewältigung der Symptome. Hierzu gehörten eine autonome Dysfunktion einschließlich OI, Schwindel, Herzklopfen, Ohnmacht, Übelkeit beim Stehen oder aufrechten Sitzen aus einer liegenden Position sowie eine Temperaturüberempfindlichkeit, die zu starkem Schwitzen, Schüttelfrost, Hitzewallungen oder starkem Kältegefühl führt, aber auch neuromuskuläre Symptome, einschließlich Muskelzuckungen und Muskelkrämpfe. Genannt werden darüber hinaus grippeähnliche Symptome wie Halsschmerzen, schmerzhafte Lymphknoten, Übelkeit, Schüttelfrost oder Muskelschmerzen sowie die Unverträglichkeit von Alkohol oder bestimmten Nahrungsmitteln/Chemikalien, eine erhöhte sensorische Empfindlichkeit gegenüber Licht, Geräuschen, Berührungen, Geschmack und Geruch sowie Schmerzen (Schmerzen bei Berührung, Muskel-, Kopf-, Augen-, Bauchschmerzen und/oder Gelenkschmerzen ohne akute Rötung, Schwellung oder Erguss).

Die vom IOM angegebene Zeitspanne, über die die Hauptsymptome bei einer Diagnosestellung bereits vorliegen müssen, sollte nach Angabe der NICE-Autor:innen von sechs auf drei Monate verkürzt werden, um eine frühere Behandlung zu ermöglichen und auf diese Weise die Situation der Erkrankten möglichst auf längere Sicht zu verbessern. Die Symptome sollten bei Erwachsenen jedoch bereits mindestens sechs Wochen und bei Kindern und Jugendlichen mindestens vier Wochen vorliegen.

2.3.5 EUROMENE-Vorschläge zur Diagnosefindung von 2021

Die Hauptaufgabe des *Europäischen Netzwerks für Myalgische Enzephalomyelitis/Chronic Fatigue Syndrome (EUROMENE)* bestand darin, zwischen 2016 und 2020 das vorhandene Wissen und die Erfahrung zur Gesundheitsversorgung von Menschen mit ME/CFS in den verschiedenen europäischen Ländern zu bewerten und – darauf aufbauend – die Forschung und Gesundheitsversorgung in diesem Bereich zu koordinieren und zu verbessern (Nacul et al., 2021). Zum Netzwerk gehörten 55 forschende und klinisch tätige ME/CFS-Expert:innen aus 22 europäischen Ländern.

Obwohl die Begriffe „ME“, „CFS“ und „ME/CFS“ als Bezeichnung für die Erkrankung von einigen Expert:innen weiterhin kritisch gesehen wurden, verwendeten sie den Begriff ME/CFS aus pragmatischen Gründen und empfahlen dies auch Kliniker:innen und Forschenden in diesem Bereich, da er mittlerweile Teil der Lingua franca sei und es den Fachleuten ermögliche, effektiv miteinander zu kommunizieren. Hinsichtlich der Diagnosestellung empfahlen sie bei Erwachsenen folgendes Vorgehen:

- Diagnosebestätigung und Falluntergruppierung in der Sekundärversorgung sowie in der Forschung mit Hilfe der CCC
- Einsatz der IOM-Kriterien in der Primärversorgung (aufgrund ihrer relativen Einfachheit)
- Fukuda-Kriterien ggf. als Screening-Instrument in der klinischen Praxis beim Vorliegen einer PEM

Eine ME/CFS-Diagnose kann nach Ansicht der Expert:innen bei erwachsenen Patient:innen dann gestellt werden, wenn die Symptome mindestens sechs Monate lang und dann i. d. R. mindestens während der Hälfte der Zeit bestehen. Ein Verdacht auf die Erkrankung kann jedoch schon nach drei Monaten geäußert werden, um proaktiv vorgehen zu können.

Bei Kindern können die IOM-Kriterien oder die Rowe-Kriterien sowie die CCC angewandt werden. Bei den *Rowe-Kriterien* (Rowe et al., 2017) gehören Funktionsbeeinträchtigungen, das Auftreten von Symptomen nach Belastung sowie eine Fatigue zu den obligatorischen Krankheitszeichen. Darüber hinaus ist das Vorliegen von Symptomen aus zwei der drei Symptomengruppen „Schlafprobleme“, „kognitive Probleme“ und/oder „Schmerz“ erforderlich. Die Symptome bestehen bereits mindestens drei Monate nach einer Infektion, treten zumindest zeitweise täglich auf und sind mindestens mittelschwer.

2.3.6 Konstruktiv-kritische Zusammenfassung

Die geschilderten Kriterienkataloge zeigen in weiten Teilen Übereinstimmungen, unterscheiden sich jedoch im Detail. Nicht jede Überarbeitung eines bereits bestehenden Kriterienkatalogs erwies sich in der Praxis als Verbesserung. In Deutschland werden derzeit v. a. die CCC, die ICC und die IOM-Kriterien diskutiert bzw. angewandt. Die *Deutsche Gesellschaft für ME/CFS* hat daher die für den Diagnoseprozess wichtigsten zentralen Merkmale dieser Kriterienkataloge vereinfacht und übersichtlich in Tabelle 2-2 zusammengefasst.

Kritiker bekräftigen immer wieder, dass es einigen der hier vorgestellten Diagnosekriterien-Katalogen an Trennschärfe fehle (IQWiG, 2023). Um dem Einwand zu begegnen, dass sich Erkrankungen mit teils ähnlicher Symptomatik anhand dieser Kriterien nicht klar genug von ME/CFS abgrenzen lassen, sollten ME/CFS-Diagnosekriterien folgende Anforderungen erfüllen:

1. Die verwendeten Fachbegriffe müssen klar definiert sein (klare Begrifflichkeit).
2. Die in die Diagnosekriterien aufgenommenen Symptome müssen einzeln oder als typische Symptomenkomplexe
   a) eine Abgrenzung von den wichtigsten Differentialdiagnosen erlauben, d. h. sie dürfen einzeln *oder* in für die Erkrankung charakteristischer Kombination bei anderen Erkrankungen nicht vorkommen und sollten
   b) die im Rahmen der Erkrankung wichtigen pathophysiologischen Abläufe widerspiegeln.

Die beiden wichtigsten Differentialdiagnosen der ME/CFS (s. Kap. 6.3) sind

(1) die *Fatigue* bei anderen chronischen Erkrankungen wie Tumorleiden oder Multipler Sklerose und
(2) *verschiedene psychosomatische Erkrankungen.* Bei letzteren können Störungen des vegetativen Nervensystems ebenfalls verschiedenste Symptome hervorrufen, die denen bei einer ME/CFS ähneln. Im Gegensatz zur ME/CFS sind hier jedoch psychische Faktoren die Auslöser.

Ein Ausschluss dieser Erkrankungen ist v. a. für die Therapie wichtig, da in beiden Fällen therapeutische Aktivierungsmaßnahmen, wie z. B. die *Graded Exercise Therapy (GET)* angewandt werden (DEGAM, 2022), die bei ME/CFS kontraindiziert sind. Die Diagnosekriterien sollten somit mindestens ein für die Erkrankung ME/CFS charakteristisches Symptom enthalten, das bei den differentialdiagnostisch abzugrenzenden Erkrankungen in dieser Form nicht vorkommt.

ME/CFS-Symptome, die diese Kriterien erfüllen, sind:

(1) Die oft verzögert einsetzende PEM, die bereits nach geringer körperlicher, kognitiver, emotionaler oder sozialer Aktivität zu einer Verschlechterung der vorliegenden Symptomatik und deutlich verlängerten Erholungszeiten führt.
(2) Eine ausgeprägte Fatigue, bei der es sich um eine psychische und physische Kraft- und Energielosigkeit (keine Müdigkeit!) handelt, die durch Ruhe nicht wesentlich gelindert wird. Charakteristischerweise tritt sie meist in Kombination mit einer PEM auf.

Die ausgeprägte Fatigue bei ME/CFS unterscheidet sich somit deutlich von einer Fatigue bei anderen chronischen Erkrankungen, da sie sich nicht durch Erholungspausen, Schlaf oder Sport bessert und schon geringste Anstrengungen und sportliche Aktivitäten die gesamte Krankheitssituation erheblich verschlechtern können. Weder die PEM noch die Fatigue kom-

Tabelle 2-2: Überblick über die zentralen Merkmale der Canadian Consensus Criteria (CCC), der International Consensus Criteria (ICC) und der Kriterien des Institutes of Medicine (IOM Criteria). Quelle: Leicht modifiziert nach der vereinfachten Darstellung der Diagnosekriterien durch die Deutsche Gesellschaft für ME/CFS (o. D.).

<table>
<tr><th></th><th>Canadian Consensus Criteria (CCC)</th><th>International Consensus Criteria (ICC)</th><th>IOM Criteria</th></tr>
<tr><td>Name der Erkrankung</td><td>ME/CFS</td><td>ME</td><td>SEID</td></tr>
<tr><td>Neues Auftreten</td><td>✔</td><td>✔</td><td>✔</td></tr>
<tr><td>Funktionelle Einschränkungen</td><td>Erheblich</td><td>50 % reduziert</td><td>Erheblich</td></tr>
<tr><td>Mindestdauer</td><td>6 Monate</td><td>Kein Minimum</td><td>6 Monate</td></tr>
<tr><th colspan="4">Symptome/Symptomkategorien</th></tr>
<tr><td>Post-Exertional Malaise (PEM)</td><td>✔</td><td>✔</td><td>✔</td></tr>
<tr><td>Andauernde Fatigue</td><td>✔</td><td>–</td><td>✔</td></tr>
<tr><td>Neurokognitive Störungen (NS)</td><td rowspan="2">Mindestens 2 Untersymptome erforderlich</td><td rowspan="4">Jeweils mindestens 1 Untersymptom aus 3 von 4 Kategorien erforderlich</td><td>NS oder Orthostatische Intoleranz (OI)</td></tr>
<tr><td>Sensomotorische Störungen</td><td>–</td></tr>
<tr><td>Schmerzen</td><td>✔</td><td>–</td></tr>
<tr><td>Schlafstörungen</td><td>✔</td><td>✔</td></tr>
<tr><td>Infektanfälligkeit</td><td>–</td><td rowspan="5">Jeweils mindestens 1 Untersymptom aus 3 von 5 Kategorien erforderlich</td><td>–</td></tr>
<tr><td>Wiederkehrende Grippesymptome</td><td rowspan="9">Jeweils mindestens 1 Untersymptom aus 2 von 9 Kategorien erforderlich</td><td>–</td></tr>
<tr><td>Nahrungsmittel-/ Chemikaliensensitivität</td><td>–</td></tr>
<tr><td>Gastrointestinale Beschwerden</td><td>–</td></tr>
<tr><td>Urogenitale Beschwerden</td><td>–</td></tr>
<tr><td>Orthostatische Intoleranz (OI)</td><td rowspan="5">Jeweils mindestens 1 Untersymptom aus 1 von 5 Kategorien erforderlich</td><td>NS oder OI</td></tr>
<tr><td>Respiratorische Beschwerden</td><td>–</td></tr>
<tr><td>Kardiovaskuläre Beschwerden</td><td>–</td></tr>
<tr><td>Temperaturintoleranz</td><td>–</td></tr>
<tr><td>Thermostatische Instabilität</td><td>–</td></tr>
</table>

men somit in der hier vorliegenden Definition bei anderen chronischen somatischen Erkrankungen oder bei psychosomatischen Erkrankungen vor.

Zusätzlich zu PEM und Fatigue sollten die Diagnosekriterien jeweils Symptome ansprechen, die Folgen folgender Störungen sind:

a) Störungen im zellulären Energiestoffwechsel von Muskel- und Nervenzellen,
b) Regulationsstörungen im neuroendokrinen Bereich (Zentrales Nervensystem (ZNS)/ Vegetatives Nervensystem) und
c) Störungen im immunologischen Bereich

Nur dann, wenn zusätzlich zu PEM und Fatigue noch Symptome aus diesen Bereichen vorliegen und diese Symptome seit *mindestens drei Monaten* bestehen, sollte eine ME/CFS diagnostiziert werden. Die Diagnose kann dadurch erhärtet werden, dass die Erkrankung *nach einer Infektionskrankheit begann* und die Patient:innen berichten, dass sie seither nicht mehr richtig gesund geworden seien (Zusatzkriterium).

Zur Diagnosestellung sollten daher in Anlehnung an die Vorgaben des Fatigue Centrums der Charité – Universitätsmedizin Berlin und des Chronischen Fatigue Centrums für junge Menschen (MCFC) der TU München die folgenden Fragebogen – jeweils in deutscher Übersetzung – eingesetzt werden:

- CCC
- Bell-Score als Messinstrument der Schwere der Einschränkungen, die durch die Erkrankung hervorgerufen wurden
- Screening auf PEM für Erwachsene (≥ 18 Jahre)
- Screening auf PEM für Kinder und Jugendliche (0–17 Jahre)

Zum Vorab-Screening kann zusätzlich der *IOM-Fragebogen Diagnostische Kriterien ME/CFS-SEID* eingesetzt werden. Einige der genannten Fragebögen finden Sie im Materialien-Kapitel im Anhang. Sie erlauben bereits frühzeitig im Diagnoseprozess eine erste Abgrenzung zu den wichtigsten Differentialdiagnosen und geben den diagnostizierenden Ärzt:innen einen guten Überblick über die bei der Patientin/dem Patienten vorherrschende Symptomatik. Hilfreich sind hier zudem der Einsatz des *Bell-Scores*, um die Schwere der vorliegenden Einschränkungen abzuschätzen (Bell, 1995), sowie der jeweils altersentsprechende Screening-Fragebogen PEM (Colter, Holtzman, Dudun & Jason, 2018). Alternativ kann der Munich Berlin Symptom Questionnaire (MBSQ) (Peo et al., 2024) eingesetzt werden.

2.4 Epidemiologie

Wie häufig ME/CFS in einer Bevölkerung, in verschiedenen Bevölkerungsgruppen und weltweit vorkommt, ist noch immer nicht exakt zu sagen, da bei den entsprechenden Studien nicht immer die gleichen diagnostischen Kriterien angewandt wurden. Dies gilt nicht nur für die Prävalenz bzw. Krankheitshäufigkeit, welche die zu einer bestimmten Zeit in einer definierten Bevölkerungsgruppe vorhandene Anzahl an ME/CFS-Erkrankten angibt, oder die *Inzidenz*, d.h. die Anzahl der Neuerkrankungen in einer definierten Bevölkerungsgruppe während einer bestimmten Zeit, sondern auch für die hierdurch verursachte Krankheitslast *(Burden of Disease)*, die i.d.R. durch die Zahl der durch vorzeitigen Tod verlorenen Lebensjahre kombiniert mit dem Verlust an Lebenszeit durch Behinderung (DALY: disability-adjusted life years oder disease-adjusted life years lost) angegeben wird. Darüber hinaus wirkt sich dies auch auf andere Faktoren aus, die durch die Häufigkeit der Erkrankung in der Bevölkerung beeinflusst werden.

2.4.1 Prävalenz

Für die Zeit vor der SARS-CoV-2-Pandemie schätzt das Institut für Qualität und Wirtschaftlichkeit im Gesundheitswesen (IQWiG) die Anzahl der Patient:innen mit ME/CFS in Deutschland auf ungefähr 140.000 bis 310.000 (IQWiG, 2023). Nach Angaben der Kassenärztlichen Bundesvereinigung lag die Zahl der Behandlungsfälle mit der ICD 10-GM-Diagnose G93.3 in den Jahren 2018 und 2019 bundesweit jedoch bereits bei 350.000 bis 400.000.

Im Jahr 2021, d.h. ein Jahr nach Beginn der COVID-19-Pandemie, wurde ein Anstieg auf knapp unter 500.000 Patient:innen registriert (Kassenärztliche Bundesvereinigung, 2023). Dies entspricht einem Anstieg der ME/CFS-Prävalenz in Deutschland von 0,42 bzw. 0,48 % auf 0,6 % (= 601 pro 100.000 Einwohner:innen) nach dem ersten Pandemiejahr. Wie bereits gesagt, ist jedoch nicht klar, welche diagnostischen Kriterien der Diagnose jeweils zugrunde lagen. Zudem geht man von einer hohen Dunkelziffer aus, da die Erkrankung zum einen vielen Ärzt:innen noch immer unbekannt ist und sie daher gar nicht erst diagnostiziert bzw. fehldiagnostiziert wird. Zum anderen nimmt ein Teil der Patient:innen ärztliche Hilfe gar nicht mehr oder nur noch im Notfall in Anspruch, v.a. aufgrund von ärztlichen Fehldiagnosen und der nicht vorhandenen Therapiemöglichkeiten (Bleijenberg, van der Meer, Grabowski & Scheibenbogen, 2016; Habermann-Horstmeier & Horstmeier, 2023b).

Bereits 1999 berichteten Jason et al. (1999) auf der Basis einer Stichprobe von 28.673 erwachsenen Personen aus Chicago, dass dort die ME/CFS-Prävalenz 422 pro 100.000 bzw. 0,42% betrug. Vor der COVID-19-Pandemie wurde die Zahl der ME/CFS-Erkrankten für die USA auf 1,5 Mio. geschätzt (≈ 0,46%) (Jason & Mirin, 2021). Bereits 2022 ging man davon aus, dass ihre Anzahl durch die Pandemie geschätzt auf 5 bis 9 Mio. Erkrankte (≈ 1,48 bis 2,66%) ansteigen wird (Mirin, Dimmock & Jason, 2022).

Im Rahmen einer Metaanalyse aus dem Jahr 2020, die Daten von 46 Studien aus 13 Ländern berücksichtigte (Zeitraum: 1990 bis 2018), gehen die Autor:innen von einer gepoolten Prävalenz für diese Länder von 0,39% aus. Ihre Metaanalyse selbst ergab bei einer sehr hohen Heterogenität der Studien eine Prävalenz von 0,68% (95%-KI 0,48–0,97). Gründe für die hohe Heterogenität waren z.B. die Einbeziehung unterschiedlicher Datenquellen (z.B. Interviews der Erkrankten oder ärztliche Diagnostik), die Anwendung unterschiedlicher diagnostischer Kriterien sowie Unterschiede der untersuchten Bevölkerungsgruppen (bevölkerungsbezogene Erhebungen oder Daten aus Einrichtungen der Primärversorgung sowie unterschiedliche Zusammensetzung hinsichtlich Alter und Geschlecht) (Lim et al., 2020).

Bislang gibt es keine fundierten Untersuchungen darüber, wie viele Menschen europaweit an ME/CFS erkrankt sind. Legt man die Prävalenz von 0,6% zugrunde, die in Deutschland für das Jahr 2021 angegeben wurde (Kassenärztliche Bundesvereinigung, 2023), könnten in der EU für ebendieses Jahr bei einer Bevölkerung von ca. 447,2 Mio. Menschen insgesamt knapp 2,7 Mio. Personen an ME/CFS erkrankt gewesen sein.

Unterschiede zwischen Erwachsenen und Kindern/Jugendlichen

Für die USA liegen Schätzungen für die Zeit vor der Pandemie von 1,09 Mio. erwachsenen ME/CFS-Erkrankten (≥ 18 J.; ≈ 0,42% der Erwachsenen) und 0,40 Mio. erkrankten Kindern und Jugendlichen (< 18 J.; ≈ 0,75% der Kinder und Jugendlichen) vor (Jason & Mirin, 2021; Jason et al., 2020). Die Metaanalyse-Daten von Lim et al. (2020) ergaben für Erwachsene (≥ 18 Jahre) eine Prävalenz von 0,65% (95%-KI 0,43–0,99), während die Prävalenz für Kinder und Jugendliche (< 18 Jahre) bei 0,55% (95%-KI 0,22–1,35) lag, wobei hier wieder die oben erwähnten starken Einschränkungen zu beachten sind.

Überträgt man die US-Daten von Jason und Mirin (2021) auf die deutsche Bevölkerung, wären im Jahr vor der Pandemie in Deutschland bei einer Einwohnerzahl von ca. 83 Mio. Menschen und einer Prävalenz von 0,48% etwa 333.250 Erwachsene und 64.750 Kinder und Jugendliche, also insgesamt 398.000 Menschen von ME/CFS betroffen gewesen. Auf der Basis der Angaben der Kassenärztlichen Bundesvereinigung (Kassenärztliche Bundesvereinigung, 2023) könnte sich die Zahl der erkrankten Erwachsenen durch die Pandemie bis zum Jahr 2021 auf ca. 418.650 und die der erkrankten Kinder/Jugendlichen auf etwa 81.350 erhöht haben.

In einer australischen Studie, die allerdings nur ME/CFS-Patient:innen in der Primärversorgung berücksichtigt, wurden überdurchschnittlich hohe Prävalenzraten in den Altersgruppen der 40- bis 59-Jährigen beobachtet (Orji et al., 2022). Bereits 1999 hatten Jason et al. angegeben, dass ME/CFS am häufigsten bei Personen im Alter von 40 bis 49 Jahren vorkommt (Jason et al., 1999). In der Gruppe der

Kinder und Jugendlichen nimmt die Prävalenz mit dem Alter deutlich zu (Jason et al., 2020).

Unterschiede zwischen Frauen und Männern

In der Literatur findet man immer wieder die Aussage, dass etwa zwei Drittel der ME/CFS-Erkrankten Frauen sind. So gehen auch bereits die CCC (Carruthers et al., 2003) auf der Basis einer Untersuchung aus dem Jahr 1999 (Jason et al., 1999) davon aus, dass Frauen mit 522 pro 100.000 (≙ 64,2 %) im Vergleich zu Männern (291/100.000) häufiger betroffen sind.

Bei verschiedenen telefon- oder internetbasierten Befragungsstudien, die sich an Erwachsene mit ME/CFS-Diagnose wandten, lag der Frauenanteil mit 81,5 % (Habermann-Horstmeier & Horstmeier, 2024a) bis 84,5 % (Stoothoff, Gleason, McManimen et al., 2017) noch deutlich höher. Eine Studie zur Prävalenz von ME/CFS in der australischen Grundversorgung gab für Frauen eine etwa 2,5-fach höhere Prävalenz an als für Männer (Orji et al., 2022), während nach den – mit Einschränkungen zu betrachtenden – Metaanalyse-Daten von Lim et al. (2020) die Prävalenz bei Frauen etwa um das 1,6-fache höher liegt als bei Männern. Nach einer aktuellen Studie auf der Basis von Daten der UKMEB, der ersten europäischen ME/CFS-spezifischen Biobank, gibt es leichte Unterschiede in Abhängigkeit davon, welcher Krankheitsauslöser von den Patient:innen angegeben wurde (nicht-infektiöser Auslöser: 76,2 % ♀; durch Labor bestätigter infektiöser Auslöser: 69,6 % ♀; infektiöser Auslöser, nicht laborbestätigt: 80,4 % ♀) (Domingues et al., 2023).

Hinweise auf einen höheren Schweregrad der Erkrankung und stärkere Einschränkungen durch die Krankheit bei weiblichen Jugendlichen stimmen mit Untersuchungen aus den 1990er Jahren überein, die dies bereits damals generell für Frauen nachwiesen (Torres, 2021).

Unterschiede zwischen ethnischen Gruppen

Bislang gibt es nur wenige Studien, in denen auch mögliche Unterschiede der ME/CFS-Prävalenz bei verschiedenen ethnischen Gruppen betrachtet werden. Bereits die CCC gingen davon aus, dass die Erkrankung alle ethnischen Gruppen betrifft (Carruthers et al., 2003). Nach der Kinder- und Jugendlichen-Studie von Jason et al. (2020) ist die Prävalenz bei Kindern und Jugendlichen mit lateinamerikanischer und afroamerikanischer Herkunft deutlich höher als bei Weißen. Zudem gibt es erste Hinweise darauf, dass Jugendliche mit lateinamerikanischer und afroamerikanischer Herkunft im Vergleich zu weißen Jugendlichen einen geringeren Schweregrad der Erkrankung aufweisen (Torres, 2021).

Vergleich zur Prävalenz bei anderen Erkrankungen

Forschende und Betroffene im Bereich ME/CFS machen bereits seit vielen Jahren immer wieder darauf aufmerksam, dass die Erkrankung im Vergleich zu anderen, etwa gleich häufig oder seltener vorkommenden Krankheiten noch immer sehr stiefmütterlich behandelt wird – sowohl im Bereich der Forschung als auch in der Praxis (Jason et al., 1999). Aktuelle Daten aus Deutschland zeigen, dass z. B. HIV/AIDS mit einer Prävalenz von etwa 0,11 % (RKI, 2021) und die Multiple Sklerose (MS) als häufigste Autoimmunerkrankung des ZNS mit einer Diagnoseprävalenz von 0,29 % deutlich seltener vorkommen (Holstiege, Steffen, Goffrier & Bätzing, 2017). Andere chronische Erkrankungen wie die Rheumatoide Arthritis [geschätzte Prävalenz: 0,5–0,8 % (Zink, Minden & List, 2010)] und Morbus Parkinson [rohe Prävalenz: 0,53 %; (Dammertz et al., 2022)] treten in unserer Bevölkerung etwa genauso häufig auf wie ME/CFS (Abbildung 2-3). Im Vergleich zu ME/CFS gibt es jedoch bei den ge-

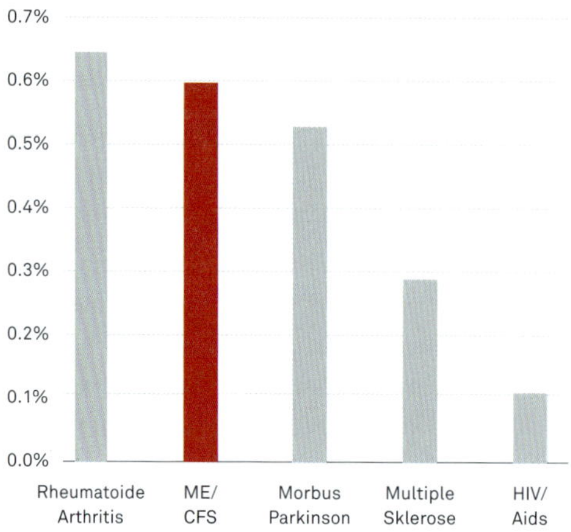

Abbildung 2-3: Geschätzte Prävalenz von ME/CFS für Deutschland im Jahr 2021 im Vergleich zur Prävalenz anderer, häufig vorkommender chronischer Erkrankungen. Für die Rheumatoide Arthritis wurde ein Mittelwert der geschätzten Prävalenz von 0,5 bis 0,8 % angegeben. Quelle: Eigene Darstellung auf der Basis der im Text genannten Datenquellen (RKI, 2021; Holstiege, Steffen, Goffrier & Bäzing, 2017; Zink, Minden & List, 2010; Dammertz et al., 2022).

nannten Erkrankungen in Deutschland für die Betroffenen deutlich mehr Anlaufstellen mit gut ausgebildeten Fachleuten (s. Kap. 4). Zudem wurden zur Erforschung dieser Krankheiten bisher erheblich mehr Mittel zur Verfügung gestellt.

2.4.2 Inzidenz

ME/CFS wird in den meisten Fällen durch einen Virusinfekt ausgelöst. Da Krankheitserreger sowohl endemisch als auch sporadisch vorkommen können oder sogar Epi- bzw. Pandemien auslösen, wirken sich diese Unterschiede auch auf die Häufigkeit der ME/CFS-Neuerkrankungen aus. Die Inzidenz der Erkrankung ist damit stark vom lokalen, regionalen oder gar globalen Infektionsgeschehen in dem betrachteten Zeitraum abhängig. Es ist davon auszugehen, dass die mit dem Klimawandel einhergehende Zunahme an Infektionskrankheiten generell (Adrian et al., 2023) ebenso wie die Entstehung neuer Infektionskrankheiten u. a. durch den immer enger werdenden Kontakt zu Wildtieren in vielen Regionen der Erde (Beispiel: SARS-CoV-2) auch zu einem Anstieg der ME/CFS-Neuerkrankungen führen wird.

Eine Studie aus dem Jahr 2014 auf der Basis der Daten des norwegischen Patientenregisters berechnete für die Jahre 2008 bis 2012 dort eine Gesamtinzidenz von 25,8 pro 100.000 Personenjahre (95 %-KI: 25,2–26,5) (Bakken et al., 2014). In diesem Zeitraum waren 74,5 % der Neuerkrankten Mädchen oder Frauen. Bei ihnen war die Gesamtinzidenz mit 39,4 pro 100.000 Personenjahre (95 %-KI: 38,2–40,6) deutlich höher als bei Jungen/Männern mit 12,9 pro 100.000 Personenjahre (95 %-KI: 12,3–13,6). Das Verhältnis der Inzidenzrate der Frauen zu der der Männer betrug damit 3,2 (95 %-KI: 3,0–3,4). Bei beiden Geschlechtern schwankten die Inzidenzraten stark in Abhängigkeit vom Alter der Erkrankten. Es zeigte sich ein erster Höhepunkt in der Altersgruppe der 10- bis 19-Jährigen. Der zweite Höhepunkt in der Altersgruppe der 30- bis 39-Jährigen betraf v. a. Frauen. Bei jungen, vorpubertären Kindern und etwa ab dem 50. Lebensjahr (d. h. nach der Menopause der Frauen) sind nur geringe Unterschiede bei den Neuerkrankungsraten zwischen den Geschlechtern erkennbar (Abbildung 2-4).

2.4.3 Allgemeine Mortalität und Suizidalität

Bislang gibt es leider nur wenige aussagekräftige Studien zur Mortalität bei Menschen mit ME/CFS. Eine 2006 publizierte Untersuchung zu den Todesursachen der ME/CFS-Erkrankten auf einer Gedenkliste der US-amerikanischen National CFIDS Foundation (n = 144; ♀: 74,4 %) zeigte als häufigste Todesursachen in absteigender Reihenfolge Herzversagen, Selbstmord, Krebs und Komplikationen aufgrund von ME/CFS. Die Frauen in dieser Studie starben häufiger aufgrund von Suizid und Krebs als die an ME/CFS erkrankten Männer. Diejenigen, die

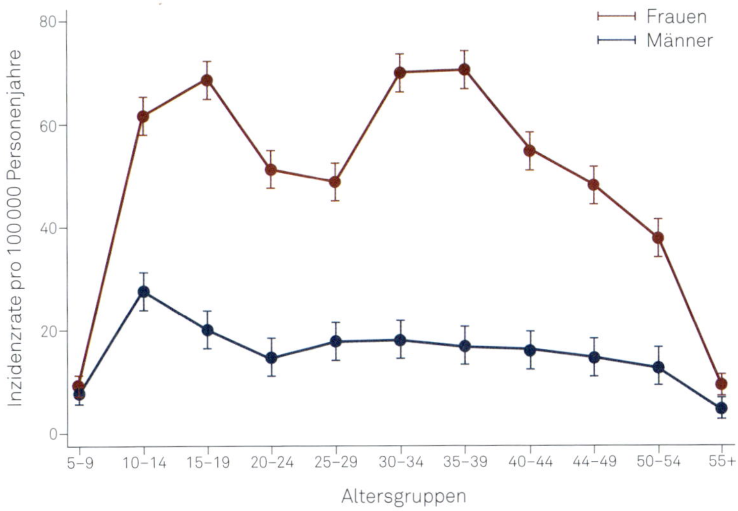

Abbildung 2-4: Geschätzte Inzidenz von ME/CFS pro 100.000 Personenjahre in Norwegen in den Jahren 2008 bis 2012, unterschieden nach Geschlecht und Altersgruppen. Quelle: Bakken et al. (2014). Abgedruckt gemäß Creative Commons Lizenz CC BY 4.0: https://creativecommons.org/licenses/by/4.0/.

durch Suizid starben, waren mit durchschnittlich 39,3 Jahren (STD ± 12,69 J.; STD = Standard Deviantion, Standardabweichung) deutlich jünger als diejenigen, die an Krebs (47,8 J., STD ± 16,68 J.) oder Herzversagen (58,7 J., STD ± 15,57 J.) starben. Noch jünger waren die Personen, deren Todesursache ME/CFS-Komplikationen waren (35,6 J., STD ± 13,73 J.) (Jason, Corradi, Gress, Williams & Torres-Harding, 2006). Eine weitere Studie berichtete von einem generell erhöhten Risiko für ME/CFS-Erkrankte, vorzeitig zu versterben (Jason, Porter, Hunnell, Rademaker & Richman, 2011). Dies bestätigte auch eine 2016 publizierte Untersuchung, bei der Familienangehörige, Freunde und Betreuer:innen verstorbener ME/CFS-Patient:innen zur Todesursache und zum Todesalter von 56 Personen befragt wurden. Das Sterbealter lag hier bei durchschnittlich 55,9 Jahren (Sterbealter US-Bevölkerung: ø 73,5 J.). Das durchschnittliche Sterbealter aufgrund kardiovaskulärer Erkrankungen (58,8 J. vs. 77,7 J.) und Krebs (66,3 J. vs. 71,1 J.) war deutlich niedriger als in der US-amerikanischen Durchschnittsbevölkerung. Auch beim durchschnittlichen Todesalter der ME/CFS-Erkrankten, die durch Suizid verstorben waren, zeigte sich ein Unterschied zur Durchschnittsbevölkerung (41,3 J. vs. 47,4 J.) (McManimen, Devendorf, Brown, Moore & Janson, 2016). Aufgrund der angewandten Methoden und des jeweils geringen Stichprobenumfangs können die Studienergebnisse allerdings nicht ohne Weiteres generalisiert werden, zumal es auch ältere Studien gibt, die kein erhöhtes vorzeitiges Sterberisiko bei ME/CFS-Patient:innen in der Tertiärversorgung angaben (Smith, Noonan & Buchwald, 2006). Die Studien gehen zudem nicht auf die Ursachen des erhöhten vorzeitigen Sterberisikos ein und differenzieren demnach auch nicht danach, ob der vorzeitige Tod durch die Erkrankung selbst (z. B. aufgrund der mit der Krankheit einhergehenden endothelialen Dysfunktion) oder durch die hohe Krankheitslast bzw. eine reaktive Depression hervorgerufen wurde. McManimen und Team (2016) betonen jedoch, dass mehr als 90 % der Betreuenden der an einer kardiovaskulären Erkrankung bzw. der durch Suizid Verstorbenen den Tod mit der Grunderkrankung ME/CFS in Verbindung brachten, während dies bei den an einer Krebserkrankung Verstorbenen nur 62,5 % der Betreuenden taten.

Daten aus England und Wales, die im Rahmen einer retrospektiven Kohortenstudie gewonnen wurden, zeigen zudem eine signifikant höhere suizidspezifische Mortalität unter ME/CFS-Erkrankten im Vergleich zur Durchschnittsbevölkerung (SMR 6,85; 95 %-KI 2,22–15,98; p = 0,002; SMR = Standardized mortality ratio, standardisierte Sterblichkeitsrate) (Roberts, Wesseley, Chalder, Chang & Hotopf, 2016). In einer weiteren Kohortenstudie, an der 385 Allgemeinpraxen in England teilnahmen, fand sich bei Menschen mit ME/CFS (♀: 74,4 %) zwar kein erhöhtes Suizidrisiko, aber ein erhöhtes Selbstverletzungsrisiko (Carr, Ashcroft, White, Kapur & Webb, 2019). In einer spanischen Untersuchung lag das Suizidrisiko bei Menschen mit ME/CFS bei 12,74 % und der Prozentsatz der Personen mit Selbstmordgedanken bei 39 % (Ortiz, 2015). Von einem *Suizidrisiko* bzw. einer Suizidalität spricht man, wenn Gedanken und Verhalten eines Menschen darauf ausgerichtet sind, sich das Leben zu nehmen. Sie umfasst ein Kontinuum von vereinzelten Gedanken an Selbsttötung über riskante Verhaltensweisen, die den eigenen Tod in Kauf nehmen, bis hin zu Suizidversuchen und vollendeten Suiziden (RKI, 2020). Jason, Corradi, Gress, Williams und Torres-Harding (2006) beziffern den Anteil der Personen mit Selbstmordgedanken unter den mittelschwer und schwer erkrankten ME/CFS-Patient:innen dagegen mit 56,3 %. In der Durchschnittsbevölkerung liegt die Lebenszeitprävalenz von Suizidgedanken nach einer multinationalen Studie, in die Daten aus 17 Ländern aus verschiedenen Kulturkreisen einbezogen wurden, bei 9,2 % (Deutschland: 9,7 %) (Nock et al., 2008). Suizidgefährdet sind insbesondere ME/CFS-Patient:innen mit starken funktionellen Beeinträchtigungen, aber ohne zusätzliche Komorbiditäten. Aufgrund der fehlenden Anerkennung der Schwere ihrer Erkrankung durch Ärzt:innen und das soziale Umfeld empfinden sie sich als stigmatisiert und in ihrer Krankheitssituation nur wenig unterstützt (Johnson, Cotler, Terman & Jason, 2022). Es ist bezeichnend, dass die Teilnehmenden an einer US-Studie, die nach einer infektiösen Mononukleose eine ME/CFS entwickelten, vor ihrer Erkrankung nicht mehr psychische Probleme hatten als diejenigen, die von diesem Virusinfekt folgenlos genasen (Jason, Cotler, Islam, Sunnquist & Katz, 2021).

2.4.4 Soziale Situation, Lebensqualität, Arbeitsfähigkeit und wirtschaftliche Auswirkungen

Die Schwere der Symptomatik, der oftmals frühe Krankheitsbeginn und der chronische Verlauf haben erhebliche Auswirkungen auf die soziale Situation der ME/CFS-Erkrankten, auf ihre Lebensqualität, ihre Arbeitsfähigkeit und damit auch auf ihre finanzielle Situation. Dies alles ist zudem mit hohen gesellschaftlichen und volkswirtschaftlichen Kosten (z. B. Lebenshaltungskosten, Gesundheitskosten) verbunden.

Soziale Situation

Bereits moderat Erkrankte können ihr Zuhause v. a. aufgrund der Gefahr eines Crashs (PEM), der Fatigue, von Kreislaufproblemen (OI), Nahrungsmittelunverträglichkeiten und sensorischen Überempfindlichkeiten oftmals kaum mehr verlassen, etwa um einzukaufen, essen zu gehen oder an Veranstaltungen teilzunehmen. Schwerstbetroffene sind überwiegend nicht mehr in der Lage, Besuch zu empfangen, ein kurzes Gespräch zu führen oder online zu kommunizieren (s. Kap. 2.2.5; Abbildung 2-2). Sie sind rund um die Uhr auf Hilfe angewiesen und können dann meist nicht mehr ohne ständige Betreuung leben (Sommerfelt, Schei & Angelsen, 2023). In der Regel übernehmen nahe Verwandte die Pflege. Der Anteil der verheirateten bzw. mit einer Partnerin/einem Partner zusammenlebenden ME/CFS-Erkrankten ist daher z. B. in Dänemark deutlich niedriger als in der

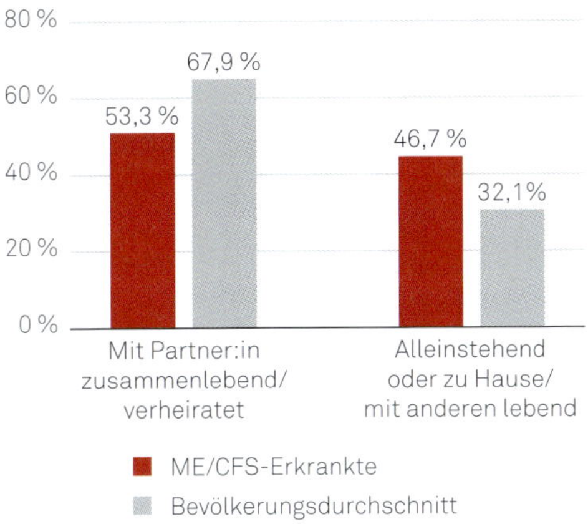

Abbildung 2-5: Lebenssituation von ME/CFS-Erkrankten in Dänemark im Vergleich zur dänischen Durchschnittsbevölkerung. Quelle: Hvidberg, Brinth, Olesen, Petersen und Ehlers (2015).

dortigen Durchschnittsbevölkerung, während Erkrankte häufiger alleinstehend sind bzw. noch oder wieder im Haus der Ursprungsfamilie leben (Hvidberg, Brinth, Olesen, Petersen & Ehlers, 2015) (Abbildung 2-5). Insbesondere früh Erkrankten ist es oft nicht möglich, eigene soziale Beziehungen aufzubauen bzw. eine eigene Familie zu gründen (s. Kap. 9.6).

Nach Sommerfelt, Schei und Angelsen (2023) betreuen 71 % der pflegenden Angehörigen von ME/CFS-Patient:innen mit schwerer und schwerster Symptomatik in Norwegen die Erkrankten mehr als 40 Stunden pro Woche. Dies beeinträchtigt ihre eigene Arbeits-, Sozial- und Finanzsituation in erheblichem Maße. Die Betreuenden empfanden den Einfluss der Betreuungsarbeit auf die eigene Gesundheit überwiegend als etwas bis sehr negativ. Noch negativer blickten die meisten Angehörigen in die eigene Zukunft (Abbildung 2-6; s. Kap. 9.8).

Lebensqualität

Die vielfältige ME/CFS-Symptomatik beeinträchtigt die Lebensqualität selbst derjenigen, die mild oder moderat erkrankt sind erheblich (Einteilung der ME/CFS-Schweregrade s. Kap. 2.2.5). Nach Vyas, Muirhead und Singh (2022) liegt die anhand des EuroQoL-5-Dimension-Fragebogens (EQ-5D-3L) ermittelte gesundheitsbezogene Lebensqualität von ME/CFS-Erkrankten durchschnittlich bei 0,338 (0 = extrem schlecht, 1 = bestmöglicher Zu-

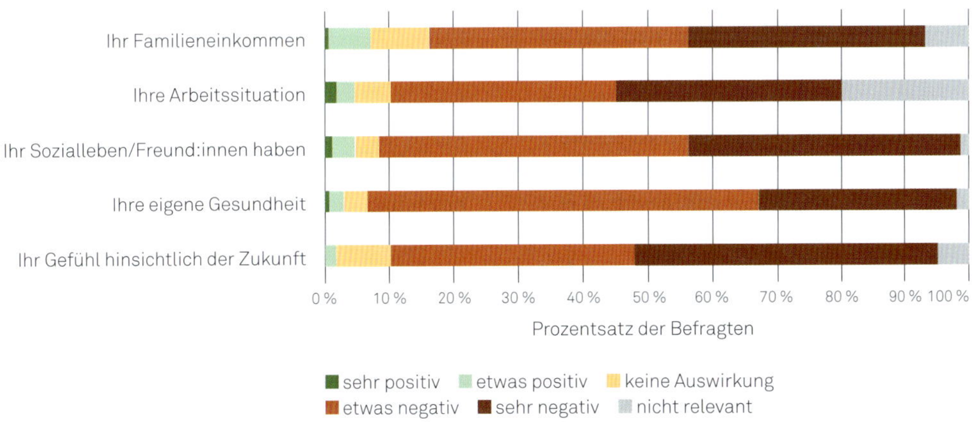

Abbildung 2-6: Einfluss der Pflegesituation bei pflegenden Angehörigen von ME/CFS-Erkrankten auf die eigene Arbeits-, Sozial- und Finanzsituation sowie die eigene Gesundheit mit einer Einschätzung der Zukunftsaussichten. Quelle: Sommerfelt, Schei und Angelsen (2023). Abgedruckt gemäß Creative Commons Lizenz CC BY 4.0: https://creativecommons.org/licenses/by/4.0/
N = 167

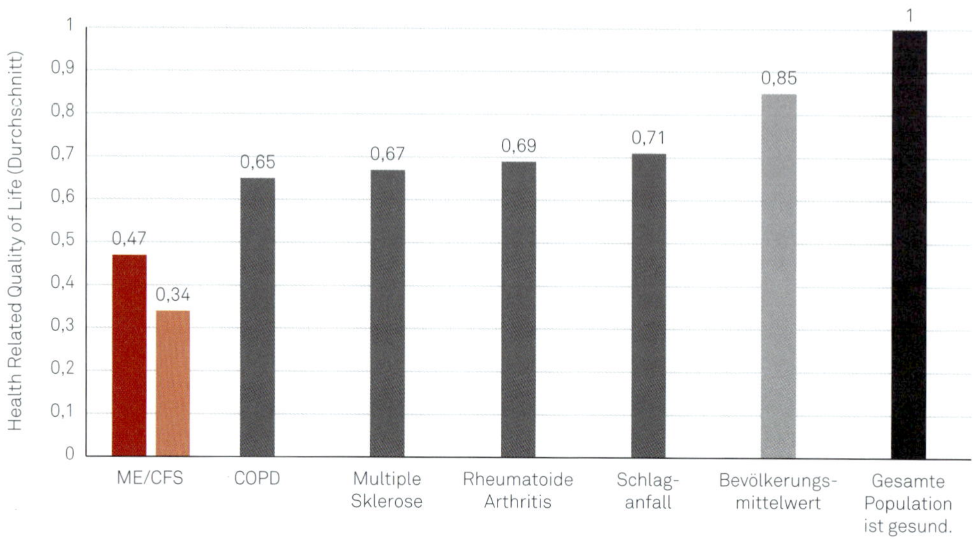

Abbildung 2-7: Die durchschnittliche gesundheitsbezogene Lebensqualität von ME/CFS-Erkrankten* im Vergleich zum Bevölkerungsmittelwert und der durchschnittlichen gesundheitsbezogenen Lebensqualität bei verschiedenen chronischen Erkrankungen bzw. Behinderungen. Quellen: Hvidberg, Brinth, Olesen, Petersen und Ehlers (2015); Vyas, Muirhead und Singh (2022).
COPD: chronisch obstruktive Lungenerkrankung; EQ-5D-3L: 5-Dimensionen-Fragebogen zur gesundheitsbezogenen Lebensqualität
ø: Durchschnitt.
* Hvidberg et al. (2015): ø EQ-5D-3L bei ME/CFS = 0,47; Vyas et al. (2022): ø EQ-5D-3L bei ME/CFS = 0,34

stand). Besonders stark waren hierbei die Bereiche (1) Fähigkeit, normale Aktivitäten auszuführen (Erwerbsarbeit, Studium, Hausarbeit, Familie, Freizeit), (2) Schmerzen/körperliche Beschwerden, (3) Beweglichkeit/Mobilität und (4) Selbstfürsorge betroffen, am geringsten der Bereich (5) Angst/Niedergeschlagenheit. Eine frühere Studie hatte einen unbereinigten durchschnittlichen EQ-5D-3L-Mittelwert von 0,47 (STD 0,41–0,53) für ME/CFS-Erkrankte angegeben. Der Bevölkerungsmittelwert lag dort bei 0,85 (STD 0,84–0,86) (Hvidberg, Brinth, Olesen, Petersen & Ehlers, 2015). In beiden Studien war die gesundheitsbezogene Lebensqualität von Menschen mit ME/CFS im Durchschnitt deutlich schlechter als bei anderen chronischen Krankheiten wie bei chronisch obstruktiver Lungenerkrankung (COPD), MS und Rheumatoider Arthritis sowie nach einem Schlaganfall (Abbildung 2-7).

In der Studie von Vyas, Muirhead und Singh (2022) wurden zudem Familienangehörige anhand des Family Reported Outcome Measure-Fragebogens (FROM-16) zum Einfluss der ME/CFS-Erkrankung auf ihre eigene Lebensqualität befragt. Hier betrug der durchschnittliche FROM-16-Gesamtwert 17,9 (0 = keine Auswirkung, 32 = schlimmste Auswirkung). ME/CFS hat somit auch einen großen Einfluss auf die Lebensqualität der nahen Angehörigen von ME/CFS-Erkrankten, wobei es einen signifikanten Zusammenhang zwischen den Auswirkungen auf die Lebensqualität der erkrankten Personen und den Auswirkungen auf die Lebensqualität ihrer Familienmitglieder gibt. Angehörige fühlten sich emotional am stärksten durch Sorgen, Frustration und Traurigkeit betroffen. Die genannten persönlichen Einschränkungen betrafen hier v. a. Familienaktivitäten, Urlaub, Sexualleben und Finanzen.

Auch bei Kindern, Jugendlichen und jungen Erwachsenen mit ME/CFS im Alter von 10 bis 23 Jahren zeigten sich mit einem Wert von 0,55 deutliche krankheitsbedingte Einbußen beim Health-Related Quality of Life-Score (HrQOL) bzw. beim Paediatric Quality of Life-Score (PedsQL). Am geringsten waren auch hier – ähnlich wie bei den erwachsenen ME/CFS-Erkrankten – der soziale und der emotionale Bereich betroffen, am stärksten die Bereiche Schule und körperliche Einschränkungen. Die HrQOL-Werte waren niedriger als bei Kindern und Jugendlichen mit Asthma bronchiale, Diabetes mellitus, Epilepsie, eosinophiler Gastroenteritis und Mukoviszidose. Der Grad der Einschränkungen bei der gesundheitsbezogenen Lebensqualität hing insbesondere von der Häufigkeit der geschilderten PEM ab. Bei den kognitiven Beeinträchtigungen gab es hier einen deutlich schwächeren Zusammenhang. Bezeichnenderweise hatten diejenigen, die die IOM-Kriterien (s. Kap. 2.3.3) erfüllten, signifikant schlechtere PedsQL-Gesamtwerte als diejenigen, die nur die Fukuda-Kriterien (s. Kap. 2.1) erfüllten (Roma et al., 2019).

Arbeitsfähigkeit: Bildungsniveau und Beschäftigungsstatus

Bereits in den CCC von 2003 berichteten die Autor:innen, dass ME/CFS in allen sozioökonomischen Schichten vorkommt (Carruthers et al., 2003). Jason et al. (1999) fanden heraus, dass es in den USA keine signifikanten Unterschiede zwischen Personen mit ME/CFS und Kontrollpersonen hinsichtlich des Bildungsniveaus oder des beruflichen Status gebe. Betroffen seien v. a. Frauen (s. Kap. 2.4.1), aber auch ethnische Minderheiten und Personen mit niedrigerem Bildungsniveau bzw. niedrigerem beruflichen Status. Letzteres wurde deshalb betont, weil man bis dahin annahm, dass v. a. Personen mit höherem Bildungsniveau bzw. höherem beruflichen Status erkranken. Eine dänische Studie zeigte später, dass zumindest die in einer ME/CFS-Vereinigung organisierten Betroffenen über einen höheren Bildungsabschluss verfügen als die dänische Durchschnittsbevölkerung (Abbildung 2-8) (Hvidberg, Brinth, Olesen, Petersen & Ehlers, 2015).

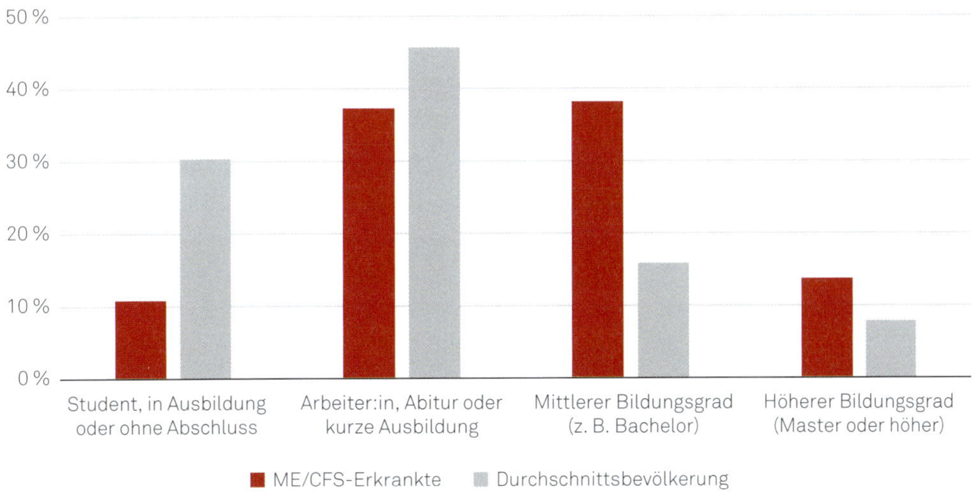

Abbildung 2-8: Bildungsabschluss von ME/CFS-Erkrankten in Dänemark (Mitglieder der dänischen ME/CFS-Vereinigung) im Vergleich zur dänischen Durchschnittsbevölkerung. Quelle: Hvidberg, Brinth, Olesen, Petersen und Ehlers (2015).

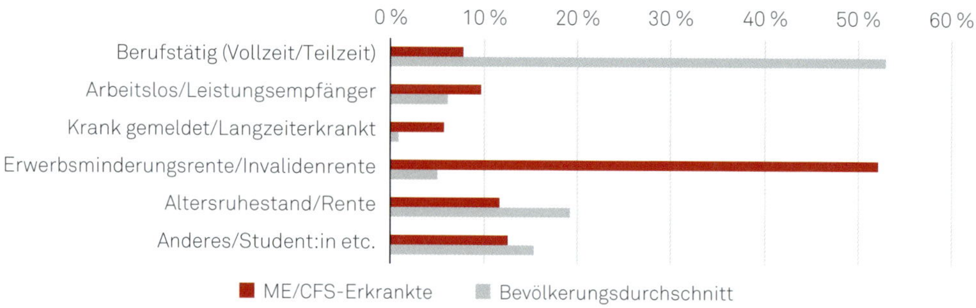

Abbildung 2-9: Beschäftigungsstatus von ME/CFS-Erkrankten in Dänemark im Vergleich zur dänischen Durchschnittsbevölkerung. Quelle: Hvidberg, Brinth, Olesen, Petersen und Ehlers (2015).

Deutliche Unterschiede gibt es allerdings im Hinblick auf den Beschäftigungsstatus. Nach Carruthers et al. (2003) ist die Wahrscheinlichkeit bei ME/CFS-Erkrankten deutlich höher als in der Durchschnittsbevölkerung, dass sie arbeitslos sind, ein Erwerbsunfähigkeitseinkommen beziehen oder in Teilzeit arbeiten. Die Studie von Hvidberg, Brinth, Olesen, Petersen und Ehlers (2015) ermittelte im Jahr 2013/2014 den Beschäftigungsstatus von 105 ME/CFS-Patient:innen (Mitglieder der dänischen ME/CFS-Patientenvereinigung) zum Zeitpunkt der Befragung und verglich ihn mit der dänischen Durchschnittsbevölkerung. Auch hier war ein Großteil der durchschnittlich 50,3 Jahre (STD ± 13,6 J.) alten ME/CFS-Patient:innen im Vergleich zur dänischen Bevölkerung (Durchschnittsalter 47,6 Jahre; STD ± 18,2 J.) häufiger arbeitslos oder krank gemeldet. Vor allem aber erhielten sie deutlich häufiger eine Erwerbsminderungs- bzw. Invalidenrente (Abbildung 2-9). Newton (2021) und Froehlich et al. (2021) wiesen darauf hin, dass selbst mild bis moderat erkrankte Kinder und Jugendliche mit ME/CFS aufgrund ihrer Erkrankung häufig Schwierigkeiten haben, ihre schulische bzw. berufliche Ausbildung abzuschließen und in das Arbeitsleben zu starten, sodass viele auch weiterhin auf finanzielle Unterstützung angewiesen bleiben.

Stoothoff, Gleason, McManimen et al. (2017) berichteten aus den USA, dass dort etwa 25 % der Erkrankten an das Haus gebunden seien, 64,3 % seien arbeitsunfähig und nur 15,1 % berufstätig.

Wirtschaftliche Auswirkungen

Die Schwere der Erkrankung, die schlechte Prognose (s. Kap. 2.4.5) und die mangelnde medizinische Versorgung (insbesondere auch das Fehlen einer frühen Intervention; s. Kap. 7) führen i.d.R. aufgrund der eingeschränkten bzw. fehlenden Arbeitsfähigkeit der Erkrankten zu erheblichen Einkommensverlusten nicht nur bei den Betroffenen, sondern auch bei den sie pflegenden Angehörigen (s.o.). Erkrankte Kinder und Jugendliche bleiben im Verlauf ihres Lebens nicht nur aufgrund der Krankheitsschwere, sondern oftmals auch aufgrund des fehlenden Ausbildungsabschlusses über die gesamte Lebensspanne hinweg von ihren Angehörigen bzw. von sozialen Unterstützungsmaßnahmen abhängig (Torres, 2021).

Vor der COVID-19-Pandemie wurden die jährlichen wirtschaftlichen Auswirkungen von ME/CFS in den USA auf 36 bis 51 Mrd. US-Dollar geschätzt. Als Folge der Pandemie wird die Gesamtprävalenz von ME/CFS den Schätzungen nach dort auf 5 bis 9 Mio. Erkrankte ansteigen, wodurch sich die wirtschaftlichen Auswirkungen geschätzt auf 149 bis 362 Mrd. US-Dollar pro Jahr erhöhen könnten. Berücksichtigt sind hierbei die direkten medizinischen Ausgaben sowie die Einkommensverluste, nicht jedoch andere Kosten wie Invaliditätsleistungen, Sozialleistungen und die Lohnausfälle bei den Betreuenden (Jason & Mirin, 2021; Mirin, Dimmock & Jason, 2022).

In Großbritannien wurde für den Zeitraum 2006 bis 2010 ein durchschnittlicher jährlicher Produktivitätsverlust von 22.684 £ pro ME/CFS-Patient:in (♀: 16.130 £; ♂: 44.515 £) als Folge der Beendigung einer Berufstätigkeit geschätzt. (Die ungleichen Produktivitätsverluste gehen u. a. darauf zurück, dass die Erwerbstätigkeit bei Frauen niedriger ist, Frauen häufiger in schlechter bezahlten Berufen tätig sind und auch in besser bezahlten Berufen noch immer schlechter bezahlt werden als Männer. Hinzu kommt, dass der Wert ihrer Familienarbeit nicht berücksichtigt wurde.) Unabhängige Prädiktoren für eine vorzeitige Beendigung der Arbeitstätigkeit waren hierbei Alter, Grad der Behinderung und männliches Geschlecht (Collin et al., 2011). Auf der Basis dieser Zahlen und unter Berücksichtigung der steigenden Prävalenz wurde vom EUROMENE-Forschungsnetzwerk durch Extrapolation für Europa im Jahr 2020 eine jährliche Belastung durch ME/CFS von etwa 40 Mrd. Euro geschätzt. Allerdings wurde auch darauf hingewiesen, dass man zusätzlich von einer höheren Zahl an nicht diagnostizierten ME/CFS-Patient:innen ausgeht, die hier nicht berücksichtigt wurden (Pheby et al., 2020).

2.4.5 Prognose und Burden of Disease

Bislang gibt es nur wenige Studien, die den Verlauf der Erkrankung über einen langen Zeitraum beobachtet haben. ME/CFS ist eine chronische Erkrankung, bei der sich Zeiten der (Teil-)Remission mit Rückfällen abwechseln können. Rückfälle können z. B. durch Überanstrengung, Infektionskrankheiten oder mangelnde Erholung nach einem Crash hervorgerufen werden. ME/CFS führt in der Folge oft zu einem hohen Grad an körperlicher Behinderung sowie zu erheblichen Einschränkungen der Lebensqualität.

Prognose

In vielen Fällen berichten Betroffene über eine langsame, stetige Verschlechterung ihres gesundheitlichen Zustandes im Verlauf ihres Lebens, immer wieder unterbrochen von kurzen Zeiten der (Teil-)Remission. Krankheitsdauern von 40 Jahren und mehr wurden bisher beschrieben (Habermann-Horstmeier & Horstmeier, 2024b). Nachgewiesen sind jedoch auch langsame Rekonvaleszenzen nach einigen Jahren. Vor allem bei Kindern und Jugendlichen kann es in den ersten vier Jahren der Erkrankung zu einer plötzlich einsetzenden, deutlichen Besserung kommen. Doch selbst diejenigen, die als Kinder oder Jugendliche erkrankten und nach Jahren angaben, genesen oder vollständig erholt zu sein, mussten ihre Aktivitäten dauerhaft ändern, um weiterhin am Leben teilnehmen zu können. Zudem beschrieben sie Symptome, die bei gesunden Personen ihres Alters nicht vorkamen (Rowe et al., 2017). Auch eine aktuelle deutsche Studie konnte zeigen, dass junge Erwachsene mit ME/CFS im Vergleich zu Jugendlichen in ihrer körperlichen Funktionsfähigkeit und ihrer Lebensqualität stärker beeinträchtigt waren. Hier erfüllten 54 % der Jugendlichen nach einem Jahr nicht mehr alle diagnostischen Kriterien für ME/CFS (= Teil-Remission), während alle jungen Erwachsenen weiterhin die CCC-Kriterien erfüllten (Pricoco et al., 2023).

Burden of Disease

In den USA ergab eine vorläufige Schätzung der ME/CFS-Krankheitslast (Burden of Disease) eine deutlich höhere Krankheitslast als bei anderen chronischen Erkrankungen wie etwa der Rheumatoiden Arthritis oder dem Morbus Parkinson in Form der Disability-adjusted life

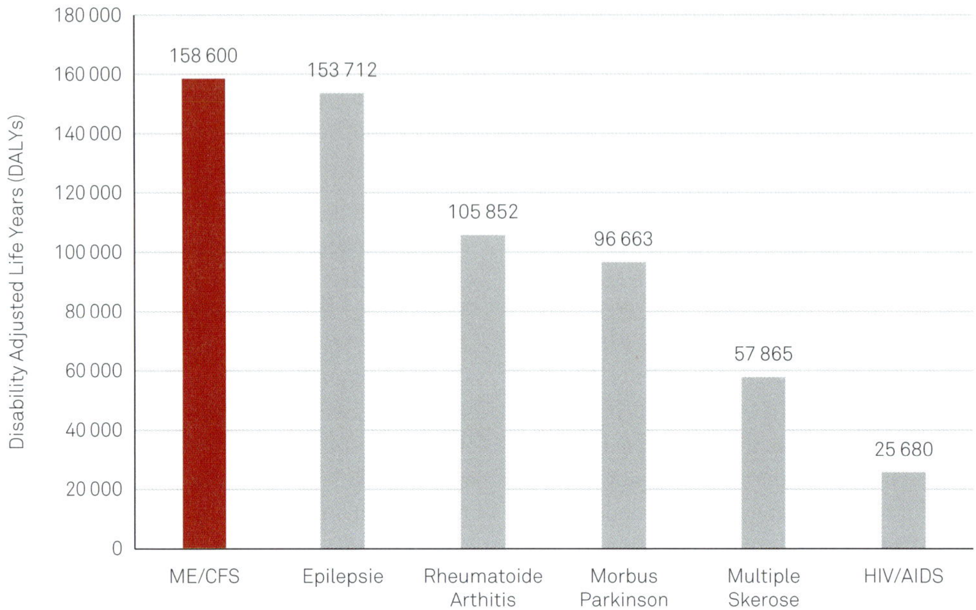

Abbildung 2-10: Geschätzte Krankheitslast (Burden of Disease) infolge von ME/CFS in den USA im Vergleich zur dortigen Krankheitslast bei Epilepsie, Rheumatoider Arthritis, Morbus Parkinson, Multipler Sklerose und HIV/AIDS. Quelle: Eigene Darstellung. Die Daten zu den DALYs bei ME/CFS stammen aus Dimmock, Mirin und Jason (2016); die Daten zu den DALYS bei den übrigen chronischen Erkrankungen aus dem Datenkatalog Global Health Data Exchange.

years (DALY) (Abbildung 2-10) (Dimmock, Mirin & Jason, 2016). Die *Disability-adjusted life years (DALY)* setzen sich zusammen aus den durch Tod verlorenen Lebensjahren *(Years of Life Lost; YLL)* und den mit gesundheitlichen Einschränkungen verbrachten Lebensjahren *(Years Lived with Disability, YLD)*. Für Europa liegen noch keine entsprechenden Berechnungen der ME/CFS-Krankheitslast vor (Estevez-Lopez et al., 2018).

Literaturverzeichnis

Achseon, E.D. (1959). The clinical syndrome variously called benign myalgic encephalomyelitis, Iceland disease and epidemic neuromyasthenia. *American Journal of Medicine, 26*(4), 569–595. https://doi.org/10.1016/0002-9343(59)90280-3

Adrian, G., Dietrich, M., Esser, B., Hensel, A., Isermeyer, F., Messner, D.,... Wieler, L.H. (2023). *Auswirkungen des Klimawandels auf Infektionskrankheiten und antimikrobielle Resistenzen.* Robert Koch-Institut. Verfügbar unter https://edoc.rki.de/bitstream/handle/176904/11073/JHealthMonit_2023_S3_Editorial.pdf?sequence=1&isAllowed=y

Bakken, I.J., Tveito, K., Gunnes, N., Ghaderi, S., Stoltenberg, C., Trogstad, L.,... Magnus, P. (2014). Two age peaks in the incidence of chronic fatigue syndrome/myalgic encephalomyelitis: a population-based registry study from Norway 2008–

2012. *BMC Medicine, 12*, 167. https://doi.org/10.1186/s12916-014-0167-5

Baraniuk, J.N., Amar, A., Pepermitwala, H. & Washington, S.D. (2022). Differential Effects of Exercise on fMRI of the Midbrain Ascending Arousal Network Nuclei in Myalgic Encephalomyelitis/Chronic Fatigue Syndrome (ME/CFS) and Gulf War Illness (GWI) in a Model of Postexertional Malaise (PEM). *Brain Sciences, 12*(1), 78. https://doi.org/10.20944/preprints202111.0420.v1

Bell, D.S. (1995). *The Doctor's Guide To Chronic Fatigue Syndrome: Understanding, Treating, And Living With CFIDS* (Reprint Edition). Da Capo Press.

Bundesinstitut für Arzneimittel und Medizinprodukte (BfArM) (Hrsg.). (2022). *ICD-11 Internationale statistische Klassifikation der Krankheiten und verwandter Gesundheitsprobleme, 11. Revision*. Verfügbar unter https://www.bfarm.de/DE/Kodiersysteme/Klassifikationen/ICD/ICD-11/_node.html

Bleijenberg, G., Meer, J.W. van der, Grabowski, P. & Scheibenbogen, C. (2016). Chronisches Fatigue-Syndrom. In N. Suttorp, M. Möcke, B. Siegmund & M. Dietel (Hrsg.), *Harrison Innere Medizin. Teil 17 Neurologische Erkrankungen* (19. Aufl.). ABW Wissenschaftsverlag.

Carr, M.J., Ashcroft, D.M., White, P.D., Kapur, N. & Webb, R.T. (2019). Prevalence of comorbid mental and physical illnesses and risks for self-harm and premature death among primary care patients diagnosed with fatigue syndromes. *Psychological Medicine, 50*(7), 1156–1163. https://doi.org/10.2139/ssrn.3204757

Carruthers, B.M., Jain, A.K., De Meirleir, K.L., Peterson, D.L., Klimas, N.G., Lerner, A.M. (2003). Myalgic Encephalomyelitis/Chronic Fatigue Syndrome: Clinical Working Case Definition, Diagnostic and Treatment Protocols. *Journal of Chronic Fatigue Syndrome, 11*(1), 7–115. https://doi.org/10.1300/J092v11n01_02

Carruthers, B.M., van de Sande, M.I., De Meirleir, K.L., Klimas, N.G., Broderick, G., Mitchell, T., ... Stevens, S. (2011). Myalgic encephalomyelitis: International Consensus Criteria. *Journal of Internal Medicine, 270*,(4), 327–338. https://doi.org/10.1111/j.1365-2796.2011.02428.x

Collin, S.M., Crawley, E., May, M.T., Sterne, J.A., Hollingworth, W. & UK CFS/ME National Outcomes Database. (2011). The impact of CFS/ME on employment and productivity in the UK: a cross-sectional study based on the CFS/ME national outcomes database. *BioMed Central Health Services Research, 11*, 217. https://doi.org/10.1186/1472-6963-11-217

Collin, S.M., Nikolaus, S., Heron, J., Knoop, H., White, P.D., Crawley, E. (2016). Chronic fatigue syndrome (CFS) symptom-based phenotypes in two clinical cohorts of adult patients in the UK and The Netherlands. *Journal of Psychosomatic Research, 81*, 14–23. https://doi.org/10.1016/j.jpsychores.2015.12.006

Collin, S.M., Nuevo, R., van de Putte, E.M., Nijhof, S.L. & Crawley, E. (2015). Chronic fatigue syndrome (CFS) or myalgic encephalomyelitis (ME) is different in children compared to in adults: a study of UK and Dutch clinical cohorts. *BMJ Open, 5*(10), e008830. https://doi.org/10.1136/bmjopen-2015-008830

Colter, J., Holtzman, C., Dudun, C. & Jason, L.A. (2018). A Brief Questionnaire to Assess Post-Exertional Malaise. *Diagnostics (Basel), 8*(3), 66. https://doi.org/10.3390/diagnostics8030066

Cook, D.B., Light, A.R., Light, K.C., Broderick, G., Shields, M.R., Dougherty, R.J.,... Vernon, S.D. (2017). Neural consequences of post-exertion malaise in myalgic encephalomyelitis/chronic fatigue syndrome. *Brain, Behaviour and Immunity, 62*, 87–99. https://doi.org/10.1016/j.bbi.2017.02.009

Dammertz, L., Holstiege, J., Ng, F., Kohring, C., Heuer, J., Akmatov, M.K. & Bätzing, J. (2022). *Parkinson in der vertragsärztlichen Versorgung – Regionale Unterschiede der Diagnoseprävalenz und Komorbiditätsanalysen anhand bundesweiter Abrechnungsdaten im Zeitraum 2010 bis 2019*. Zentralinstitut für die kassenärztliche Versorgung in Deutschland (Zi).

Darwin, C. (1887). *The life and letters of Charles Darwin, including an autobiographical chapter* (Bd. 1). John Murray. Verfügbar unter http://darwin-online.org.uk/content/frameset?viewtype=text&itemID=F1452.1&pageseq=97

Deutsche Gesellschaft für Allgemeinmedizin und Familienmedizin (DEGAM). (Hrsg.). (2022). *S3-Leitlinie Müdigkeit*. Zugriff am 4. August 2023 unter https://www.degam.de/files/Inhalte/Leitlinien-Inhalte/Dokumente/DEGAM-S3-Leitlinien/053-002_Leitlinie%20Muedigkeit/oeffentlich/Aktualisierung%20Dezember%202022%20-%20Dokumente%20Homepage/Langfassung%20Leitlinie%20Muedigkeit.pdf

Deutsche Gesellschaft für ME/CFS. (o.D.). *Was ist ME/CFS?* Verfügbar unter https://www.mecfs.de/was-ist-me-cfs/

Dimmock, M.E., Mirin, A.A. & Jason, L.A. (2016). Estimating the disease burden of ME/CFS in the United States and its relation to research funding. *Journal of Medicine and Therapeutics, 1*(1), 1–7. https://doi.org/10.15761/JMT.1000102

Domingues, T.D., Malato, J., Grabowska, A.D., Ji-Sook, L., Ameijeiras-Alonso, J. & Biecek, P. (2023). Association analysis between symptomology and herpesvirus IgG antibody concentrations in myalgic encephalomyelitis/chronic fatigue syndrome (ME/CFS) and multiple sclerosis. *Heliyon, 9*(7), e18250. https://doi.org/10.1016/j.heliyon.2023.e18250

Eaton-Fitch, N., Johnston, S.C., Zalewski, P., Staines, D. & Marshall-Gradisnik, S. (2020). Health-related quality of life in patients with myalgic encephalomyelitis/chronic fatigue syndrome: an Australian cross-sectional study. *Quality of life research : an international journal of quality of life aspects of treatment, care and rehabilitation, 29*(6), 1521–1531. https://doi.org/10.1007/s11136-019-02411-6

Estevez-Lopez, F., Castro-Marrero, J., Wang, X., Bakken, I.J., Ivanovs, A. & Nacul, L., ... European Network on ME/CFS (EUROMENE). (2018). Prevalence and incidence of myalgic encephalomyelitis/chronic fatigue syndrome in Europe—the Euro-epiME study from the European network EUROMENE: a protocol for a systematic review. *BMJ Open, 8*(9), e0208817.

Froehlich, L., Hattesohl, D.B., Jason, L.A., Scheibenbogen, C., Behrends, U. & Thoma, M. (2021). Medical Care Situation of People with Myalgic Encephalomyelitis/Chronic Fatigue Syndrome in Germany. *Medicina (Kaunas, Lithuania), 57*(7), 646. https://doi.org/10.3390/medicina57070646

Fukuda, K., Straus, S.E., Hickie, I., Sharpe, M.C., Dobbins, J.G., Komaroff, A.L. & International Chronic Fatigue Syndrome Study Group. (1994). The Chronic Fatigue Syndrome: A Comprehensive Approach to its Definition and Study. *Annals of Internal Medicine, 121*(12), 953–959. https://doi.org/10.1300/J092v01n02_06

Green, C.R., Cowan, P., Elk, R., O'Neill, K.M. & Rasmussen, A.L. (2014). *Pathways to Prevention Workshop: Advancing the Research on Myalgic Encephalomyelitis/Chronic Fatigue Syndrome. National Institutes of Health.* Zugriff am 4. September 2023 unter https://prevention.nih.gov/sites/default/files/documents/programs/mecfs/ODP-P2P-MECFS-FinalReport.pdf

Habermann-Horstmeier, L. & Horstmeier, L.M. (im Druck). ME/CFS symptoms during the course of the disease with a focus on food intolerances – A public health study based on patient reports. *Irish Journal of Medical Science.*

Habermann-Horstmeier, L. & Horstmeier, L.M. (2024a). Wahrnehmung von Genderaspekten in der Beziehung zwischen Ärzt:innen und Patient:innen bei myalgischer Enzephalomyelitis/chronischem Fatigue-Syndrom (ME/CFS). *Prävention und Gesundheitsförderung.* https://doi.org/10.1007/s11553-023-01098-5

Habermann-Horstmeier, L. & Horstmeier, L.M. (2024b). Welche medizinischen Fachdisziplinen werden von ME/CFS-Erkrankten aufgesucht? Eine Public-Health-Studie zur Notwendigkeit einer besseren ärztlichen Aus- und Fortbildung. *Gesundheitswesen, 86*(10), 625–632. https://doi.org/10.1055/a-2323-9507

Habermann-Horstmeier, L. & Horstmeier, L.M. (2023a). Die ärztliche Wahrnehmung von ME/CFS-Erkrankten (myalgische Enzephalomyelitis/chronisches Fatigue-Syndrom) als „schwierige Patienten". Eine vorwiegend qualitative Public-Health-Studie aus Patientensicht. *Prävention und Gesundheitsförderung.* https://doi.org/10.1007/s11553-023-01070-3

Habermann-Horstmeier, L. & Horstmeier, L.M. (2023b). Auswirkungen der Qualität der Arzt-Patient-Beziehung auf die Gesundheit von erwachsenen ME/CFS-Erkrankten. *Münchner Medizinische Wochenschrift, 165*(5), 16–27. https://doi.org/10.1007/s15006-023-2894-z

Hattesohl, D. (2018, Juni). *Litt Charles Darwin an ME/CFS?*. Hamburg: Deutsche Gesellschaft für ME/CFS e.V. Zugriff am 4. September 2023 unter https://www.mecfs.de/litt-charles-darwin-an-me-cfs/

Holstiege, J., Steffen, A., Goffrier, B. & Bätzing, J. (2017). *Epidemiologie der Multiplen Sklerose – eine populationsbasierte deutschlandweite Studie*. Zentralinstitut für die kassenärztliche Versorgung in Deutschland (Zi).

Holtzman, C.S., Bhatia, S., Cotler, J. & Jason, L.A. (2019). Assessment of Post-Exertional Malaise (PEM) in Patients with Myalgic Encephalomyelitis (ME) and Chronic Fatigue Syndrome (CFS): A Patient-Driven Survey. *Diagnostics (Basel, Switzerland), 9*(1), 26. https://doi.org/10.3390/diagnostics9010026

Huber, K.A., Sunnquist, M. & Jason, L.A. (2018). Latent class analysis of a heterogenous international sample of patients with myalgic encephalomyelitis/chronic fatigue syndrome. *Fatigue, 6*(3), 163–178.

Hvidberg, H.M., Brinth, L.S., Olesen, A.V., Petersen, K.D. & Ehlers, L. (2015). The Health-Related Quality of Life for Patients with Myalgic Encephalomyelitis/Chronic Fatigue Syndrome (ME/CFS). *PloS ONE, 10*(7), e0132421. https://doi.org/10.1371/journal.pone.0132421

Institute of Medicine of the National Academies (IOM) (Hrsg.). (2015). *Beyond Myalgic Encephalomyelitis/Chronic Fatigue Syndrome. Redefining an Illness. Report Guide for Clinicians.* Verfügbar unter https://nap.nationalacademies.org/resource/19012/MECFScliniciansguide.pdf

Institut für Qualität und Wirtschaftlichkeit im Gesundheitswesen (IQWiG) (Hrsg.). (2023). *Myalgische Enzephalomyelitis/Chronic Fatigue Syndrome (ME/CFS). Abschlussbericht.* IQWiG-Berichte-Nr. 1539, Projekt: N21-01, Version: 1.0. Verfügbar unter https://www.iqwig.de/download/n21-01_me-cfs-aktueller-kenntnisstand_abschlussbericht_v1-0.pdf

Islam, M.F., Cotler, J. & Jason, L.A. (2020). Post-viral fatigue and COVID-19: lesson from past epidemics. *Fatigue: Biomedicine, Health & Behavior, 8*(2), 61–69. https://doi.org/10.1080/21641846.2020.1778227

Jason, L.A. & Mirin, A.A. (2021). Updating the National Academy of Medicine ME/CFS prevalence and economic impact figures to account for population growth and inflation. *Fatigue: Biomedicine, Health & Behavior, 9*(1), 9–13. https://doi.org/10.1080/21641846.2021.1878716

Jason, L.A., Corradi, K., Gress, S., Williams, S. & Torres-Harding, S. (2006). Causes of Death among Patients with Chronic Fatigue Syndrome. *Health care for women international, 27*(7), 615–626. https://doi.org/10.1080/07399330600803766

Jason, L.A., Cotler, J., Islam, M.F., Sunnquist, M. & Katz, B.Z. (2021). 3 Risks for Developing Myalgic Encephalomyelitis/Chronic Fatigue Syndrome in College Students Following Infectious Mononucleosis: A Prospective Cohort Study. *Clinical Infectious Diseases, 73*(11), e3740-e3746. https://doi.org/10.1093/cid/ciaa1886

Jason, L.A., Katz, B.Z., Sunnquist, M., Torres, C., Cotler, J. & Bhatia, S. (2020). The prevalence of pediatric Myalgic Encephalomyelitis/Chronic Fatigue Syndrome in a community-based sample. *Child Youth Care Forum, 49*(4),563–579. https://doi.org/10.1007/s10566-019-09543-3

Jason, L.A., Porter, N., Hunnell, J., Rademaker, A. & Richman, J.A. (2011). CFS prevalence and risk factors over time. *Journal of Health Psychology, 16*, 445–456. https://doi.org/10.1177/1359105310383603

Jason, L.A., Richman, J.A., Rademaker, A.W., Jordan, K.M., Plioplys, A.V., Taylor, R.R.,… Plioplys, S.A. (1999). A community-based study of chronic fatigue syndrome. *Archives of Internal Medicine, 159*(18), 2129–2137. https://doi.org/10.1001/archinte.159.18.2129

Jason, L.A., Taylor, R.R., Stepanek, Z. & Plioplys, S. (2001). Attitudes Regarding Chronic Fatigue Symdrome: The Importance of a Name. *Journal of Health Psychology, 6*(1), 61–71. https://doi.org/10.1177/135910530100600105

Johnson, M.L., Cotler, J., Terman, J.M. & Jason, L.A. (2022). Risk factors for suicide in chronic fatigue syndrome. *Death Studies, 46*(3), 738–744. https://doi.org/10.1080/07481187.2020.1776789

Kassenärztliche Bundesvereinigung. (2023). *Stellungnahme der KBV zum Antrag der CDU/CSU-Bundestagsfraktion „ME/CFS-Betroffenen sowie deren Angehörigen helfen – Für eine bessere Gesundheits- sowie Therapieversorgung, Aufklärung und Anerkennung“.* Öffentliche Anhörung im Ausschuss für Gesundheit des Deutschen Bundestages am 19. April 2023. Bt-Drs.: 20/4886 vom 14. Dezember 2022. Kassenärztliche Bundesvereinigung. Verfügbar unter https://www.kbv.de/media/sp/2023-04-14_KBV_Stellungnahme_AfG_Anhoerung_MECFS.pdf

Keech, A., Sandler, C.X., Vollmer-Conna, U., Cvejic, E., Lloyd, A.R. & Barry, B.K. (2015). Capturing the post-exertional exacerbation of fatigue following physical and cognitive challenge in patients with chronic fatigue syndrome. *Journal of Psychosomatic Research,* 537–549. https://doi.org/10.1016/j.physio.2015.03.262

Lim, E.J., Ahn, Y.C., Jang, E.S., Lee, S.W., Lee, S.H. & Son, C.G. (2020). Systematic review and meta-analysis of the prevalence of Chronic Fatigue Syndrome/Myalgic Encephalomyelitis (CFS/ME). *Journal of Translational Medicine, 18*,(1), 100. https://doi.org/10.1186/s12967-020-02269-0

McManimen, S.L., Devendorf, A.R., Brown, A.A., Moore, B.C. & Janson, L.A. (2016). Mortality in patients with myalgic encephalomyelitis and chronic fatigue syndrome. *Fatigue: Biomedicine, Health & Behavior, 4*(4), 195–207. https://doi.org/10.1080/21641846.2016.1236588

Mirin, A.A., Dimmock, M.E. & Jason, L.A. (2022). Updated ME/CFS prevalence estimates reflecting post-COVID increase and associated economic costs and funding implications. *Fatigue: Biomedicine, Health & Behavior, 10*(2), 83–93. https://doi.org/10.1080/21641846.2022.2062169

Nacul, L., Authier, F.J., Scheibenbogen, C., Lorusso, L., Helland, I.B., Martin, J.A., ... Lacerda, E.M. (2021). European Network on Myalgic Encephalomyelitis/Chronic Fatigue Syndrome (EUROMENE): Expert Consensus on the Diagnosis, Service Provision, and Care of People with ME/CFS in Europe. *Medicina (Kaunas, Lithuania), 57*(5), 510. https://doi.org/10.3390/medicina57050510

Newton, F.R. (2021). The Impact of Severe ME/CFS on Student Learning and K-12 Educational Limitations. *Healthcare (Basel), 9*(6), 627. https://doi.org/10.3390/healthcare9060627

NICE (National Institute for Health and Care Excellence) (Hrsg.). (2021). *Myalgic encephalomyelitis (or encephalopathy)/chronic fatigue syndrome: diagnosis and management*. Verfügbar unter https://www.nice.org.uk/guidance/ng206/resources/myalgic-encephalomyelitis-or-encephalopathychronic-fatigue-syndrome-diagnosis-and-management-pdf-66143718094021

Nock, M.K., Borges, G., Bromet, E., Alonso, J., Angermeyer, M. & Beautrais, A. ... Williams, D. (2008). Cross-national prevalence and risk factors for suicidal ideantion, plans and attempts. *British Journal of Psychiatry, 192*(2), 98–105. https://doi.org/10.1192/bjp.bp.107.040113

Orji, N., Campbell, J.A., Wills, K., Hensher, M., Palmer, A.J., Rogerson, M., ... de Graaff, B. (2022). Prevalence of myalgic encephalomyelitis/chronic fatigue syndrome (ME/CFS) in Australian primary care patients: only part of the story? *BMC Public Health, 22*(1), 1516. https://doi.org/10.1186/s12889-022-13929-9

Ortiz, J.J.J. (2015). *Depresión y Desesperanza en Personas Enfermas de Encefalomielitis Miálgica/Síndrome de Fatiga Crónica: Factores de Riesgo y de Protección* (Tesis doctorales UVa). Universidad de Valladolid, Valladolid.

Peo, L.C., Wiehler, K., Paulick, J., Gerrer, K., Leone, A., Viereck, A., Haegele, M., Stojanov, S., Warlitz, C., Augustin, S., Alberer, M., Hattesohl, D.B.R., Froehlich, L., Scheibenbogen, C., Jason, L.A., Mihatsch, L.L., Pricoco, R. & Behrends, U. (2024). Pediatric and adult patients with ME/CFS following COVID-19: A structured approach to diagnosis using the Munich Berlin Symptom Questionnaire (MBSQ). *European Journal of Pediatrics, 183*(3), 1265–1276.

Pheby, D.F., Araja, D., Berkis, U., Brenna, E., Cullinan, J., de Korwin, J.D.,... Wang-Steverding, X. (2020). The development of a consistent Europe-wide approach to investigating the economic impact of Myalgic Encephalomyelitis (ME/CFS): A report from the European Network on ME/CFS (EUROMENE). *Healthcare, 8*(2), 88. https://doi.org/10.3390/healthcare8020088

Pricoco, R., Meidel, P., Hofberger, T., Zietemann, H., Müller, Y., Wiehler, K.,... Behrends, U. (2023). One-Year Follow-up of Young People with ME/CFS Following Infectious Mononucleosis by Epstein-Barr Virus. *Frontiers in pediatrics, 11,* 1266738. https://doi.org/10.1101/2023.07.24.23293082

Ramsey, A.M. & The Medical Staff of the Royal Free Hospital. (1957). An Outbreak of Encephalomyelitis in the Royal Free Hospital Group. *British Medical Journal, 2*(5050): 895–904.

Rasa-Dzelzkaleja, S., Krumina, A. & Capenko, S. ... VirA project. (2023). The persistent viral infections in the development and severity of myalgic encephalomyelitis/chronic fatigue syndrome. *Journal of Translational Medicine, 21*(1), 33. https://doi.org/10.1186/s12967-023-03887-0

Robert Koch-Institut (RKI) (Hrsg.). (2020). *Suizid*. Verfügbar unter https://www.rki.de/DE/Content/GesundAZ/S/Suizid/Suizid_node.html

Robert Koch-Institut (RKI) (Hrsg.). (2021). *HIV/AIDS in Deutschland – Eckdaten der Schätzung* Epidemiologische Kurzinformation des Robert Koch-Instituts*. Verfügbar unter https://www.rki.de/DE/Aktuelles/Publikationen/Epidemiologisches-Bulletin/2021/47_21.pdf?__blob=publicationFile&v=1

Roberts, E., Wesseley, S., Chalder, T., Chang, C.K. & Hotopf, M. (2016). Mortality of people with chronic fatigue syndrome: a retrospective cohort study in England and Wales from the South London and Maudsley NHS Foundation Trust Biomedical Research Centre (SLaM BRC) Clinical Record Interactive Search (CRIS) Register. *The Lancet, 387*(10028), 1638–1643. https://doi.org/10.1016/S0140-6736(15)01223-4

Roma, M., Marden, C.L., Flaherty, M.A., Jasion, S.E., Cranston, E.M. & Rowe, P.C. (2019). Impaired Health-Related Quality of Life in Adolescent Myalgic Encephalomyelitis/Chronic Fatigue Syndrome: The Impact of Core Symptoms. *Frontiers in Pediatrics, 7*, 26. https://doi.org/10.3389/fped.2019.00026

Rowe, P.C., Underhill, R.A., Friedman, K.J., Gurwitt, A., Medow, M.S., Schwartz, M.S.,... Rowe, K.S. (2017). Myalgic Encephalomyelitis/Chronic Fatigue Syndrome Diagnosis and Management in Young People: A Primer. *Frontiers in Pediatrics, 5*, 121. https://doi.org/10.3389/fped.2017.00121

Smith, W.R., Noonan, C. & Buchwald, D. (2006). Mortality in a cohort of chronically fatigued patients. *Psychological Medicine, 36*(9), 1301–1306. https://doi.org/10.1017/S0033291706007975

Sommerfelt, K., Schei, T. & Angelsen, A. (2023). Severe and Very Severe Myalgic Encephalopathy/Chronic Fatigue Syndrome ME/CFS in Norway: Symptom Burden and Access to Care. *Journal of Clinical Medicine, 12*(4), 1487. https://doi.org/10.3390/jcm12041487

Stoothoff, J., Gleason, K., McManimen, S., Thorpe, T. & Jason, L.A. (2017). Subtyping Patients with Myalgic Encephalomyelitis (ME) and Chronic Fatigue Syndrome (CFS) by Cause of Illness. *Journal of biosensors, biomarkers and diagnostics, 2*(1), 10.15226/2575-6303/2/1/00113. https://doi.org/10.15226/2575-6303/2/1/00113

Strassheim, V., Newton, J.L. & Collins, T. (2021). Experiences of Living with Severe Chronic Fatigue Syndrome/Myalgic Encephalomyelitis. *Healthcare (Basel), 9*(2), 168. https://doi.org/10.3390/healthcare9020168

Stussman, B., Williams, A., Snow, J., Gavin, A., Scott, R., Nath, A. & Walitt, B. (2020). Characterization of Post-exertional Malaise in Patients with Myalgic Encephalomyelitis/Chronic Fatigue Syndrome. *Frontiers in Neurology, 11*, 1025. https://doi.org/10.3389/fneur.2020.01025

Su, J., Thapaliya, K., Eaton-Fitch, N., Marshall-Gradisnik, S. & Barnden, L. (2023). Connectivity Between Salience and Default Mode Networks and Subcortical Nodes Distinguishes Between Two Classes of Myalgic Encephalomyelitis/Chronic Fatigue Syndrome. *Brain Connectivity, 13*(3), 164–173. https://doi.org/10.1089/brain.2022.0049

Torres, C. (2021). *Examining Health Disparities in a Community-Based Sample of Children with Myalgic Encephalomyelitis/Chronic Fatigue Syndrome (ME/CFS) Symptomatology*. (Thesis). College of Science and Health Theses and Dissertations. 367. DePaul University, Chicago, Illinois. Verfügbar unter https://via.library.depaul.edu/csh_etd/367/

Uchida, A. (1992). Chronic fatigue immune dysfunction syndrome. *Nihon Rinsho, Japanese journal of clinical medicine, 50*(11), 2625–2629.

van Campen, C.M., Rowe, P.C., Verheugt, F.W. & Visser, F.C. (2021). Numeric Rating Scales Show Prolonged Post-exertional Symptoms After Orthostatic Testing of Adults With Myalgic Encephalomyelitis/Chronic Fatigue Syndrome. *Frontiers of Medicine, 7*, 602894.

Vyas, J., Muirhead, N. & Singh, R., Ephgrave, R. & Finlay, A.Y. (2022). Impact of myalgic encephalomyelitis/chronic fatigue syndrome (ME/CFS) on the quality of life of people with ME/CFS and their partners and family members: an online cross-sectional survey. *BMJ Open, 12*, e058128. https://doi.org/10.1136/bmjopen-2021-058128

Yoo, E.H., Choi, E.S. & Cho, S.H. (2018). Comparison of Fatigue Severity and Quality of Life between Unexplained Fatigue Patients and Explained Fatigue Patients. *Korean Journal of Family Medicine, 39*(3), 180–184. https://doi.org/10.4082/kjfm.2018.39.3.180

Zink, A., Minden, K. & List, S.M. (2010). Entzündlich-rheumatische Erkrankungen. *Gesundheitsberichterstattung des Bundes*, *49*, 8. Verfügbar unter https://edoc.rki.de/bitstream/handle/176904/3228/221RfeT2UwYJ.pdf?sequence=1&isAllowed=y

Weiterführende Links

Deutsche Gesellschaft für ME/CFS e.V.: https://www.mecfs.de/

3 Die biologischen Grundlagen von ME/CFS: Ätiologie und Pathogenese

Alle lebenden Organismen, von den [...] Amöben bis zum Menschen, sind von Geburt aus mit Mechanismen ausgestattet, die dazu bestimmt sind, die Grundprobleme des Lebens *automatisch*, ohne Denkprozesse im eigentlichen Sinne, zu lösen. Zu diesen Problemen gehören: die Suche nach Energiequellen, die Aufnahme und Verwertung von Energie, die Aufrechterhaltung eines inneren chemischen Gleichgewichts, das mit dem Lebensprozess vereinbar ist, die Erhaltung des Körperbaus durch die Reparatur von Abnutzungserscheinungen und die Abwehr äußerer Verursacher von Krankheit und körperlichen Verletzungen. Die Gesamtheit dieser Steuerungen und das gesteuerte Leben, das dadurch entsteht, lässt sich in einem einzigen Begriff zusammenfassen: Homöostase. (Damasio, 2021, S. 41; abgedruckt mit freundlicher Genehmigung der Ullstein Buchverlage GmbH.)

ME/CFS ist eine Erkrankung, bei der die physiologischen Steuerungsvorgänge im menschlichen Körper, von denen Damasio (2021) spricht, auf vielfältige Weise gestört sind, was zu zahlreichen Veränderungen in den Geweben und Zellen des erkrankten Menschen führt. Störungen im Bereich der Steuerungsorgane (Nerven-, Hormon-, Immunsystem) und der Energiebereitstellung (v.a. in den Muskelzellen und den Zellen des Nervensystems) führen dazu, dass das dynamische Gleichgewicht (Homöostase), d.h. die weitgehend konstanten Verhältnisse in den offenen Systemen unseres Körpers, nicht mehr aufrechterhalten werden können. Dies hat Auswirkungen an vielen verschiedenen Stellen im Körper und führt zu der vielfältigen, für ME/CFS typischen Symptomatik.

Lange Zeit war unklar, welche Ursachen bei der Entstehung von ME/CFS eine Rolle spielen. Zudem wurde immer wieder darüber diskutiert, ob es sich bei ME/CFS überhaupt um eine eigenständige Entität handelt (s. Kap. 2.1 bis Kap. 2.3). In regelmäßigen Abständen haben sich Studien damit beschäftigt, einen solchen Nachweis zu erbringen. Mittlerweile gibt es eine ganze Reihe fundierter Untersuchungen, die die Diskussion hierüber inzwischen als obsolet erscheinen lassen. Man geht nun allgemein davon aus, dass es sich bei der postinfektiösen ME/CFS um eine Erkrankung handelt, die durch die Antigenpersistenz eines infektiösen Erregers in Gang gesetzt und unterhalten wird und durch somatische und kognitive Beschwerden gekennzeichnet ist, die über das ZNS vermittelt werden (Choutka, Jansari, Hornig & Iwasaki, 2022; Liu et al., 2023; Liu et al. ist noch nicht peer reviewed). Als Antigenpersistenz bezeichnet man dabei das Überdauern von Krankheitserregern in Zellen oder Geweben des Wirts nach Ablauf einer Infektion.

Bereits seit Längerem ist bekannt, dass es bei ME/CFS u.a. zu Störungen im Bereich des Energiestoffwechsels, des Gefäßsystems, des vegetativen Nervensystems und des Immunsystems kommt. Versuche, das Krankheitsgeschehen zu erfassen, indem die Zuordnung eines einzelnen, auffälligen Symptoms zu einem Organsystem erfolgt – wie dies im Rahmen unseres Gesundheitssystems immer wieder über die Wahl des „zuständigen“ Facharztes geschieht – scheitern i.d.R., da es sich bei der Erkrankung um eine Störung der Steuerungsorgane des menschlichen Körpers und der zellulären Energiebereitstellung handelt, die praktisch jedes Organ bzw. Organsystem betreffen. In dem nun folgenden Kapitel wird deutlich, wie wichtig eine Sicht auf das Krankheitsgeschehen ME/CFS ist, bei dem wir den Körper als komplexes „System" betrachten, dessen einzelne Teile auf unterschiedlichen Ebenen miteinander interagieren: Organsysteme, Organe, Gewebe, Zellen, Zellorganellen – einschließlich des Gehirns als Basis und Ausgangspunkt unseres Denkens, Fühlens und Empfindens sowie des willentlichen und des unbewussten Handelns. Bei dieser Betrachtungsweise können Störungen nicht auf einen Bereich beschränkt bleiben. In einem solchen offenen, dynamischen System führen Änderungen bzw. Störungen des regulären Ablaufs in einem Bereich zwangsläufig dazu, dass dies auch Folgen für andere Bereiche hat. An dieser Stelle soll ausdrücklich betont werden, dass es sich bei dieser Betrachtungsweise nicht um die Sichtweise einer esoterischen „Ganzheitsmedizin" handelt, sondern um die Beschreibung der in unserem Körper ständig stattfindenden, vielfältigen biologischen Interaktionen.

Für die behandelnden Ärzt:innen sollten die von den Erkrankten geschilderten Symptome daher jeweils als kleine Bausteine in einem Krankheitsmosaik registriert werden, die zusammengesetzt erst das vielfältige Bild der Krankheit ME/CFS beschreiben und einen Hinweis darauf geben, wo der Ursprung der Störung liegen könnte. So ist die *Fatigue* bei ME/CFS-Erkrankten mit einer verminderten zerebralen Durchblutung und einer ineffektiven Sauerstoffverwertung verknüpft, die die Leistungsfähigkeit und Erholungsfähigkeit der Erkrankten erheblich einschränken. Andererseits weisen die gleichzeitig bestehende Tachykardie, Hypervigilanz und ineffektive Ausgrenzung sensorischer Reize auf eine adrenerge Hyperstimulation hin („tired and wired" = das Gefühl aufgedreht, aber trotzdem erschöpft zu sein) (Renz-Polster & Scheibenbogen, 2022). Im Folgenden wird nun auf eine Reihe von Faktoren näher eingegangen, die im Rahmen der Ätiologie und der Pathogenese der Erkrankung eine Rolle spielen.

Hinweis

Dieses Kapitel geht bewusst sehr in die Tiefe, um zu zeigen, wie viel bereits an Grundlagenforschung geleistet wurde. Da nicht jede Leserin/jeder Leser in dieser Ausführlichkeit hieran interessiert sein wird, finden Sie kurze Zusammenfassungen zum Schluss jedes Abschnitts. Die Forschung schreitet derzeit rapide voran, sodass davon auszugehen ist, dass schon bald neue Erkenntnisse die hier beschriebenen ergänzen werden.

3.1 Ätiologie

Als Ätiologie bezeichnet man die Lehre von den Ursachen der Erkrankungen und ihren auslösenden Faktoren. Die meisten Erkrankungen können nicht einer einzelnen, bestimmten Ursache zugeordnet werden *(monokausal)*, sondern entstehen durch eine Kette von Ereignissen *(multikausal)*. Bei der postinfektiösen ME/CFS gibt es deutliche Anhaltspunkte dafür, dass neben einer genetischen Prädisposition Virusinfekte als Auslöser der Erkrankung eine große Rolle spielen.

3.1.1 Genetische Prädisposition

Schon seit Längerem ist bekannt, dass ME/CFS familiär gehäuft auftreten kann. Betroffen sind meist Verwandte ersten und zweiten Grades (Crawley & Davey Smith, 2007; Dibble, McGrath & Ponting, 2020; Hajdarevic et al., 2022; Underhill & O'Gorman, 2006; Walsh, Zainal, Middelton & Paykel, 2001). Dies bedeutet, dass genetische Faktoren bei der Krankheitsentstehung eine Rolle spielen können. Allerdings zeigt sich hierbei kein vorhersehbares Mendelsches Vererbungsmuster, sodass davon auszugehen ist, dass es nicht ein einzelnes Gen ist, welches das ME/CFS-Risiko erhöht, sondern dass wir es hier – ähnlich wie bei Autoimmunerkrankungen (Li et al., 2015) – mit einer komplexen multifaktoriellen Erkrankung zu tun haben, an deren Entstehung zahlreiche genetische Veränderungen beteiligt sein können.

In Kapitel Kap. 2.4.2 wurde bereits erwähnt, dass die Zahl der Neuerkrankungen (Inzidenz) an ME/CFS bei Frauen wesentlich höher ist als bei Männern. Insgesamt liegt die Prävalenz fast aller Autoimmunerkrankungen bei Frauen deutlich über der der Männer (Angum, Khan, Kaler, Siddiqui & Hussain, 2020), dies gilt ebenso für die Prävalenzen bei Postakuten Infektionssyndromen (PAIS) (Choutka, Jansari, Hornig & Iwasaki, 2022). Erst kürzlich konnte gezeigt werden, dass bei Frauen das zweite X-Chromosom durch ein langes Ribonukleinsäure(RNA)-Molekül namens Xist stummgeschaltet wird, damit nicht zu viele auf diesem Chromosom kodierte Proteine produziert werden. Das Molekül lagert sich zusammen mit anderen Proteinen an eines der beiden X-Chromosomen an und blockiert auf diese Weise das Ablesen seiner Gene. Dieser nur bei Frauen vorkommende Xist-RNA-Proteinkomplex beeinflusst das Immunsystem. Man geht derzeit davon aus, dass er ein zentraler Faktor bei der höheren Autoimmunität von Frauen ist (Dou et al., 2024). Es ist denkbar, dass er auch bei der Entstehung von ME/CFS eine Rolle spielt, da auch hier Autoimmunvorgänge stattfinden.

3.1.2 Änderungen im Genom

In den letzten Jahren wurden mehrere genomweite Assoziationsstudien durchgeführt, um Gene bzw. Genloci zu identifizieren, die bei der Entstehung von ME/CFS eine Rolle spielen. Allerdings fanden Hajdarevic et al. (2022) keine ME/CFS-Risikoorte, die eine genomweite Bedeutung hätten. Sie konnten z. B. den Top-SNP (= Single Nucleotide Polymorphism) einer norwegischen Kohorte nicht replizieren, bei der die TPPP-Genregion die signifikanteste Assoziation zeigte (Ueland et al., 2022), während mehrere andere SNPs im TPPP-Gen in einer britischen und der norwegischen Kohorte eine schwache Assoziation zeigten. TPPP ist die Abkürzung für Tubulin polymerization-promoting protein (Tubulin-Polymerisationsförderndes Protein), das durch das TPPP-Gen kodiert wird. Das Protein wird mit verschiedenen neurologischen Erkrankungen wir Morbus Parkinson, Morbus Alzheimer und MS in Verbindung gebracht. Da TPPP im Gehirngewebe exprimiert wird und bei der Myelinisierung eine große Rolle spielt (Fu et al., 2019), könnte eine Bestätigung dieser Studienergebnisse im Rahmen einer noch größeren Kohorte hinsichtlich der ME/CFS-Genese von großer Bedeutung sein.

Ebenfalls im Jahr 2022 wurde eine Studie auf der Basis der Daten der UK Biobank publiziert. Hier fanden sich 199 SNPs, die 14 Genen zugeordnet werden konnten, und die signifikant mit 91 % der untersuchten ME/CFS-Fälle assoziiert waren. Viele der identifizierten Gene sind mit wichtigen zellulären Mechanismen verbunden, die bei ME/CFS eine grundlegende Rolle spielen. Hierzu gehören die Anfälligkeit für Stress sowie für Infektionen, eine mitochondriale Dysfunktion, Schlafstörungen und die Entwicklung von Autoimmunerkrankungen (Das, Taylor, Kozubek, Sardell & Gardner, 2022). Insbesondere zeigen sich immer wieder Assoziationen mit autoimmunitäts-bezogenen Genvarianten (Scheibenbogen et al., 2023). Es handelt sich um Genveränderungen, die z. T. auch in der Long-COVID-, der MS-, der postviralen Fatigue-Syndrom- und der Fibromyalgie-Kohorte festgestellt wurden (Das, Taylor, Kozubek, Sardell & Gardner, 2022).

Darüber hinaus wurde auf Chromosom 6 bei Männern mit ME/CFS eine genomweite signifikante Assoziation innerhalb des Gens PDE10A gefunden (Phosphodiesterasen wie PDE10A verhindern die cAMP- und cGMP-vermittelte intrazelluläre Signalübertragung, indem sie das zyklische Nukleotid zu Nukleosid-5-Primärmonophosphat hydrolysieren). Bei Frauen wurden bereits zuvor entsprechende Assoziationen mit genomweiter Bedeutung zwischen Varianten rund um das SLC25A15-Gen festgestellt (Dibble, 2022). Das durch das SLC25A15-Gen kodierte Protein transportiert Ornithin durch die innere Mitochondrienmembran vom Zytosol zur Mitochondrienmatrix. Es ist ein wesentlicher Bestandteil des Harnstoffzyklus. Eine aktuelle, ebenfalls auf den Daten der UK Biobank basierende Studie fand darüber hinaus Überschneidungen in den Genen von Fatigue-dominanten Long-COVID-Patient:innen und ME/CFS-Patient:innen (9 von 39 SNPs), die an der Regulierung des zirkadianen Rhythmus und an der Insulinregulierung beteiligt sind (Taylor et al., 2023).

3.1.3 Infektionen als Auslöser

Obwohl in einigen Fällen auch Operationen, Halswirbelsäulen- oder Schädel-Hirn-Traumata sowie einschneidende psychische Stresssituationen als ME/CFS-Auslöser genannt werden (Renz-Polster & Scheibenbogen, 2022), gibt es bei den meisten ME/CFS-Erkrankten einen deutlichen zeitlichen Zusammenhang zwischen dem Beginn der ME/CFS-Symptomatik und einer Infektionskrankheit *(postinfektiöse ME/CFS)*. Als Auslöser werden überwiegend Virusinfekte genannt. Besonders häufig sind es Infektionen durch Herpesviren wie das Epstein-Barr-Virus (EBV), das Herpes-simplex-Virus Typ 1 (HSV-1; Erreger des Herpes labialis) und das humane Herpesvirus Typ 6 (Erreger des Dreitagefiebers). Ein weiterer häufiger Auslöser ist COVID-19, hervorgerufen durch das SARS-CoV-2-Virus (*Severe acute respiratory syndrome coronavirus type 2)* (Nath, 2020). Darüber hinaus können u.a. Enteroviren (Chia, Chia, Voeller, Lee & Chang, 2010), Influenzaviren (Magnus et al., 2015), das Dengue-Virus (Hung, Wills, Clapham, Yacoub & Turner, 2019) und das Chikungunya-Virus, aber auch verschiedene Bakterien, Pilze und Protozoen (Coxiellen, Borrelien, Bartonellen, Brucellen, Chlamydien, Legionellen und Amöben) eine ME/CFS-Erkrankung auslösen. Man geht davon aus, dass die postinfektiöse ME/CFS mit einer geschätzten Inzidenz von 10 bis 12% nach bestimmten Infektionen wie dem Pfeifferschen Drüsenfieber (Epstein-Barr-Virus), dem Q-Fieber (Coxiella burnetii) und dem Ross-River-Fieber (Ross-River-Virus) auftritt (Hickie et al., 2006).

Besonders gut untersucht ist das Pfeiffersche Drüsenfieber als ME/CFS-Auslöser (Fark, 1991). Sechs Monate nach einem Pfeifferschen Drüsenfieber erfüllen 8 bis 14% der Betroffenen die Diagnosekriterien für ME/CFS, nach 24 Monaten sind es immer noch 4% (Hickie et al., 2006; Katz, Shiraishi, Mears, Binns & Taylor, 2009). Alle Jugendlichen, bei denen die ME/CFS-Symptome mindestens 24 Monate weiterbestanden, waren in der Studie von Katz und Team (2009) weiblich. Alle berichteten zudem von einer weiteren Zunahme des Schweregrades ihrer Fatigue.

Auch Impfungen (z.B. die COVID-19-Impfung) können ein Long-COVID- bzw. ME/CFS-ähnliches Krankheitsbild hervorrufen. Man spricht hier von einem *Post-Vac-Syndrom*. Es ist deutlich seltener als Long-COVID nach einer SARS-CoV-2-Infektion, kann aber genauso schwerwiegend verlaufen. Allerdings gibt es bislang wenig Forschung in diesem Bereich (Couzin-Frankel & Vogel, 2022; Gießelmann & Martin, 2022). Auch hier wurde die These aufgestellt, dass es durch die Impfung zu einer Reaktivierung latent im Körper verbliebener Herpesviren wie dem Epstein-Barr-Virus kommt (Scheibenbogen et al., 2023). Darüber hinaus wird diskutiert, ob Impfstoffe sowie natürliche Infektionen das Potenzial haben, über molekulares Mimikry eine Autoimmunreaktion auszulösen (Phelan, Grabowska & Sepúlveda, 2020) (s. Kap. 3.2.4.). Beim molekularen Mimikry kann es bei einer Ähnlichkeit zwischen Eiweißabschnitten eines Pathogenen und denen im eigenen Gewebe zu einer Aktivierung autoreaktiver B- und T-Zellen und damit zur Entstehung von Autoimmunerkrankungen kommen.

> **Kurz zusammengefasst**
>
> **Genetische Prädisposition und auslösende Infektion**
>
> Die postinfektiöse Form von ME/CFS ist eine Erkrankung, bei der man davon ausgeht, dass – neben einer genetischen Prädisposition – ein Infekt (häufig ein Virusinfekt) als auslösender Faktor eine zentrale Rolle spielt. Auch Impfungen können ein ähnliches Krankheitsbild hervorrufen.

3.2 Pathogenese

Der Begriff der *Pathogenese* beschreibt die Entstehung einer Erkrankung und beschäftigt sich dabei mit den Voraussetzungen, die zu ihrer Entstehung führen *(kausale Pathogenese)*, und mit den Veränderungen während des Krankheitsablaufes *(formale Pathogenese)*. Bei der postinfektiösen ME/CFS kann eine (Virus-)Infektion v.a. bei Menschen mit einer entsprechenden genetischen Prädisposition zusammen mit anderen, bislang noch nicht ausreichend erforschten Faktoren zur Entstehung der Erkrankung mit vielfältigen Veränderungen auf allen physiologischen Ebenen des menschlichen Körpers führen.

3.2.1 Die epigenetische Ebene

Epigenetische Prozesse führen zu Änderungen des Aktivitätszustands von Genen. Dies geschieht über epigenetische Markierungen, d.h. über Moleküle, die an der DNA selbst oder an DNA-Bindungseiweißen anbinden. Sie können beispielsweise dazu führen, dass ein bestimmter Abschnitt auf der DNA (deoxyribonucleic acid; Desoxyribonukleinsäure) nicht mehr abgelesen und damit ein benötigtes Eiweiß nicht mehr produziert werden kann.

Änderungen bei der DNA-Methylierung und der microRNA

Die DNA-Methylierung ist die wichtigste Form epigenetischer Veränderungen. Hierbei werden an bestimmten Stellen der DNA durch die Übertragung von Methylgruppen auf Nukleobasen Modifikationen vorgenommen. Das Grundgerüst der jeweiligen Nukleobase bleibt dabei erhalten. Die DNA-Methylierung spielt u.a. beim „Abschalten" von Genen eine Rolle. Helliwell et al. (2022) konnten zeigen, dass ME/CFS-Erkrankte im Vergleich zu gesunden Kontrollpersonen während einer Phase der Krankheitsverschlechterung eine signifikant größere Methylomvariabilität (10- bis 20-fach) aufweisen. Die Veränderungen im Methylomprofil deuten auf gestörte Stoffwechsel-, Immun- und Entzündungsfunktionen hin. Obwohl sich die funktionell wichtigen Veränderungen im DNA-Methylom zwischen den Erkrankten unterscheiden, führen sie zu ähnlichen physiologischen Beeinträchtigungen.

Als *microRNA (miRNA)* bezeichnet man kurze, nichtkodierende Ribonukleinsäuren, die bei der Genregulation, v.a. beim Gen-Silencing auf der posttranskriptionalen Ebene eine wichtige Rolle spielen. Sie verändern im Rahmen der *epigenetischen Vorgänge* die Aktivität von Genen, ohne die DNA-Sequenz selbst zu verändern. Dabei scheint es wechselseitige Wirkungen zwischen microRNAs und dem *epigenetischen Signalweg* zu geben. Solche microRNA-epigenetischen Rückkopplungsschleifen haben einen weitreichenden Einfluss auf die Proliferation der Genexpression, d.h. auf die Erhöhung der Gen-Aktivität, die dann eine verstärkte Produktion von Proteinen oder anderen genetischen Produkten zur Folge hat. Wenn es zu Fehlregulationen im Rahmen der microRNA-epigenetischen Rückkopplungsschleifen kommt, kann dies verschiedenste physiologische und pathologische Prozesse (z.B. bei der Zellproliferation, Zelldifferenzierung, Apoptose und Hämatopoese) beeinflussen und zur Entstehung zahlreicher Krankheiten beitragen. Da microRNAs eine Rolle bei der neuronalen Entwicklung und für die Gehirnfunktion spielen, werden Veränderungen bei der microRNA-Expression mit neurodegenerativen Erkrankungen wie Morbus Alzheimer, Morbus Parkinson und der Amyotrophen Lateralsklerose (ALS) in Verbindung gebracht. Zudem können microRNAs die Immunantwort regulieren und damit an der Entstehung von Autoimmunerkrankungen wie Rheumatoide Arthritis, Lupus erythematodes und MS beteiligt sein (Yao, Chen & Zhou, 2019).

Bei ME/CFS-Patient:innen sind nach Blauensteiner et al. (2021) auch die microRNAs miR-21, miR-34a, miR-92a, miR-126 und miR-200c im Vergleich zu gesunden Kontrollpersonen gemeinsam erhöht. Sie modulieren die Sirt1/eNOS-Achse, einen Signalweg im Zusammenhang mit der Endothelfunktion, bei dem auch die Sauerstoffregulation und der Umgang mit oxidativem Stress eine Rolle spielt (s. Kap. 3.2.6). Der relevanteste Knotenpunkt innerhalb dieses Netzwerks ist die Histon-Deacetylase 1, ein Protein, das für epigenetische Regulierungen verantwortlich ist. (Histon-Deacetylasen sind Enzyme, die Histone verändern und damit die Transkription von genetischer Information und die epigenetische Repression modifizieren. Darüber hinaus sind sie an der Kontrolle des Zellzyklus und der Entwicklung des Organismus beteiligt.)

Infektionen durch Herpesviren können die Expression von microRNAs beeinflussen und als epigenetische Faktoren die pathogenen Mechanismen von ME/CFS modulieren (s. Kap. 3.2.1). In einer Studie von Soffritti et al. (2023) zeigte sich, dass im Vergleich zu den gesunden Kontrollpersonen fünf microRNAs bei ME/CFS-Erkrankten signifikant höher reguliert waren (miR-127-3p, miR-142-5p, miR-143-3p, miR-150-5p und miR-448), eine microRNA war dagegen heruntermoduliert (miR-140-5p). Dabei korrelierte der microRNA-Spiegel mit der Schwere der Erkrankung.

Nach Kaczmarek (2023) unterscheiden sich die zirkulierenden microRNAs in den ME/CFS-Patientenpopulationen deutlich von denen bei gesunden Kontrollpersonen, die aberranten zirkulierenden microRNAs bei ME/CFS unterscheiden sich aber auch von Patient:in zu Patient:in. Es gibt Hinweise darauf, dass sie bei ME/CFS-Erkrankten außer bei der epigenetischen Modulation u. a. bei der Belastungshyperämie, der angiogenen Anpassung an eine Hypoxie, der antioxidativen Abwehr und den Änderungen beim TGF-β-Signalübertragungsweg sowie bei der Mitochondrien-Fission eine Rolle spielen (TGF-β, der Transforming growth factor β, ist ein Zytokin, das bei der Embryogenese und bei der Regulierung viele grundlegende Zellfunktionen im adulten Organismus von großer Bedeutung ist.) Da diese Ergebnisse Ähnlichkeit mit früheren Untersuchungen zur Beteiligung von Herpesviren an der Entstehung von ME/CFS aufweisen, vermutet der Autor, dass der Ursprung dieser microRNA-Veränderungen mit einer Herpesvirus-Infektion in Zusammenhang steht (s. Kap. 3.1.2).

Unterschiedliche Genexpressionsprofile bei Männern und Frauen

Als *Genexpression* bezeichnet man den Prozess, bei dem die genetische Information in einem Gen in ein Genprodukt (Protein oder RNA-Molekül) umgesetzt wird. Frauen und Männer mit postinfektiöser ME/CFS weisen in den Muskelzellen unterschiedliche Genexpressionsprofile auf, sodass bei ihnen infolgedessen auch unterschiedliche biologische Prozesse gestört sind (Walitt et al., 2024).

Kurz zusammengefasst

Die epigenetische Ebene

Bei ME/CFS-Erkrankten zeigen sich v. a. in Phasen der Krankheitsverschlechterung funktionell wichtige Veränderungen im DNA-Methylom sowie Fehlregulationen im Rahmen der microRNA-epigenetischen Rückkopplungsschleifen, die verschiedenste (patho-)physiologische Prozesse beeinflussen. Auch die zirkulierenden microRNAs unterscheiden sich bei ME/CFS-Erkrankten deutlich von denen bei gesunden Personen. Zudem weisen Frauen und Männer mit postinfektiöser ME/CFS in den Muskelzellen unterschiedliche Genexpressionsprofile auf, sodass bei ihnen infolgedessen dort auch unterschiedliche biologische Prozesse gestört sind.

3.2.2 Viruspersistenz

Bei einem Teil der Long-COVID-Erkrankten konnte gezeigt werden, dass noch Monate nach der Infektion mit SARS-CoV-2 in verschiedenen Geweben Virusantigene und Virus-RNA sowie zirkulierendes Spikeprotein nachweisbar waren (Yonker et al., 2023). Das heißt, persistierende SARS-CoV-2-Viren vermehrten sich in diesen Fällen auch lange nach der akuten COVID-19-Infektion im Körper und stimulierten das Immunsystem. Allerdings muss dies nicht automatisch bedeuten, dass hier ein kausaler Zusammenhang zwischen der Viruspersistenz und dem späteren Auslösen einer ME/CFS-Erkrankung besteht. Choutka, Jansari, Hornig und Iwasaki (2022) gehen jedoch davon aus, dass durch die persistierenden Krankheitserreger oder Reste solcher Krankheitserreger über die anhaltende Stimulation des Immunsystems chronische Entzündungsvorgänge im Körper initiiert werden.

3.2.3 Virusreaktivierung

Man geht derzeit davon aus, dass die *Reaktivierung* endogener EBV (Hennig et al., 2022) und anderer humaner Herpesviren (z. B. Herpes-zoster-Viren) (Shapiro, 2009; Tsai et al., 2014) eine erhebliche Rolle für das Fortbestehen der Erkrankung ME/CFS spielt. Hennig und Team (2022) fanden einen zellulären Mechanismus, den das humane Herpesvirus 6A (HHV-6A) ausnutzt, um die mitochondriale Architektur zu stören, intrinsische Abwehrmechanismen des Wirts zu umgehen und den Übergang von einer latenten zu einer lytischen Virusinfektion voranzutreiben. Hierbei hemmt die virale microRNA die microRNA-Verarbeitung des Wirts.

In diesem Zusammenhang nehmen Choutka, Jansari, Hornig und Iwasaki (2022) an, dass es durch die Erstinfektion oder eine danach erzeugte Immunantwort zu einer Fehlregulation des Mikrobioms, Viroms oder Mykobioms kommen könnte, in deren Rahmen endogene, also schon vorher im Körper schlummernde Viren aktiviert werden. Durch diese Reaktivierung könnte dann der Krankheitsprozess unterhalten werden. So kann z. B. die durch die HSV-2-Reaktivierung ausgelöste Gedächtnis-CD4+-T-Zellen-Bildung eine vorübergehende Öffnung der *Blut-Hirn-Schranke* induzieren (Iijima & Iwasaki, 2016) (s. Kap. 3.2.5). Die beeinträchtigte Blut-Hirn-Schranke kann wiederum zu einer Verstärkung der Wirkung der entzündlichen Zytokine und der Leukozyten im Nervengewebe führen. Zudem kann es langfristig auch zu einer chronischen, epigenetisch bedingten Veränderung des Funktionsstatus der Mikroglia-Zellen kommen (Kaminska, Mota & Pizzi, 2016).

Es wurde bereits beschrieben, dass solche Herpesvirus-Infektionen die Expression von microRNAs beeinflussen und als epigenetische Faktoren die pathogenen Mechanismen von ME/CFS modulieren können. Der microRNA-Spiegel korreliert hierbei mit der Schwere der Erkrankung (Soffritti et al., 2023). Kasimir et al. (2022) zeigten, dass nur bei ME/CFS-Patient:innen und nicht bei den Kontrollpersonen virale microRNA in verschiedenen Regionen des menschlichen Gehirns, des Rückenmarks, in Ganglien und peripheren Nerven nachgewiesen werden konnte, die auf eine gewebespezifische aktive HHV-6- und EBV-Infektion bei ME/CFS-Erkrankten hinwies. Man war früher fälschlicherweise davon ausgegangen, dass eine Virämie Voraussetzung für den Nachweis eines kausalen Zusammenhangs zwischen Herpes-Viren und ME/CFS sei (Soto & Straus, 2000).

Inzwischen weiß man, dass die Expression von HHV-6-microRNAs während der Virusreaktivierung (auch ohne virale DNA-Replikation) ausreicht, um z. B. die mitochondriale Funktion zu reduzieren (Hennig et al., 2022; Schreiner et al., 2020), was zu Veränderungen im mitochondrialen Stoffwechsel von Wirtszellen führen kann. In der Folge könnte es so zu einem dysfunktionalen Energiestoffwechsel kommen (Prusty et al., 2018) (s. Kap. 3.2.7).

Dieser Effekt lässt sich auch durch die Übertragung von Blutserum von ME/CFS-Patient:innen erzielen (Schreiner et al., 2020). Hierbei spielen wahrscheinlich Antikörperreaktionen auf Herpesvirus-dUTPasen (v. a. auf die des EBV und des HSV-1) und Herpesvirus-dUTPasen-vermittelte Veränderungen eine Rolle, die die mitochondriale Architektur und Funktion verändern und mit dem Zytoskelett der Wirtszelle interagieren (Liu et al., 2023; diese Studie ist noch nicht peer reviewed). Das Fehlen viraler Aktivität im Blut oder Serum sagt also nichts darüber aus, ob eine Reaktivierung von Herpesviren vorliegt und ob eine solche Reaktivierung möglicherweise auslösender und/oder aufrechterhaltender Faktor einer ME/CFS-Erkrankung ist. Es ist hingegen von einer lokalisierten Virusreaktivierung im Bereich des Nervengewebes auszugehen. So fand sich bei ME/CFS-Erkrankten aktives HHV-6-Genom im Frontallappen, in den Basalganglien und im Rückenmark, was nach Kasimir et al. (2022) und Liu et al. (2023; die Studie ist noch nicht peer reviewed) auf eine ursächliche Rolle von Herpesviren (HHV-6, EBV) im Hinblick auf verschiedene ME/CFS-Symptome hinweist. Sie betonen, dass es z. B. bei HHV-6 (HHV-6A/HHV-6B) und HHV-7 zu einer Integration des viralen Genoms in die subtelomere Region menschlicher Chromosomen kommt. Nach einer Latenzzeit kann das virale Genom regional begrenzt in einer Untergruppe von Wirtszellen reaktiviert werden und dann eine Schlüsselrolle bei der Pathogenese von ME/CFS übernehmen.

Bei alldem scheint es so zu sein, dass sich die pathophysiologischen, klinischen und transkriptomischen Veränderungen im Rahmen von ME/CFS, die durch die verschiedenen viralen, bakteriellen oder Protozoen-Erkrankungen hervorgerufen werden, nicht signifikant unterscheiden (Das, Taylor, Kozubek, Sardell & Gardner, 2022; Raijmakers et al., 2020). Bereits Hickie et al. (2006) wiesen darauf hin, dass sich die phänotypischen Erscheinungen beim postinfektiösen ME/CFS unabhängig von der Art der auslösenden Infektionen ähnelten und mit einer ähnlichen Häufigkeit auftraten.

Kurz zusammengefasst

Viruspersistenz und Virusreaktivierung

Man geht derzeit davon aus, dass durch persistierende Krankheitserreger oder Reste solcher Krankheitserreger über die anhaltende Stimulation des Immunsystems chronische Entzündungsvorgänge im Körper initiiert werden. Zudem kommt es bei der Entstehung von ME/CFS im Nervengewebe zu einer verstärkten lokalisierten Reaktivierung von latent im Körper verbliebenen Viren (z. B. Herpesviren). Das Fehlen viraler Aktivität im Blut oder Serum sagt dabei nichts darüber aus, ob eine solche Reaktivierung vorliegt. Folgen der Reaktivierung sind virusinduzierte Veränderungen in der Zellphysiologie, z. B. eine chronische Gewebeentzündung. Herpesvirus-Infektionen können zudem die Expression von microRNAs beeinflussen und als epigenetische Faktoren die pathogenen Mechanismen von ME/CFS modulieren.

3.2.4 Immunsystem und Autoimmunität

Schon seit Längerem ist bekannt, dass z. B. chronische Herpesvirus-Infektionen zur Entwicklung einer Autoimmunität beitragen (Houen & Trier, 2020; Zhao, Granucci, Yeh, Schaffer & Cantor, 1998). Bei ME/CFS gibt es deutliche Hinweise darauf, dass eine Immundysregulation sowie das Vorhandensein von Autoantikörpern eine Schlüsselrolle bei der Krankheitsentstehung spielen (Sotzny et al., 2018). Hinweise darauf gibt u.a. auch die große Zahl an Autoimmunerkrankungen bei Familienmitgliedern ersten Grades (Fluge, Tronstad & Mella, 2021). Sudowe (2024) betont, dass sich sowohl bei ME/CFS als auch bei Long-COVID erhöhte Mengen an Autoantikörpern im Blut der betroffenen Personen nachweisen lassen, die an körpereigene Zielstrukturen binden und so zu Zell- und Gewebeschädigungen führen oder immunologische und neurologische Fehlinformationen an die Körperzellen weiterleiten. Hierzu gehören die *klassischen autoreaktiven Antikörper*, z.B. antinukleäre Antikörper (ANA), antineutrophile zytoplasmatische Antikörper (ANCA), anti-Cardiolipin-Autoantikörper, anti-

Tabelle 3-1: Charakteristika verschiedener funktioneller Autoantikörper gegen G-Protein-gekoppelte Rezeptoren (GPCR-AAk). Quelle: Modifiziert nach Sudowe (2024).

Autoantikörper (AAk) (Zielstruktur)	**Wirkung/Symptome**	**Beispiele für assoziierte Erkrankungen**
AT1R-AAk (Angiotensin II-Typ-1-Rezeptor)	• Bluthochdruck, Vasokonstriktion • Fibrose der Haut und der inneren Organe (z.B. Lunge) • Entzündungen	• ME/CFS (Freitag et al., 2021) • Long-/Post-COVID-Syndrom (Wallukat et al., 2021)
β1-AdR-AAk (β1-adrenerger Rezeptor)	• Erhöhung der Herzfrequenz • Erhöhung der Kontraktilität des Herzmuskels	• ME/CFS (Freitag et al., 2021) • Dilatative Kardiomyopathie (Bornholz et al., 2014)
β2-AdR-AAk (β2-adrenerger Rezeptor)	• Relaxation der glatten Musku-latur (Vaso-, Broncho-dilatation)	• ME/CFS (Freitag et al., 2021) • Long-/Post-COVID-Syndrom (Wallukat et al., 2021)
ETAR-AAk (Endothelin-Rezeptor, Subtyp A)	• Bluthochdruck, Vasokonstriktion • Fibrose der Haut und der inneren Organe (z.B. Lunge) • Entzündungen	• ME/CFS (Freitag et al., 2021) • Systemische Sklerose (Akbarzadeh et al., 2023)
M3R-AAk (Muskarinerger Cholin-Rezeptor 3)	• Hemmung der cholinergen Neurotransmission • Inhibition der gastrointestinalen Motilität • Hemmung der Exkretion von Tränenflüssigkeit und Speichel	• ME/CFS (Freitag et al., 2021) • Sjögren-Syndrom (Kovács et al., 2005)
M4R-AAk (Muskarinerger Cholin-Rezeptor 4)	• Modulation der cholinergen Neurotransmission	• ME/CFS (Freitag et al., 2021) • Posturales Tachykardie-Syndrom (POTS) (Gunning et al., 2019)
CXCR-3-AAk (CXC-Motiv Chemokin-Rezeptor 3; CD183)	• Immundysfunktionen (z.B. Entzündungen)	• Long-/Post-COVID-Syndrom (Wallukat et al., 2021) • Systemische Sklerose (Weigold et al., 2018)

Desmoglein-2-Antikörper und/oder Antikörper, die gegen doppelsträngige DNA gerichtet sind (dsDNA) (Bertin et al. 2021; Comhaire & Deslypere, 2020; Lee et al., 2022; Son et al., 2023). Vor allem aber sind es *GPCR-Autoantikörper*, d.h. funktionelle Autoantikörper gegen die G-Protein-gekoppelten Rezeptoren (GPCR). Diese Rezeptoren befinden sich auf der Oberfläche der meisten Zelltypen, nicht nur auf den Zellen des Immunsystems, sondern auch auf Epithel- und Endothelzellen, auf Zellen des Nervensystems, auf Muskelzellen etc. (Tabelle 3-1). Sie sind für die Regulierung des Immun-, Nerven- und Gefäßsystems über die zelluläre Signalvermittlung essenziell.

Funktionelle Autoantikörper sind darüber hinaus auch in der Lage, an GPCRs zu binden, um intrazelluläre Signalwege auszulösen oder zu blockieren. Dies kann sowohl agonistische als auch antagonistische Effekte zur Folge haben (Cabral-Marques & Riemekasten, 2017).

Erschöpfung des natürlichen IgM (Depletion)

Fluge, Tronstad und Mella (2021) vermuten, dass die pathologische Immunantwort nach einer Infektion das auslösende Ereignis einer postinfektiösen ME/CFS-Erkrankung sein könnte. Eine zentrale Rolle spielen hierbei B-Zellen/Plasmazellen, die normalerweise im Knochenmark und anderen primären lymphatischen Geweben natürliche Antikörper (IgM, IgG und IgA), aber auch Autoantikörper produzieren. Die Autoren der Studie gehen zusammen mit Milivojevic et al. (2020) und Nguyen et al. (2017) davon aus, dass ein Anstieg des B-Zell-aktivierenden Faktors (BAFF) im Serum von ME/CFS-Erkrankten sowie Genexpressionsstudien auf eine Antigen-gesteuerte B-Zell-Klonalität hindeuten. Auch eine veränderte B-Zell-Differenzierung könnte auf eine Beteiligung von B-Zellen an diesem Prozess hinweisen (Nguyen et al., 2017).

Nach Liu et al. (2023; die Studie ist aktuell noch nicht peer reviewed) führt die terminale Differenzierung von *Gedächtnis-B-Zellen* zu Plasmazellen zu einer Reaktivierung von latent im Körper vorhandenen Viren (z.B. EBV; s.o.). Dies wiederum hat eine vermehrte Expression der dUTPase zur Folge (Al Tabaa et al., 2009; Laichalk & Thorley-Lawson, 2005). Die dUTPase ist ein Enzym, das die Umwandlung von dUTP (Uridin-5’-triphosphat) zu dUMP (Desoxyribonucleoside) katalysiert. Es handelt sich hierbei um einen wichtigen Reaktionsschritt bei der Biosynthese des DNA-Bausteins Thymin. EBV-dUTPase-Proteine wurden in Gehirnbiopsien von ME/CFS-Erkrankten nachgewiesen (Kasimir et al., 2022). Bei ME/CFS-Patient:innen führt dieser Vorgang in den primären hämatopoetischen Organen über Veränderungen bei den B1-B-Zellen – wie beim Masern-Virus (Mina et al., 2019) – zu einer Erschöpfung (*Depletion* = pathologisch gesteigerter Verbrauch dieser Substanzen durch den Organismus) des natürlichen IgM und zur Entwicklung einer Autoimmunität. An der Depletion von (n)IgM (= natürlichem Immunglobulin M) können auch Veränderungen in CD4-T-Zellen *(T-Helferzellen)* beteiligt sein.

Dass ME/CFS-Erkrankte einen veränderten T-Zell-Metabolismus aufweisen, war bereits zuvor bekannt (Liu et al., 2023; die Studie ist noch nicht peer reviewed). Bei ihnen zeigt sich eine Verminderung des Stoffwechsels der ruhenden T-Zellen, ein verändertes Mitochondrien-Membranpotenzial insbesondere bei den CD8+-T-Zellen sowie eine beeinträchtigte Stoffwechselreaktion auf eine Aktivierung. Darüber hinaus wurde bereits ein *Hypometabolismus* sowohl bei den CD4+- als auch bei den CD8+-T-Zellen mit einer signifikanten Verringerung der Glykolyse beschrieben (s. Kap. 3.2.7). Ein solcher Hypometabolismus in den Immunzellen deutet auf eine persistierende Infektion hin (O’Neill, Kishton & Rathmell, 2016).

Nach Liu et al., (2023; die Studie ist noch nicht peer reviewed) findet sich eine deutliche Störung der Immunzellen im peripheren Blut und im Liquor cerebrospinalis von postinfektiösen ME/CFS-Erkrankten. Bei Frauen mit postinfektiösem ME/CFS sind hiernach andere Immunzell-Subpopulationen betroffen als bei Männern. Die Autor:innen berichten zudem von veränderten aktiven Immunkomplexen, Immunglobulin-vermittelter mitochondrialer Fragmentierung sowie einer adaptiven IgM-Produktion bei ME/CFS-Patient:innen. Sie sind der Ansicht, dass die geänderte T-Zellbiologie in den primären hämatopoetischen Geweben einen Einfluss auf die B1-B-Plasmazellen und die (n)IgM-Spiegel haben und betonen, dass sich die Depletion von (n)IgM-FN1 (= natürliches IgM gegen Fibronektin) als Biomarker für den Schweregrad von ME/CFS und Long-COVID eignet. Neuere Studienergebnisse deuten nach Silva et al. (2024) auch auf unterschiedliche immunologische Prozesse bei an Long-COVID erkrankten Frauen und Männern hin und verdeutlichen die entscheidende Rolle der immunendokrinen Dysregulation bei der geschlechtsspezifischen Pathologie.

Auch bei den *Monozyten* der ME/CFS-Erkrankten fand sich eine Dysregulation. Der Anteil der fehlregulierten Zellen korreliert hier mit der Schwere der Erkrankung. Zudem beschrieben Vu et al. (2024) eine fehlerhafte Thrombozyten-Aktivierung bei ME/CFS-Patient:innen (s. dazu auch Kap. 3.2.6).

Molekulares Mimikry und Störung der peripheren immunologischen Toleranz

Autoreaktive Antikörper können vermehrt im Rahmen einer Immunantwort gegen einen viralen oder bakteriellen Erreger produziert werden, dessen Fremdantigene eine starke strukturelle Ähnlichkeit mit körpereigenen Proteinen wie den GPCR aufweisen (*molekulares Mimikry*, s. Kap. 3.1.3). Die Antikörper, die eigentlich gegen den Erreger gerichtet sind, binden auch an die körpereigenen Zellen (Selbstantigene) (Proal & VanElzakker, 2021). Dies hat zur Folge, dass Körperzellen abgetötet werden oder dass ein spezifischer Rezeptor aktiviert wird, der gar nicht aktiviert werden sollte.

Wenn größere Mengen verschiedener Autoantikörper (AAk) nachgewiesen werden können, zeigt dies eine *Störung der peripheren immunologischen Toleranz* an. Zu einer solchen unkontrollierten Freisetzung von AAk kommt es dann, wenn die aktivierten antikörperproduzierenden B-Zellen nicht mehr supprimiert werden. Verantwortlich hierfür kann eine hyperinflammatorische Immunlage während oder nach einer Infektion sein, bei der es zu einer kontinuierlichen Freisetzung von Entzündungsmediatoren kommt. Eine signifikante Erhöhung von *GPCR-AAk-Titern* könnte Ausdruck einer schweren Störung der immunologischen Homöostase sein. Es ist noch unklar, ob hier ein ursächlicher Zusammenhang zur Auslösung verschiedener Erkrankungen wie ME/CFS besteht.

Nach Freitag et al. (2021) besteht bei postinfektiösem ME/CFS bei den meisten regulatorischen AAk ein deutlicher Zusammenhang zwischen der Höhe der AAk-Level und der Schwere der ME/CFS-Symptome (z. B. Fatigue und Muskelschmerzen). Der Schweregrad der kognitiven Beeinträchtigung korreliert mit mehreren funktionellen AAk, z. B. mit AT1-R- und ETA-R-AAk, sowie mit AAk, die bei Entzündungen eine Rolle spielen, etwa AAk gegen den PAR-Rezeptor (PAR1) oder den CXCR3-Chemokin-Rezeptor (CXCR3) (Sotzny et al., 2018; Sotzny et al., 2022) (s. Erläuterungen Tabelle 3-1). Die Schwere gastrointestinaler Symptome korreliert dagegen mit alpha1/2-AdR-AAk. Patient:innen mit nicht-infektionsbedingtem ME/CFS zeigen weniger und andere Korrelationen (Freitag et al., 2021).

Gestörte adrenerge und acetylcholinerge Signalübertragung

Schon etwas länger ist bekannt, dass bei ME/CFS AAk nachgewiesen werden können, die an *β-adrenerge und muskarinerge Rezeptoren* binden (Bynke et al., 2020; Loebel et al., 2016). Sie spielen u. a. eine Rolle bei der durch das vegetative Nervensystem gesteuerten Regulation der

Durchblutung. Die Rezeptorblockade durch AAk führt zu einer Dysregulation der Signalwege, sodass es bei ME/CFS-Erkrankten u. a. zu einem lageabhängig reduzierten zerebralen Blutfluss kommen kann, der mit der Intensität der berichteten OI im Zusammenhang steht (van Campen, Rowe & Visser, 2021; van Campen, Verheugt, Rowe & Visser, 2020).

Darüber hinaus besteht bei ME/CFS-Patient:innen auch ein Zusammenhang zwischen dem Schweregrad der Fatigue und der vasomotorischen Symptome auf der einen Seite und den AAk-spiegeln gegen β1- und β2-adrenerge Rezeptoren auf der anderen Seite. Es konnte u. a. gezeigt werden, dass die Minderperfusion der Finger umso ausgeprägter ist, je höher der Titer der AAk gegen den β2-adrenergen Rezeptor (β2-AdR) ist. β2-AdR spielen eine zentrale Rolle bei der Weitung der Blutgefäße durch Erschlaffung der glatten Muskulatur in der Wand der Blutgefäße (s. Kap. 3.2.6). In diesem Zusammenhang wurde auch ein erhöhter AAk-Spiegel gegen den M3-Achetylcholin-Rezeptor (M3 AChR) festgestellt, der die glatte Muskulatur der Blutgefäße ebenfalls beeinflussen kann (Sotzny et al., 2022).

Dysregulation und anhaltende Aktivierung des Komplementsystems

Das *Komplementsystem* gehört zum *unspezifischen humoralen Immunsystem* und besteht aus mehr als 40 verschiedenen Proteinen, die sich im Blut und auf den Zelloberflächen befinden. Sie werden bei Kontakt mit Pathogenen oder Antikörpern aktiviert. Zu ihren Aufgaben gehört es, die Oberfläche von Krankheitserregern zu bedecken, sodass sie von Phagozyten erkannt und zerstört werden können *(Opsonisierung)*. Darüber hinaus lösen sie Entzündungsreaktionen aus. Fragmente einiger Komplementproteine locken weitere Phagozyten zum Infektionsherd *(Chemotaxis)*. Im Rahmen der kaskadenartig ablaufenden Abwehrvorgänge kommt es auch zur Freisetzung von *Histamin*, was u. a. zu einer vermehrten Freisetzung weiterer Entzündungsmediatoren führt. Eine der direkten Wirkungen des Komplementsystems ist die Bildung des *Membranangreifenden Komplexes* (MAC). Dieser komplexe Prozess führt zur Bildung einer Pore in der Bakterienmembran und damit zur *Lyse* des Bakteriums. Die stark zellzerstörenden Eigenschaften des Komplementsystems können bei fehlerhaftem Ablauf zu erheblichen Gewebsschäden führen (Beispiel: Autoimmunerkrankungen). Sowohl eine ineffiziente als auch eine übermäßige Stimulation des Komplements kann schädlich sein. Es kann hierdurch u. a. zu einer erhöhten Anfälligkeit für Infektionen, Autoimmunität, chronische Entzündungen und eine thrombotische Mikroangiopathie kommen (Merle, Church, Fremeaux-Bacchi & Roumenina, 2015). Bei Personen mit Long-COVID fand sich eine Dysregulation des terminalen Komplementsystems und eine anhaltende Aktivierung der alternativen und der klassischen Komplementwege (Cervia-Hasler et al., 2024). Da letzteres mit erhöhten Antikörpertitern gegen mehrere Herpesviren verbunden war, gehen die Autor:innen davon aus, dass reaktivierte Herpersviren diesen Weg wahrscheinlich stimulieren. Bislang gibt es kaum systematische Untersuchungen zu Veränderungen des Komplementsystems bei ME/CFS. Bei einer ME/CFS-Subgruppe mit häufigen Schmerzen fanden Castro-Marrero, Zacares, Almenar-Pérez, Alegre-Martín & Oltra (2021) hohe Werte des Komplementfaktors C1q, anhand dessen sich leichte, mittelschwere und schwere Krankheitsgrade unterscheiden ließen. Solche erhöhten C1q-Werte weisen auf eine chronische Infektion oder auf geschädigtes Gewebe hin. Zudem war der C3-Spiegel bei mittelschwer und schwer erkrankten ME/CFS-Patient:innen erhöht. Merle, Church, Fremeaux-Bacchi & Roumenina (2015) betonen in diesem Zusammenhang, dass C3a und C5a die Histaminproduktion durch Basophile und Mastzellen induzieren, was eine Gefäßerweiterung hervorruft. Zwar wird immer wieder im Zusammenhang mit

ME/CFS vermutet, dass Histamin eine Rolle bei der Auslösung und Aufrechterhaltung verschiedener ME/CFS-Symptome spielen könnte, was hinsichtlich der histaminvermittelten Symptome naheliegt (s. Abbildung 3-1; es fehlen bislang jedoch entsprechende Untersuchungen hierzu).

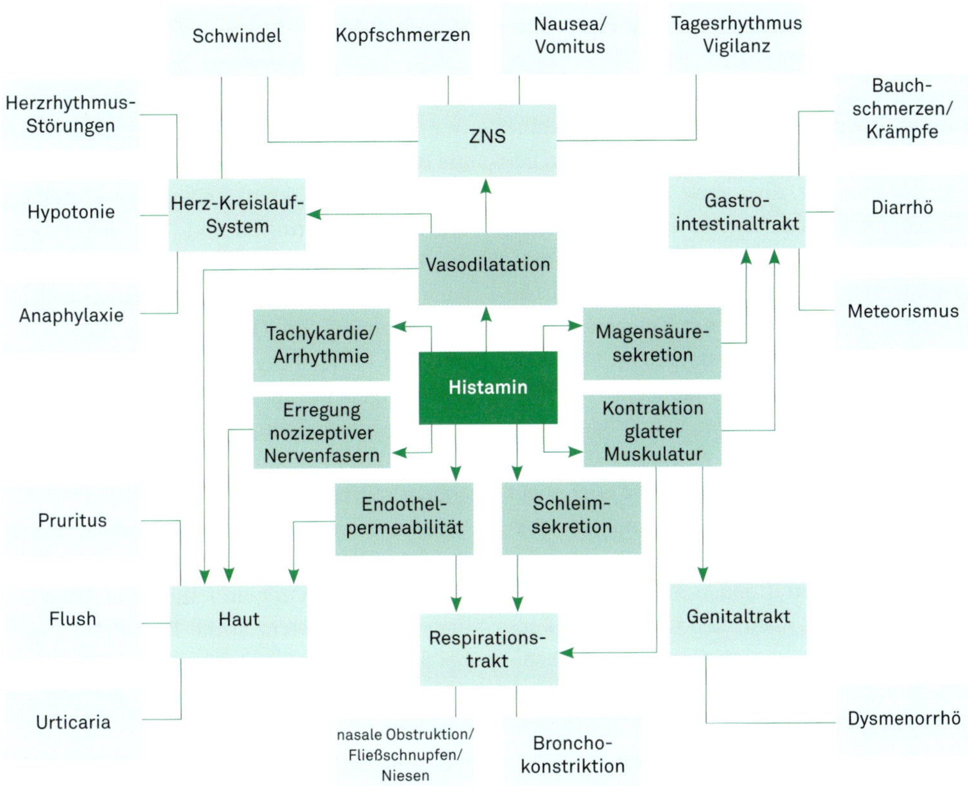

Abbildung 3-1: Histamin-vermittelte Symptome in den verschiedenen Organsystemen des menschlichen Körpers. ZNS: Zentrales Nervensystem. Quelle: Maintz, Bieber und Novak (2006). Abdruckgenehmigung erteilt durch Copyright Clearance Center, Inc. für den Deutschen Ärzteverlag.

Kurz zusammengefasst

Immunsystem und Autoimmunität

Bei ME/CFS lassen sich erhöhte Mengen an Autoantikörpern (AAk) im Blut der betroffenen Personen nachweisen, die an körpereigene Zielstrukturen binden und so zu Zell- und Gewebeschädigungen führen oder immunologische und neurologische Fehlinformationen an die Körperzellen weiterleiten. Hierbei spielen Gedächtnis-B-Zellen und ein veränderter T-Zell-Metabolismus eine wichtige Rolle. Denkbar ist dabei eine Störung der peripheren immunologischen Toleranz mit einer unkontrollierten Freisetzung von Aak. Bei ME/CFS werden neben klassischen AAk u.a. auch GPCR-AAk nachgewiesen sowie Aak, die an β-adrenerge und muskarinerge Rezeptoren binden. Darüber hinaus kommt es zu einer anhaltenden Aktivierung des Komplementsystems.

3.2.5 Dysfunktion des zentralen und des peripheren Nervensystems

Die ME/CFS-Symptomatik weist an vielen Stellen darauf hin, dass es bei dieser Erkrankung zu Störungen der Funktion der Steuerungsorgane des menschlichen Körpers (d.h. von Nerven-, Hormon- und Immunsystem) kommt. Zu den typischen Symptomen, die eine Dysfunktion des Nervensystems anzeigen, gehört der Brainfog. Aber auch Temperaturregulationsstörungen, Schlafstörungen, orthostatische Regulationsstörungen, chronische Schmerzen, Muskelbeschwerden und eine sensorische Überempfindlichkeit lassen sich hier einordnen. Wie in Kap. 3.2.3 bereits dargelegt, fand sich bei ME/CFS-Erkrankten zudem aktives HHV-6-Genom im Frontallappen, in den Basalganglien und im Rückenmark. Kasimir et al. (2022) und Liu et al. (2023; die Studie ist noch nicht peer reviewed) gehen daher davon aus, dass Herpesviren (HHV-6, EBV) Auslöser der das Nervensystem betreffenden ME/CFS-Symptome sein könnten. Al-Aly und Rosen (2024) untersuchten in einer aktuellen US-amerikanischen Studie die Mechanismen, die zu einer kognitiven Dysfunktion bei Long-COVID führen. Sie geht davon aus, dass hier neben der Viruspersistenz (bzw. der Reaktivierung inaktiver Viren), v.a. auch die Aktivierung der Komplement- und Blutplättchen-Aggregation (die zu Mikrothromben und zur Fusion von Neuronen und Gliazellen führt), eine Neuroinflammation, eine beeinträchtigte Neurogenese und eine Vagus-Dysfunktion eine Rolle spielen. Im Folgenden werden daher verschiedene, dieses Modell unterstützende Aspekte näher betrachtet.

Die Veränderungen im zentralen Nervensystem bei ME/CFS

Eine aktuelle, umfassende Metaanalyse von 65 Beobachtungsstudien, die die regionale Hirnstruktur, Metabolitenprofile, elektrische Aktivität und Gliaaktivität bei 1.529 ME/CFS-Erkrankten (277 Männer, 1.252 Frauen) und 1.715 Kontrollpersonen (469 Männer, 1.246 Frauen) anhand von vier Neuroimaging-Techniken (Magnetresonanztomografie [MRT], Magnetresonanzspektroskopie [MRS], Elektroenzephalografie [EEG] und Positronenemissionstomografie [PET] vergleichend bewertete, konnte zeigen, dass bei ME/CFS-Erkrankten v.a. der frontale (und der temporale) Kortex, aber auch die Basalganglien und der cinguläre Kortex sowie bei einigen Erkrankten auch das Mittelhirn und die Pons betroffen sind (Lee, Sato & Son, 2024), (s. Abbildung 3-2). Außer in den Basalganglien wurden im limbischen System auch im Hippocampus, im Thalamus, im Hypothalamus und in der Amygdala pathologische Veränderungen nachgewiesen. Hierzu gehören u.a. eine beeinträchtigte Hippocampus-Neurogenese (Lee et al., 2024), eine verringerte Oligodendrozytenzahl und damit einhergehende Veränderungen bei der Myelinisierung (Renz-Polster, Tremblay, Bienzle & Fischer, 2022), aber auch insgesamt ein reduziertes Volumen der weißen Substanz sowie Einschränkungen bei der Leistungsfähigkeit der Faserbahnen in der weißen Substanz im Bereich des rechten Fasciculus arcuatus (Kasimir et al., 2022; Zeineh et al., 2015). MRT-Untersuchungen zeigen auch, dass es in den betroffenen Bereichen zu einem strukturellen Umbau der grauen und der weißen Substanz kommt.

Im frontalen Kortex zeigen ME/CFS-Patient:innen bei Anstrengung typischerweise eine *Hyperaktivität*, z.B. bei kognitiver Anstrengung, wie etwa während des Paced Auditory Serial Addition Tests (PASAT), mit dessen Hilfe die kognitive Funktion über die Geschwindigkeit und Flexibilität der Verarbeitung auditiver Informationen sowie über die Rechenfähigkeit beurteilt wird (Cook, O'Connor, Lange & Steffner, 2007). Man geht davon aus, dass diese Hyperaktivität eine Reaktion auf die Unfähigkeit ist, auf entsprechende Umweltreize angemessen zu reagieren. Dies geschieht z.B. dann, wenn ME/CFS-Erkrankte das typische Symptom der PEM zeigen (Baraniuk, Amar, Peper-

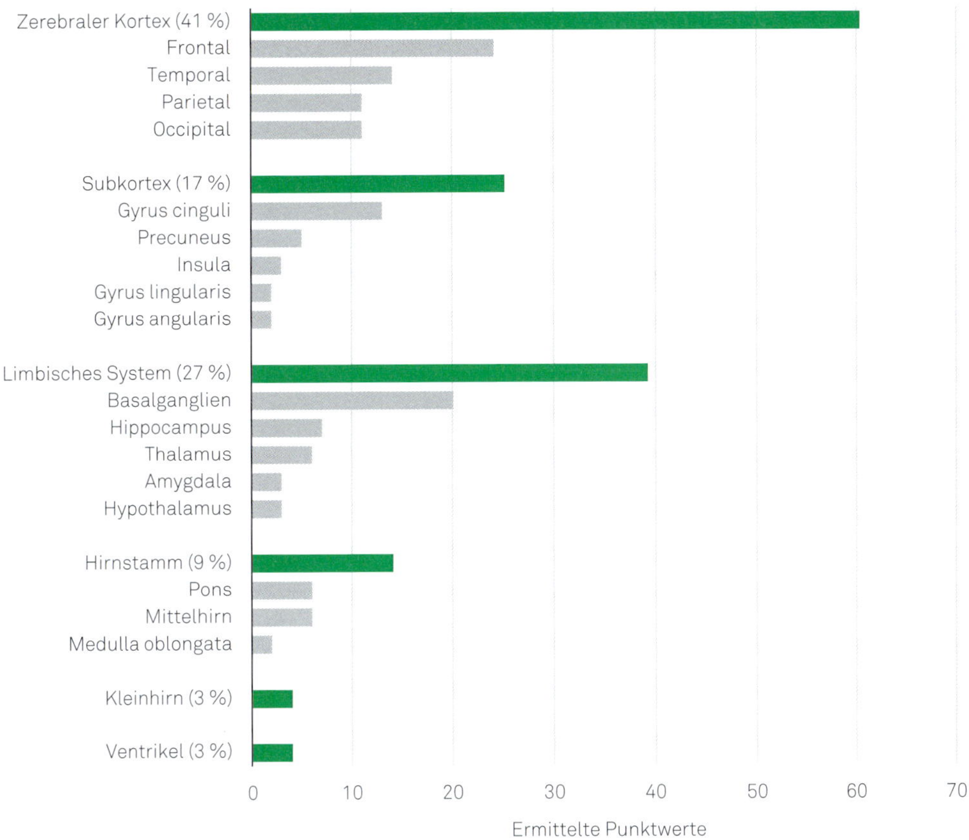

Abbildung 3-2: Darstellung der Häufigkeit der pathologischen Hirnaktivität in verschiedenen Hirnregionen bei ME/CFS-Erkrankten; auf der Basis von 65 bildgebenden Studien wurden Punktwerte berechnet, die jeweils die Anzahl bzw. Häufigkeit der in die Meta-Analyse einbezogenen Studien angeben, in denen die entsprechenden pathologischen Aktivitäten nachgewiesen werden konnten; die Anordnung der Hirnbereiche in der Abbildung folgt der anatomischen Struktur von kranial nach kaudal; die Hirnbereiche konnten von Lee, Sato und Son (2024) folgenden wichtigen ME/CFS-Symptomen zugeordnet werden: (1) Zerebraler Kortex: Fatigue, (2) Subkortikale Regionen: Kognitive Einschränkungen und Brainfog, (3) Limbisches System: Nicht erholsame Schlaf und postexertionelle Malaise (PEM), (4) Hirnstamm: Orthostatische Intoleranz (OI). Quelle: Eigene Darstellung auf der Basis der Daten von Lee, Sato und Son (2024).

mitwala & Washington, 2022). Zudem können bei ME/CFS-Erkrankten verschiedene Hirnmetaboliten wie Laktat und cholinhaltige Verbindungen in verschiedenen Hirnregionen sowie im Liquor cerebrospinalis der Ventrikel nachgewiesen werden, die als potenzielle Ursachen oder Biomarker für eine entzündliche Reaktion *(Neuroinflammation)* und *mitochondrialen oxidativen Stress* eingeordnet werden (VanElzakker, Brumsfield & Mejia, 2019). Darüber hinaus kommt es zu einer spürbaren Reduktion des Glukosestoffwechsels bei ME/CFS-Patient:innen (Siessmeier et al., 2003).

Die Dysfunktion des neuronalen G-Protein-gekoppelten Rezeptors 81 (GPR81, Laktat-Sensing-Rezeptor) und/oder des Monocarboxylat-Transporters (MCT2, Laktattransporter; Protein in der Zellmembran) tragen dabei zur Laktat-Akkumulation und damit auch zur zentral bedingten *Fatigue* bei (Li et al., 2022; Monsorno,

Buckinx & Paolicelli, 2022). Zudem stören diese Metaboliten-Ablagerungen die elektrischen Theta-Gamma-Oszillationen innerhalb des Hippocampus-Netzwerks (Hollnagel et al., 2020). Dies wiederum führt zu einer schlechteren Schlafqualität (Fattinger, Kurth, Ringli, Jenni & Huber, 2017).

Im Bereich der Insel und des limbischen Systems, einschließlich des Thalamus, registrierten Lee, Sato und Son (2024) – im Gegensatz zur *Hyperaktivität* im frontalen Kortex – eine signifikante *Hypoaktivität*. Zudem zeigten die Autor:innen bei ME/CFS-Erkrankten hirnregionale und neuroinflammatorische Anomalien innerhalb der kortikal-limbischen Netzwerkregionen. Es handelt sich um Bereiche mit zentralen Netzwerkknotenpunkten, in denen Sinneseindrücke, Erfahrungen und Gedanken mit Emotionen verknüpft werden. Diese Störung der Verbindungen mit dem limbischen System tragen hiernach zu den charakteristischen ME/CFS-Symptomen (z.B. Fatigue, kognitive Beeinträchtigung, nicht erholsamer Schlaf, PEM und OI) bei.

Kurz zusammengefasst

Veränderungen im Zentralnervensystem

Bei ME/CFS-Erkrankten konnten pathologische Veränderungen v.a. im frontalen (und im temporalen) Kortex, aber auch im limbischen System (Basalganglien, Hippocampus, Thalamus, Hypothalamus, Amygdala) und im cingulären Kortex sowie bei einigen Erkrankten auch im Mittelhirn und der Pons nachgewiesen werden. In den betroffenen Bereichen kommt es nicht nur zu einer Dysfunktion, sondern auch zu einem strukturellen Umbau der grauen und der weißen Substanz, u.a. mit einer Veränderung der Myelinisierung, einer beeinträchtigten Hippocampus-Neurogenese und einer verringerten Oligodendrozytenzahl. Im frontalen Kortex zeigen ME/CFS-Patient:innen bei Anstrengung typischerweise eine Hyperaktivität, während bei ihnen im Bereich der Insel und des limbischen Systems eine signifikante Hypoaktivität vorliegt.

Neuroinflammation und die Rolle der Mikroglia

Nach Renz-Polster, Tremblay, Bienzle und Fischer (2022) sind sowohl (1) die *Astrozyten*, die gemeinsam mit den Endothelzellen der Kapillaren und anderen Strukturen die Blut-Hirn-Schranke bilden, als auch (2) die Zellen der *Mikroglia* sowie (3) die *Oligodendrozyten* Schlüsselakteure im Rahmen der Immunantworten des zentralen Nervensystems (ZNS). Darüber hinaus nehmen sie eine wesentliche Rolle bei der Entstehung von Autoimmunerkrankungen im ZNS ein. Alle drei Zellarten gehören zur heterogenen Gruppe der Neuroglia. Mikroglia-Zellen fungieren im ZNS auch als Immunzellen. Oligodendrozyten dienen dagegen der Isolierung und Myelinisierung der Axone. Astrozyten sind u.a. für die neurovaskuläre Koppelung, also die regionale und funktionsabhängige Verteilung des Blutflusses im ZNS verantwortlich. Zusammen bilden diese Zellen als dynamische Funktionseinheiten weitreichende Netze. Die Zellen interagieren dabei untereinander. Ihre Aufgabe ist der Schutz und die Aufrechterhaltung der Funktion des ZNS. Die Autor:innen gehen davon aus, dass bei ME/CFS und bei einer Subgruppe der Long-COVID-Erkrankten pathobiologische Prozesse mit einer beeinträchtigten bzw. pathologisch reagierenden Neuroglia (Astrozyten, Mikroglia und Oligodendrozyten) zu einer Funktionsstörung des ZNS führen.

Die meisten Neurogliazellen befinden sich entlang der Neuronenfortsätze (Axone). Über diesen Weg können sich Entzündungssignale innerhalb des Gehirns ausbreiten. Bei ME/CFS-Erkrankten können dann z.B. der *Hippocampus*, das *limbische System* und der *präfrontale Kortex* betroffen sein, was u.a. auch Lernen und Gedächtnis mit beeinträchtigt (Han et al., 2012).

Aufgrund ihrer funktionellen Flexibilität können Mikroglia und Astrozyten jedoch andererseits auch – in Abhängigkeit von ihrem jeweiligen Reaktivitätszustand – neuroprotektive oder entzündungsfördernde Eigenschaften haben. Mikrogliazellen helfen einerseits z. B. dabei, beschädigte Neuronen und Partikel zu entfernen, können aber durch Zytokin- und Chemokinsignale auch eine neurotoxische Aktivität auslösen. Mikroglia und Astrozyten sind zudem wichtige Akteure der angeborenen Immunantwort und interagieren dabei auf komplexe Weise mit den im Gehirn befindlichen Mastzellen (Greenhalgh, David & Bennett, 2020; Sofroniew, 2020). Nach Renz-Polster et al. (2022) sind diese Neurogliazellen mit ihrer milieuabhängigen Aktivität daher flexible Bindeglieder zwischen Immunität, Stressreaktion, Entzündung und ZNS-Homöostase. Hierzu trägt auch bei, dass sie den lokalen Blutfluss an den Bedarf anpassen und die Baroreflex-Empfindlichkeit regulieren (Mastitskaya et al., 2020) sowie die Blut-Hirn-Schranke (Cabezas et al., 2014) und die Blut-Liquor-Schranke kontrollieren und den gewünschten intrakraniellen Druck aufrechterhalten. Wichtig im Zusammenhang mit der ME/CFS-Symptomatik ist auch, dass Gliazellen an der Modulation des Vagotonus und der Vagusfunktion beteiligt sind. Sie stellen damit die Voraussetzungen für eine angemessene Stressreaktion (Badimon et al., 2020) und für die Regulierung der kardiovaskulären, respiratorischen, glukoregulatorischen und gastrointestinalen Funktionen zur Verfügung (MacDonald & Ellacott, 2020).

Das regulatorische Versagen des ZNS – des zentralen Steuerungsorgans des menschlichen Körpers – bei ME/CFS wird nach Renz-Polster et al. (2022) somit durch die dysfunktionale oder pathologisch veränderte Neuroglia hervorgerufen und führt letztendlich zu dem äußerst variablen klinischen Erscheinungsbild von ME/CFS. Die ZNS-Dysfunktion kann sich dabei u. a. auf den Schlaf und den Tagesrhythmus der Erkrankten, auf die emotionale Verarbeitung, die Wahrnehmung, auf Lernen und Gedächtnis sowie die Regulation des vegetativen Nervensystems und das Schmerzempfinden auswirken. Der Grad der Glia-Aktivierung korreliert dabei mit der Schwere der ME/CFS-Symptome (Mackay & Tate, 2018; Nakatomi et al., 2014).

Mögliche Auslöser für diese Glia-Dysfunktion sind die entzündliche Immunantwort (z. B. auf einen prolongierten Virusinfekt bzw. auf reaktivierte Viren), eine mitochondriale oder metabolische Dysfunktion (Kap. 3.2.7), einen Autoimmunangriff auf G-Protein-gekoppelte Rezeptoren (GPCR) und eine endotheliale Dysfunktion mit anschließender Schädigung der Blut-Hirn-Schranke. Die von der reaktiven Neuroglia produzierten Entzündungsmediatoren (inklusive Glutamat) lösen dabei eine intrazelluläre Signalkaskade aus, die den mitochondrialen Stoffwechsel einschließlich der Enzymaktivität der Atmungskette verändert (Shungun et al., 2012). Die Entzündungsaktivität kann zudem über proinflammatorische Zytokine und oxidativen Stress zu einer verminderten mitochondrialen Energieerzeugung und zu einer mitochondrialen Fragmentierung führen (Buoncervello et al., 2019), (s. u.).

In diesem Zusammenhang lässt sich die Neuroglia auch als Teil des menschlichen Gehirn-Konnektoms verstehen (Hagmann, 2005; Sporns, Tononi & Kotter, 2005), das die angeborenen Immunfunktionen mit ZNS-Regulationsfunktionen verbindet (Fields, Woo & Basser, 2015; Kiyoshi & Zhou, 2019). Es gibt Hinweise darauf, dass es bei ME/CFS zu einer Überlastung der Netzwerk-Hubs kommt. Als Hubs werden Vernetzungscluster von Gehirnregionen bezeichnet, die untereinander stärker verbunden sind als der Durchschnitt der Hirnregionen und die deshalb das funktionelle Rückgrat des Gehirns bilden (Barnden et al., 2019; Gay et al., 2016; Rayhan & Baraniuk, 2021). Nach Su, Thapaliya, Eaton-Fitch, Marshall-Gradisnik und Barnden (2023) lassen sich bei ME/CFS-Erkrankten, die entweder nach den ICC- oder den Fukuda-Kriterien diagnostiziert wurden, unterschiedliche neuropathologische Phänomene hinsichtlich der Konnektivität des Gehirns aufzeigen. So waren die SA-Netzwerkverbindungen (SA = Salience Network) zum Hippocampus und zum retikulären Aktivierungssystem (RAS) im Hirnstamm bei ME/CFS-Erkrankten stärker als die der Kontrollen. Diese Verbindungen modulieren die Aktivierung des Kortex und stehen im Zusammenhang mit den Beeinträchtigungen der kognitiven Leistungsfähigkeit und des Schlaf-Wach-Rhythmus bei ME/CFS-Erkrankten. Die Ergebnisse von Su, Thapaliya, Eaton-Fitch, Marshall-Gradisnik und Barnden (2023) zeigen somit zum einen, dass die Konnektivität verschiedener Netzwerke bei ME/CFS-Erkrankten pathologisch verändert ist. Sie zeigen zum anderen, dass die Fukuda-Kriterien zu weit gefasst sind, als dass mit ihrer Hilfe ME/CFS-Erkrankte passgenau diagnostiziert werden könnten.

Ein eng verflochtenes Neuron-Glia-Netzwerk ist eine Schlüsselvoraussetzung für eine angemessene ZNS-Funktion (Wheeler et al., 2020). Erkrankungen des ZNS gehen dann i.d.R. mit einer Aktivierung der Mikroglia einher. Die Erkrankungen können Entzündungsreaktionen in der ortsansässigen Mikroglia und – in der Folge – auch eine systemische Reaktion des Immunsystems auslösen. Zu einer solchen Neuroinflammation können eine ganze Reihe von Mediatoren wie z.B. Wachstumsfaktoren, inflammatorische Zytokine (sezerniert durch ZNS-residente und periphere Immunzellen), Chemokine etc. beitragen (Kaminska, Mota & Pizzi, 2016). Die ZNS-Entzündung wird hierbei durch die bidirektionale Kommunikation zwischen Astrozyten und Mikroglia über die Sekretion mehrerer Zytokine und Entzündungsmediatoren moduliert (Liddelow et al., 2017).

Nach Renz-Polster et al. (2022) bezeichnet der Begriff der Neuroinflammation üblicherweise im ZNS stattfindende entzündliche Prozesse, die Infektionen entgegenwirken, Zelltrümmer beseitigen oder allgemein die Integrität des ZNS schützen. ZNS-Entzündungen führen i.d.R. zu einer Reaktionskaskade, wozu u.a. auch die Freisetzung von Entzündungsmediatoren und die Aktivierung nachgeschalteter Signalwege gehören. Hierdurch kann die Blut-Hirn-Schranke geschädigt werden, mit der Folge, dass sich die Hirn-Durchblutung erhöht und Blutimmunzellen leichter einwandern können. Die Entzündungsreaktionen können u.a. auch durch zellulären Stress und eine mitochondriale Dysfunktion ausgelöst oder verschlimmert werden (Linnerbauer, Wheeler & Quintana, 2020; Yang & Zhou, 2019). Norden, Muccigrosso und Godbout (2015) betonen in diesem Zusammenhang, dass alle Prozesse, bei denen Neuroglia-Zellen reaktiv werden, einen Teufelskreis auslösen können, der als *(Mikro-)Glia-Priming* bezeichnet wird (Lima, Barbosa-Silva & Maron-Gutierrez, 2022). Systemische Entzündungen und Infektionen induzieren dabei einen vorübergehenden Zustand der Mikroglia, der sie stärker auf entsprechende Reize reagieren lässt, damit sie besser auf nachfolgende Immunherausforderungen vorbereitet ist. Da Mikroglia-Zellen jedoch lange leben und im Laufe ihres Lebens immer wieder Infektionen ausgesetzt sind, ist es wahrscheinlich, dass die stärkere Reaktion im Rahmen des Mikroglia-Primings nicht nur an der Entstehung neurodegenerativer Erkrankungen beteiligt ist, sondern auch an der Entwicklung von ME/CFS (Mueller, Lin, Sheriff, Maudsley & Younger, 2020; Renz-Polster, Tremblay, Bienzle & Fischer, 2022).

Die Rolle der Blut-Hirn-Schranke

Bei der Initiierung und Aufrechterhaltung der geschilderten Neuroinflammation spielt i.d.R. auch die *Blut-Hirn-Schranke (BHS)* eine erhebliche Rolle. Verletzungen der Unversehrtheit der BHS können z.B. durch eine periphere mikrovaskuläre Dysfunktion – etwa im Rahmen einer Endothelentzündung bzw. durch eine Gerinnungsstörung – oder durch eine periphere (akute/chronische) Entzündung verursacht werden (Abbildung 3-3).

Eine Funktionsstörung der BHS führt dazu, dass Albumin, Fibrinogen und andere im Blut gelöste Stoffe, aber auch Blutleukozyten und

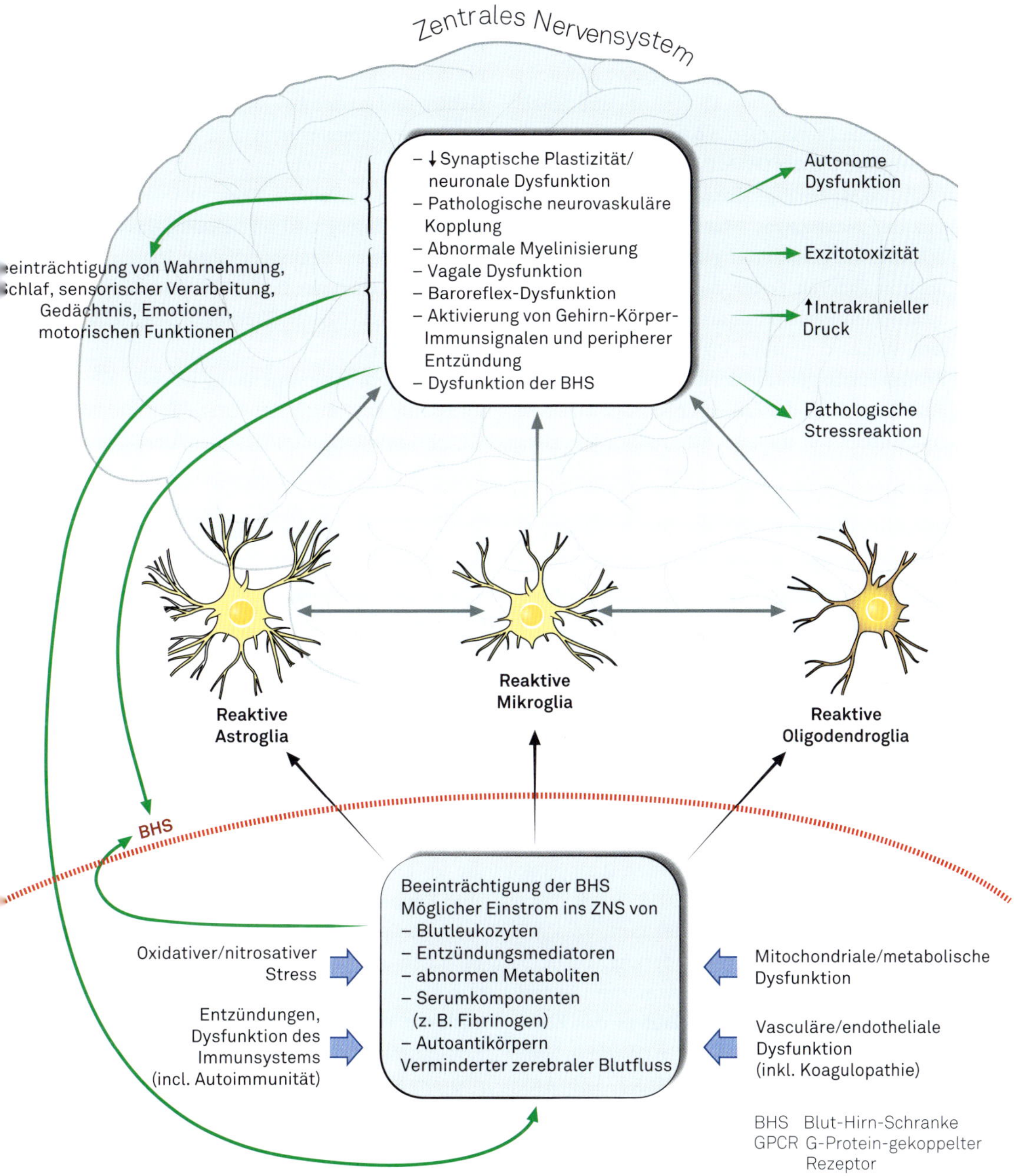

Abbildung 3-3: Pathobiologische Mechanismen, die im Rahmen der Initiierung und Aufrechterhaltung der Neuroinflammation bei ME/CFS sehr wahrscheinlich eine große Rolle spielen. Im Zentrum steht dabei neben der Reaktivierung der Neuroglia auch die Dysfunktion der Blut-Hirn-Schranke. Quelle: Renz-Polster, Tremblay, Bienzle und Fischer (2022). Hinweise zum Copyright: Die Beschriftungen innerhalb der Abbildung wurden von der Autorin ins Deutsche übersetzt. Abgedruckt gemäß Creative Commons Lizenz CC BY 4.0: https://creativecommons.org/licenses/by/4.0/

ihre Entzündungsmediatoren in das Gehirn gelangen und die oben geschilderte Neuroglia-Reaktion induzieren. Möglicherweise übernehmen diese Rolle aber auch Antigene (inkl. mikrobielle Proteine), die pathogenassoziierte molekulare Muster (PAMPs) aufweisen (Cohen et al., 2024; Huang, Hussain & Chang, 2021; Takata, Nakagawa, Matsumoto & Dohgu, 2021). Eine Entzündung des ZNS kann aber auch in anderen Teilen des Körpers ihren Ursprung nehmen und dann direkt auf humoralem Wege, d.h. über im Blut zirkulierende Proteine, erfolgen, die der direkten Abwehr von Pathogenen und der Einleitung der spezifischen Immunreaktion dienen. Alternativ kann dies auch auf retrograd neuronalem Wege ablaufen, d.h. das Geschehen kann von den axonalen und dendritischen Endigungen in Richtung des Perikaryons der Nervenzellen und damit in Richtung ZNS wandern (VanElzakker, Brumsfield & Mejia, 2019). Normalerweise wird das ZNS durch eine intakte BHS vor Autoantikörpern (Aak) aus dem peripheren Bereich geschützt. Bei einer peripheren Entzündung und einer endothelialen Dysfunktion, die die BHS beeinträchtigen, kann das Organ über eine erhöhte Antigenpräsentation und die Einwanderung von Immunzellen in das Gehirn ebenfalls anfällig für Autoimmunangriffe werden (Lampron, Pimentel-Coelho & Rivest, 2013; Stock, Wen & Putterman, 2013). Es ist bekannt, dass geschädigte Gliazellen die Wanderung von peripheren Immunzellen, Komplementproteinen und AAk aus dem Blutkreislauf in das ZNS-Parenchym ermöglichen können (Watkins, Hutchinson, Milligan & Maier, 2007). Die AAk haben damit Zugang zu Neuroantigenen, einschließlich der β2-adrenergen und muskarinergen Acetylcholin-Rezeptoren (s.u.). Bislang weiß man noch nicht, ob auch GPCR-AAk aus dem Blut von ME/CFS-Erkrankten in das ZNS gelangen können. Besonders interessant ist in diesem Zusammenhang, dass die BHS im Bereich der zirkumventrikulären Organe (ZVO), eines eng umschriebenen Areales in der Wand des dritten und vierten Hirnventrikels, unterbrochen ist. Es ist ein Bereich, der in enger räumlicher Nähe zu den möglichen Eintrittsorten von ME/CFS auslösenden Viren in das Gehirn und zu den bei ME/CFS besonders betroffenen Gebieten liegt und der zudem die Kommunikation zwischen Hypothalamus und Hirnstamm vermittelt. Dies ist insbesondere vor dem Hintergrund interessant, dass es bei (Umwelt-)Stress zu einer erhöhten Immuninteraktion zwischen der Peripherie und dem ZNS kommt (Renz-Polster, Tremblay, Bienzle & Fischer, 2022).

In diesem Zusammenhang ist ebenfalls interessant, dass auch bei einem Teil der ME/CFS-Erkrankten – ähnlich wie bei der *Migräne* – Kopfschmerzen mit vorausgehender Aura vorkommen können. Bei der Migräne wurde zeitgleich mit der Aura eine pathologische Depolarisation des kortikalen Gewebes (kortikale Ausbreitungsdepression, CSD) nachgewiesen, die der Aktivierung peripherer Nozizeptoren vorausgehende Veränderungen im Proteom des Liquors (= Gesamtheit aller Eiweiße in der Gehirn-Rückenmark-Flüssigkeit) hervorruft. Die Proteom-Veränderungen führen zu einer erhöhten Expression von Proteinen, die in der Lage sind, den Trigeminusnerv zu aktivieren. Erst seit Kurzem weiß man, dass in der Folge die im Liquor gelösten Signalmoleküle durch eine Zone im Bereich des *Trigeminusganglions*, dem die Epineuralscheide fehlt, nach draußen gelangen und dann im peripheren Nervensystem die für die Migräne typische Hyperalgesie auslösen. Hier wurde also ein nichtsynaptischer Kommunikationsweg zwischen ZNS und peripherem Nervensystem nachgewiesen, an dem eine *Lücke in der Blut-Hirn-Schranke* beteiligt ist (Rassmussen et al., 2024). Es liegt nahe, dass auch bei ME/CFS-Erkrankten Substanzen über die nicht lückenlos dichte BHS nach draußen in das periphere NS gelangen und dort zu Schmerzereignissen beitragen können. Ein solcher Nachweis steht allerdings noch aus.

> **Kurz zusammengefasst**
>
> **Neuroinflammation, Mikroglia und Blut-Hirn-Schranke**
>
> Bei ME/CFS-Erkrankten führen pathobiologische Prozesse aufgrund einer beeinträchtigten bzw. pathologisch reagierenden Neuroglia (Astrozyten, Mikroglia und Oligodendrozyten) zu einer Funktionsstörung des Zentralnervensystems und letztendlich zu dem äußerst variablen klinischen Erscheinungsbild von ME/CFS. Mögliche Auslöser für diese Glia-Dysfunktion sind die entzündliche Immunantwort auf einen prolongierten Virusinfekt bzw. auf reaktivierte Viren, eine mitochondriale oder metabolische Dysfunktion, ein Autoimmunangriff auf G-Protein-gekoppelte Rezeptoren (GPCR) und eine endotheliale Dysfunktion mit anschließender Schädigung der Blut-Hirn-Schranke.

Die Hypothalamus-Hypophysen-Nebennieren-Achse (HPA)

Die ME/CFS-Symptomatik und die Beteiligung von Hypophyse und Hypothalamus legen nahe, dass die Erkrankung auch Auswirkungen auf die Hypothalamus-Hypophysen-Nebennieren-Achse (HHN oder HPA) hat. Nach Morris, Anderson und Maes (2017) spielen die oben geschilderten chronisch aktivierten immuninflammatorischen sowie oxidativen und nitrosativen Stresswege (O&NS-Signalwege) eine auslösende Rolle bei der für ME/CFS typischen *Hypoaktivität der HPA-Achse*. Typischerweise werden hierbei niedrigere Glukokortikoid-Ausgangswerte gemessen. Hinzu kommt, dass die Dysregulation der HPA-Achse sowie die erhöhte Empfindlichkeit der Glukokortikoid-Rezeptoren bei ME/CFS auf eine – möglicherweise frühkindlich erworbene – epigenetische Hypomethylierung der entsprechenden DNA-Abschnitte zurückzuführen sein könnte (Vangeel et al., 2018). Lee et al. (2024) gehen davon aus, dass verschiedene Umweltstressoren bei ME/CFS die HPA stören und zum Ausmaß und zur Dauer der durch eine Neuroinflammation unterhaltenen Erkrankung beitragen bzw. sie verschlimmern können (Abbildung 3-4). Die geschilderte Neuroinflammation kann dabei die typischen Symptome auslösen, die im Rahmen eines Krankheitsverhaltens auftreten, wie etwa Appetitlosigkeit, Fieber, Muskelschmerzen, Müdigkeit und kognitive Probleme, die ebenfalls durch verschiedenste Umweltstressoren verschlimmert werden können (O'Callaghan & Miller, 2019). Bei alldem spielt ihrer Ansicht nach die Hyperaktivierung von 5-Hydroxytryptamin-Rezeptoren (5-HT = Serotonin) eine Rolle, die zur schweren Fatigue und zur PEM beitragen. In diesem Zusammenhang ist der Nachweis von Autoantikörpern gegen Serotonin bei ME/CFS-Erkrankten von Bedeutung (Ortega-Hernandez et al., 2009), ebenso wie die Verringerung des 5-HT_{1A}-Rezeptorbindungspotenzials, das bilateral im Hippocampus besonders ausgeprägt ist (Cleare, Messa, Rabiner & Brasby, 2005), sowie die signifikante Verringerung der Dichte von Serotonintransportern (5-HTTs) im rostralen vorderen Cingulum (Teil des limbischen Systems) (Yamamoto et al., 2004).

Vegetatives Nervensystem

Zum vegetativen Nervensystem oder autonomen Nervensystems (ANS) gehören das sympathische und das parasympathische Nervensystem sowie das Nervensystem des Magen-Darm-Trakts, das durch Sympathikus- und Parasympathikus-Signale beeinflusst werden kann (Abbildung 3-5). Aufgabe ist es, das innere Gleichgewicht *(Homöostase)* in unserem Körper aufrechtzuerhalten. Dies geschieht über die Kontrolle und Steuerung lebenswichtiger Körperfunktionen (Herzschlag, Atmung, Verdauung, Stoffwechsel). Darüber hinaus werden weitere Organe bzw. Organsysteme durch das vegetative Nervensystem reguliert, z. B. die endokrinen Hormondrüsen, die exokrinen Drüsen (u. a. Schweißdrüsen), das Blutgefäßsystem

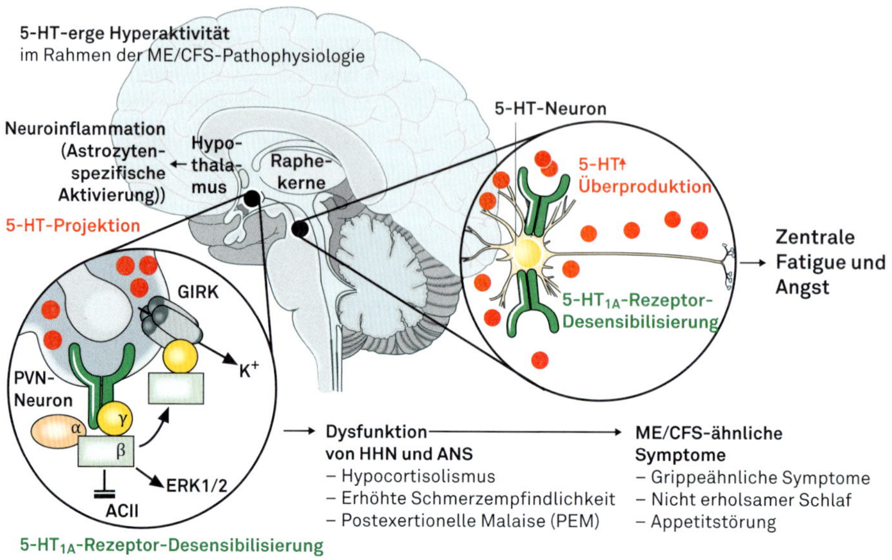

Abbildung 3-4: Pathophysiologische Mechanismen der serotoninergen (= 5-HT-ergen) Hyperaktivität bei ME/CFS. Eine hohe serotoninerge Innervation verursacht eine zentrale Fatigue und ME/CFS-typische Merkmale (Krankheitsgefühl wie bei einem Virusinfekt, nicht erholsamer Schlaf, Appetitstörungen) inkl. Funktionsstörungen des Hypothalamus-Hypophysen-Nebennieren-Systems (HHN; Symptom: Hypokortisolismus) und des autonomen Nervensystems (ANS; Symptom: Schmerzempfindlichkeit, Post-Exertional Malaise (PEM)) durch eine Desensibilisierung des 5-HT_{1A}-Rezeptors. Quelle: Lee et al. (2024). Hinweise zum Copyright: Die Beschriftungen innerhalb der Abbildung wurden von der Autorin ins Deutsche übersetzt. Abgedruckt gemäß Creative Commons Lizenz CC BY 4.0: https://creativecommons.org/licenses/by/4.0/

(Auswirkungen auf Blutdruck), die Sexualorgane und die inneren Augenmuskeln (Auswirkungen auf Pupillenreaktion). Diese Vorgänge werden vom Gehirn gesteuert, laufen automatisch ab und können nicht oder kaum willentlich beeinflusst werden. Das vegetative Nervensystem überträgt zudem Meldungen über den aktuellen Körperzustand an das Gehirn. Die Signale hierzu werden über Neurotransmitter zwischen Nerven-, Sinnes- und Muskelzellen ausgetauscht. Die wichtigsten Neurotransmitter des vegetativen Nervensystems sind Noradrenalin und Acetylcholin, die an Adrenorezeptoren bzw. an Acetylcholinrezeptoren binden. Von großer Bedeutung sind im Hinblick auf ME/CFS die ß-adrenergen Rezeptoren (ß-AdR) und die muskarinergen Acetylcholinrezeptoren (mAChR) (Abbildung 3-5).

Bereits seit Langem ist bekannt, dass es bei ME/CFS-Erkrankten zu Störungen im Bereich des vegetativen Nervensystems kommt und dass diese Störungen mit anderen Anomalien im Immun- und Hormonsystem wechselwirken (Gerrity et al., 2002). Die in Kap. 3.2.2 bis Kap. 3.2.4 geschilderten immunologischen und mikrobiellen Veränderungen beeinflussen das Gehirn und führen dort zu verringerten Metaboliten-Konzentrationen (Walitt et al., 2024). Diese beeinflussen dann die Gehirnfunktion, u.a. die an Stressreaktionen beteiligten Hirnbereiche (Barnden, Kwiatek, Crouch, Burnet & Del Fante, 2016), insbesondere aber auch den Hirnstamm und die Nuclei des Hypothalamus mit den Haupt-Regelkreisen des sympathischen und des parasympathischen Nervensystems. Die Kerne spielen eine zentrale Rolle bei der Regulierung des Blutdrucks und der Herzfrequenz durch das vegetative Nervensystem. Dort werden Katecholamine synthetisiert, etwa in der Substantia nigra (Dopamin) und im Locus coeruleus (Noradrenalin). Bei postinfektiösen ME/CFS-Erkrankten ist diese Freisetzung von Katecholamin und damit die Signalübertragung beeinträchtigt, was sich dann wiederum negativ auf die Funktion des vegetativen Nervensystems auswirkt. Zu den hieraus resultierenden Folgen gehören eine verminderte Herzfrequenzvariabilität und eine Baroreflex-Herz-Kreislauf-Dysfunktion, welche wiederum zu einer Einschränkung der kardiopulmonalen Kapazität führen.

Die Dysfunktion des autonomen Nervensystems bei ME/CFS-Erkrankten hat daher auch eine erhöhte Prävalenz der orthostatischen Intoleranz (OI) mit orthostatischer Hypotonie (OH) einschließlich der Sonderform des posturalen Tachykardie-Syndroms (POTS) (Van Cauwenbergh et al., 2014) zur Folge. Auch

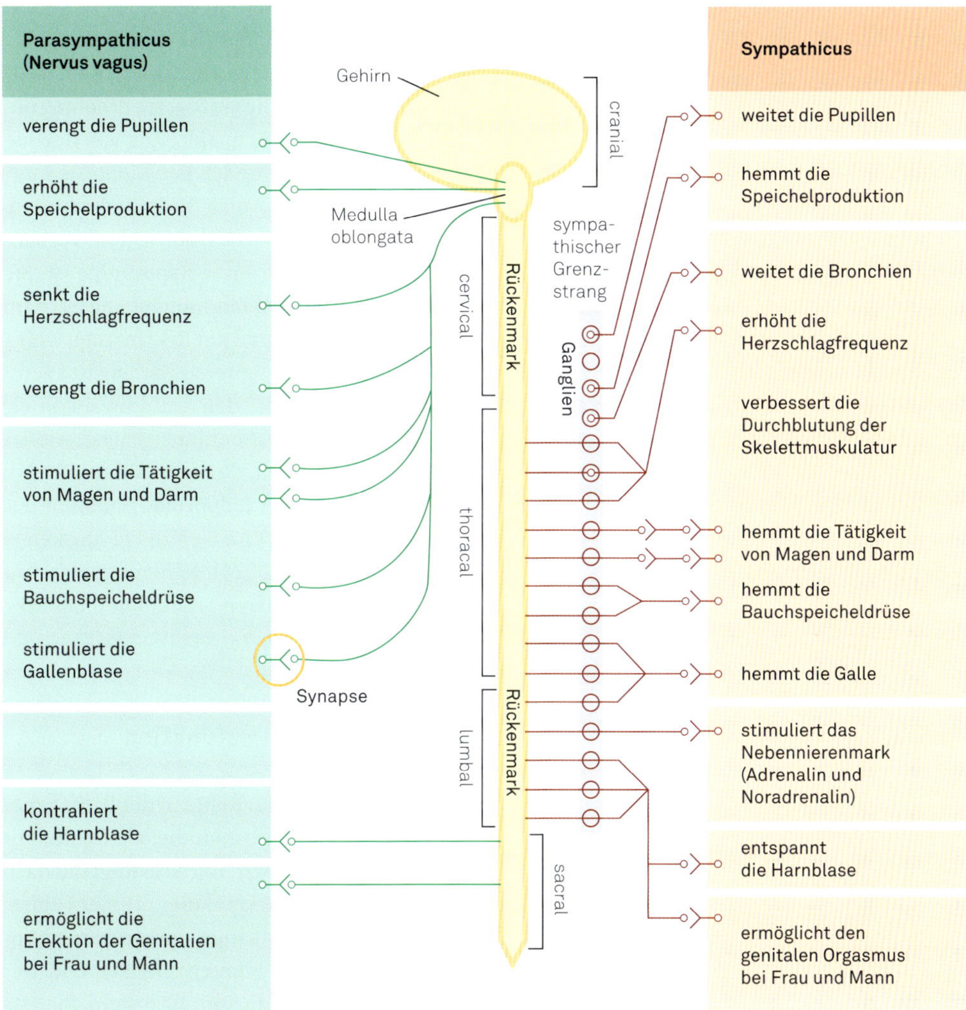

Abbildung 3-5: Das vegetative Nervensystem und seine Aufgaben. Quelle: Abbildung 49.7 auf Seite 1147 in Campbell, N.A., Urry, L.A., Cain, M.L., Wasserman, S.A., Minorsky, P.V. & Reece, J.B. (2020). *Biology: A Global Approach* (12th Edition). Pearson. Abgedruckt mit freundlicher Genehmigung von Pearson Education Limited.

Nelson, Bahl, Buckley, Thomson und Davison (2019) weisen ebenso wie Wirth und Scheibenbogen (2020) und Walitt et al. (2024) darauf hin, dass zahlreiche Studien bei ME/CFS eine verringerte Herzfrequenzvariabilität zeigen, was auf einen (chronisch) hohen Sympathikotonus und einen niedrigen Vagotonus hindeutet. Berichtet wird zudem über eine nächtliche Dysfunktion des kardialen vegetativen Nervensystems, mit einem niedrigeren Parasympathiko- und einem höheren Sympathikotonus während des Tiefschlafs. Man geht davon aus, dass dies zu dem für ME/CFS typischen Gefühl des nicht erholsamen Schlafs beiträgt (Orjatsalo, Alakuijala & Partinen, 2018) und evtl. mit einer nächtlichen Hypertonie verknüpft sein kann (Middeke, 2007).

Bei dieser gestörten adrenergen und acetylcholinergen Signalübertragung kommen den ß2-adrenergen Rezeptoren (ß2-AdR) und den muskarinergen Acetylcholinrezeptoren (mAChR; hier insbesondere den M3-Rezeptoren) eine besondere Bedeutung zu. Beide Rezeptortypen (ß2-AdR und M3-Rezeptor) sind im Rahmen des vegetativen Nervensystems wichtige Vasodilatatoren, v.a. für die Bereiche Gehirn und Muskulatur (Bruning, Hendriks, Chang, Kuypers & van Zwieten, 1994; Eisenach & Wittwer, 2010; Wirth K.J., 2018).

Kurz zusammengefasst

HPA-Achse und vegetatives Nervensystem

Die pathophysiologischen neuroimmunologischen Prozesse spielen eine auslösende Rolle bei der für ME/CFS typischen Hypoaktivität der Hypothalamus-Hypophysen-Nebennieren-Achse (HPA). Ebenso wie die Dysfunktion der zentralen und peripheren Bereiche des vegetativen Nervensystems, die mit anderen Anomalien im Immun- und Hormonsystem wechselwirken, sind sie für einen Großteil der vielfältigen Symptomatik bei ME/CFS verantwortlich.

Weiteres zur gestörten adrenergen und acetylcholinergen Signalübertragung bei ME/CFS-Erkrankten siehe auch in Kap. 3.2.4.

Die zerebrale Minderdurchblutung und Reduktion des Blutsauerstoffgehalts

Bereits seit Längerem ist bekannt, dass bei ME/CFS-Erkrankten der zerebrale Blutfluss, d.h. die Versorgung des Gehirns mit Blut in einer bestimmten Zeitspanne, im Vergleich zu gesunden Personen vermindert ist (Kuratsune et al., 2002). Kipptisch-Untersuchungen (s. Kap. 6.3.1) zeigen zudem, dass die verzögerte Erholung des zerebralen Blutflusses unabhängig von den hämodynamischen Befunden des Kipptests (normale Herzfrequenz und Blutdruckreaktion, POTS oder verzögerte OH) sowie dem Vorhandensein oder Fehlen einer Hypokapnie ist. Sie steht jedoch in engem Zusammenhang mit dem klinischen Schweregrad der Erkrankung, wobei eine signifikant langsamere Erholung des zerebralen Blutflusses bei den am schwersten erkrankten ME/CFS-Patient:innen nachgewiesen wurde (van Campen, Rowe & Visser, 2021). Nachgewiesen wurde zudem eine Abnahme des Blutsauerstoffgehalts im Gehirn bei Muskelaktivität (Walitt et al., 2024). Näheres zur hiermit verbundenen vaskulären Dysfunktion bei ME/CFS siehe Kap. 3.2.6.

3.2.6 Vaskuläre Dysfunktion

Ein weiterer Faktor im Rahmen der Pathogenese von ME/CFS ist die endotheliale Dysfunktion (Newton et al., 2012). Auch sie trägt mit dazu bei, dass es bei der Erkrankung zu einer Fehlregulation der Blutzirkulation sowie zu einer Minderversorgung der inneren Organe und der Muskulatur kommt. In Kap. 3.2.5 wurde bereits auf eine verminderte Durchblutung des Gehirns bei ME/CFS-Erkrankten hingewiesen. Normalerweise wird die endotheliale Homöostase dadurch aufrechterhalten, dass über die endotheliale Stickoxidsynthase (eNOS) Stickoxid (= Stickstoffmonoxid, NO) erzeugt wird. Die eNOS, ein entzündungshemmendes Protein, wird durch den Silent Information Regulator 1 (Sirt1) aktiviert (Blauensteiner et al., 2021). Es ist bekannt, dass das Blutplasma von ME/CFS-Erkrankten die NO-Produktion der Endothelzellen und damit die Gefäßerweiterung durch glatte Muskelzellen in vitro einschränkt (Bertinant et al., 2022). Dies könnte damit zusammenhängen, dass bei ME/CFS-Kranken vermehrt Autoantikörper an die Endothelzellen binden (Flaskamp et al., 2022). Darüber hinaus hat NO eine hemmende Wirkung auf die Blutplättchen. Bei ME/CFS-Erkrankten kann es daher zu einer Überaktivierung von Blutplättchen und in der Folge zu einer vermehrten Bildung von Mikrogerinnseln kommen (Nunes, Kruger, Proal, Kell & Pretorius, 2022). Zudem sind die Erythrozyten der Erkrankten in den Kapillaren weniger stark verformbar und fließen langsamer als bei gesunden Personen (Ebrahimi & Bagchi, 2022; Saha et al., 2019). Der Grad der endothelialen Dysfunktion hängt bei ME/CFS-Erkrankten mit der Schwere der Erkrankung zusammen (Scherbakov et al., 2020). Auch gibt es Hinweise darauf, dass bei ME/CFS pathologische hämodynamische Faktoren mit Veränderungen im zirkadianen Rhythmus korrelieren und diese Veränderungen mit signifikant erhöhten Konzentrationen von zirkulierendem Endothelin-1 (ET-1) und vaskulärem Zelladhäsionsmolekül-1 verbunden sind (Cambras et al., 2023).

Liu et al. (2023; die Studie ist noch nicht peer reviewed) betonen, dass die Funktionsstörungen der Endothelzellen zu den zentralen klinischen Merkmalen von ME/CFS gehören (Sandvik et al., 2023). Hierbei finden sich Zeichen einer chronischen Entzündung an der Innenwand der Blutgefäße, die typischerweise mit Ablagerungen von Fibronektin in Endothelzellen einhergehen (Al-Yafeai et al., 2018). Bei ME/CFS korreliert das signifikant erhöhte zirkulierende Fibronektin positiv mit der Schwere der Erkrankung. Damit im Zusammenhang steht die Verminderung von natürlichem IgM gegen Fibronektin (*Depletion* von (n)IgM-FN1). Die größeren Mengen an Fibronektin im Serum induzieren u.a. eine inflammatorische Zytokinreaktion (Kelsh, You, Horzempa, Zheng & McKeown-Longo, 2014) und aktivieren die Blutplättchen (Thurlow, Kenneally & Connellan, 1990). Dies alles trägt mit dazu bei, dass das Blut bei ME/CFS-Erkrankten nicht mehr richtig zirkuliert und die Organe zu wenig Sauerstoff erhalten. Interessant ist darüber hinaus, dass man bei Frauen mit ME/CFS im Vergleich zu erkrankten Männern signifikant höhere Spiegel an zirkulierendem FN1 findet, was auf eine im Durchschnitt früher erreichte pathologische Schwelle und eine schwerere Symptomatik bei Frauen hinweist (Liu et al., 2023; die Studie ist noch nicht peer reviewed).

Kurz zusammengefasst

Vaskuläre Dysfunktion und zerebrale Minderdurchblutung

Durch eine endotheliale Dysfunktion kommt es bei ME/CFS-Erkrankten zu einer Fehlregulation der Blutzirkulation mit einer Minderversorgung der inneren Organe und der Muskulatur. Die Erythrozyten sind in den Kapillaren weniger stark verformbar und fließen langsamer. Durch eine Überaktivierung von Blutplättchen kann es vermehrt zur Bildung von Mikrogerinnseln kommen. Dies alles führt dazu, dass das Blut bei ME/CFS-Erkrankten nicht mehr richtig zirkuliert und die Organe zu wenig Sauerstoff erhalten. So ist insbesondere die Versorgung des Gehirns mit Blut im Vergleich zu gesunden Personen vermindert.

3.2.7 Störung des (Energie-)Stoffwechsels

Bereits seit Längerem ist bekannt, dass sich bei einem Teil der ME/CFS-Erkrankten eine signifikant geringere Aufnahme von Glukose in das Gehirn nachweisen lässt, was auf einen eingeschränkten Energiestoffwechsel hinweist (Siessmeier et al., 2003; Tirelli et al., 1998). Zudem weiß man, dass ME/CFS insbesondere bei Belastung mit einer eingeschränkten systemischen Sauerstoffversorgung einhergeht (Joseph et al., 2021). Sauerstoff wird für die aerobe Energiegewinnung benötigt. Steht nicht genügend zur Verfügung, gehen die Zellen des Körpers auf die erheblich ineffizientere anaerobe Energiegewinnung über. Hierbei entsteht Laktat (Salz der Milchsäure). Bei ME/CFS-Erkrankten ist der Laktatspiegel im Liquor deutlich höher als bei gesunden Personen (Mathew et al., 2009). Sie weisen bei gleicher Leistung während eines kardiopulmonalen Belastungstests höhere Laktatspiegel auf als gesunde Personen (Lien et al., 2019). Zudem kommt es bei einer Wiederholung des Tests 24 Stunden später zu einer starken Senkung der anaeroben Schwelle (Laktatschwelle), die mit einem massiven Leistungseinbruch und einer PEM einhergeht (Franklin & Graham, 2022).

Es gibt deutliche Anhaltspunkte dafür, dass die in Kap. 3.2.4 geschilderten (Auto-)Immunprozesse mitochondriale und/oder peroxisomale Schäden verursachen, die dann zu Stoffwechselstörungen und letztendlich zum bioenergetischen Versagen führen. Peroxisomen sind Zellorganellen, die u. a. für den Wasserstoffperoxid-Stoffwechsel und die β-Oxidation von Fettsäuren zuständig sind. Der von den Peroxisomen produzierte reaktive Sauerstoff trägt wesentlich zum zellulären oxidativen Stress bei (Manivannan, Scheckhuber, Veenhuis & van der Klei, 2012). Bei ME/CFS-Erkrankten führt die mitochondriale und peroxisomale Dysfunktion zur Entstehung von oxidativem bzw. nitrosativem Stress. Als *oxidativen Stress* bezeichnet man ein Ungleichgewicht zwischen oxidierenden und reduzierenden Stoffen in der Zelle, das die normalen Reparatur- und Entgiftungsfunktionen der Zelle überfordert. Dadurch können alle zellulären und extrazellulären Biomoleküle geschädigt werden. Nitrosativer Stress entsteht ebenfalls durch eine Kettenreaktion, und zwar unter Beteiligung des hochreaktiven Radikals Stickstoffmonoxid (NO). Man bezeichnet dies als *Peroxidation*. Hierdurch kann es zu Endothelschädigungen und zu Schädigungen der Mitochondrien kommen. Erst in jüngster Zeit wurde auch die Rolle des *endoplasmatischen Retikulums (ER)* in diesem Zusammenhang näher untersucht. Nach Wang, Ma, Kim und Hwang (2023) sind die physikalischen und funktionellen Wechselwirkungen zwischen ER und Mitochondrien für die bioenergetische Homöostase von großer Bedeutung. Im Zentrum der für die Adenosintriphosphat(ATP)-Synthese in den Mitochondrien wichtigen oxidativen Phosphorylierung steht der Zusammenbau der mitochondrialen Atmungskomplexe zu sog. Superkomplexen. Diese erleichtern den effizienten Elektronentransfer während der mitochondrialen Atmung. Normalerweise wird die Bildung solcher Superkomplexe in der Skelettmuskulatur durch körperliche Betätigung gefördert. Dieser Vorgang korreliert positiv mit dem mitochondrialen Sauerstoffverbrauch. Bei Stoffwechselstörungen kommt es dagegen zu einer Störung bei der Bildung der Superkomplexe (Greggio et al., 2017; Ramirez-Camacho, Garcia-Nino, Flores-Garcia, Pedraza-Chaverri & Zazueta, 2020). Auch bei ME/CFS stört das Protein WASF3, dessen Bildung durch ER-Stress induziert wird, die Bildung des mitochondrialen Superkomplexes und damit auch die mitochondriale Atmung durch das Einschlagen eines abweichenden Signalwegs. Dadurch reduziert sich der mitochondriale Sauerstoffverbrauch. Wang et al. (2023) führen diesen pathologischen Vorgang als Erklärung auf molekularer Ebene für die Fatigue und die Energiemangelsymptome im Rahmen einer PEM bei ME/CFS-Erkrankten an. Zudem könnte die mitochondriale Aktivität durch die WASF3-Fehlregulation in den Neuronen so gestört werden, dass es bei ME/CFS-Patient:innen zum Brainfog kommt. Die durch ER-Stress induzierte Bildung des WASF3 verhindert hiernach den Aufbau des Superkomplexes III2+IV, was die oxidative Phosphorylierung verringert und bei ME/CFS-Erkrankten zur Entstehung einer PEM und zur Fatigue beitragen kann. Es gibt also eine Reihe von Anhaltspunkten dafür, dass bei ME/CFS die Funktion der Mitochondrien nicht von vornherein gestört ist, sondern dass erst die pathophysiologischen Bedingungen dazu führen, dass es zu einer Störung ihrer Funktion kommt.

Bei ME/CFS-Erkrankten kommt es darüber hinaus zu Störungen der Membrankanalfunktion. So wurde bei ihnen z. B. eine erhöhte TSPO-Bindung im cingulären Kortex, im Hippocampus, der Amygdala, im Thalamus, im Mittelhirn und der Pons beobachtet. TSPO ist ein Transmembranprotein der äußeren Mitochondrienmembran und spielt bei der Steroidhormonbiosynthese und über den Porphyrin-Transport bei der Häm-Biosynthese eine Rolle. Störungen im Rahmen der TSPO-Bindung korrelieren bei ME/CFS-Erkrankten mit der Schwere der neurologischen Symptome, einschließlich Fatigue, kognitiver Beeinträchtigung und Schmerzen (Lee, Sato & Son, 2024).

Die besondere Ermüdbarkeit der Muskelzellen bei ME/CFS lässt sich darüber hinaus u. a. auch durch die bei den Erkrankten nachgewiesene, autoantikörperbedingte Funktionsstörung der ß2-adrenergen Rezeptoren (ß2-AdR) erklären. Diese hat eine unzureichende Stimulation der Na^+/K^+-ATPase (Natrium-Kalium-Pumpe) und letztlich eine Natriumüberladung zur Folge (Petter et al., 2022). Daraufhin kehrt sich die Transportrichtung des Natrium-Kalzium-Austauschers (NCX) um, um Kalzium zu importieren. Daraus resultiert eine Kalziumüberladung der Zellen, die sich negativ auf die Mitochondrien, den zytoplasmatischen Stoffwechsel und das Endothel auswirkt und die energetische Situation im Sinne eines Teufelskreises immer weiter verschlechtert. Darüber hinaus kann es zu Störungen im Bereich der Natrium-Protonen-Austauscher kommen. All das führt zu mitochondrialen, metabolischen und vaskulären Funktionsstörungen und somit zur Fortdauer der Krankheit mit starkem Krankheitsgefühl, zu einer Belastungsintoleranz bereits bei geringer körperlicher Betätigung (einschl. Alltagsaktivitäten) und zur Chronifizierung der Symptomatik (Wirth & Scheibenbogen, 2021). Es bietet zudem einen Erklärungsansatz für die stark beeinträchtigte kardiopulmonale Leistungsfähigkeit der postinfektiös ME/CFS-Erkrankten (Walitt et al., 2024).

Scheibenbogen und Wirth (2025) konnten inzwischen anhand neuerer Studien nachweisen, dass es bei ME/CFS starke Beweise für eine mitochondriale Dysfunktion im Skelettmuskelgewebe gibt. Zudem konnte gezeigt werden, dass bei Post-COVID-ME/CFS-Erkrankten Skelettmuskelschäden (Nekrosen) nach körperlicher Betätigung auftreten und darauffolgend Anzeichen von Regeneration in Biopsien sichtbar sind (Appelman et al., 2024). Die Autor:innen gehen davon aus, dass die genannten Studien die Vorstellung der Natrium- und nachfolgender Kalziumüberladung als Ursache von Muskel- und Mitochondrienschäden untermauern, die durch einen verstärkten Protonen-Natrium-Austausch aufgrund eines anaerobem Stoffwechsels und verminderter Aktivität der Natrium-Kalium-ATPase verursacht werden. Sie betonen, dass histologische Untersuchungen bei ME/CFS-Erkrankten eine Ischämie durch mikrovaskuläre Obstruktion und eine virale Präsenz in Muskelzellen sowie eine Immunmyositis ausschließen. Wenn die Ionenstörung und die mitochondriale Dysfunktion schwerwiegend genug sind, können die Patient:innen in einen Teufelskreis geraten. Das hierdurch entstehende Energiedefizit ist die wahrscheinlichste Ursache für die für ME/CFS charakteristische Belastungsintoleranz und die postexertionelle Malaise (PEM), die durch körperliche Anstrengung noch verschlimmert wird.

Die genannten Aspekte können letztendlich im Bereich der Blutgefäß-, Nerven- und Muskelzellen zu einem bioenergetischen Versagen, zur metabolischen Dysfunktion und zur intra- und extrazellulären Ansammlung abnormer Metaboliten führen (s. Abbildung 3-6). Darüber hinaus wurde aber auch bei den Zellen des Immunsystems, wie z. B. bei den CD8-positiven T-Zellen ein verändertes Mitochondrienmembranpotenzial und eine beeinträchtigte

Stoffwechselreaktion nach Aktivierung festgestellt. Sowohl die CD4-positiven als auch die CD8-positiven T-Zellen zeigten eine signifikant verringerte Glykolyse als Zeichen ihres Hypometabolismus (Mensah et al., 2018; (Nguyen, Staines, Johnston & Marshall-Gradisnik, 2019; Tomas et al., 2017). Dieser Hypometabolismus korreliert wiederum mit der Häufigkeit proinflammatorischer Zytokine im Plasma (Liu et al., 2023; die Studie ist noch nicht peer reviewed).

Die Darstellung der pathophysiologischen Prozesse (Abbildung 3-6) die bei ME/CFS als Reaktion auf eine anhaltende, pathologische Immunantwort nach einem Infekt zu mitochondrialen und/oder peroxisomalen Schäden und damit verbundenen Stoffwechselstörungen führen, macht deutlich, dass diese Vorgänge letztendlich in ein bioenergetisches Versagen der betroffenen Zellen münden. Typisch hierfür sind u. a. die Aufrechterhaltung der Entzündungsstimulation, eine endotheliale und

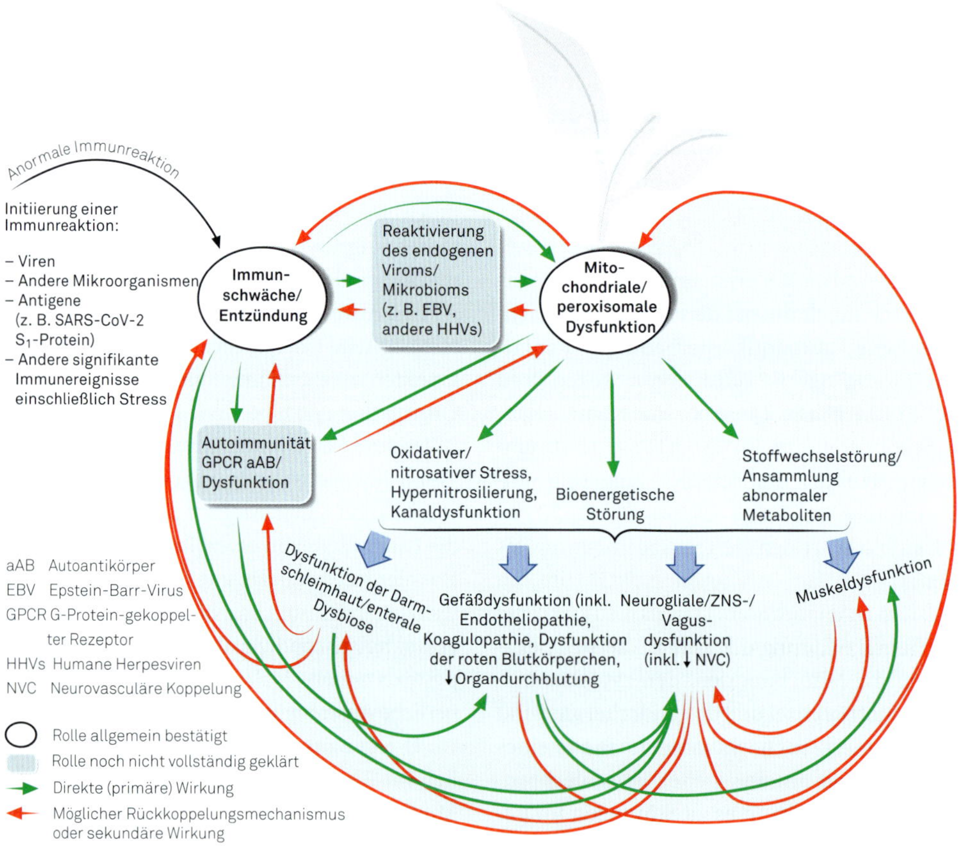

Abbildung 3-6: Pathophysiologische Prozesse, die bei ME/CFS als Reaktion auf eine anhaltende, pathologische Immunantwort nach einem Infekt zu mitochondrialen und/oder peroxisomalen Schäden und damit verbundenen Stoffwechselstörungen führen. Quelle: Renz-Polster, Tremblay, Bienzle und Fischer (2022). Hinweise zum Copyright: Die Beschriftungen innerhalb der Abbildung wurden von der Autorin ins Deutsche übersetzt. Abgedruckt gemäß Creative Commons Lizenz CC BY 4.0: https://creativecommons.org/licenses/by/4.0/

vaskuläre Dysfunktion, eine enterale Schleimhautdysfunktion sowie eine abnorme Reaktivität der Gliazellen. Die Fähigkeit der Gliazellen zur bidirektionalen Interaktion mit dem extraneuronalen Immunsystem prädestiniert diese Zellen hierbei dazu, die verschiedenen Krankheitsprozesse bei ME/CFS zu koordinieren (s. a. Kap. 3.2.5).

Kurz zusammengefasst

Störungen des (Energie-)Stoffwechsels

Bei ME/CFS-Erkrankten ist die Sauerstoffversorgung und die Aufnahme von Glukose in das Gehirn deutlich verringert. In der Folge sind die Zellen gezwungen, zu einer anaeroben Energiegewinnung und damit zu einem eingeschränkten Energiestoffwechsel überzugehen. Auslöser sind durch Autoimmun-Prozesse verursachte Schäden, u. a. an den Mitochondrien, den Peroxisomen und dem endoplasmatischen Retikulum (ER), die auch zum Einschlagen abweichender Signalwege führen. Darüber hinaus kommt es zu Störungen der Membrankanalfunktion. Die v. a. in den Zellen des Gehirns und in den Muskelzellen hervorgerufenen Stoffwechselstörungen führen über die Entstehung von oxidativem bzw. nitrosativem Stress letztendlich zum bioenergetischen Versagen der Zellen.

3.2.8 Fazit: Immer mehr Evidenz für ME/CFS als eigenständige neuroimmunologische Multisystemerkrankung

Die vorherigen Abschnitte haben gezeigt, dass es mittlerweile zu vielen pathophysiologischen Aspekten bei ME/CFS fundierte Untersuchungen gibt, die das komplexe Bild der Ätiologie und der Pathogenese der Erkrankung näher beschreiben. So fanden sich Änderungen im *Genom* von ME/CFS-Erkrankten, die die familiäre Häufung von ME/CFS erklären können (Kap. 3.1.1 und Kap. 3.1.2). Modifikationen bei der DNA-Methylierung und der microRNA sind Hinweise darauf, dass auch *epigenetische Aspekte* bei der Erkrankung eine Rolle spielen. Auf diese Weise können sich die eingeschlagenen pathologischen Signalwege verfestigen (Kap. 3.2.1).

Mittlerweile kann es kaum noch bezweifelt werden, dass es bei den meisten ME/CFS-Erkrankten einen deutlichen zeitlichen Zusammenhang zwischen dem Beginn der ME/CFS-Symptomatik und einer *Infektionskrankheit* gibt (postinfektiöse ME/CFS; Kap. 3.1.3). Am häufigsten wurden Herpesviren als Auslöser der Erkrankung gefunden. Es ist bekannt, dass Herpesviren die Expression von microRNAs beeinflussen und als *epigenetische Faktoren* die pathogenen Mechanismen von ME/CFS modulieren können. Auch Walitt et al. (2024) gehen – wie viele andere – davon aus, dass die ME/CFS-Symptomatik durch die Antigenpersistenz eines infektiösen Erregers (und/oder durch die Reaktivierung von im Körper verbliebenen inaktiven Viren) ausgelöst wird (Kap. 3.2.2 und Kap. 3.2.3).

Im Rahmen einer Immunantwort gegen diesen viralen oder bakteriellen Erreger werden nun vermehrt *autoreaktive Antikörper* produziert, wenn diese z. B. eine starke strukturelle Ähnlichkeit mit körpereigenen Proteinen wie den GPCR aufweisen *(molekulares Mimikry)*. Die Antikörper binden dann auch an diese Körperzellen, sodass sie abgetötet werden. Oder sie aktivieren spezifische Rezeptoren, die eigentlich nicht aktiviert werden sollten, wie z. B. β-adrenerge und muskarinerge Rezeptoren des vegetativen Nervensystems, was zu einer autonomen Dysfunktion mit einer Störung der Signalübertragung führt (Kap. 3.2.4).

Im Gehirn von ME/CFS-Erkrankten finden sich v. a. im frontalen (und im temporalen) Kortex, aber auch in den Basalganglien und dem cingulären Kortex, bei einigen Erkrankten auch im Mittelhirn und der Pons (Lee, Sato & Son, 2024) pathologische Veränderungen. Im limbischen System können außer den Basalganglien auch der Hippocampus, der Thalamus, der Hypothalamus und die Amygdala betroffen sein. Es gibt immer mehr Anhaltspunkte dafür, dass das regulatorische Versagen des ZNS bei ME/CFS durch die dysfunktionale *Neuroglia* hervorgerufen wird (Renz-Polster, Tremblay, Bienzle & Fischer, 2022). Die Glia-Dysfunktion wird durch die entzündliche Immunantwort (z. B. auf einen prolongierten Virusinfekt und/oder auf reaktivierte Viren) ausgelöst, gefolgt von der Produktion autoreaktiver Antikörper auf G-Protein-gekoppelte Rezeptoren (GPCR), einer mitochondrialen bzw. metabolischen zellulären Dysfunktion sowie einer endothelialen Dysfunktion mit anschließender Schädigung der *Blut-Hirn-Schranke* (Kap. 3.2.5). Hierbei lösen die von der reaktiven Neuroglia produzierten Entzündungsmediatoren eine intrazelluläre Signalkaskade aus, die den mitochondrialen Stoffwechsel einschließlich der Enzymaktivität der Atmungskette verändert (Shungun et al., 2012). Die Entzündungsaktivität kann dann über proinflammatorische (= entzündungsfördernde) Zytokine und oxidativen Stress zu einer verminderten mitochondrialen Energieerzeugung und zu einer mitochondrialen Fragmentierung führen (Buoncervello et al., 2019). (Bei der mitochondrialen Fragmentierung werden die Mitochondrien in einer Zelle als Reaktion auf Stress, Krankheiten oder Umweltfaktoren in kleinere Fragmente aufgeteilt. Folge der Fragmentierung kann eine Beeinträchtigung der mitochondrialen Funktion sein.) Die hyperinflammatorische Immunlage selbst, bei der es zu einer kontinuierlichen Freisetzung von Entzündungsmediatoren kommt, kann wiederum die unkontrollierte Freisetzung von Autoantikörpern stimulieren, sodass ein Teufelskreis entsteht. Dieser Vorgang spielt v. a. zu Beginn der Erkrankung eine große Rolle. Bei ME/CFS-Patient:innen, die bereits seit vielen Jahren erkrankt sind, finden sich dagegen kaum noch Entzündungszeichen. Die epigenetisch verfestigten pathologischen Signalübertragungswege vom Gehirn zurück zur Körperphysiologie sind Teil des Prozesses, durch den der Krankheitszyklus im peripheren System aufrechterhalten wird. Dies könnte ein wichtiger Grund dafür sein, warum bei ME/CFS-Erkrankten keine Heilung erfolgt (Tate et al., 2022).

In allen Zellen des Körpers, insbesondere jedoch in den Nerven-, Immun- und Muskelzellen kommt es dabei aufgrund der (Auto-)Immunprozesse zu mitochondrialen, peroxisomalen und/oder ER-Schäden, die wiederum zur Entstehung von oxidativem bzw. nitrosativem Stress beitragen. Die durch die *vaskuläre Dysfunktion* (Kap. 3.2.6) eingeschränkte systemische Sauerstoffversorgung führt zudem zu einem Umstellen auf eine anaerobe Energiegewinnung und letztendlich zum bioenergetischen Versagen der Zellen, sichtbar u. a. an der erheblichen Reduktion des Glukosestoffwechsels im Bereich der Hirnzellen (Kap. 3.2.7).

Zusammenfassung der pathophysiologischen Vorgänge bei ME/CFS

Die bereits in Kap. 3 besprochenen Abbildung 3-3, Abbildung 3-4 und Abbildung 3-6 stellen das bisher erarbeitete pathophysiologische Wissen zur Entstehung und Aufrechterhaltung der neuroimmunologischen Multisystemerkrankung ME/CFS zusammenfassend dar. Sie zeigen die nach einer Infektion stattfindenden kaskadenartig ablaufenden Ereignisse und Mechanismen, die letztendlich zur Entwicklung von ME/CFS führen.

Tate et al. (2022) gehen in ihrer systemischen Darstellung auf die Signalwege zwischen ZNS und Peripherie ein, die die Krankheit letztendlich aufrechterhalten. Nach einem ersten externen Ereignis (z. B. einem Virusinfekt) werden systemische Immun- und Entzündungsreaktionen aktiviert, die über Entzündungs- und Gateway-Reflexe sowie eine Erhöhung der Durchlässigkeit der Blut-Hirn-Schranke an das ZNS übermittelt werden. Dort wird eine Neuroinflammation in Gang gesetzt, die zu einer Vielzahl neurologischer Symptome führt und über eine Störung der Homöostase sowie die dysfunktional chronisch aktivierte HPA-Achse auf die Peripherie zurückwirkt. Dabei wird die molekulare Homöostase chronisch durch eine Dysfunktion der mitochondrialen Energieproduktion, der Stoffwechselaktivität und der Fortsetzung von Immun-/Entzündungsreaktionen beeinträchtigt. Umweltfaktoren und andere externe Ereignisse (z.B. Infekte, Hitze, chemische Substanzen, Lärm, emotionale Ereignisse etc.) aktivieren die HPA-Achse und erhalten so die Krankheitssituation aufrecht bzw. lösen gegebenenfalls sogar Crashs aus.

Maksoud, Magawa, Eaton-Fitch, Thapaliya und Marshall-Gradisnik (2023) postulieren ebenfalls den Verlauf von ME/CFS, gehen hierbei jedoch nicht nur auf die Signalwege, sondern auch auf die zellulären Prozesse näher ein. Auch sie setzen voraus, dass ME/CFS i.d.R. durch eine oder mehrere Umweltfaktoren wie eine Infektion ausgelöst wird, und betonen dabei, dass die Erkrankung mit genetischen Veränderungen verbunden ist, die für die wichtigsten Zellsignalprozesse von entscheidender Bedeutung sind. In einem zweistufigen Prozess können Umweltfaktoren zu einer Hochregulierung defekter Proteine führen, die an diesen Signalwegen beteiligt sind. Darüber hinaus kann es daraufhin zu einer Störung nachgeschalteter Signalwege kommen, die die Zytotoxizität natürlicher Killerzellen und die Mitochondrienregulation beeinflusst. Dies kann sich entweder direkt negativ auf verschiedene Gewebe und Systeme auswirken oder indirekt über Entzündungswege und Zytokine. Die freigesetzten Zytokine und die Entzündungsreaktionen lösen dann durch mRNA oder microRNA epigenetische Veränderungen aus, die die physiologische Funktion der Zellen weiterhin beeinträchtigen (Abbildung 3-7).

Kurz zusammengefasst

ME/CFS als eigenständige neuroimmunologische Multisystemerkrankung

Die v.a. in den letzten Jahren publizierten Untersuchungen, die sich auf den verschiedenen physiologischen Ebenen mit der Pathogenese von ME/CFS beschäftigt haben, konnten zeigen, dass ME/CFS eine *Multisystemerkrankung* ist, die mit *Störungen im Bereich der Steuerungsorgane* (Nerven-, Hormon-, Immunsystem) und der *zellulären Energiebereitstellung* (v.a. in den Muskelzellen und den Zellen des Nervensystems) einhergeht, sodass das dynamische Gleichgewicht *(Homöostase)* in den offenen Systemen unseres Körpers nicht mehr aufrechterhalten werden kann. Auf diese Weise konnten die der Erkrankung zugrunde liegenden pathophysiologischen Veränderungen auch den entsprechenden ME/CFS-Symptomen zugeordnet werden.

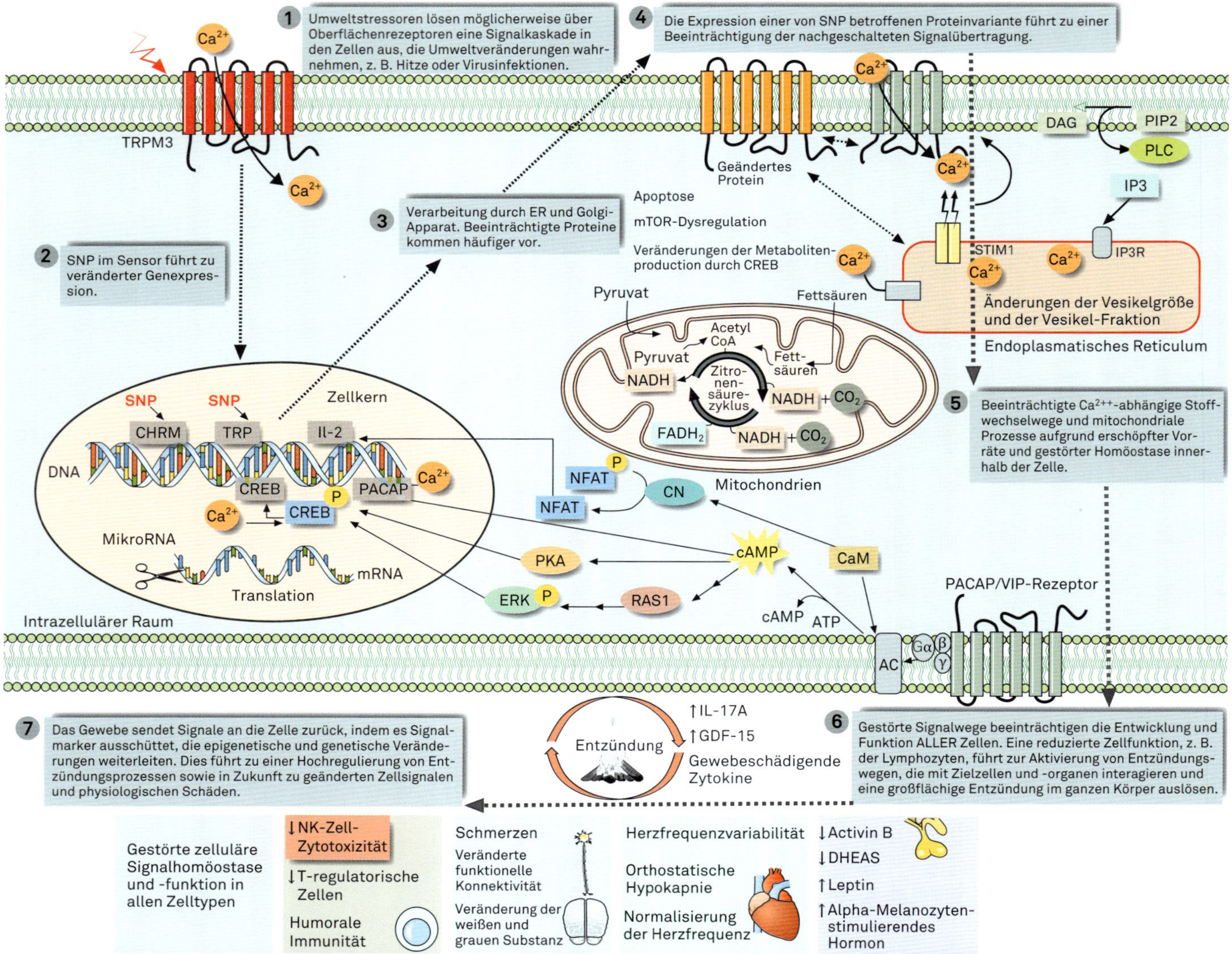
1 Umweltstressoren lösen möglicherweise über Oberflächenrezeptoren eine Signalkaskade in den Zellen aus, die Umweltveränderungen wahrnehmen, z. B. Hitze oder Virusinfektionen.
2 SNP im Sensor führt zu veränderter Genexpression.
3 Verarbeitung durch ER und Golgi-Apparat. Beeinträchtigte Proteine kommen häufiger vor.
4 Die Expression einer von SNP betroffenen Proteinvariante führt zu einer Beeinträchtigung der nachgeschalteten Signalübertragung.
5 Beeinträchtigte Ca²⁺⁺-abhängige Stoffwechselwege und mitochondriale Prozesse aufgrund erschöpfter Vorräte und gestörter Homöostase innerhalb der Zelle.
6 Gestörte Signalwege beeinträchtigen die Entwicklung und Funktion ALLER Zellen. Eine reduzierte Zellfunktion, z. B. der Lymphozyten, führt zur Aktivierung von Entzündungswegen, die mit Zielzellen und -organen interagieren und eine großflächige Entzündung im ganzen Körper auslösen.
7 Das Gewebe sendet Signale an die Zelle zurück, indem es Signalmarker ausschüttet, die epigenetische und genetische Veränderungen weiterleiten. Dies führt zu einer Hochregulierung von Entzündungsprozessen sowie in Zukunft zu geänderten Zellsignalen und physiologischen Schäden.
TRPM3
Ca2+
Geändertes Protein
DAG
PIP2
PLC
IP3
IP3R
STIM1
Apoptose
mTOR-Dysregulation
Veränderungen der Metaboliten-production durch CREB
Änderungen der Vesikelgröße und der Vesikel-Fraktion
Endoplasmatisches Reticulum
Pyruvat
Fettsäuren
Acetyl CoA
Fett-säuren
NADH
Zitro-nen-säure-zyklus
NADH + CO2
FADH2
Mitochondrien
Zellkern
SNP
CHRM
TRP
Il-2
DNA
CREB
P
PACAP
MikroRNA
mRNA
Translation
NFAT
CN
CaM
cAMP
PKA
ERK
RAS1
ATP
AC
Gα
β
γ
PACAP/VIP-Rezeptor
Intrazellulärer Raum
Entzündung
↑IL-17A
↑GDF-15
Gewebeschädigende Zytokine
Gestörte zelluläre Signalhomöostase und -funktion in allen Zelltypen
↓NK-Zell-Zytotoxizität
↓T-regulatorische Zellen
Humorale Immunität
Schmerzen
Veränderte funktionelle Konnektivität
Veränderung der weißen und grauen Substanz
Herzfrequenzvariabilität
Orthostatische Hypokapnie
Normalisierung der Herzfrequenz
↓Activin B
↓DHEAS
↑Leptin
↑Alpha-Melanozyten-stimulierendes Hormon

Abbildung 3-7: Zelluläre Prozesse und Signalwege, die im Verlauf der Erkrankung ME/CFS eine wichtige Rolle spielen. Quelle: Maksoud, Magawa, Eaton-Fitch, Thapaliya & Marshall-Gradisnik (2023). Hinweise zum Copyright: Die Beschriftungen innerhalb der Abbildung wurden von der Autorin ins Deutsche übersetzt.

Ablauf dieser Prozesse: 1. Ein Umweltfaktor löst eine Zellsignalkaskade aus, möglicherweise über Oberflächenrezeptoren, die Umweltveränderungen wahrnehmen; 2. SNP im Sensor führt zu einer veränderten Genexpression; 3. Verarbeitung durch ER und Golgi-Apparat. Gestörte Proteine treten häufiger auf; 4. Die Expression einer SNP-betroffenen Proteinvariante führt zu einer beeinträchtigten Downstream-Signalübertragung; 5. Beeinträchtigte Ca^{2+}-abhängige Signalwege, einschließlich NK-Zell-Zytotoxizität und mitochondrialer Prozesse aufgrund erschöpfter Vorräte und gestörter Homöostase innerhalb der Zelle; 6. Gestörte Signalwege beeinträchtigen die Entwicklung und Funktion ALLER Zellen. Eine verminderte Zellfunktion, z.B. der Lymphozyten, führt zur Aktivierung von Entzündungswegen, die mit Zielzellen und Organen interagieren, um eine weit verbreitete Entzündung im gesamten Körper auszulösen.

SNP: Single Nucleotide Polymorphism; ER: endoplasmatisches Retikulum; NK: natürliche Killerzellen

Literaturverzeichnis

Akbarzadeh, R., Müller, A., Humrich, J. Y. & Riemekasten, G. (2023). When natural antibodies become pathogenic: Autoantibodies targeted against G protein-coupled receptors in the pathogenesis of systemic sclerosis. *Frontiers in immunology, 14*, 1213804. https://doi.org/10.3389/fimmu.2023.1213804

Al Tabaa, Y., Tuaillon, E., Bollore, K., Foulongne, V., Petitjean, G., Seigneurin, J., ... Vendrell, J. P. (2009). Functional Epstein-Barr virus reservoir in plasma cells derived from infected peripheral blood memory B cells. *Blood, 113*(3), 604–611. https://doi.org/10.1182/blood-2008-02-136903

Al-Aly, Z. & Rosen, C. J. (2024). Long Covid and Impaired Cognition – More Evidence and More Work to Do. *New England Journal of Medicine, 390*(9), 858–860. https://doi.org/10.1056/NEJMe2400189

Al-Yafeai, Z., Yurdagul, A., Peretik, J. M., Alfaidi, M., Murphy, P. A. & Orr, A. W. (2018). Endothelial FN (Fibronectin) Deposition by alpha5beta1 Integrins Drives Atherogenic Inflammation. *Arteriosclerosis, Thrombosis, and Vascular Biology, 38*(11), 2601–2614. https://doi.org/10.1161/ATVBAHA.118.311705

Angum, F., Khan, T., Kaler, J., Siddiqui, L. & Hussain, A. (2020). The prevalence of autoimmune disorders in women: a narrative review. *Curēus, 12*(5), e8094. https://doi.org/10.7759/cureus.8094

Appelman, B., Charlton, B. T., Goulding, R. P., Kerkhoff, T. J., Breedveld, E. A., Noort, W., Offringa, C., Bloemers, F. W., van Weeghel, M., Schomakers, B. V., Coelho, P., Posthuma, J. J., Aronica, E., Joost Wiersinga, W., van Vugt, M. & Wüst, R. C. I. (2024). Muscle abnormalities worsen after post-exertional malaise in long COVID. *Nature communications, 15*(1), 17.

Badimon, A., Strasburger, H. J., Ayata, P., Chen, X., Nair, A., Ikegami, A. ... Schaefer, A. (2020). Negative feedback control of neuronal activity by microglia. *Nature, 586*(7829), 417–423.

Baraniuk, J. N., Amar, A., Pepermitwala, H. & Washington, S. D. (2022). Differential Effects of Exercise on fMRI of the Midbrain Ascending Arousal Network Nuclei in Myalgic Encephalomyelitis/Chronic Fatigue Syndrome (ME/CFS) and Gulf War Illness (GWI) in a Model of Post-exertional Malaise (PEM). *Brain Sciences, 12*(1),78. https://doi.org/10.20944/preprints202111.0420.v1

Barnden, L. R., Kwiatek, R., Crouch, B., Burnet, R. & Del Fante, P. (2016). Autonomic correlations with MRI are abnormal in the brainstem vasomotor centre in chronic fatigue syndrome. *NeuroImage: Clinical, 11*, 530–537. https://doi.org/10.1016/j.nicl.2016.03.017

Barnden, L. R., Shan, Z. Y., Staines, D. R., Marshall-Gradisnik, S., Finegan, K., Ireland, T. & Bhuta, S. (2019). Intra brainstem connectivity is impaired in chronic fatigue syndrome. *NeuroImage: Clinical, 24*, 102045.

Bertin, D., Kaphan, E., Weber, S., Banacci, B., Arcani, R., Faucher, B., ... Bardin, N. (2021). Persistent IgG anticardiolipin autoantibodies are associated with post-COVID syndrome. *International Journal of Infectious Diseases, 113*, 23–25. https://doi.org/10.1016/j.ijid.2021.09.079

Bertinant, R., Villalobos-Labra, R., Hofmann, L., Blauensteiner, J., Sepúlveda, N. & Westermeier, F. (2022). Decreased NO production in endothelial cells exposed to plasma from ME/CFS patients. *Vascular Pharmacology, 143*, 106953. https://doi.org/10.1016/j.vph.2022.106953

Blauensteiner, J., Bertinant, R., León, L. E., Riederer, M., Sepúlveda, N. & Westermeier, F. (2021). Altered endothelial dysfunction-related miRs in plasma from ME/CFS patients. *Scientific Reports, 11*(1), 10604. https://doi.org/10.1038/s41598-021-89834-9

Bornholz, B., Roggenbuck, D., Jahns, R. & Boege, F. (2014). Diagnostic and therapeutic aspects of β1-adrenergic receptor autoantibodies in human heart disease. *Autoimmunity Reviews, 13*(9), 954–962. https://doi.org/10.1016/j.autrev.2014.08.021

Bruning, T. A., Hendriks, M. G., Chang, P. C., Kuypers, E. A. & van Zwieten, P. A. (1994). In vivo characterization of vasodilating muscarinic-receptor subtypes in humans. *Circulation research, 74*(5), 912–919. https://doi.org/10.1161/01.RES.74.5.912

Buoncervello, M., Maccari, S., Ascione, B., Gambardella, L., Marconi, M., Spada, M., ... Gabriele, L. (2019). Inflammatory cytokines associated with cancer growth induce mitochondria and cytoskeleton alterations in cardiomyocytes. *Journal of cellular physiology, 234*(11), 20453–20468. https://doi.org/10.1002/jcp.28647

Bynke, A., Julin, P., Gottfries, C., Heidecke, H., Scheibenbogen, C. & Bergquist, J. (2020). Autoantibodies to beta-adrenergic and muscarinic cholinergic receptors in Myalgic Encephalomyelitis (ME) patients – A validation study in plasma and cerebrospinal fluid from two Swedish cohorts. *Brain, behavior, & immunity - health, 7*, 100107. https://doi.org/10.1016/j.bbih.2020.100107

Cabezas, R., Ávila, M., Gonzales, J., El-Bachá, R.S., Báez, E., García-Segura, L.M. ... Barreto, G.E. (2014). Astrocytic modulation of blood brain barrier: perspectives on Parkinson's disease. *Frontiers in Cellular Neuroscience, 8*, 211. https://doi.org/10.3389/fncel.2014.00211

Cabral-Marques, O. & Riemekasten, G. (2017). Functional autoantibodies targeting G protein-coupled receptors in rheumatic diseases. Nature Reviews. *Rheumatology, 13*(11), 648–656. https://doi.org/10.1038/nrrheum.2017.134

Cambras, T., Zerón-Rugerio, M.F., Diez-Noguera, A., Zaragozá, M.C., Domingo, J.C., Sanmartin-Sentañes, R., ... Castro-Marrero, J. (2023). Skin Temperature Circadian Rhythms and Dysautonomia in Myalgic Encephalomyelitis/Chronic Fatigue Syndrome: The Role of Endothelin-1 in the Vascular Tone Dysregulation. *International journal of molecular sciences, 24*(5), 4835. https://doi.org/10.21203/rs.3.rs-2044838/v1

Campbell, N. A., Urry, L. A., Cain, M. L., Wasserman, S. A., Minorsky, P. V. & Reece, J. B. (2020). *Biology: A Global Approach* (12th Edition). Pearson Education Limited.

Castro-Marrero, J., Zacares, M., Almenar-Pérez, E., Alegre-Martín, J. & Oltra, E. (2021). Complement Component C1q as a Potential Diagnostic Tool for Myalgic Encephalomyelitis/Chronic Fatigue Syndrome Subtyping. *Journal of Clinical Medicine, 10*(18), 4171. https://doi.org/10.3390/jcm10184171

Cervia-Hasler, C., Brüningk, S.C., Hoch, T., Fan, B., Muzio, G., Thompson, R.C., ... Boyman, O. (2024). Persistent complement dysregulation with signs of thromboinflammation in active Long Covid. *Science (New York, N.Y.), 383*(6680), eadg7942. https://doi.org/10.1126/science.adg7942

Chia, J., Chia, A., Voeller, M., Lee, T. & Chang, R. (2010). Acute enterovirus infection followed by myalgic encephalomyelitis/chronic fatigue syndrome (ME/CFS) and viral persistence. *Journal of Clinical Pathology, 63*(2), 165–168. https://doi.org/10.1136/jcp.2009.070466

Choutka, J., Jansari, V., Hornig, M. & Iwasaki, A. (2022). Unexplained post-acute infection syndromes. *Nature Medicine, 28*(5), 911–923. https://doi.org/10.1038/s41591-022-01810-6

Cleare, A.J., Messa, C., Rabiner, E.A. & Brasby, P.M. (2005). Brain 5-HT1A receptor binding in chronic fatigue syndrome measured using positron emission tomography and [11C] WAY-100635. *Biological Psychiatry, 57*(3), 239–246. https://doi.org/10.1016/j.biopsych.2004.10.031

Cohen, J., Mathew, A., Dourvetakis, K.D., Sanchez-Guerrero, E., Pangeni, R.P., Gurusamy, N., ... Kempuraj, D. (2024). Recent Research Trends in Neuroinflammatory and Neurodegenerative Disorders. *Cells, 13*(6), 511. https://doi.org/10.3390/cells13060511

Comhaire, F. & Deslypere, J.P. (2020). News and views in myalgic encephalomyelitis/chronic fatigue syndrome (ME/CFS): The role of co-morbidity and novel treatments. *Medical Hypotheses, 134*, 109444. https://doi.org/10.1016/j.mehy.2019.109444

Cook, D.B., O'Connor, P.J., Lange, G. & Steffner, J. (2007). Functional neuroimaging correlates of mental fatigue induced by cognition among chronic fatigue syndrome patients and controls. *NeuroImage, 36*(1), 108–122. https://doi.org/10.1016/j.neuroimage.2007.02.033

Couzin-Frankel, J. & Vogel, G. (2022). Vaccines may cause rare, Long Covid-like symptoms. *Science (New York, N.Y.), 375*(6579), 364–366. https://doi.org/10.1126/science.ada0536

Crawley, E. & Davey Smith, G. (2007). Is chronic fatigue syndrome (CFS/ME) heritable in children, and if so, why does it matter? *Archives of Disease in Childhood, 92*(12), 1058–1061. https://doi.org/10.1136/adc.2006.110502

Damasio, A.R. (2021). *Der Spinoza-Effekt. Wie Gefühle unser Leben bestimmen.* (10. Aufl.). List in der Ullstein Buchverlage GmbH, Berlin.

Das, S., Taylor, K., Kozubek, J., Sardell, J. & Gardner, S. (2022). Genetic risk factors for ME/CFS identified using combinatorial analysis. *Journal of Translational Medicine, 20*(1), 598. https://doi.org/10.1186/s12967-022-03815-8

Dibble, J.J. (2022). *Investigating the genetic and immunological aetiology of myalgic encephalomyelitis/chronic fatigue syndrome* (Dissertation). Edinburgh: University of Edinburgh. Zugriff am 5. März 2024 unter https://era.ed.ac.uk/bitstream/handle/1842/39763/DibbleJJ_2022.pdf?sequence=1&isAllowed=y

Dibble, J.J., McGrath, S.J. & Ponting, C.P. (2020). Genetic risk factors of ME/CFS: a critical review. *Human Molecular Genetics, 29(R1)*, R117-R124. https://doi.org/10.1093/hmg/ddaa169

Dou, D.R., Zhao, Y., Belk, J.A., Zhao, Y., Casey, K.M., Chen, D.C., ... Chang, H.Y. (2024). Xist ribonucleoproteins promote female sex-biased autoimmunity. *Cell, 187*(3), 733–749.e16. https://doi.org/10.1016/j.cell.2023.12.037

Ebrahimi, S. & Bagchi, P. (2022). A computational study of red blood cell deformability effect on hemodynamic alteration in capillary vessel networks. *Scientific Reports, 12*(1), 4304. https://doi.org/10.1038/s41598-022-08357-z

Eisenach, J. H. & Wittwer, E. D. (2010). β-Adrenoceptor gene variation and intermediate physiological traits: prediction of distant phenotype. *Experimental Physiology, 95*(7), 757–764. https://doi.org/10.1113/expphysiol.2009.048330

Fark, A. R. (1991). Infectious mononucleosis, Epstein-Barr virus, and chronic fatigue syndrome: a prospective case series. *Journal of Family Practice, 32*(2), 202–209.

Fattinger, S., Kurth, S., Ringli, M., Jenni, O. G. & Huber, R. (2017). Theta waves in children's waking electroencephalogram resemble local aspects of sleep during wakefulness. *Scientific Reports, 7*(1), 11187. https://doi.org/10.1038/s41598-017-11577-3

Fields, R. D., Woo, D. H. & Basser, P. J. (2015). Glial Regulation of the Neuronal Connectome through Local and Long-Distant Communication. *Neuron, 86*(2), 374–386. https://doi.org/10.1016/j.neuron.2015.01.014

Flaskamp, L., Roubal, C., Uddin, S., Sotzny, F., Kedor, C., Bauer, S., ... Seifert, M. (2022). Serum of Post-COVID-19 Syndrome Patients with or without ME/CFS Differentially Affects Endothelial Cell Function In Vitro. *Cells, 11*(15), 2376. https://doi.org/10.3390/cells11152376

Franklin, J. D. & Graham, M. (2022). Repeated maximal exercise tests of peak oxygen consumption in people with myalgic encephalomyelitis/chronic fatigue syndrome: a systematic review and meta-analysis. *Fatigue: Biomedicine, Health & Behavior, 10*(217), 1–17. https://doi.org/10.1080/21641846.2022.2108628

Freitag, H., Szklarski, M., Lorenz, S., Sotzny, F., Bauer, S., Philippe, A., ... Scheibenbogen, C. (2021). Autoantibodies to vasoregulative G-protein-coupled receptors correlate with symptom severity, autonomic dysfunction and disability in Myalgic Encephalomyelitis/Chronic Fatigue Syndrome. *Journal of Clinical Medicine, 10*(16), 3675. https://doi.org/10.3390/jcm10163675

Fu, M., McAlear, T. S., Nguyen, H., Oses-Prieto, J. A., Valenzuela, A., Shi, R. D., ... Barres, B. A. (2019). The golgi outpost protein TPPP nucleates microtubules. *Cell, 179*(1), 132–146.e14. https://doi.org/10.1016/j.cell.2019.08.025

Fluge, Ø., Tronstad, K. J. & Mella, O. (2021). Pathomechanisms and possible interventions in myalgic encephalomyelitis/chronic fatigue syndrome (ME/CFS). *Journal of Clinical Investigation, 131*(14), e150377. https://doi.org/10.1172/JCI150377

Gay, C. W., Robinson, M. E., Lai, S., O'Shea, A., Craggs, J. G., Price, D. D. & Staud, R. (2016). Abnormal Resting-State Functional Connectivity in Patients with Chronic Fatigue Syndrome: Results of Seed and Data-Driven Analyses. *Brain Connectivity, 6*(1), 48–56. https://doi.org/10.1089/brain.2015.0366

Gerrity, T. R., Bates, J., Bell, D. S., Chrousos, G., Furst, G., Hedrick, T., ... Schondorf, R. (2002). Chronic fatigue syndrome: what role does the autonomic nervous system play in the pathophysiology of this complex illness?. *Neuroimmunomodulation, 10*(3), 134–141. https://doi.org/10.1159/000067176

Gießelmann, K. & Martin, M. (2022). Post-Vac-Syndrom: Seltene Folgen nach Impfung. *Deutsches Ärzteblatt, 119*(19), A-862. Zugriff am 17. März 2024 unter https://www.aerzteblatt.de/archiv/225071/Post-Vac-Syndrom-Seltene-Folgen-nach-Impfung

Greenhalgh, A. D., David, S. & Bennett, F. C. (2020). Immune cell regulation of glia during CNS injury and disease. Nature Reviews. *Neuroscience, 21*(3), 139–152. https://doi.org/10.1038/s41583-020-0263-9

Greggio, C., Jha, P., Kulkarni, S. S., Lagarrigue, S., Broskey, N. T., Boutant, M., ... Amati, F. (2017). Enhanced respiratory chain supercomplex formation in response to exercise in human skeletal muscle. *Cell Metabolism, 25*(2), 301–311. https://doi.org/10.1016/j.cmet.2016.11.004

Gunning, W. T., Kvale, H., Kramer, P. M., Karabin, B. L. & Grubb, B. P. (2019). Postural orthostatic tachycardia syndrome is associated with elevated G-protein coupled receptor autoantibodies. *Journal of the American Heart Association, 8*(18), e013602. https://doi.org/10.1161/JAHA.119.013602

Hagmann, P. (2005). *From diffusion MRI to brain connectomics*. Ecole Polytechnique Fédérale de Lausanne (EPFL). Lausanne: Signal Processing Institute.

Hajdarevic, R., Lande, A., Mehlsen, J., Rydland, A., Sosa, D. D., Strand, E. B., ... Viken, M. K. (2022). Genetic association study in myalgic encephalomyelitis/chronic fatigue. *Brain, Behaviour and Im-*

munity, 102, 362–369. https://doi.org/10.1016/j.bbi.2022.03.010

Han, J., Kesner, P., Metna-Laurent, M., Duan, T., Xu, L., Georges, F., ... Zhang, X. (2012). Acute cannabinoids impair working memory through astroglial CB1 receptor modulation of hippocampal LTD. *Cell, 148*(5), 1039–1050. https://doi.org/10.1016/j.cell.2012.01.037

Helliwell, A. M., Stockwell, P. A., Edgar, C. D., Chatterjee, A. & Tate, W. P. (2022). Dynamic Epigenetic Changes during a Relapse and Recovery Cycle in Myalgic Encephalomyelitis/Chronic Fatigue Syndrome. *International Journal of Molecular Sciences, 23*(19), 11852. https://doi.org/10.3390/ijms231911852

Hennig, T., Prusty, A. B., Kaufer, B. B., Whisnant, A. W., Lodha, M., Enders, A., ... Prusty, B. K. (2022). Selective inhibition of miRNA processing by a herpesvirus-encoded miRNA. *Nature, 605*(7910), 539–544.

Hickie, I., Davenport, T., Wakefield, D., Vollmer-Conna, U., Cameron, B., Vernon, S. D., Reeves, W. C., Lloyd, A. & Dubbo Infection Outcomes Study Group (2006). Post-infective and chronic fatigue syndromes precipitated by viral and non-viral pathogens: prospective cohort study. *BMJ (Clinical research ed.), 333*(7568), 575. https://doi.org/10.1136/bmj.38933.585764.AE

Hollnagel, J. O., Cesetti, T., Schneider, J., Vazetdinova, A., Valiullina-Rakhmatullina, F. & Lewen, A. ... Kann, O. (2020). Lactate attenuates synaptic transmission and affects brain rhythms featuring high energy expenditure. *iScience, 23*,(7) 101316. https://doi.org/10.1016/j.isci.2020.101316

Houen, G. & Trier, N. H. (2020). Epstein-Barr Virus and Systemic Autoimmune Diseases. *Frontiers in Immunology, 11*, 587380.

Huang, X., Hussain, B. & Chang, J. (2021). Peripheral inflammation and blood-brain barrier disruption: effects and mechanisms. *CNS Neuroscience & Therapeutics, 27*(1), 36–47. https://doi.org/10.1111/cns.13569

Hung, T. M., Wills, B., Clapham, H. E., Yacoub, S. & Turner, H. C. (2019). The uncertainty surrounding the burden of post-acute consequences of dengue infection. *Trends in Parasitology, 35*(9), 673–676. https://doi.org/10.1016/j.pt.2019.06.004

Iijima, N. & Iwasaki, A. (2016). Access of protective antiviral antibody to neuronal tissues requires CD4 T-cell help. *Nature, 533*(7604), 552–556.

Joseph, P., Arevalo, C., Oliveira, R. K., Faria-Urbina, M., Felsenstein, D., Oaklander, A. L. & Systrom, D. M. (2021). Insights From Invasive Cardiopulmonary Exercise Testing of Patients With Myalgic Encephalomyelitis/Chronic Fatigue Syndrome. *Chest, 160*(2), 642–651. https://doi.org/10.1016/j.chest.2021.01.082

Kaczmarek, M. P. (2023). Heterogenous circulating miRNA changes in ME/CFS converge on a unified cluster of target genes: A computational analysis. *PLoS One, 18*(12), e0296060. https://doi.org/10.1371/journal.pone.0296060

Kaminska, B., Mota, M. & Pizzi, M. (2016). Signal transduction and epigenetic mechanisms in the control of microglia activation during neuroinflammation. *Biochimica et biophysica acta, 1862*(3), 339–351. https://doi.org/10.1016/j.bbadis.2015.10.026

Kasimir, F., Toomey, D., Liu, Z., Kaiping, A. C., Azira, M. E. & Prusty, B. K. (2022). Tissue specific signature of HHV-6 infection in ME/CFS. *Frontiers in Molecular Biosciences, 9*, 1044964. https://doi.org/10.3389/fmolb.2022.1044964

Katz, B. Z., Shiraishi, Y., Mears, C. J., Binns, H. J. & Taylor, R. (2009). Chronic fatigue syndrome after infectious mononucleosis in adolescents. *Pediatrics, 124*(1), 189–193. https://doi.org/10.1542/peds.2008-1879

Kelsh, R., You, R., Horzempa, C., Zheng, M. & McKeown-Longo, P. J. (2014). Regulation of the innate immune response by fibronectin: synergism between the III-1 and EDA domains. *PLoS One, 9*(7), e102974. https://doi.org/10.1371/journal.pone.0102974

Kiyoshi, C. M. & Zhou, M. (2019). Astrocyte syncytium: a functional reticular system in the brain. *Neural Regeneration Research, 14*(4), 595–596. https://doi.org/10.4103/1673-5374.247462

Kovács, L., Marczinovits, I., György, A., Tóth, G. K., Dorgai, L., Pál, J., ... Pokorny, G. (2005). Clinical associations of autoantibodies to human muscarinic acetylcholine receptor 3213 – 228 in primary Sjögren's syndrome. *Rheumatology (Oxford England), 44*(8), 1021–1025. https://doi.org/10.1093/rheumatology/keh672

Kuratsune, H., Yamaguti, K., Lindh, G., Evergård, B., Hagberg, G., Matsumura, K., ... Watanabe, Y. (2002). Brain Regions Involved in Fatigue Sensation: Reduced Acetylcarnitine Uptake into the Brain. *NeuroImage, 17*(3), 1256–1265. https://doi.org/10.1006/nimg.2002.1260

Laichalk, L. L. & Thorley-Lawson, D. A. (2005). Terminal differentiation into plasma cells initiates the replicative cycle of Epstein-Barr virus in vivo.

Journal of Virology, 79(2), 1296–1307. https://doi.org/10.1128/JVI.79.2.1296-1307.2005

Lampron, A., Pimentel-Coelho, P.M. & Rivest, S. (2013). Migration of bone marrow-derived cells into the central nervous system in models of neurodegeneration. *Journal of Comparative Neurology, 521*(17), 3863–3876. https://doi.org/10.1002/cne.23363

Lee, E.C., Tyler, R.E., Johnson, D., Koh, N., Ong, B.C., Foo, S.Y. & Tan, J.W. (2022). High frequency of anti-DSG 2 antibodies in post COVID-19 serum samples. *Journal of Molecular and Cellular Cardiology, 170*, 121–123. https://doi.org/10.1016/j.yjmcc.2022.06.006

Lee, J.S., Kang, J.Y., Park, S.Y., Hwang, S.J., Bae, S.J. & Son, C.G. (2024). Central 5-HTergic hyperactivity induces myalgic encephalomyelitis/chronic fatigue syndrome (ME/CFS)-like pathophysiology. *Journal of Translational Medicine, 22*(1), 34. https://doi.org/10.1186/s12967-023-04808-x

Lee, J., Sato, W. & Son, C. (2024). Brain-regional characteristics and neuroinflammation in ME/CFS patients from neuroimaging: A systematic review and meta-analysis. *Autoimmunity Reviews, 23*(2), 103484. https://doi.org/10.1016/j.autrev.2023.103484

Li, J., Xia, Y., Xu, H., Xiong, R., Zhao, Y., Li, P., ... Shan, F. (2022). Activation of brain lactate receptor GPR81 aggravates exercise-induced central fatigue. *Regulatory, Integrative and Comparative Physiology, 323*(5), R822–R831. https://doi.org/10.1152/ajpregu.00094.2022

Li, Y.R., Li, J., Zhao, S.D., Bradfield, J.P., Mentch, F.D., Maggadottir, S.M., ... Hakonarson, H. (2015). Meta-analysis of shared genetic architecture across ten pediatric autoimmune diseases. *Nature Medicine, 21*(9), 1018–1027. https://doi.org/10.1038/nm.3933

Liddelow, S., Guttenplan, K., Clarke, L., Bennett, F.C., Bohlen, C.J., Schirmer, C., ... Barres, B.A. (2017). Neurotoxic reactive astrocytes are induced by activated microglia. *Nature, 541*(7638), 481–487.

Lien, K., Johansen, B., Veierød, M.B., Haslestad, A.S., Bøhn, S.K., Melsom, M.N., ... Iversen, P.O. (2019). Abnormal blood lactate accumulation during repeated exercise testing in myalgic encephalomyelitis/chronic fatigue syndrome. *Physiological Reports, 7*(11), e14138. https://doi.org/10.14814/phy2.14138

Lima, M.N., Barbosa-Silva, M.C. & Maron-Gutierrez, T. (2022). Microglial Priming in Infections and Its Risk to Neurodegenerative Diseases. *Frontiers in Cellular Neuroscience, 16*, 878987. https://doi.org/10.3389/fncel.2022.878987

Linnerbauer, M., Wheeler, M.A. & Quintana, F.J. (2020). Astrocyte crosstalk in CNS inflammation. *Neuron, 108*(4), 608–622. https://doi.org/10.1016/j.neuron.2020.08.012

Liu, Z., Hollmann, C., Kalanidhi, S., Grothey, A., Keating, S., Mena-Palomo, I., ... Prusty, B.K. (2023). Increased circulating fibronectin, depletion of natural IgM and heightened EBV, HSV-1 reactivation in ME/CFS and long COVID. *medRxiv : the preprint server for health sciences*, 2023.06.23.23291827. https://doi.org/10.1101/2023.06.23.23291827

Loebel, M., Grabowski, P., Heidecke, H., Bauer, S., Hanitsch, L.G., Wittke, K., ... Scheibenbogen, C. (2016). Antibodies to b adrenergic and muscarinic cholinergic receptors in patients with Chronic Fatigue Syndrome. *Brain, Behavior, and Immunity, 52*, 32–39. https://doi.org/10.1016/j.bbi.2015.09.013

MacDonald, A.J. & Ellacott, K.L. (2020). Astrocytes in the nucleus of the solitary tract: contributions to neural circuits controlling physiology. *Physiology & Behavior, 223*, 112982. https://doi.org/10.1016/j.physbeh.2020.112982

Mackay, A. & Tate, W.P. (2018). A compromised paraventricular nucleus within a dysfunctional hypothalamus: A novel neuroinflammatory paradigm for ME/CFS. *International Journal of Immunopathology and Pharmacology, 32*:2058738418812342.

Magnus, P., Gunnes, N., Tveito, K., Bakken, I.J., Ghaderi, S., Stoltenberg, C., ... Håberg, S.E. (2015). Chronic fatigue syndrome/myalgic encephalomyelitis (CFS/ME) is associated with pandemic influenza infection, but not with an adjuvanted pandemic influenza vaccine. *Vaccine, 33*(46), 6173–6177. https://doi.org/10.1016/j.vaccine.2015.10.018

Maintz, L., Bieber, T. & Novak, N. (2006). Die verschiedenen Gesichter der Histaminintoleranz - Konsequenzen für die Praxis. *Deutsches Ärzteblatt, 103*(51-52), A-3477. Zugriff am 22. March 2024 unter https://www.aerzteblatt.de/archiv/53958/Die-verschiedenen-Gesichter-der-Histaminintoleranz

Maksoud, R., Magawa, C., Eaton-Fitch, N., Thapaliya, K. & Marshall-Gradisnik, S. (2023). Biomarkers for myalgic encephalomyelitis/chronic fatigue syndrome (ME/CFS): a systematic review. *BMC Medicine, 21*(1), 189. https://doi.org/10.1186/s12916-023-02893-9

Manivannan, S., Scheckhuber, C.Q., Veenhuis, M. & van der Klei, I.J. (2012). The impact of peroxisomes on cellular aging and death. *Frontiers in Oncology, 2*, 50. https://doi.org/10.3389/fonc.2012.00050

Mastitskaya, S., Turovsky, E., Marian, N., Theparambil, S.M., Hadjihambi, A., Kasparov, S., ... Hosford, P.S. (2020). Astrocytes modulate baroreflex sensitivity at the level of the nucleus of the solitary tract. *Journal of Neuroscience : The official Journal of the Society for Neuroscience, 40*(15), 3052–3062. https://doi.org/10.1101/725770

Mathew, S.J., Mao, X., Keegan, K.A., Levine, S.M., Smith, E.L., Heier, L.A., ... Shungu, D.C. (2009). Ventricular cerebrospinal fluid lactate is increased in chronic fatigue syndrome compared with generalized anxiety disorder: an in vivo 3.0 T 1H MRS imaging study. *NMR in Biomedicine, 22*(3), 251–258. https://doi.org/10.1002/nbm.1315

Mensah, F.F., Armstrong, C.W., Reddy, V., Bansal, A.S., Berkovitz, S., Leandro, M.J. & Cambridge, G. (2018). CD24 Expression and B Cell Maturation Shows a Novel Link With Energy Metabolism: Potential Implications for Patients With Myalgic Encephalomyelitis/Chronic Fatigue Syndrome. *Frontiers in Immunology, 9*, 2421. https://doi.org/10.3389/fimmu.2018.02421

Merle, N.S., Church, S.E., Fremeaux-Bacchi, V. & Roumenina, L.T. (2015). Complement system part I – molecular mechanisms of activation and regulation. *Frontiers in Immunology, 6*, 262. https://doi.org/10.3389/fimmu.2015.00262

Middeke, M. (2007). Chronopathologie der Hypertonie – Klinische Bedeutung und Einfluß auf die Therapieentscheidung. *Journal für Hypertonie – Austrian Journal of Hypertension, 11* (Sonderheft 1), 6–8. Verfügbar unter https://www.kup.at/kup/pdf/6344.pdf

Milivojevic, M., Che, X., Bateman, L., Cheng, A., Garcia, B.A., Hornig, M., ... Lipkin, W.I. (2020). Plasma proteomic profiling suggests an association between antigen driven clonal B cell expansion and ME/CFS. *PloS one, 15*(7), e0236148. https://doi.org/10.1371/journal.pone.0236148

Mina, M.J., Kula, T., Leng, Y., Li, M., de Vries, R.D., Knip, M., ... Elledge, S.J. (2019). Measles virus infection diminishes preexisting antibodies that offer protection from other pathogens. *Science (New York, N.Y.), 366*(6465), 599–606. https://doi.org/10.1126/science.aay6485

Monsorno, K., Buckinx, A. & Paolicelli, R.C. (2022). Microglial metabolic flexibility: emerging roles for lactate. *Trends in Endocrinology and Metabolism: TEM, 33*(3), 186–195. https://doi.org/10.1016/j.tem.2021.12.001

Morris, G., Anderson, G. & Maes, M. (2017). Hypothalamic-pituitary-adrenal hypofunction in myalgic encephalomyelitis (ME)/chronic fatigue syndrome (CFS) as a consequence of activated immune-inflammatory and oxidative and nitrosative pathways. *Molecular Neurobiology, 54*(9), 6806–6819. https://doi.org/10.1007/s12035-016-0170-2

Mueller, C., Lin, J.C., Sheriff, S., Maudsley, A.A. & Younger, J.W. (2020). Evidence of widespread metabolite abnormalities in Myalgic encephalomyelitis/chronic fatigue syndrome: assessment with whole-brain magnetic resonance spectroscopy. *Brain imaging and behavior, 14*(2), 562–572. https://doi.org/10.1007/s11682-018-0029-4

Nakatomi, Y., Mizuno, K., Ishii, A., Wada, Y., Tanaka, M., Tazawa, S., ... Watanabe, Y. (2014). Neuroinflammation in patients with chronic fatigue syndrome/Myalgic encephalomyelitis: an 11C-(R)-PK11195 PET study. *Journal of nuclear medicine: official publication, Society of Nuclear Medicine, 55*(6), 945–950. https://doi.org/10.2967/jnumed.113.131045

Nath, A. (2020). Long-Haul COVID. *Neurology, 95*(13), 559–560. https://doi.org/10.1212/WNL.0000000000010640

Nelson, M.J., Bahl, J.S., Buckley, J.D., Thomson, R.L. & Davison, K. (2019). Evidence of altered cardiac autonomic regulation in myalgic encephalomyelitis/chronic fatigue syndrome: A systematic review and meta-analysis. *Medicine, 98*(43), e17600. https://doi.org/10.1097/MD.0000000000017600

Newton, D.J., Kennedy, G., Chan, K.K., Lang, C.C., Belch, J.J. & Khan, F. (2012). Large and small artery endothelial dysfunction in chronic fatigue syndrome. *International Journal of Cardiology, 154*(3), 335–336. https://doi.org/10.1016/j.ijcard.2011.10.030

Nguyen, C.B., Alsøe, L., Lindvall, J.M., Sulheim, D., Fagermoen, E., Winger, A., ... Wyller, V.B. (2017). Whole blood gene expression in adolescent chronic fatigue syndrome: an exploratory cross-sectional study suggesting altered B cell differentiation and survival. *Journal of Translational Medicine, 15*(1), 102. https://doi.org/10.1186/s12967-017-1201-0

Nguyen, T., Staines, D., Johnston, S. & Marshall-Gradisnik, S. (2019). Reduced glycolytic reserve in isolated natural killer cells from myalgic encephalomyelitis/chronic fatigue syndrome patients: a preliminary investigation. *Asian Pacific Journal of Allergy and Immunology, 37*(2), 102–108.

Norden, D.M., Muccigrosso, M.M. & Godbout, J.P. (2015). Microglial priming and enhanced reactivity to secondary insult in aging, and traumatic CNS injury, and neurodegenerative disease. *Neuropharmacology, 96*(PtA), 29–41. https://doi.org/10.1016/j.neuropharm.2014.10.028

Nunes, J.M., Kruger, A., Proal, A., Kell, D.B. & Pretorius, E. (2022). The Occurrence of Hyperactivated Platelets and Fibrinaloid Microclots in Myalgic Encephalomyelitis/Chronic Fatigue Syndrome (ME/CFS). *Pharmaceuticals (Basel, Switzerland), 15*(8), 931. https://doi.org/10.3390/ph15080931

O'Callaghan, J.P. & Miller, D.B. (2019). Neuroinflammation disorders exacerbated by environmental stressors. *Metabolism: Clinical and Experimental,* 100S, 153951.

O'Neill, L.A., Kishton, R.J. & Rathmell, J. (2016). A guide to immunometabolism for immunologists. Nature Reviews. *Immunology, 16*(9), 553–565. https://doi.org/10.1038/nri.2016.70

Orjatsalo, M., Alakuijala, A. & Partinen, M. (2018). Autonomic Nervous System Functioning Related to Nocturnal Sleep in Patients With Chronic Fatigue Syndrome Compared to Tired Controls. *Journal of clinical sleep medicine : JCSM : official publication of the American Academy of Sleep Medicine, 14*(2), 163–171. https://doi.org/10.5664/jcsm.6924

Ortega-Hernandez, O.D., Cuccia, M., Bozzini, S., Bassi, N., Moscavitch, S., Diaz-Gallo, L.M., ... Shoenfeld, Y. (2009). Autoantibodies, polymorphisms in the serotonin pathway, and human leukocyte antigen class II alleles in chronic fatigue syndrome: Are they associated with age at onset and specific symptoms? *Annals of the New York Academy of Sciences, 1173*, 589–599. https://doi.org/10.1111/j.1749-6632.2009.04802.x

Petter, E., Scheibenbogen, C., Linz, P., Stehning, C., Wirth, K., Kuehne, T. & Kelm, M. (2022). Muscle sodium content in patients with Myalgic Encephalomyelitis/Chronic Fatigue Syndrome. *Journal of Translational Medicine, 20*(1), 580. https://doi.org/10.1186/s12967-022-03616-z

Phelan, J., Grabowska, A.D. & Sepúlveda, N. (2020). A potential antigenic mimicry between viral and human proteins linking Myalgic Encephalomyelitis/Chronic Fatigue Syndrome (ME/CFS) with autoimmunity: The case of HPV immunization. *Autoimmunity Reviews, 19*(4), 102487. https://doi.org/10.1016/j.autrev.2020.102487

Proal, A.D. & VanElzakker, M.B. (2021). Long COVID or Post-acute Sequelae of COVID-19 (PASC): An Overview of Biological Factors That May Contribute to Persistent Symptoms. *Frontiers in Microbiology, 12*, 698169. https://doi.org/10.3389/fmicb.2021.698169

Prusty, B.K., Gulve, N., Govind, S., Krueger, G.R., Feichtinger, J., Larcombe, L., ... Toro, C.T. (2018). Active HHV-6 infection of cerebellar Purkinje cells in mood disorders *Frontiers in Microbiology, 9*, 1955. https://doi.org/10.3389/fmicb.2018.01955

Scheibenbogen, C., Bellmann-Strobl, J.T., Heindrich, C., Wittke, K., Stein, E., Franke, C., Prüss, H., Preßler, H., Machule, M.L., Audebert, H., Finke, C., Zimmermann, H.G., Sawitzki, B., Meisel, C., Toelle, M., Krueger, A., Aschenbrenner, A.C., Schultze, J.L., Beyer, M.D., Ralser, M., ... Burock, S. (2023). Fighting Post-COVID and ME/CFS - development of curative therapies. *Frontiers in medicine, 10*, 1194754.

Stock, A.D., Wen, J. & Putterman, C. (2013). Neuropsychiatric lupus, the blood brain barrier, and the TWEAK/Fn14 pathway. *Frontiers in Immunology, 4*, 484. https://doi.org/10.3389/fimmu.2013.00484

Raijmakers, R.P., Roerink, M.E., Jansen, A.F., Keijmel, S.P., Gacesa, R., Li, Y., ... Xu, C.J. (2020). Multi-omics examination of Q fever fatigue syndrome identifies similarities with chronic fatigue syndrome. *Journal of Translational Medicine, 18*(1), 448. https://doi.org/10.1186/s12967-020-02585-5

Ramirez-Camacho, I., Garcia-Nino, W.R., Flores-Garcia, M., Pedraza-Chaverri, J. & Zazueta, C. (2020). Alteration of mitochondrial supercomplexes assembly in metabolic diseases. Biochimica et biophysica acta. *Molecular basis of disease, 1866*(12), 165935. https://doi.org/10.1016/j.bbadis.2020.165935

Rassmussen, M., Møllgård, K., Bork, P., Weikop, P., Esmail, T., Drici, L., ... Nedergaard, M. (2024). The trigeminal ganglin neurons are directlys activated by influx of CSF solutes in migraine model. *Science (New York, N.Y.), 385*(6704), 80–86. https://doi.org/10.1126/science.adl0544

Rayhan, R.U. & Baraniuk, J.N. (2021). Submaximal Exercise Provokes Increased Activation of the Anterior Default Mode Network During the Resting State as a Biomarker of Postexertional Malaise in Myalgic Encephalomyelitis/Chronic Fatigue

Syndrome. *Frontiers in Neuroscience, 15*, 748426. https://doi.org/10.3389/fnins.2021.748426

Renz-Polster, H. & Scheibenbogen, C. (2022). Post-COVID-Syndrom mit Fatigue und Belastungsintoleranz: Myalgische Enzephalomyelitis bzw. Chronisches Fatigue-Syndrom. *Innere Medizin, 63*(8), 830–839. https://doi.org/10.1007/s00108-022-01369-x

Renz-Polster, H., Tremblay, M.E., Bienzle, D. & Fischer, J.E. (2022). The Pathobiology of Myalgic Encephalomyelitis/Chronic Fatigue Syndrome: The Case for Neuroglial Failure. *Frontiers in Cellular Neuroscience, 16*, 888232. https://doi.org/10.3389/fncel.2022.888232

Saha, A.K., Schmidt, B.R., Wilhelmy, J., Nguyen, V.Y., Abugherir, A., Do, J.K., ... Ramasubramanian, A.K. (2019). Red blood cell deformability is diminished in patients with Chronic Fatigue Syndrome. *Clinical Hemorheology and Microcirculation, 71*(1), 113–116. https://doi.org/10.3233/CH-180469

Sandvik, M.K., Sørland, K., Leirgul, E., Rekeland, I.G., Stavland, C.S., Mella, O. & Fluge, Ø. (2023). Endothelial dysfunction in ME/CFS patients. *PLoS One, 18*(2), e0280942. https://doi.org/10.1371/journal.pone.0280942

Scheibenbogen, C. & Wirth, K.J. (2025). Key Pathophysiological Role of Skeletal Muscle Disturbance in Post COVID and Myalgic Encephalomyelitis/Chronic Fatigue Syndrome (ME/CFS): Accumulated Evidence. *Journal of Cachexia, Sarcopenia and Muscle, 16*(1), e13669.

Scheibenbogen, C., Renz-Polster, H., Hohberger, B., Behrends, U., Schieffer, E. & Schieffer, B. (2023). Post COVID und Post-Vakzin-Syndrom: Die Pandemie nach der Pandemie. *Deutsches Ärzteblatt, 120*(13), A-566. Zugriff am 17. März 2024 unter https://www.aerzteblatt.de/archiv/230502/Post-COVID-und-Post-Vakzin-Syndrom-Die-Pandemie-nach-der-Pandemie

Scherbakov, N., Szklarski, M., Hartwig, J., Sotzny, F., Lorenz, S., Meyer, A., ... Scheibenbogen, C. (2020). Peripheral endothelial dysfunction in myalgic encephalomyelitis/chronic fatigue syndrome. *ESC Heart Failure, 7*(3), 1064–1071. https://doi.org/10.1002/ehf2.12633

Schreiner, P., Harrer, T., Scheibenbogen, C., Lamer, S., Schlosser, A., Naviaux, R.K. & Prusty, B.K. (2020). Human herpesvirus-6 reactivation, mitochondrial fragmentation, and the coordination of antiviral and metabolic phenotypes in myalgic encephalomyelitis/chronic fatigue syndrome. *ImmunoHorizons, 4*(4), 201–215. https://doi.org/10.4049/immunohorizons.2000006

Shapiro, J.S. (2009). Does varicella-zoster virus infection of the peripheral ganglia cause Chronic Fatigue Syndrome? *Medical hypotheses, 73*(5), 728–734. https://doi.org/10.1016/j.mehy.2009.04.043

Shungun, D.C., Weiduschat, N., Murrough, J.W., Mao, X., Pillemer, S., Dyke, J.P., ... Mathew, S.J. (2012). Increased ventricular lactate in chronic fatigue syndrome. III. Relationships to cortical glutathione and clinical symptoms implicate oxidative stress in disorder pathophysiology. *NMR in Biomedicine, 25*(9), 1073–1087. https://doi.org/10.1002/nbm.2772

Siessmeier, T., Nix, W.A., Hardt, J., Schreckenberger, M., Egle, U.T. & Bartenstein, P. (2003). Observer independent analysis of cerebral glucose metabolism in patients with chronic fatigue syndrome. *Journal of Neurology, Neurosurgery, and Psychiatry, 74*(7), 922–928. https://doi.org/10.1136/jnnp.74.7.922

Silva, J., Takahashi, T., Wood, J., Lu, P., Tabachnikova, A., Gehlhausen, J.R., ... Iwasaki, A. (2024). Sex differences in symptomatology and immune profiles of Long COVID. *medRxiv : the preprint server for health sciences*, 2024.02.29.24303568.

Soffritti, I., Gravelsina, S., D'Accolti, M., Bini, F., Mazziga, E., Vilmane, A., ... Caselli, E. (2023). Circulating miRNAs Expression in Myalgic Encephalomyelitis/Chronic Fatigue Syndrome. *International Journal of Molecular Sciences, 24*(13), 10582. https://doi.org/10.3390/ijms241310582

Sofroniew, M.V. (2020). Astrocyte reactivity: subtypes, states, and functions in CNS innate immunity. *Trends in Immunology, 41*(9), 758–770. https://doi.org/10.1016/j.it.2020.07.004

Son, K., Jamil, R., Chowdhury, A., Mukherjee, M., Venegas, C., Miyasaki, K., ... Mukherjee, M. (2023). Circulating anti-nuclear autoantibodies in COVID-19 survivors predict long-COVID symptoms. *European Respiratory Journal, 61*(1), 2200970.

Soto, N.E. & Straus, S.E. (2000). Chronic Fatigue Syndrome and Herpesviruses: the Fading Evidence. *Herpes: the journal of the IHMF, 7*(2), 46–50.

Sotzny, F., Blanco, J., Capelli, E., Castro-Marrero, J., Steiner, S., Murovska, M., ... EUROMENE. (2018). Myalgic Encephalomyelitis/Chronic Fatigue Syndrome – Evidence for an autoimmune disease. *Autoimmunity Reviews, 17*(6), 601–609. https://doi.org/10.1016/j.autrev.2018.01.009

Sotzny, F., Filgueriras, I.S., Kedor, C., Freitag, H., Wittke, K., Bauer, S., ... Scheibenbogen, C. (2022). Dysregulated autoantibodies targeting vaso- and immunoregulatory receptors in post COVID syndrome correlate with symptom severity. *Frontiers in Immunology, 13*, 981532. https://doi.org/10.3389/fimmu.2022.981532

Sporns, O., Tononi, G. & Kotter, R. (2005). The human connectome: a structural description of the human brain. *PLoS Computational Biology, 1*(4), e42. https://doi.org/10.1371/journal.pcbi.0010042

Su, J., Thapaliya, K., Eaton-Fitch, N., Marshall-Gradisnik, S. & Barnden, L. (2023). Connectivity Between Salience and Default Mode Networks and Subcortical Nodes Distinguishes Between Two Classes of Myalgic Encephalomyelitis/Chronic Fatigue Syndrome. *Brain Connectivity, 13*(3), 164–173. https://doi.org/10.1089/brain.2022.0049

Sudowe, S. (2024). Bedeutung von Autoantikörpern gegen G-Protein-gekoppelte Rezeptoren (GPCR) für die Diagnose eines Postinfektionssyndroms. OM & Ernährung, *SH32*, 46–53. Zugriff am 19. März 2024 unter https://www.researchgate.net/publication/378877745_Bedeutung_von_Autoantikorpern_gegen_G-Protein-gekoppelte_Rezeptoren_GPCR_fur_die_Diagnose_eines_Postinfektionssyndroms

Takata, F., Nakagawa, S., Matsumoto, J. & Dohgu, S. (2021). Blood-brain barrier dysfunction amplifies the development of neuroinflammation: understanding of cellular events in brain microvascular endothelial cells for prevention and treatment of BBB dysfunction. *Frontiers in Cellular Neuroscience 15*, 661838. https://doi.org/10.3389/fncel.2021.661838

Tate, W., Walker, M., Sweetman, E., Helliwell, A., Peppercorn, K., Edgar, C., ... Chatterjee, A. (2022). Molecular Mechanisms of Neuroinflammation in ME/CFS and Long COVID to Sustain Disease and Promote Relapses. *Frontiers in Neurology, 13*, 877772. https://doi.org/10.3389/fneur.2022.877772

Taylor, K., Pearson, M., Das, S., Sardell, J., Chocian, K. & Gardner, S. (2023). Genetic risk factors for severe and fatigue dominant long COVID and commonalities with ME/CFS identified by combinatorial analysis. *Journal of Translational Medicine, 21*(1), 775. https://doi.org/10.1186/s12967-023-04588-4

Thurlow, P.J., Kenneally, D.A. & Connellan, J.M. (1990). The role of fibronectin in platelet aggregation. *British Journal of Haematology, 75*(4), 549–556. https://doi.org/10.1111/j.1365-2141.1990.tb07797.x

Tirelli, U., Chierichetti, F., Tavio, M., Bianchin, G., Zanco, P. & Ferlin, G. (1998). Brain positron emission tomography (PET) in chronic fatigue syndrome: preliminary data. *American Journal of Medicine, 105*(3A):54S-58S.

Tomas, C., Brown, A., Strassheim, V., Elson, J.L., Newton, J. & Manning, P. (2017). Cellular bioenergetics is impaired in patients with chronic fatigue syndrome. *PLoS One, 12*(10), e0186802. https://doi.org/10.1371/journal.pone.0186802

Tsai, S.Y., Yang, T.Y., Chen, H.J., Chen, C.S., Lin, W.M., Shen, W.C., ... Kao, C.H. (2014). Increased risk of chronic fatigue syndrome following herpes zoster: a population-based study. *European journal of clinical microbiology & infectious diseases: official publication of the European Society of Clinical Microbiology, 33*(9), 1653–1659. https://doi.org/10.1007/s10096-014-2095-x

Ueland, M., Hajdarevic, R., Mella, O., Strand, E.B., Sosa, D.D., Saugstad, O.D. ... Viken, M.K. (2022). No replication of previously reported association with genetic variants in the T cell receptor alpha (TRA) locus for myalgic encephalomyelitis/chronic fatigue syndrome (ME/CFS). *Translational Psychiatry, 12*(1), 277. https://doi.org/10.1038/s41398-022-02046-1

Underhill, R.A. & O'Gorman, R. (2006). *Prevalence of chronic fatigue syndrome and chronic fatigue within families of CFS patients. CFS*, *13*, 3-13. Zugriff am 5. März 2024 unter https://www.researchgate.net/publication/230821794_Prevalence_of_Chronic_Fatigue_Syndrome_and_Chronic_Fatigue_Within_Families_of_CFS_Patients https://doi.org/10.1300/J092v13n01_02

van Campen, C.L., Verheugt, F.W., Rowe, P.C. & Visser, F.C. (2020). Cerebral blood flow is reduced in ME/CFS during head-up tilt testing even in the absence of hypotension or tachycardia: A quantitative, controlled study using Doppler echography. *Clinical Neurophysiology Practice, 5*, 50–58. https://doi.org/10.1016/j.cnp.2020.01.003

van Campen, C.M., Rowe, P.C. & Visser, F.C. (2021). Cerebral blood flow remains reduced after tilt testing in myalgic encephalomyelitis/chronic fatigue syndrome patients. *Clinical Neurophysiology Practice, 6*, 245–255. https://doi.org/10.1016/j.cnp.2021.09.001

Van Cauwenbergh, D., Nijs, J., Kos, D., Van Weijnen, L., Struyf, F. & Meeus, M. (2014). Malfunctioning of the autonomic nervous system in patients with chronic fatigue syndrome: a systematic literature review. *European Journal of Clinical Investigation, 44*, 516–526. https://doi.org/10.1111/eci.12256

VanElzakker, M.B., Brumsfield, S.A. & Mejia, P.S. (2019). Neuroinflammation and Cytokines in Myalgic Encephalomyelitis/Chronic Fatigue Syndrome (ME/CFS): A Critical Review of Research Methods. *Frontiers in Neurology, 10*(9), 1033. https://doi.org/10.3389/fneur.2018.01033

Vangeel, E.B., Klempke, S., Bakusic, J., Godderis, L., Luyten, P., Van Heddegem, L., ... Claes, S. (2018). Glucocorticoid receptor DNA methylation and childhood trauma in chronic fatigue syndrome patients. *Journal of Psychosomatic Research, 104*, 55–60. https://doi.org/10.1016/j.jpsychores.2017.11.011

Vu, L.T., Ahmed, F., Zhu, H., Iu, D.S., Fogarty, E.A., Kwak, Y., ... Grimson, A. (2024). Single-cell transcriptomics of the immune system in ME/CFS at baseline and following symptom provocation. *Cell Reports Medicine, 5*(1), 101373. https://doi.org/10.1016/j.xcrm.2023.101373

Walitt, B., Singh, K., LaMunion, S.R., Hallett, M., Jacobson, S., Chen, K., ... Nath, A. (2024). Deep phenotyping of post-infectious myalgic encephalomyelitis/chronic fatigue syndrome. *Nature communications, 15*, 907. https://doi.org/10.1038/s41467-024-45107-3

Wallukat, G., Hohberger, B., Wenzel, K., Fürst, J., Schulze-Rothe, S., Wallukat, A., ... Müller, J. (2021). Functional autoantibodies against G-protein coupled receptors in patients with persistent long-COVID-19 symptoms. *Journal of Translational Autoimmunity, 4*, 100100. https://doi.org/10.1016/j.jtauto.2021.100100

Walsh, C.M., Zainal, N.Z., Middelton, S.J. & Paykel, E.S. (2001). A family history study of chronic fatigue syndrome. *Psychiatric genetics, 11*(3)123–128. https://doi.org/10.1097/00041444-200109000-00003

Wang, P.Y., Ma, J., Kim, Y.C., Son, A.Y., Syed, A.M., Liu, C., ... Hwang, P.M. (2023). WASF3 disrupts mitochondrial respiration and may mediate exercise intolerance in myalgic encephalomyelitis/chronic fatigue syndrome. *Proceedings of the National Academy of Sciences of the United States of America, 120*(34), e2302738120. https://doi.org/10.1073/pnas.2302738120

Watkins, L.R., Hutchinson, M.R., Milligan, E.D. & Maier, S.F. (2007). „Listening" and „talking" to neurons: implications of immune activation for pain control and increasing the efficacy of opioids. *Brain Research Reviews, 56*(1), 148–169. https://doi.org/10.1016/j.brainresrev.2007.06.006

Weigold, F., Günther, J., Pfeiffenberger, M., Cabral-Marques, O., Siegert, E., Dragun, D., ... Riemekasten, G. (2018). Antibodies against chemokine receptors CXCR3 and CXCR4 predict progressive. *Arthritis Research & Therapy, 20*(1), 52. https://doi.org/10.1186/s13075-018-1545-8

Wheeler, M.A., Clark, I.C., Tjon, E.C., Li, Z., Zandee, S.E., Couturier, C.P., ... Quintana, F.J. (2020). MAFG-driven astrocytes promote CNS inflammation. *Nature, 578*(7796), 593–599.

Wirth, K.J. (2018). Role of noradrenergic brain nuclei in the regulation of carotid artery blood flow: pharmacological evidence from anesthetized pigs with Alpha-2 adrenergic receptor modulator drugs. *Journal of Alzheimer's Disease, 66*(1), 407–419. https://doi.org/10.3233/JAD-180340

Wirth, K.J. & Scheibenbogen, C. (2021). Pathophysiology of skeletal muscle disturbances in Myalgic Encephalomyelitis/Chronic Fatigue Syndrome (ME/CFS). *Journal of Translational Medicine, 19*(1), 162. https://doi.org/10.1186/s12967-021-02833-2

Wirth, K. & Scheibenbogen, C. (2020). A Unifying Hypothesis of the Pathophysiology of Myalgic Encephalomyelitis/Chronic Fatigue Syndrome (ME/CFS): Recognitions from the finding of autoantibodies against ß2-adrenergic receptors. *Autoimmunity Reviews, 19*(6), 102527. https://doi.org/10.1016/j.autrev.2020.102527

Yamamoto, S., Ouchi, Y., Onoe, H., Yoshikawa, E., Tsukada, H., Takahashi, H., ... Watanabe, Y. (2004). Reduction of serotonin transporters of patients with chronic fatigue syndrome. *Neuroreport, 15*(17), 2571–2574. https://doi.org/10.1097/00001756-200412030-00002

Yang, Q. & Zhou, J. (2019). Neuroinflammation in the central nervous system: symphony of glial cells. *Glia, 67*(6), 1017–1035. https://doi.org/10.1002/glia.23571

Yao, Q., Chen, Y. & Zhou, X. (2019). The roles of microRNAs in epigenetic regulation. *Current opinion in chemical biology, 51*, 11–17. https://doi.org/10.1016/j.cbpa.2019.01.024

Yonker, L.M., Swank, Z., Bartsch, Y.C., Burns, M.D., Kane, A., Boribong, B.P., ... Walt, D.R. (2023). Circulating Spike Protein Detected in Post-COVID-19 mRNA Vaccine Myocarditis. *Circulation, 147*(11), 867–876. https://doi.org/10.1161/CIRCULATIONAHA.122.061025

Zeineh, M.M., Kang, J., Atlas, S.W., Raman, M.M., Reiss, A.L., Norris, J.L., ... Montoya, J.G. (2015). Right arcuate fasciculus abnormality in chronic fatigue syndrome. *Radiology, 274*(2), 517–526. https://doi.org/10.1148/radiol.14141079

Zhao, Z.S., Granucci, F., Yeh, L., Schaffer, P.A. & Cantor, H. (1998). Molecular mimicry by 460 herpes simplex virus-type 1: autoimmune disease after viral infection. *Science, 279*(461), 1344–1347. https://doi.org/10.1126/science.279.5355.1344

4 ME/CFS-Erkrankte und ihre Erfahrungen innerhalb des Gesundheitssystems

Erste Anlaufstelle für Menschen, die die Symptome einer ME/CFS zeigen, ist i.d.R. eine Praxis für Allgemeinmedizin. Obwohl es bereits seit 2003 die Canadian Consensus Criteria als Grundlage für eine ME/CFS-Diagnosestellung gibt (Carruthers et al., 2003), ist die Krankheit noch immer sehr vielen Ärzt:innen in Deutschland unbekannt (Scheibenbogen, Wittke, Hanitsch, Grabowski & Behrends, 2019). Nicht nur hier dauert es noch immer oft Jahre, bis die korrekte Diagnose gestellt wird (Habermann-Horstmeier & Horstmeier, 2024a). Nach Bateman et al. (2021) erhalten in den USA bis zu 91% der Betroffenen keine oder eine falsche Diagnose und werden dementsprechend auch falsch behandelt. Ähnlich wie in den USA wird die Erkrankung auch in Deutschland oft fehldiagnostiziert, besonders häufig als psychosomatische bzw. psychiatrische Erkrankung. Betroffene berichten in Internetforen, in Filmen (SRF, 2022) oder in Büchern (Krapf, 2022), dass sie meist erst nach einer langen Ärzte-Odyssee eine korrekte Diagnose erhielten. Viele beschreiben ablehnende Reaktionen der konsultierten Ärzt:innen, wenn sie selbst den Verdacht äußerten, dass es sich um ME/CFS handeln könnte (Froehlich, Jason, Scheibenbogen, Behrends & Thoma, 2021). Auch Untersuchungen aus den USA und Großbritannien zeigen, dass ME/CFS-Erkrankte mit der medizinischen Versorgung unzufrieden sind, u.a. aufgrund des fehlenden Fachwissens der behandelnden Ärzt:innen (Bowen, Pheby, Charlett & McNulty, 2005; Tidmore, Jason & Chapo-Kroger, 2015). Dieses geht oft einher mit einer Fehlbehandlung der an ME/CFS-Erkrankten. Ein Grund hierfür ist, dass medizinische Leitlinien in der Vergangenheit die kognitive Verhaltenstherapie *(Cognitive Behavioural Therapy, CBT)* sowie eine abgestufte Bewegungstherapie *(Graded Exercise Therapy, GET)* zur Behandlung von ME/CFS-Erkrankten empfohlen haben. Beides sind Maßnahmen, die bei ME/CFS-Patient:innen nicht zur Genesung beitragen bzw. die Krankheitssituation sogar erheblich verschlimmern können (Vink & Vink-Niese, 2022). Auch die aktuellen „Leitlinien Müdigkeit" der Deutschen Gesellschaft für Allgemeinmedizin und Familienmedizin (DEGAM) enthalten zusätzlich zu den Kernempfehlungen der Leitlinien, die von einer Aktivierungstherapie bei ME/CFS abraten, noch immer ein Sondervotum zu ME/CFS, das für Erkrankte mit leichter bis mittelschwerer Symptomausprägung einen vorübergehenden Zusatznutzen der GET sieht und die Indikation einer Verhaltenstherapie bei Begleitsymptomen wie chronischen Schlafstörungen oder Schmerzen stellt (DEGAM, 2022).

Dies alles trägt mit dazu bei, dass viele ME/CFS-Erkrankte noch immer über einen längeren Zeitraum keine angemessene oder sogar eine kontraindizierte Versorgung erhalten. Ihnen fehlt es an adäquater Hilfe aus dem Gesundheits- und Sozialsystem, insbesondere weil es den Gesundheitsfachkräften, aber auch Arbeitgeber:innen und Lehrkräften an Verständnis für die Schwere der Erkrankung fehlt. Es ist also nicht nur die Schwere der Symptomatik selbst, die in vielen Fällen zu einer sozialen Isolation der Erkrankten führt, sondern auch die Reaktion der Umgebung hierauf (Nacul et al., 2021).

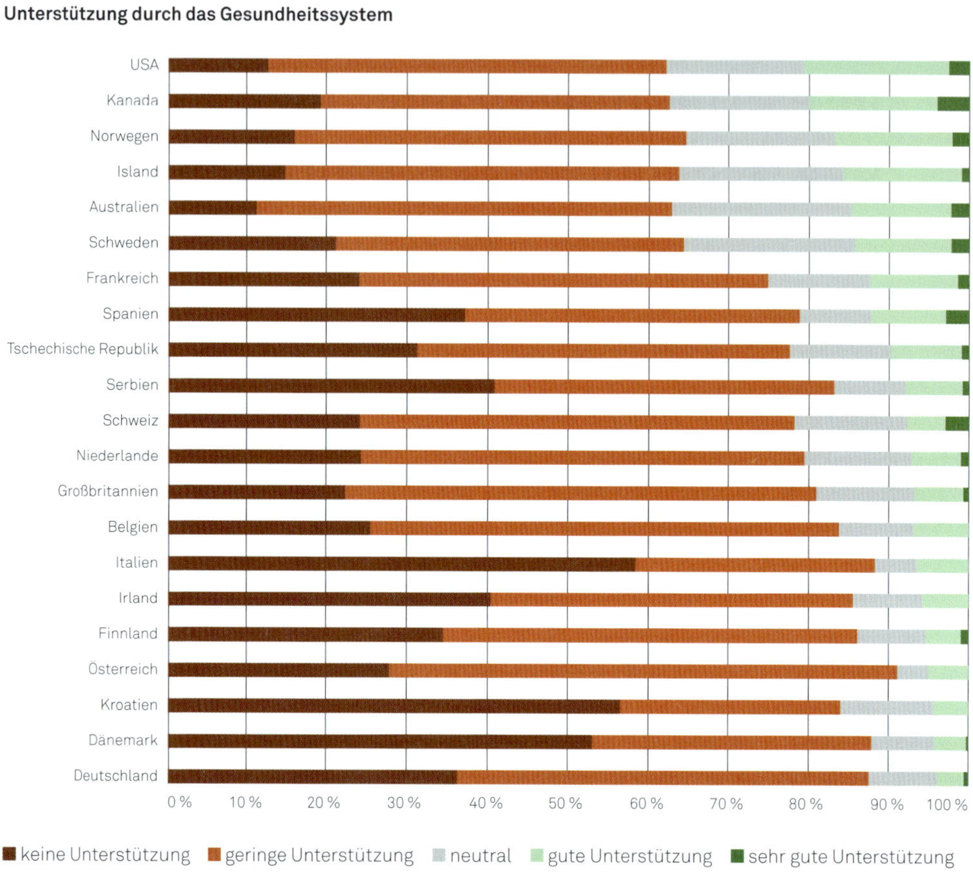

Abbildung 4-1: Die Ergebnisse einer durch die Europäische ME-Allianz (EMEA) online durchgeführten Umfrage zu der von den ME/CFS-Erkrankten erfahrenen Unterstützung durch das jeweilige Gesundheitssystem. An der Umfrage nahmen 2021 insgesamt mehr als 11.000 ME/CFS-Betroffene aus 44 Ländern teil. Quelle: Angelsen und Schei (2024).

Das deutsche Gesundheitssystem liegt damit nach Ansicht der Teilnehmer:innen an einer europaweiten Umfrage der Europäischen ME-Allianz (EMEA), die im Mai und August 2021 online durchgeführt wurde, hinsichtlich der erfahrenen Unterstützung der ME/CFS-Erkrankten eher im unteren Bereich (Abbildung 4-1). An der Umfrage nahmen insgesamt mehr als 11.000 ME/CFS-Betroffene aus 44 Ländern teil, allein aus Deutschland waren es 1.228 Personen. Fast 90 % der deutschen Studienteilnehmer:innen gaben an, keine oder nur wenig Unterstützung durch das Gesundheitssystem zu erhalten.

Im Folgenden werden nun die Erfahrungen von erwachsenen ME/CFS-Erkrankten geschildert, die diese im Verlauf ihrer Erkrankung mit Ärzt:innen und anderen Vertreter:innen des Gesundheitssystems in Deutschland gemacht haben. Grundlage der Schilderungen sind die Ergebnisse der 2022 durchgeführten APAV-ME/CFS-Studie (Befragungsstudie [Survey] zum Arzt-Patient-Verhältnis von ME/CFS-Erkrankten), an der insgesamt 1.238 Personen (ME/CFS-Erkrankte und deren nahe Angehörige) teilnahmen. Dabei wurden u. a. die schriftlichen Survey-Antworten von 549 erwachsenen ME/CFS-Erkrankten (456 ♀, 93 ♂) mit einer durch eine Ärztin/einen Arzt gestellten ME/CFS-Diagnose qualitativ ausgewertet. Diese waren im Durchschnitt etwa 47,4 Jahre alt (♀: 47,0 J., ♂: 49,2 J.) und gaben die bisherige Dauer ihrer Erkrankung durchschnittlich mit etwa 11,3 Jahren (± 9,3 J.; Median: 8 J.; Min: 0,5 J.; Max: 41 J.) an. Die Diagnosestellung erfolgte im Durchschnitt nach etwa 6,6 Jahren (± 7,6 J.; Median: 4 J.; Min: 0,7 J.; Max: 41 J.; da die Teilnehmenden Zeiträume angekreuzt hatten, wurde ihnen bei diesen Berechnungen jeweils der Mittelwert des angekreuzten Zeitraums zugeordnet. Bei dem Alters-Zeitraum „länger als 60 Jahre“ wurde der Wert „65 Jahre“ eingesetzt, bei einer Krankheitsdauer von „länger als 40 Jahren“ der Wert „41 Jahre“. Es handelt sich bei den Ergebnissen der Berechnungen also um Annäherungswerte) (Habermann-Horstmeier & Horstmeier, im Druck).

Die ME/CFS-Erkrankten sollen an dieser Stelle im Sinne eines *patientenzentrierten Ansatzes* über Zitate selbst zu Wort kommen, sodass ihr Umfeld und insbesondere die Akteure im Gesundheits- und Sozialwesen die Situation der Betroffenen besser nachvollziehen können.

4.1 Diagnosestellung aus Sicht der Erkrankten

Nur wenige erwachsene ME/CFS-Erkrankte berichteten davon, dass sie positive Erfahrungen mit den sie behandelnden Ärzt:innen gemacht hätten, dass die von ihnen konsultierten Ärzt:innen die Erkrankung bereits zuvor kannten oder dass sie ME/CFS als eine ernst zu nehmende Krankheit ansahen. Zudem erfuhren nur wenige Erkrankte Unterstützung durch ihre Ärzt:innen.

H32: „Zu meinem behandelnden Arzt habe ich ein sehr gutes Arzt-Patient-Verhältnis. Er ist der Einzige, der sich mit ME/CFS auskennt und [mich] ernst nimmt.“
D3: „Die Beziehungen zu den eigenen behandelnden Ärzten [sind] sehr gut und vertrauensvoll. Es sind ja die nach langer und sehr aufwendiger Suche verbliebenen wenigen Ärzte, die sich menschlich kümmern wollen.“
G38: „2020 erhielt ich schließlich von der EUTB [= Ergänzende unabhängige Teilhabeberatung] den Tipp, dass die Uniklinik meiner Stadt in der Umweltambulanz sich mit ME/CFS auskennen würde. Die Ärztin dort hatte auch frisch an einer Fortbildung der Charité teilgenommen. Als ich also dorthin ging, erhielt ich nach jahrelanger Ärzte-Odyssee endlich Verständnis und eine Diagnose und außerdem – ganz wichtig!! – einen ausführlichen, mehrere Seiten langen Arztbericht, der meine individuellen Einschränkungen sowie die Krankheit ME/CFS und deren nicht vorhandene Therapiemöglichkeiten sowie die Gefahr von Belastung bis ins Detail beschrieb. Dieser Bericht wurde dann dem Hausarzt und dem Neurologen geschickt. Seitdem glauben sie mir.“

Meist berichteten die Erkrankten, dass ihre Ärzt:innen ME/CFS nicht kannten bzw. sich nicht damit auskannten und betonten dabei, dass die von ihnen geschilderte PEM doch so typisch und charakteristisch für ME/CFS sei und trotzdem keine Diagnosestellung erfolgte (Habermann-Horstmeier & Horstmeier, 2023a).

D21: „Rückblickend erschreckt mich am meisten, dass keiner der in den zehn Jahren bis zur Diagnose konsultierten zahlreichen Fachärzte aus meiner PEM-Beschreibung eine ME/CFS-Verdachtsdiagnose ableiten konnte, obwohl PEM doch so typisch für ME/CFS ist.“

4.1.1 Fehlendes Wissen der Ärzt:innen

Dabei wurde v. a. das fehlende ME/CFS-Fachwissen der konsultierten Ärzt:innen sowie die fehlende Erfahrung im Umgang mit ME/CFS-Erkrankten beklagt.

B3: „Störend sind die Vorurteile und das fehlende Fachwissen trotz Fachrichtung. Es interessiert nicht, was der Patient erzählt. Sobald man von der Krankheit erzählt, wird man nicht mehr ernst genommen und keiner der Ärzte informierte sich im Nachhinein über das Krankheitsbild ME/CFS."

Der zentrale Faktor bei der Diagnosestellung sei, dass viele Ärzt:innen ME/CFS nicht als neuroimmunologische Systemerkrankung akzeptierten. Damit fehle ihnen das Expertenwissen und die fachliche Kompetenz, die Erkrankung korrekt zu diagnostizieren und zu therapieren. Folge dieser fehlenden Akzeptanz sei, dass es zu Fehldiagnosen (s. Kap. 4.1.4) und damit auch zu falschen Therapieansätzen komme. Den Patient:innen bliebe dann nichts anderes übrig, als die ärztlicherseits vorgeschlagenen falschen Therapiemaßnahmen wie GET und CBT (s. o.) zu verweigern, um ihre gesundheitliche Situation nicht noch zusätzlich zu verschlechtern (intelligente Non-Compliance).

I127: „Ärzte, denen ME/CFS unbekannt ist, machen so ungefähr alle Fehler, die man in Bezug auf die Erkrankung machen kann."

Manche Ärzt:innen würden den Erkrankten zudem vorwerfen, selbst nicht genug für die Verbesserung ihrer Krankheitssituation zu tun, insbesondere wenn sie krankheitsverschlechternde Therapieempfehlungen wie GET ablehnten.

I129: „Störend empfinde ich mir gegenüber manchmal so eine Art Schuldzuweisung, weil die Krankheit nicht besser wird."
H10: „Man sucht nach der einfachsten, erstbesten Erklärung und behandelt einen, als wäre man selbst schuld, weil man ja z. B. nicht genug isst oder nicht genug Sport macht."
J134: „Die Ärzte geben einem die Schuld, dass es einem schlecht geht, weil man sich nicht auf die Antidepressiva und psychiatrische Erkrankung einlasse."

Selbst Ärzt:innen, die der Ansicht waren, ME/CFS zu kennen und eine entsprechende Diagnose stellten, hatten nach Ansicht der Erkrankten falsche Vorstellungen vom Krankheitsbild.

I125: „Sie hat also die Diagnose vergeben, versteht darunter aber gar keine neurologisch-immunologische Erkrankung und war auch nicht bereit, irgendeine Art Ausschlussdiagnostik zu veranlassen."

Als besonders negativ empfanden viele Erkrankte auch die fehlende Fortbildungsbereitschaft der Ärzt:innen.

D23: „Und auch wenn man den Arzt bittet, sich zu informieren (z. B. bei der Charité Berlin), dann tun sie das nicht oder nur halbherzig. Man könnte auch sagen, große Voreingenommenheit der Mediziner."
I70: „Dass die Ärzte sich überhaupt nicht informieren wollen. Ich habe ein Attest über ME/CFS, begründet auf den Fukuda-Kriterien. Das wird ignoriert. Es ist keine sachliche Unterhaltung möglich."
I82: „Was mich, neben dem Unwillen, jeden Patienten ernst zu nehmen, am allermeisten stört, ist die Ignoranz und die Verweigerung diverser, auch an der Primärversorgung von Post-Covid- und ME/CFS-Patienten beteiligten Ärzte, sich ja die inzwischen weithin zugänglichen, fundierten Informationen anzueignen, und sei es auch nur, die S1-Leitlinie zu lesen. Daraus entstehen neben dem sehr anstrengenden Frust bei den Betroffenen auch nach zwei Jahren Pandemie noch fatale Empfehlungen wie die Steigerung des Trainings/der Aktivitäten statt Pacing etc."

Sie berichteten von einem Beharren auf dem eigenen, meist seit Studienzeiten nicht aktualisierten Wissensstand und beklagten eine Unfähigkeit, über den eigenen Wissenshorizont hinaus zu denken. Nicht selten fehle auch der Wille oder die Fähigkeit, sich mit den Erkenntnissen anderer ärztlicher Disziplinen auseinanderzusetzen und diese Erkenntnisse im Sinne eines systemischen Denkens zusammenzuführen.

C3: „Am meisten stört mich, dass Ärzte (fast alle) nicht über ihr eigenes Paradigma hinausdenken können und nicht akzeptieren oder auch nur in Erwägung ziehen können, dass es etwas gibt, das

sie nicht wissen [...] und sie deswegen ihren Horizont erweitern müssen und das in Frage stellen, was sie gelernt haben."
D15: „Es fehlt ein bisschen der Detektiv-Sinn, die Neugierde und der Entdeckerdrang, auch mal das Durchhalten und Aushalten, bis komplexe Erkrankungen dann schließlich diagnostiziert werden können. Diagnostik im wirklichen Ausschlussverfahren findet so gut wie nicht statt."

4.1.2 Ärztliches Vorgehen

Das Vorgehen der konsultierten Ärzt:innen wird oft als „Standardprogramm" beschrieben und dabei ein Schubladendenken beklagt.

B5: „Es wird nur das altbekannte Schema angewendet: Einmal durchuntersuchen. Wenn nichts auffällig ist, muss der Patient schnell an die psychosomatische Abteilung überwiesen werden, dass man ihn loswird."
G1: „Absolutes blindes Vertrauen in Standardtests, wenig Offenheit sich zu informieren oder Informationen anzunehmen."
D38: „Man hat das Gefühl, dass die Ärzte das Thema am liebsten ausklammern würden und sich gerne auf die Behandlung von „gängigen" Erkrankungen beschränken möchten. ME/CFS-Patienten sind da nicht so einfach zu behandeln, es gibt keine Bio-Marker, man muss sich für die Patienten Zeit nehmen, man kann diese Patienten nicht so einfach „durchtakten" und nach Schema „F" abhandeln."
J22: „Ich glaube, Ärzte denken zu schnell in Schubladen. Ich bin adipös, die erste Reaktion war oft, wenn ich abnehme, wird es besser. Und ich soll mich bewegen. [...] Dass ich mich nicht bewegen kann, liegt nach Ärztemeinung bei mir. Ich strenge mich nicht genug an."
G4: „[...] dass die Ärzte sich nicht mit ME/CFS auskennen und gerade Spezialisten (z.B. in meinem Fall v.a. Neurologen) keinen einzigen Blick über deren eigene Disziplin hinauswerfen und völlig versteift deren Protokolle ‚abfrühstücken' und dann die Diagnose stellen, die von den Symptomen her am ehesten passt."

Es werde oftmals nicht nur die Existenz von ME/CFS geleugnet, sondern auch das Vorhandensein der geschilderten Symptome angezweifelt und die gesundheitliche Situation der Erkrankten bagatellisiert.

E12: „Diagnose wird häufig ignoriert oder bagatellisiert. Oft kommen so Plattitüden wie: ‚Ich bin auch schon mal müde' oder ‚Wie wäre es denn mal mit Arbeiten' oder ‚Schlafen Sie sich mal richtig aus' etc. – diskriminierend und bagatellisierend."
H49: „Am meisten stört es mich, wenn Leute mich und meinen Alltag nicht kennen, einem ins Gesicht sagen, dass das alles nicht stimmt und es [das] nicht gibt. Dies führt dazu, dass ich immer wieder selber zweifle, zu viel mache und in die Verschlechterung komme."

Auch in diesem Zusammenhang sei das fehlende systemische Denken der konsultierten Ärzt:innen, d.h. das enge Denken in den diagnostischen Schubladen der eigenen Fachdisziplin, oft in Kombination damit, dass sich auch Spezialist:innen als Generalist:innen sehen und damit die eigene Fachkompetenz überschätzen, ein großes Problem. Hinzu komme der vielfach kaum oder gar nicht stattfindende Austausch zwischen den verschiedenen medizinischen Disziplinen.

J15: „Ein weiteres, unüberwindbares Problem für betroffene Patienten ist die Aufteilung der Medizin in Fachgebiete. Da jeder der ‚Spezialisten' aus Orthopädie, Neurologie [...] usw. eine trennende Sichtweise annimmt, d.h. nicht über seinen ‚Tellerrand' schaut und für seinen Fachbereich oft nur ‚geringgradige oder mäßige' Symptome feststellt, bedeutet das für die ebenso in Disziplinen aufgespaltenen Gutachter der Versicherungen und Gerichte, der Patient ist ‚arbeitsfähig'. Doch so funktioniert der menschliche Körper nicht. Gehirn, Nieren, Herz, Leber, Darm usw. arbeiten nicht getrennt voneinander. Sie alle arbeiten in ständiger Kommunikation und Verbindung miteinander! Für mich als Patientin selbst ergibt diese Summe aus ‚geringgradigen oder mäßigen Störungen' in sechs oder mehr einzelnen Fachgebieten aber ei-

nen komplexen Beschwerde-Mix, der mir das Leben zur Hölle macht!"
J54: „[...] sowie die Tatsache, dass immer nur einzelne Bereiche abgedeckt werden. Keine bereichsübergreifende Behandlung. Entweder Rheumatologie oder Neurologie oder Endokrinologie."

Einige ME/CFS-Erkrankte berichteten auch von ablehnenden Reaktionen der konsultierten Ärzt:innen auf eine bereits andernorts gestellte ME/CFS-Diagnose.

H17: „Zitat eines Arztes: ‚ME/CFS ist wie ein Mülleimer, man steckt dort alles rein, was man nicht zuordnen kann. Es ist keine Krankheit.'"
H58: „Ein Arzt äußerte sogar mal, er wolle richtige Unterlagen und nicht die der ausgedachten Krankheit aus Kanada."
J92: „Gutachter, trotz Diagnose aus der Charité (!), haben gesagt, das gibt es nicht, keine echte Erkrankung, alles nur psychisch."
B6: „Selbst nach der Diagnose wurde vor allem in Kliniken ME/CFS als Erkrankung abgelehnt und teilweise als unwissenschaftlich bezeichnet. Obwohl die Diagnose sehr ausführlich und nach den Kriterien der Charité erfolgte."
H25: „[...] jeder der Ärzte hat empört und zurückweisend reagiert. Ich wurde daraufhin sogar von der Frauenärztin angeschrien, [...]. Eine andere Ärztin hat mich gefragt, ob ich nun ihren Job übernehmen wolle, meistens antworten die Ärzte, dass es das ja nicht gibt und [es] nur eine Verlegenheitsdiagnose sei."

Sie wiesen zudem darauf hin, dass es dadurch auch nach Diagnosestellung weiter zu Falschbehandlungen gekommen sei. Von den behandelnden Ärzt:innen sei auch nach einer Diagnosestellung oftmals keine Hilfe zu erwarten.

C14: „Gemachte Erfahrungen werden von Ärzten missachtet, Diagnoserichtlinien werden missachtet und Falschbehandlungen empfohlen."
J92: „Meine Hausärztin, die mich am längsten kennt, wurde nicht ernst genommen. Ihr wird ungenügende Fachlichkeit unterstellt und zu wenig ‚Abgrenzung' zu mir als Patientin. Als wenn sie ihre Diagnosen, Stellungnahmen und Atteste nur aus Gefälligkeit ausstellt."
A2: „Von den Fachärzten ist also keine Hilfe, im schlimmsten Fall Stigmatisierung zu erwarten. Hausärzte [...] konnten mir erst recht keine Therapie anbieten, aber wenn man Glück hat, wird man wenigstens ernst genommen."
A1: „Dort allerdings informierte man mich sofort, dass ich keine Behandlung erwarten könne."

4.1.3 Unterschied zu einer „normalen" Erkrankung

Sowohl hinsichtlich der Diagnosestellung als auch des Auftretens und Verhaltens der Ärzt:innen (s. Kap. 4.2) sahen viele ME/CFS-Erkrankte Unterschiede zum Vorgehen und Verhalten bei einer „normalen" Erkrankung" wie (Virus-) Grippe, Herzinfarkt oder Lungenkrebs. Die Erkrankten führten dies darauf zurück, dass die Krankheit in der Ärzteschaft nicht anerkannt sei. Viele Ärzt:innen kannten ME/CFS entweder gar nicht, hielten die Krankheit für nicht existent oder betrachteten sie nicht als eine primär somatische Erkrankung.

A4: „Zitat eines Arztes: ‚Die Krankheit gibt es so nicht.'"

Hinzu kämen der meist als mangelhaft bezeichnete Forschungsstand bei ME/CFS und die oft großen Wissensunterschiede hinsichtlich der Erkrankung zwischen Ärzt:innen und Patient:innen. Viele ME/CFS-Erkrankte seien über den aktuellen Stand der Wissenschaft zu ME/CFS wesentlich besser unterrichtet als ihre Ärzt:innen. Dieses umfangreichere ME/CFS-Fachwissen seitens der Patient:innen bilde nicht selten die Basis für eine Verschlechterung des Arzt-Patient-Verhältnisses.

I75: „Auch die Problematik, sein inzwischen selbst angeeignetes Wissen über die Erkrankung nicht direkt ansprechen zu können, ohne automatisch eine Abwehrreaktion hervorzurufen, OBWOHL derjenige Mediziner m.E. aus der vorherigen Gesprächssituation doch schon hätte erfassen müssen, dass ich in der Lage bin, Dinge differenziert zu betrachten und nicht einfach mit irgendetwas Unpassenden, was ich mal gelesen habe, ankomme."

Allerdings sei ME/CFS für Ärzt:innen auch nicht immer einfach zu diagnostizieren, da die Symptome häufig wechselten und für Außenstehende nicht immer sichtbar seien.

I78: „Außerdem stört mich sehr, dass vor allem die zeitverzögerte Verschlechterung nicht geglaubt wird."

Für die meisten ME/CFS-Erkrankten ist das Fehlen eines Biomarkers ein wichtiges Unterscheidungsmerkmal zwischen ME/CFS und „normalen Erkrankungen". ME/CFS sei daher für Ärzt:innen keine greifbare bzw. messbare Erkrankung. Sie bedauerten, dass noch immer keine auffälligen Laborbefunde im Sinne von Biomarkern bekannt seien, die im Rahmen der Routinediagnostik bestimmt werden könnten.

I3: „Unterschied: ‚Keine Biomarker/Laborbefunde."
I117: „Es wurde nur auf die Blutwerte geguckt."
I123: „Die Laborwerte spiegeln nicht wider, wie schwer meine Einschränkungen sind. Daher wird mir nicht geglaubt."
J2: „Immer wieder fehlt ein Marker, mit dem man beweisen kann, diese Erkrankung zu haben. Die Möglichkeit der Diagnose über die Kanadischen Kriterien wird nicht anerkannt."
I5: „‚Gehen Sie nach Hause, Sie sind gesund!' Das sagte eine Hausärztin zu mir, nachdem sie in der Blutuntersuchung keine Auffälligkeiten fand. Zu dem Zeitpunkt konnte ich ohne Hilfe nicht gehen und hatte zahlreiche neurologische Symptome. Von vielen Fachärzten (Neurologen, HNO, Reha-Mediziner) hörte ich: ‚Na, Sie wissen ja, das ist psychisch.'"

Zudem gebe es für ME/CFS bislang keine etablierte Therapie und für die behandelnden Ärzt:innen auch keine adäquaten Abrechnungsmöglichkeiten.

4.1.4 Psychiatrische/psychosomatische Fehldiagnose

Da die Erkrankung daher für viele Ärzt:innen nicht fassbar sei, ordneten sie sie nach Ansicht der meisten ME/CFS-Patient:innen automatisch als psychosomatisch oder psychiatrisch ein, was oftmals als schwere Kränkung empfunden wurde.

G13: „Wenn sich Ärzte nicht erklären können, woran es liegt, dann ist es die Psyche."
G3: „Durch Unwissenheit und Hilflosigkeit oder Überforderung wird es häufig auf die Psyche geschoben, bevor alle körperlichen Ursachen ausgeschlossen sind."
C7: „Null Verständnis für ME/CFS [...] und für psychisch krank erklärt worden mit dem Argument, ME/CFS gibt es nicht, weil ich es nicht kenne."
J75: „In der Vergangenheit war das Schlimmste, als eingebildeter oder psychisch Kranker abgetan zu werden."

Die vorschnelle Einordnung der Krankheitssymptome als psychosomatisch/psychiatrisch führe i.d.R. zur Überweisung an psychotherapeutische Spezialisten. Dort werde eine psychosomatische bzw. psychiatrische Diagnose gestellt, je nachdem welche Symptome im Vordergrund ständen. Dies geschähe auch dann, wenn die Symptome für die entsprechende Erkrankung untypisch seien. Zudem werde die Diagnose später nicht mehr hinterfragt.

A8: „Psychische Diagnosen scheinen eine Art ‚Restebecken' zu sein, wenn sonst keine Ursache gefunden wird. Unabhängig davon, ob das im Einzelfall plausibel ist. Gestellte psychische Diagnosen werden im Nachgang selten hinterfragt und scheinen sehr willkommen (vielleicht, weil sie scheinbar eine Erklärung liefern)."
B5: „Des Weiteren, dass die psychosomatischen Erkrankungen als Sammeldiagnose für unklare Fälle missbraucht werden, trotz Nichterfüllung klinischer Kriterien."
H68: „Zitat eines Arztes: ‚Sie müssen sich einfach damit abfinden, dass sie psychisch krank sind.'"

Die ME/CFS-Erkrankten sahen diese Diagnosen dann durchweg als Fehldiagnosen an, wenn sie als Hauptdiagnosen gestellt wurden. Sie waren ihrer Ansicht nach durchaus in der Lage zu unterscheiden, ob es sich bei der Erkrankung an sich um eine psychosomatische bzw. psychiatrische Krankheit handelt oder in Einzelfällen eine psychiatrische Erkrankung als Folge des schweren Krankheitsgeschehens vorlag. Die am häufigsten genannte Fehldiagnose war die Depression, gefolgt von Burnout, Anpassungsstörung, Chronischer Schmerzstörung, Magersucht, Panikstörung, Somatisierungsstörung bzw. Somatoformer Störung und Psychovegetativer Erschöpfung. In einigen Fällen wurde aufgrund der schweren Symptomatik sogar eine Sozialphobie diagnostiziert.

H25: „Mir wurde eine schwere Depression diagnostiziert. Der Grund war die Fehlinterpretation von PENE/PEM, des erhöhten Schlafbedürfnisses und des verschobenen Tag-Nacht-Rhythmus sowie die starke, bleierne Erschöpfung. Den anderen Symptomen wurde keine Beachtung geschenkt. Auch wurde nicht beachtet, dass ich immer wieder angemerkt habe, dass ich sehr motiviert bin und ein sehr aktiver Mensch bin. Hier wurde gesagt, dass ich eine Sonderform [der] Depression habe aufgrund der Motivation."
H63: „Eine Ärztin meinte, ich hätte die komischste Depression, die sie je gesehen hat, da ich alle Symptome hätte, aber gar nicht depressiv wirken würde."
I101: „Viele Ärzte sehen lieber Depressionen, wo keine sind, als dass sie ME/CFS als Diagnose anerkennen würden."
D15: „Bei mir wurde vermutet, dass ich eine Depression oder einen Burnout habe, obwohl ich mich nie so gefühlt hatte und auch mein Umfeld das nicht so gesehen hat."
D31: „Ja, vor allem psychiatrische Erkrankungen bis hin zur Sozialphobie aufgrund der Lärm- und Lichtempfindlichkeit."
J135: „Ich habe von inzwischen 50 Jahren 35 Jahre getanzt, u.a. auch unterrichtet [...] und ich muss mich so zusammennehmen – wenn man mir Antriebsminderung vorwirft [...] oder soziale Phobie, weil ich hausgebunden lebe(n) muss."

Eine Probandin gab sogar an, bei ihr seien wahnhafte Ideen diagnostiziert worden (I50), andere berichteten zudem von einer fälschlicherweise diagnostizierten Demenz (I53, K1). Nur wenige nannten eine somatische Fehldiagnose, i.d.R. im Zusammenhang mit einer oder mehreren psychiatrischen/psychosomatischen Fehldiagnosen.

D26: „Viele Fehldiagnosen, ich glaube die Ärzte waren einfach mit allem überfordert. Etliche Diagnosen aus allen Fachrichtungen, keiner hat das gesamte Bild gesehen."

Als besonders bitter empfanden es ME/CFS-Erkrankte, wenn bei ihnen eine Krankheitsfixierung diagnostiziert bzw. ein sekundärer Krankheitsgewinn unterstellt wurde, weil sie sich nicht mit der psychiatrischen Einordnung ihrer Symptome abfinden wollten.

A8: „Mir wurde vielfach mitgeteilt, dass mein Verhalten Auslöser und aufrechterhaltender Faktor der Erkrankung ist (Dekonditionierung). ‚Pacing' wird als Faulheit und Angst vor Aktivität missverstanden. Infomaterial von Patientenorganisationen oder Charité wird nur widerwillig entgegengenommen und nicht beachtet. Bestehende Beschwerden (z.B. POTS) werden nicht ernst genommen. Es besteht keinerlei Interesse an Therapieversuchen zur symptomorientierten Behandlung, z.B. nach Empfehlungen der Charité. Die Ablehnung von Sport oder Aktivierung wird als mangelnde Compliance verstanden. Die verzögerte Verschlechterung nach Überlastung wird ignoriert und mir Symptomfixierung unterstellt."
D4: „Bei eigenem Hinweis auf den aktuellen Forschungsstand unter Nennung Charité Berlin wurde später Fixierung, schwer krank und pflegebedürftig zu sein, unterstellt."
G1: „Dort gibt es so absurde Konstrukte und Vorwürfe wie sekundärer Krankheitsgewinn, was einfach absurd ist, wenn man bedenkt, was ME/CFS-Betroffene alles verlieren, die Chance auf

Familiengründung, auf Arbeit, auf Teilhabe, auf soziale Absicherung, auf Licht und draußen sein, auf Berührung, auf jegliche Grundelemente, die das Leben ausmachen."

Häufig berichteten ME/CFS-Erkrankte davon, dass sie dies als stigmatisierend und entwürdigend erlebten.

H52: „Oft hab ich auch gehört, dass ich mir das einbilde, sowas wie ME/CFS gibt es nicht, und ich solle aufhören, ständig nach Diagnosen zu suchen und zum Arzt zu rennen. Das sei psychisch, und ich solle das endlich akzeptieren. Immer waren die Reaktionen invalidierend und oft entwürdigend."

4.1.5 Gründe für das Stellen einer Fehldiagnose aus Sicht der Erkrankten

Die wichtigsten Gründe für Fehldiagnosen sahen die ME/CFS-Patient:innen in der mangelnden Fachkenntnis (s. Box) und dem fehlenden ärztlichen Können der konsultierten Ärzt:innen sowie der knapp bemessenen Zeit bei einer ärztlichen Konsultation.

B5: „Ich denke, es ist das ‚Wir haben das immer so gemacht'-Denken der Behandler und das fehlende Wissen."
B13: „Dies geht meist auf Unwissenheit zurück. Es besteht oft der Eindruck, dass Befunde nicht gelesen werden und jeder Arzt eher seinen eigenen Senf dazu geben will, völlig ungeachtet dessen, was alles bestätigt und diagnostisch gelaufen ist. Das wird oft ignoriert."
G27: „Sobald Ärzte in für sie unbekanntes Terrain kommen oder überfordert sind, vielleicht nicht genug Zeit haben, gehen sie leider oft in ein für den Patienten ganz ungünstiges Verhaltensmuster – sie weisen ihn ab, spielen Symptome herunter, sagen, es sei sicher ‚psychosomatisch'."

Zudem sei ME/CFS ja keine mit Hilfe von Biomarkern messbare Erkrankung, sodass Ärzt:innen der Symptomatik eher ratlos gegenüberständen und eine psychosomatische bzw. psychiatrische Einordnung der Symptome daher meist hochwillkommen sei.

B7: „Es fehlen physiologische Biomarker, die so exklusiv sind, dass man die Diagnose ME/CFS zweifelsfrei stellen kann."
D15: „Merkwürdig ist nur, dass man ja auch eine psychische Erkrankung meist nicht (labor-)medizinisch beweisen kann, diese aber anerkannt ist und sich scheinbar schnell und mit wenig Aufwand diagnostizieren lässt."

Das falsch verstandene biopsychosoziale Krankheitsmodell

Vor allem Ärzt:innen aus dem psychosomatischen/psychiatrischen Bereich berufen sich im Zusammenhang mit ME/CFS auf das biopsychosoziale Krankheitsmodell. Sie betrachten ME/CFS dabei als ein Syndrom, das in erster Linie durch psychosoziale Faktoren ausgelöst und durch maladaptive Überzeugungen bzw. Verhaltensweisen aufrechterhalten wird (Thoma et al., 2024). Typische ME/CFS-Symptome wie Post-Exertional Malaise (PEM), Fatigue, Schmerzen, Schlafprobleme, vegetative Störungen etc. werden nicht als Symptome im Zusammenhang mit biologischen Krankheitsprozessen, sondern als Ausdruck einer psychosomatischen Erkrankung gesehen (Geraghty, 2020). Bei der Entwicklung des Krankheitsbildes spielten hiernach u. a. Stress, eine ängstliche Selbstbeobachtung von körperlichen Symptomen und seelische Prozesse eine Rolle, die dann über körperliche Beschwerden ausgedrückt würden. Frühere körperliche Erkrankungen seien hier allenfalls prädisponierende Faktoren. Typisch für die Erkrankung sei, dass normale Körperprozesse übersensibel wahrgenommen und als Anzeichen einer ernsthaften Erkrankung interpretiert und bewertet würden. Da die konsultierten Ärzt:innen aus Sicht der Erkrankten keine zufriedenstellende somatische Diagnose stellten, würden immer wieder andere Ärzt:innen konsultiert (Ärztehopping), was die Situation im Sinne eines Teufelskreises immer weiter verschlechtere. Anfällig für eine solche Symptomatik seien insbesondere Menschen mit einer ängstlichen und selbstunsicheren Persönlichkeitsstruktur. Bei dem von vielen Ärzt:innen auch auf ME/CFS angewandten Modell handelt es sich also nicht um ein biopsychosoziales Krankheitsmodell im eigentlichen Sinne, sondern um ein psychiatrisches Modell, das die Psyche als Ausgangspunkt und treibende Kraft der Erkrankung in den Vordergrund stellt und die biologischen Aspekte größtenteils außer Acht lässt. Oftmals wird eine ME/CFS-Symptomatik infolgedessen einer psychosomatischen bzw. psychiatrischen Diagnose zugeordnet (z.B. Depression, Burnout, Chronische Schmerzstörung oder Somatisierungsstörung, s. Kap. 4.1.4). Die angebotene Therapie beschränkt sich demzufolge überwiegend auf psychotherapeutische Verfahren. Im Vordergrund stehen dabei die kognitive Verhaltenstherapie (Cognitive Behavioural Therapy, CBT), i.d.R. kombiniert mit einer abgestuften Bewegungstherapie (Graded Exercise Therapy, GET). Medizinische Leitlinien haben in der Vergangenheit beide Therapieverfahren zur Behandlung von ME/CFS-Erkrankten empfohlen. In Großbritannien wurden im Vorfeld der Überarbeitung der NICE-Leitlinien (NICE, 2021) 236 Ergebnisse aus Studien zu CBT und GET bei ME/CFS gesichtet. Die Qualität der Evidenz dieser Ergebnisse wurde mit „sehr niedrig" (n = 205) und „niedrig" (n = 31) bewertet. Es gibt somit keine wissenschaftliche Evidenz für eine positive therapeutische Wirkung von CBT und GET bei ME/CFS. Zudem weisen die NICE-Leitlinien darauf hin, dass es für die biopsychosozialen Theorien, auf denen bislang aktivierende Behandlungsansätze beruhen, keinerlei wissenschaftliche Grundlage gibt. Daher betonen die aktualisierten NICE-Leitlinien, dass Sport und allgemeine Bewegungs- oder Trainingsprogramme wie GET sowie eine aktivierende Verhaltenstherapie bei ME/CFS nicht mehr empfohlen werden sollten. Wie bei anderen chronischen Erkrankungen sollte eine Verhaltenstherapie lediglich zur Unterstützung im Umgang mit der Erkrankung angeboten werden. Beide Maßnahmen tragen auch aus Patientensicht nicht zur Genesung bei und können die Krankheitssituation u.U. sogar erheblich verschlimmern (Vink & Vink-Niese, 2022). Dies kann z.B. anhand der pathologischen Reaktionen auf Aktivität, gemessen mit Hilfe des 2DayCPET nachgewiesen werden (Kap. 6.2.1). Viele ME/CFS-Patient:innen machen damit nicht nur die Erfahrung, dass ihre Ärzt:innen sie nicht ernst nehmen und ihr Körperempfinden ignorieren oder infrage stellen (Kap. 5.2.1), sie empfehlen auch Therapien, die ihren Gesundheitszustand noch weiter verschlechtern (Kap. 4.3.2).

I27, Teilnehmerin der APAV-ME/CFS-Studie: „Nach der psychosomatischen Reha ging es mir durch die dort geforderte körperliche Aktivität so schlecht, dass ich arbeitsunfähig wurde und nie wieder den Zustand vor Reha-Beginn erreicht habe."

Die behandelnden Ärzt:innen sehen jedoch ihr ärztliches Selbstverständnis einschließlich ihres Fachwissens durch das Ablehnen solcher Maßnahmen seitens der ME/CFS-Patient:innen infrage gestellt (Kap. 4.2). Sie erkennen vielfach nicht, dass ME/CFS-Erkrankte in erster Linie ihre gesundheitliche Situation nicht noch zusätzlich verschlechtern möchten (intelligente Non-Compliance), sondern betrachten die Erkrankten als „schwierige Patient:innen" und die Patientenorganisationen, die ME/CFS-Erkrankte unterstützen, als Anti-Psychiatrie-Aktivisten (Geraghty, 2020). Dabei haben bereits sehr frühe Studien gezeigt, dass ME/CFS-Patient:innen nicht „antipsychiatrisch" eingestellt sind und auch keine hierfür typischen Persönlichkeitsmerkmale aufweisen (Wood & Wessely, 1999). Sie lehnen vielmehr das fälschlicherweise als biopsychosoziales Krankheitsmodell bezeichnete psychiatrische Modell der ME/CFS-Erkrankung als zu ungenau, wertend und zu einer irreführenden Wahrnehmung der Krankheit führend ab (Blease & Geraghty, 2018; Spandler & Allen, 2018).

Häufig wurden aber auch die Ignoranz der Ärzt:innen, ihre Voreingenommenheit und das ärztliche Selbstverständnis als (Mit-)Ursachen dafür gesehen (s. Kap. 4.2). In diesem Zusammenhang sprachen ME/CFS-Erkrankte auch immer wieder von einer Psychiatrisierung ihrer Symptome und ihrer Person.

A7: „Medizin in Deutschland ist nicht evidenz- sondern eminenzbasiert. Wenn ein Professor eine Meinung hat, gilt das, egal wie unwissenschaftlich die Aussage auch sein mag."
D38: „[...] und ein ‚Nichtzulassen' dieser Erkrankung im Vorstellungsbereich der Ärzte. Oft ist es meiner Meinung nach aber einfach auch die reine Hilflosigkeit der Ärzte einem Patienten gegenüber, dessen Erkrankung für sie nicht erklärbar ist."
C9: „Vermutlich können Ärzte einfach nicht zugeben, dass sie keine Ahnung haben. Psychische Diagnosen sind häufig eine Verlegenheitsdiagnose."
J105: „Als Simulantin hingestellt, psychiatrisiert. Das Krankheitsbild wurde geleugnet und die Ärztin (Gutachterin) behauptete, es handele sich in Wirklichkeit um eine Somatisierungsstörung."

4.2 Auftreten und Verhalten der Ärzt:innen aus Sicht der Erkrankten

Einen breiten Raum nahm in den Schilderungen der ME/CFS-Erkrankten auch das Auftreten und Verhalten der konsultierten Ärzt:innen ein (Habermann-Horstmeier & Horstmeier, 2023a).

4.2.1 Beschreibung von Auftreten und Verhalten der konsultierten Ärzt:innen

Nur wenige Erkrankte berichteten, dass sie bei Arztgesprächen im Zusammenhang mit der Schilderung ihrer ME/CFS-Symptome gute Erfahrungen gemacht hätten. Viele gaben an, dass ihnen die konsultierten Ärzt:innen nicht zuhörten.

K13: „[...] haben die meisten Ärzte verlernt, den Patienten zuzuhören. Die meisten sehen nur Laborwerte und haben keine Zeit und kein Interesse, sich näher mit den Anliegen der Patienten zu beschäftigen, wenn die Laborwerte in Ordnung sind."
H72: „Was mich am meisten stört, ist, dass Ärzte oftmals nicht gut zuhören, dass sie nicht infrage gestellt werden wollen und dass sie es nicht befürworten, wenn ein Patient selbst Verantwortung für seine Gesundheit übernehmen möchte. Es ist mir schon öfter passiert, dass Ärzte Entscheidungen nicht nur über, sondern auch gegen meinen Körper treffen und mir dann manchmal nur ein Arztwechsel übrigbleibt."

Als noch kränkender empfanden ME/CFS-Erkrankte, dass ihre Schilderungen und damit auch sie als Person von ihren Ärzt:innen nicht ernst genommen wurden, dass ihnen nicht geglaubt wurde. Sie beschrieben, dass sie belächelt, als geistig beschränkt hingestellt und mit ihren gesundheitlichen Problemen alleingelassen wurden, was sie oftmals als traumatisierende Erfahrung erlebten.

G40: „Einmal wurde mir von einem Arzt auch gesagt, für ME/CFS ginge es mir noch nicht schlecht genug. Und das war zu einem Zeitpunkt bereits sechs bis sieben Jahre nach den ersten Symptomen und mehrjähriger Arbeitsunfähigkeit."
D35: „[...] oder im besten Fall wird man als Simulant hingestellt. Sehr oft schiebt man das Ganze in Richtung Psychosomatik bis hin zu schweren Depressionen (festgestellt durch Orthopäden). Am Ende kommt es immer auf das Gleiche raus, man [be-]kommt gesagt, dass man sich das Ganze nur alles einbilde und man keine körperlichen Ursachen feststellen kann. Somit wird man weitergeschickt und mit der Problematik alleine gelassen."
J15: „Von den meisten Ärzten werde ich nicht ernst genommen und nur belächelt. In Befunden werde ich mit sarkastischem Unterton als Simulantin oder Hypochonderin dargestellt, was ich immer wieder als demütigend empfinde."
D15: „Ich bin auf ein absolutes Unverständnis gestoßen, als Ärztehopper, Simulant, Faulenzer, Hy-

pochonder bezeichnet worden. Ich solle mich doch nun endlich mal lieber belasten und arbeiten gehen, v.a., da die Kasse jetzt nicht mehr zahle. Ich sei psychosomatisch erkrankt (Neurasthenie, Somatisierungsstörungen), ich sei von ‚Scharlatanen' und ‚Naturheilmedizinern' diagnostiziert worden, ich hätte eine sogenannte ‚Modekrankheit', die es nicht gäbe, ich würde mir die Erkrankung nur selbst einreden, ich hätte eine tiefe psychische Störung."

J70: „[...] die Reaktion ist oft ein Lächeln und in der Folge eine zwischenmenschliche Behandlung, als wäre man ein kleines dummes Kind."

I115: „[...] mir werden meine geistigen Fähigkeiten abgesprochen. [...], dass das eigene Empfinden, schwer krank zu sein in Frage gestellt wurde – massive Invalidisierung – traumatisierend."

Ärztlicherseits würde dabei das Körperempfinden der Patient:innen und das vorhandene Patientenwissen ignoriert oder infrage gestellt, die mitgebrachten wissenschaftlichen Informationsmaterialien würden nicht beachtet. Die Erkrankten berichteten zudem auch über ein generelles Unverständnis und Desinteresse der Ärzt:innen an der Erkrankung und damit auch an den ME/CFS-Patient:innen.

J22: „Ich glaube außerdem, dass die meisten Ärzte der Körperwahrnehmung und dem Urteilsvermögen von Patienten nicht trauen und sogar die Einschätzungen von Kollegen anzweifeln, wenn sie nicht in das eigene Bild passen."

I49: „Ich wurde schallend ausgelacht. Das mitgebrachte Informationsmaterial wurde mir entgegengeworfen."

H48: „Mich stört, dass [...] ganz selten mal überhaupt Interesse an der Erkrankung von Ärzten gezeigt wird, die diese noch nicht kennen. Noch nie hat eine Ärztin Infomaterial durchgelesen oder mich überhaupt zum Verlauf gefragt oder irgendwie Interesse signalisiert."

J19: „Stellen Sie sich vor, Sie sagen zu einem Arzt, sie hätten MS und dieser Arzt sagt, dass ihn das nicht interessiere. Ist mir so mit ME/CFS oft passiert. Man unterstellt, ich lüge oder übertreibe meine Symptome. [...] Wenn man Symptome nennt, werden von Ärzten, Krankenschwestern und med. Personal die Augen verdreht, gelacht, getuschelt und/oder es wird direkt gesagt, man lüge."

Zudem fehle vielfach das Verständnis für die Schwere der Krankheit und damit meist auch die Rücksichtnahme auf die Erkrankten.

G16: „Ein weiterer Punkt ist, dass die Schwere unserer Symptome in aller Regel massiv unterschätzt wird und viele Ärzte dadurch keine Indikation für ein adäquates Symptommanagement sehen."

B7: „Die Schwere der Symptome wird teilweise völlig verkannt. Man bekommt oft zu hören: ‚Aber Sie sitzen ja jetzt hier und haben es ja auch gut geschafft.' Es wird oftmals nicht gesehen, welche starke Belastung ein Arztbesuch für den gesamten Organismus ist. Die einsetzende Post Exertionale Malaise bekommen die Ärzte nicht zu Gesicht. Sie können sich einfach nicht vorstellen, dass man sich von einem Arztbesuch teilweise mehrere Wochen erholen muss, bis eine Zustandsverbesserung eintritt."

J144: „Fehlende Rücksichtnahme (lautes Sprechen, Hektik, über das Notwendige hinaus helle Beleuchtung usw.)."

Eine typische Reaktion von Ärzt:innen auf die Schilderung von ME/CFS-Symptomen sei neben dem Leugnen der Erkrankung ME/CFS auch das Bagatellisieren der Symptomatik sowie das vorschnelle Stellen einer psychosomatischen oder psychiatrischen Diagnose (auch durch fachfremde Mediziner:innen).

J149: „Zitat eines Arztes: ‚Das kann ich mir gar nicht vorstellen, Sie sehen aus wie das blühende Leben.'"

I107: „Nicht ernst genommen werden und immer schnell als depressiv abgestempelt zu werden. [Hingegen] bin ich alles andere als das. Ich habe sogar trotz der Misere ein Onlinestudium absolviert, damit ich irgendwie weiterarbeiten kann. Das wird nicht gesehen."

Auch an ME/CFS erkrankte Ärzt:innen machen immer wieder ähnliche Erfahrungen.

P748: „Mein bisheriger Neurologe: Einerseits empathisch-unterstützend im Kontakt, hat aber neurologische Befunde bagatellisiert, z. B. nicht möglichen/abgebrochenen Seiltänzergang als ‚diskrete Unsicherheit' bezeichnet, auch keine VNG [= Videonystagmographie] veranlasst, neuropsychologische Testung abgelehnt und das anamnestisch Geschilderte nur teilweise dokumentiert. Als ich ihm nach der Reha vom Ausmaß der festgestellten kognitiven Einschränkungen berichtet habe, war er dann ganz betroffen. Die fehlende/unvollständige/bagatellisierende Dokumentation in den Berichten ist ein häufiges Problem. In der pneumologischen Reha wurden z. B. einige neurologische Symptome mitbehandelt, aber weder untersucht noch im EB [= Entlassungsbericht] erwähnt. Der Onkologe hat mich auf meine vielen Extrasystolen hingewiesen, davon im Brief aber nichts erwähnt. Als ich dem Kardiologen berichtet habe, dass beim Onkologen viele Extrasystolen aufgefallen seien, stand hinterher im Bericht ‚subjektives Extrasystolenerleben'."

Vielfach wurde das Auftreten der behandelnden Ärzt:innen dabei als ignorant wahrgenommen. Beklagt wurde sehr häufig die fehlende Bereitschaft der Ärzt:innen, sich mit der Thematik und aktuellen ME/CFS-Studien zu beschäftigen.

I77: „Ignoranz, ME/CFS gäbe es nicht, sei eine Modeerkrankung für Menschen, die nicht arbeiten wollen."
D2: „Die meisten Ärzte orientieren sich nicht am aktuellen wissenschaftlichen Forschungsstand und behalten einen veralteten oder falschen Wissensstand und sind voreingenommen."
K35: „Ich hasse die genervten Blicke der Ärzte, die wieder einmal nicht wissen, was ME/CFS ist, und die sich trotzdem jeglichen Informationen verweigern."
J150: „Zitat eines Arztes: ‚Mit solchem Schwachsinn will ich mich nicht auseinandersetzen.'"
E12: „[...] keinerlei Bereitschaft diesbezüglich Informationen/Studien einzuholen. Leider meist auch eine unerträgliche Ignoranz und Blasiertheit seitens der Ärzte."

Immer wieder wurde auch eine Arroganz und Überheblichkeit der kontaktierten Ärzt:innen beklagt, die ME/CFS-Erkrankte als Simulanten darstellten, die angeblich an einer nicht ernst zu nehmenden „Modekrankheit" litten.

I24: „Von oben herab, ignorant, abschätzig. Ich war Wissenschaftler an der Uni, und wurde behandelt, als wäre ich hysterisch, dumm und unterbelichtet."
A7: „Am meisten stört mich die unglaubliche Arroganz der meisten Ärzte, die denken, heute wären alle Erkrankungen bereits bekannt und behandelbar und daher können sie innerhalb von 30 Sekunden ohne psychiatrische Qualifikationen [erkennen], dass eine Erkrankung psychisch sein muss, weil es [sonst] nicht in ihr Schubladendenken passt."
D10: „Uni-Klinik: ‚Wir sind hier ein Zentrum der Maximalversorgung. Wenn Sie krank sind, können wir das feststellen. Sollten Sie glauben krank zu sein, obwohl wir nichts feststellen können, haben wir gute Kollegen in der Psychosomatik, an die Sie sich wenden sollten!'"
H71: „Respektlos, menschenverachtend, macht psychisch kaputt. Wenn man noch keine Diagnose hat, lässt es einen am eigenen Verstand zweifeln, obwohl man ganz genau weiß, dass man recht hat und etwas mit dem eigenen Körper nicht stimmt. Am meisten stört mich, dass einem nicht geglaubt wird und einem das Gefühl gegeben wird, man wär' ein Hypochonder, v. a. dass einem nicht geglaubt wird, dass Bewegung die Symptome schlimmer macht!!!"

Einige ME/CFS-Erkrankte gaben an, dass Ärzt:innen ihnen gegenüber ein ärgerliches Verhalten zeigten, andere seien genervt gewesen oder den Erkrankten gegenüber sogar aggressiv, was die Betroffenen als extrem belastend empfanden.

K41: „Ein Arzt meinte: ‚Können Sie denn nicht von sich selbst absehen?' Ich war baff. Ich gehe doch nicht zum Arzt, um mit ihm zu plaudern, sondern um Hilfe von ihm zu bekommen. Ich hatte schon fast das Gefühl, mich entschuldigen zu müssen dafür, dass ich dem Arzt die Zeit stehle."
J84: „Fragen werden abgewürgt, auf Fragen wird auch mal ärgerlich reagiert, weil ich ja wohl nicht einschätzen kann, wie mein Körper reagiert – aber ein Arzt, der mich gar nicht kennt?"
J151: „Ich finde es psychisch sehr belastend, zusätzlich zur Krankheitslast, extrem reduzierter Lebensqualität, Existenzängsten und finanziellen Problemen mit der Verächtlichkeit und z.T. der Aggression seitens eines Arztes umzugehen."

Immer wieder berichteten ME/CFS-Erkrankte, dass die konsultierten Ärzt:innen sie wieder loswerden wollten.

H52: „Die Reaktionen darauf waren vielfältig: Belächelnd, ignorierend, lächerlich machend, immer invalidierend. Beim Insistieren oder Erläutern-Wollen, wurden die meisten Ärzte unwirsch und wollten einen schnell loswerden."
G33: „Hausarzt will mich loswerden, weil ich viel Arbeit mache und er das alles nicht abrechnen kann."
J19: „Im schlimmsten Falle wird man als aufsässiger Patient sogar aus der Praxis rausgejagt, wenn man ärztliche Hilfe einfordert."

Sie beklagten in diesem Zusammenhang auch das Unverständnis, die Vorurteile und die Voreingenommenheit der von ihnen konsultierten Ärzt:innen.

C15: „[…] ME/CFS hätte man im englischsprachigen Raum, ‚in Deutschland hat man Rücken', und ich solle stationär in seine psychosomatische Klinik kommen."
J144: „Zitat eines Arztes: ‚Alles psychisch. Sie muss raus aus dem Bett, und wenn sie etwas will, muss sie zu mir in die Praxis kommen.'"

Gleichzeitig bemerkten einige ME/CFS-Patient:innen jedoch auch die Ratlosigkeit, Hilflosigkeit, Unsicherheit und Frustration mancher Ärzt:innen, insbesondere, da es derzeit (noch) keine kurative Therapie gebe. Die Unkenntnis sei oft gekoppelt mit der Unfähigkeit, sich die damit verbundene Rat- und Hilflosigkeit einzugestehen. Beides wirkt sich dann nicht nur auf die gewählte Therapie, sondern auch auf das Arzt-Patient-Verhältnis aus.

G40: „Vor allem erlebe ich Hilflosigkeit. Die einzige Veränderung seit der Diagnose ist, dass nicht mehr über den Grund meiner Erkrankung gesprochen wird. Hilfe zu bekommen ist immer noch schwierig. Vor allem habe ich das Gefühl, vertröstet zu werden. Man könne bei der Erkrankung ja nichts machen."
C12: „Die offensichtliche Hilflosigkeit, Ratlosigkeit und schlechte Informationslage führen zu einer reinen symptomatischen Behandlung ohne neuen therapeutischen Ansatz."
I88: „Die meisten Ärzte haben immer noch ein Problem damit [es] einzugestehen, wenn sie nicht weiterwissen oder etwas nicht kennen. Dabei schätzen sie, glaube ich, die meisten Patienten völlig falsch ein. Ich glaube, die meisten hätten überhaupt kein Problem damit, wenn ihr Arzt ehrlich ist und zugibt, dass er nicht weiterweiß oder von etwas noch nie gehört hat. Im Gegenteil, ich denke, so etwas wirkt eher vertrauensbildend."

4.2.2 Gründe für das Auftreten und Verhalten der konsultierten Ärzt:innen aus Sicht der Erkrankten

Einige ME/CFS-Erkrankte sahen eine Überforderung ihrer Ärzt:innen als wichtigen Grund für deren Auftreten und Verhalten.

H80: „Ich glaube auch hier, dass es an Überforderung liegt. Die Ärzte haben keine Zeit, sehen einen verzweifelten Menschen mit unklaren Symptomen und verwechseln ‚Erschöpfung' mit Antriebslosigkeit."

Immer wieder wurde hier jedoch auch das ärztliches Selbstverständnis im Zusammenhang mit der geschilderten Ignoranz und Überheblichkeit der behandelnden Ärzt:innen genannt.

H47: „Jemanden nicht helfen zu können, greift das Selbstbild an und gefährdet die Erfüllung des eigenen Anspruchs an sich selbst. [...] Zu sagen, ich weiß es nicht, wird dann vermieden, weil der Anspruch ja ist, so ein toller, engagierter Arzt zu sein. Der ideale Ausweg ist dann die psychosomatische Diagnose: ‚Ich habe nix Körperliches gefunden, weil es das nicht gab. Auch wenn ich nix gefunden habe, kann ich mich als Superarzt fühlen, der verständnisvoll „den ganzen Menschen" sieht, und ein paar gute Ratschläge auch für solche Leute hat.' Und wenn Patienten das nicht annehmen, wird ja doch der Selbstwert in Frage gestellt, und das soll ja verhindert werden. Also werden sie dann schnell garstig. Das wäre so leicht zu verbessern, wenn es Teil der Arztidentität wäre, nicht perfekt und besser als alle anderen zu sein."

Zudem beklagten nicht wenige die fehlende Empathie der behandelnden Ärzt:innen, ihre fehlende Sensibilität und Sozialkompetenz.

H27: „Es fehlt in der Arzt-Patienten-Beziehung meist an Wärme, EMPATHIE, Verständnis. DAS ist schon heilend. Und das sollte die Basis sein für diese Kommunikation. Stattdessen immer wieder Erniedrigung, Bloßstellung, Lächerlichmachen, vorschnelle Urteile. Ich denke, viele Ärzte verachten (unbewusst?) Schwäche und Krankheit. Und das spüren die Patienten. Ich kenne nur ein paar sehr wenige WARMHERZIGE Ärzte."
I88: „Auffällig ist auch, dass viele Ärzte hinsichtlich ihrer Sozialkompetenz schlecht aufgestellt sind. Ich habe nicht wenige Ärzte erlebt, die zumindest in dieser Hinsicht für den Kontakt mit Patienten ungeeignet sind."

Auch führe das Nicht-Weiterwissen der Ärzt:innen oftmals zu einer Abwehrhaltung den Patient:innen gegenüber.

H29: „Wenn Ärzte nicht weiterwissen, geben sie das ungern zu. Als Patient, der sich informieren möchte, weil er gesund werden möchte, stößt man sehr oft auf Abwehr."
J22: „Dass ich nach den ganzen Therapien eine Verschlechterung der Symptomatik erlebte, war (laut Ärzten) nur in meiner Vorstellung so, tatsächlich bemühe ich mich nicht ausreichend, sonst würde es mir ja besser gehen. Letztendlich bekam ich die Diagnose ‚histrionische Persönlichkeitsstörung', damit war das Problem komplett auf mich abgewälzt."

4.2.3 Kommunikations- und Interaktionsprobleme

Ein wichtiges Problem im Hinblick auf die Arzt-Patient-Beziehung war nach Ansicht vieler ME/CFS-Erkrankter, dass zwischen ihnen und den sie behandelnden Ärzt:innen überhaupt keine offene Kommunikation möglich war.

H25: „Mich stört am meisten, dass keine offene Kommunikation möglich ist, dass die meisten Ärzte nicht transparent sind, dass sie zornig werden, keine Geduld haben und [unter] Zeitdruck stehen, [es] keine klare Anerkennung der Krankheit ME/CFS gibt, [dass es] durch die „Komplexität" [...] zu Misstrauen kommt. Mehrmals musste ich mir anhören, dass ME/CFS eine erfundene Krankheit aus den USA ist und dass es eine Verlegenheitsdiagnose sei. Die Unwissenheit von Ärzten und dass, wenn man sich als Patient selbst hilft und sich einliest, das bei Ärzten negativ bewertet wird, nicht gern ‚gesehen' wird."
H27: „Ich weiß es nicht, vielleicht fühlt sich der Arzt dadurch in seiner Kompetenz in Frage gestellt? Warum gibt es da keine Offenheit? Kein Interesse? Ich komme nicht mit Homöopathie oder Zaubersprüchen. Sondern Studien."

Immer wieder beklagten sie, dass es sich nicht um eine Beziehung auf Augenhöhe handele.

J142: „Und selbst wenn ich mit [anderen] körperlichen Problemen einen Arzt aufsuche, der die Diagnose kennt, werde ich oft nicht mehr für voll genommen und bekomme Beruhigungstropfen verordnet. Das macht mich zum Unterlegenen

und ein Gespräch findet nicht wirklich statt. Ich fühle mich ausgeliefert, nicht für voll genommen und stigmatisiert. Der Kontakt findet nicht auf Augenhöhe statt, und meine Äußerungen werden für unglaubwürdig erklärt bzw. umgedeutet."
D15: „Das Arzt-Patient-Verhältnis ist sehr stark durch die Machtstellung der Ärzte definiert, keine Begegnung auf Augenhöhe zwischen Arzt und Patient. Viele Ärzte definieren ihre Rolle nur durch diese strukturelle Machtposition und nicht durch ihre natürliche Autorität, fachliche Kompetenz oder durch ihren Wissensvorsprung. Dadurch fühlt man sich den Ärzten absolut ausgeliefert."
H78: „Ebenso erwähne ich nicht all die Untersuchungen, da ich sonst auch als Patientin mit ‚dicker Mappe' abgestempelt werden könnte, als Hypochonder. Muss das Gespräch vorab strukturieren, Notizen vorbereiten, stets unterwürfig und dankbar erscheinen, um weiterzukommen. Keine Augenhöhe, kein Vertrauen stört am meisten."
G20: „Durch das Machtgefälle und die Stigmata, die die Erkrankung umgeben, war das Verhältnis häufig sehr angespannt und ich habe mich hilflos und wehrlos gefühlt. Ich hatte dauernd das Gefühl, dem Arzt etwas beweisen zu müssen und möglichst gutes Infomaterial vorlegen zu müssen, nur damit er nach dem Lesen meine Symptome eventuell etwas ernster nimmt und ich gegebenenfalls Überweisungen für weitere Untersuchungen bekomme."
H47: „Wenn Ärzte geübter darin wären, ihre eigenen Reaktionen auf ‚schwierige' Patienten wahrzunehmen, würde wahrscheinlich viel Frust auf beiden Seiten verhindert."

Einige wiesen zudem darauf hin, dass es Probleme bei der Erfassung der Symptomatik im Rahmen der Anamnese gebe. Die Anamnesefragen der Ärzt:innen passten oftmals nicht zur Symptomatik – wenn denn überhaupt gefragt wurde. In diesem Zusammenhang spiele u.a. auch die fehlende sprachliche Präzision seitens der Ärzt:innen eine Rolle.

I82: „Einerseits wird oft gar nicht erst richtig zugehört oder nachgefragt, um Symptome genauer zu erfassen, […]"
J46: „Obwohl ich immer klar und deutlich kommuniziere und auch immer sagte, dass mein Zustand in keinster Weise meinem Blutbild entspricht: ‚Alles bestens'."
H10: „Es stört mich, dass man kaum was gefragt wird. Ich als Patient weiß ja oft gar nicht, welche Dinge wichtig sind, und weil der Arzt kaum Zeit hat, versucht man sich auch kurz zu fassen. Es stört mich auch, dass viele die einfachste und erstbeste Erklärung nehmen und gar nicht weitersuchen."
I88: „Dann verläuft die Befragung zur Anamnese in der Regel schlecht ab. Keine Zeit, keine ausreichenden Fragestellungen."
G6: „Die Anamnese ist nicht auf meine Erkrankung bezogen und stellt eine enorme körperliche Belastung dar. Es wird nicht auf meine Symptome eingegangen."
B1: „Eines der Hauptprobleme ist ein Mangel an sprachlicher Präzision: Da wird aus ‚erschöpft' dann ‚antriebslos' abgeleitet (→ Symptom einer Depression). Fast immer wird ‚erschöpft' auch mit ‚müde' gleichgesetzt oder alternierend genutzt (erschöpft = muss ruhen, aber: müde = muss schlafen)."
J18: „Selbst in einer hilfreichen Arzt-Beziehung sind Missverständnisse durch unzureichende sprachliche Ausdrucksformen (Erschöpfung/Kraftlosigkeit/Müdigkeit) und fehlende diagnostische Tools (Bsp. Handmessgerät) vorprogrammiert."

4.2.4 Genderbezogene Verhaltensweisen der konsultierten Ärzt:innen aus Sicht der Erkrankten

Genderbezogene Themen wurden erwartungsgemäß überwiegend von Frauen angesprochen (Habermann-Horstmeier & Horstmeier, 2024b). Allerdings nahmen auch einzelne Männer hierauf Bezug:

A7: „Dort hat mir ein Neurologe erklärt, ich wäre ja ein junger starker Mann, da würde Long Covid schon von alleine innerhalb von ein paar Monaten weggehen, ich wäre ja keine depressive Hausfrau

[...] Warum sollte man eine Hausfrau bitte weniger ernst nehmen müssen als mich???!!!"

Im Folgenden wird daher v. a. die Sicht der Frauen mit ME/CFS betrachtet. Wenn diese auf ihre Erfahrungen hinsichtlich der Beziehung zwischen Ärzt:innen und Proband:innen angesprochen wurden, sprachen sie dabei meist von „den Ärzten", ohne deutlich zu machen, ob sie hier das generische Maskulinum anwandten oder tatsächlich nur männliche Ärzte meinten. Die weibliche Form wählten sie i. d. R. nur dann, wenn explizit Ärztinnen (im Singular oder Plural) gemeint waren. Daher wird an dieser Stelle auch weiterhin jeweils von Ärzt:innen gesprochen, obwohl es zwar sehr wahrscheinlich ist, dass die zitierten Frauen überwiegend oder ausschließlich männliche Ärzte meinten, dies aber anhand der Texte nicht klar nachgewiesen werden kann.

So berichteten weibliche Erkrankte z. B., dass ihre Ärzt:innen sie für zu emotional, überempfindlich oder zu ängstlich hielten.

H63: „Am meisten stört mich, dass ich [...] behandelt werde, als wäre ich hysterisch, würde mir das alles nur einbilden und würde schon von selbst wieder gesund werden, wenn man es mir nur nicht zu bequem machen würde."
J122: „Normale Ärzte [...] halten mich für ein bissle empfindlich bis eingebildet krank."
J135: „[...] hatte ich manchmal auch das Gefühl, [...] da ich eine schlanke und eher blasse Frau bin – dass Ärzte so einen etwas gönnerhaften Blick hatten [...], dass ich eben generell ‚schwach und empfindlich' sei."
J20: „Ich beschrieb, dass mir das alles Angst macht, und ich nicht wüsste, wohin mich das führt. Die Antwort war, dass ich ein ängstlicher Mensch sei. Ich solle mich nicht so beobachten. Im Anschluss erhielt ich ein Rezept für Antidepressiva."

Einige hatten das Gefühl, ihre Ärzt:innen meinten, dass sie bei der Beschreibung ihrer Symptomatik übertrieben und sie wegen trivialer Symptome kontaktierten. Ihre Symptomen-Beschreibung würde zudem als zu emotional wahrgenommen, die Symptome seien zu unspezifisch.

H5: „Schwere der Symptome [wird] nicht ernst genommen (ganz normal, hat jeder, man solle gefälligst froh sein, nichts Schlimmes wie z. B. MS zu haben)." und ‚[...] die Zeit würde für wirklich Kranke gebraucht'."
G41: „Es liegt teilweise auch an dem Geschlecht. Bei Frauen wird direkt gedacht, dass ‚übertrieben' wird."
G8: „[...] nicht spezialisierte Ärzte [...] haben abgewiegelt, [...] die Symptome seien zu unspezifisch."
I88: „Soweit mir bekannt, ist das Auftreten einer Vielzahl eher unspezifischer Symptome gleich unglaubwürdig."

Einige sahen sich deshalb als „schwierige Patientinnen" eingeordnet.

H63: „Ich glaube, dass mein Alter und mein Geschlecht eine große Rolle spielen. [...], sehen andere Ärzte und Ärztinnen mich als schwierige Patientin, die somatisiert. [...] werde ich bei fast jedem Ärztekontakt entweder mit ‚junge Frau' angesprochen oder höre ‚aber sie sind ja noch eine junge Frau' [...]"
H46: „Ärzte [...] sehen einen als schwierige Patientin an, die ggf. einfach überarbeitet ist und das nicht einsehen will."

Man gehe bei ihnen noch häufiger als bei an ME/CFS erkrankten Männern davon aus, dass ihre Symptome emotional bedingt seien und somit eine psychosomatische Erkrankung vorliege.

H52: „Daneben spielt bestimmt auch das Geschlecht eine Rolle! Als Frau werden die meisten Beschwerden ja eh immer erstmal als psychisch oder psychosomatisch eingeordnet. [...] Das sei psychisch, und ich solle das endlich akzeptieren."
K22: „[...] auf psychische, verdrängte Gefühle reduziert zu werden. [...] Ja, verdrängte Gefühle, und wenn ich mich genug anstrenge, werde ich gesund."

H1: „[...] als sei ich verwirrt und labil."

Zudem seien Ärzte, aber auch Ärztinnen, Frauen gegenüber nicht selten voreingenommen.

G28: „Mich stört am meisten, dass Ärzte [...] zu schnell ‚Junge Frau = Psyche' denken."
G9: „Grund für die psychosomatische Einordnung ist die Voreingenommenheit der Ärzte gegenüber stillen jungen Mädchen bzw. Frauen mit unspezifischen Symptomen. Diesen wird jegliche Glaubwürdigkeit abgesprochen und [...] Überempfindlichkeit und weibliche Hysterie unterstellt."
H52: „Als Frau ist man im Medizinsystem immer erstmal ‚nichts' und eher ein ‚hysterischer' Querulant."

Sie empfanden, dass insbesondere Frauen nicht zugehört werde und diese nicht ernst genommen würden.

J18: „Besonders als Frau erlebe ich immer wieder, wie wenig mir zugehört wird oder mir gar Eigenschaften wie Leistungsorientiertheit, Durchsetzungsfähigkeit oder hohe Autonomie aberkannt werden. Der damit einhergehende Wille, zurück ins Leben und ins Berufsleben zu finden, wird deshalb als ‚unangepasst und fehlende Krankheitseinsicht' deklariert. Bei männlichen Miterkrankten wird es dagegen positiv konnotiert als ‚Nicht aufgeben'."
G9: „Als junges Mädchen mit den beschriebenen Symptomen nicht ernst genommen zu werden, statt Hilfe nur Hohn und Spott [...], dass man nicht liebenswert sei und man diesen hysterischen Mädchen früher einfach eine Ohrfeige verpasst habe."
H25: „Ich wurde nicht ernst genommen, als ich sagte, dass ich sehr erschöpft bin, hat die Ärztin begonnen in Babysprache/-stimme mit mir zu sprechen."

Man stelle ihre Körperwahrnehmung infrage und zweifele ihre Glaubwürdigkeit an.

G3: „Es stört mich, dass mir die Kenntnis über meinen eigenen Körper abgesprochen wird."
H27: „Mir wurde auch in meiner Selbsteinschätzung, Selbstwahrnehmung [...] Schaden zugefügt. Ich sollte alle meine Symptome als psychisch ansehen. [...] Wie gestört muss ich denn sein, dass so viele Jahre Psychotherapie nicht helfen?"
H63: „Ich habe mir [...] eine Begleitperson zu Arztbesuchen mitgenommen, welche im Notfall widersprechen konnte, wenn die Ärzte mir junger Frau entweder nicht geglaubt haben oder ich bereits so erschöpft war, dass ich mich nicht mehr selber verteidigen konnte."
J32: „Es ist anstrengend, kränkend und zum Verzweifeln, wenn ich immer wieder um meine Glaubwürdigkeit ringen muss."

4.3 Folgen einer belasteten Arzt-Patient-Beziehung aus Sicht der Erkrankten

Die meisten Erkrankten berichteten auch über die Auswirkungen ihrer belasteten Arzt-Patient-Beziehung. Viele beschrieben die hierdurch hervorgerufenen negativen Emotionen, oft mit der Folge einer weiteren Verschlechterung ihrer gesundheitlichen Situation, und in der Konsequenz über eine Einschränkung ihrer Arztkontakte.

4.3.1 Negative Emotionen

Wie bereits oben beschrieben, führt das Auftreten und Vorgehen der behandelnden Ärzt:innen nicht selten dazu, dass sich die Erkrankten als lästig, als Simulanten, Störenfriede oder Bittsteller wahrnahmen.

K13: „Wir werden als anstrengende und lästige Patienten gesehen. Leider sind wir meistens in Verteidigungsstellung, was die Zusammenarbeit nicht leichter macht. Die meisten ME/CFS-Patienten sind frustriert und misstrauisch geworden durch die immer wiederkehrenden schlechten Erfahrungen."

H56: „Man fühlt sich teilweise als Störenfried, den man gerne los wäre. Aussage Arzt: ‚Sie sind mir zu komplex [...]'"
I30: „Ich komme mir regelmäßig vor wie ein Bettler, wenn ich nicht mehr kann und einfach ein paar Tage frei brauche."
I67: „Man fühlt sich als Bittsteller, der auf die Gnade des Arztes angewiesen ist."

Viele berichteten, dass das angespannte Arzt-Patient-Verhältnis bei ihnen zu großem Stress führe. Ein Teil der Erkrankten gab an, dass sie sich schon bei dem Gedanken an Arzttermine unwohl, unsicher und hilflos fühlten und nicht selten Angst vor den Terminen hatten. Sie fühlten sich zudem von ihren Ärzt:innen völlig im Stich gelassen.

I130: „[...] die Mediziner sind wenig offen für das Krankheitsbild. Daher ist es mir sehr unangenehm, meine andauernden Beschwerden zu schildern."
I1: „Jeder Stress verschlechtert weiter den Gesundheitszustand kurz und langfristig. Negatives [Arzt-Patient-] Verhältnis kann außerdem zu Selbstzweifeln und Resignation führen."
A8: „Ich erlebe das Arzt-Patienten-Verhältnis oft als sehr angespannt. Ich habe große Angst vor Terminen bei neuen Ärzten."
I136: „Anfangs war ich sehr vertrauensselig, nach und nach änderte sich das in immer mehr Skepsis, Angst, Unsicherheit, v.a. durch Erfahrungen mit Fachärzten und Gutachtern."
G11: „Sie hat mir nicht richtig zugehört und auch nicht nachgeforscht. Ich habe mich von ihr im Stich gelassen gefühlt."
I112: „Somit gibt jeder Arzt mich als Patientin auf. Das ist ein schreckliches Gefühl, man wird mit allem alleine gelassen."

Sie entwickelten Strategien, wie z.B. sich dumm zu stellen oder nur bestimmte Dinge zu erwähnen, damit sich das Arzt-Patient-Verhältnis nicht weiter verschlechtert, da sie ja auf die Unterstützung der Ärzt:innen angewiesen waren.

J151: „Leider ist es zusätzlich so, dass ich mich dumm stellen und mein Wissen verstecken muss, da meiner Erfahrung nach das Verhältnis sonst sehr rapide kippt, wenn der Eindruck entsteht, ich wolle die ärztliche Autorität in Frage stellen (ich bin z.B. einmal aus einer Praxis geworfen worden [...]). Daher versuche ich nun immer sehr vorsichtig anzufragen und Einwände vorsichtig, z.B. in Form einer Frage, anzubringen. Dass ich aufgrund meiner Abhängigkeit als Patient hier auf die seelischen Befindlichkeiten meines Arztes Rücksicht nehmen muss (während umgekehrt oft wenig Hemmungen bestehen), empfinde ich als belastend."

Andere beklagten ihre Machtlosigkeit und das Empfinden absolute Hilflosigkeit.

D15: „Das Arzt-Patient-Verhältnis hat mich massiv psychisch belastet. Ich habe mich überhaupt nicht verstanden und ernst genommen gefühlt. Ich fühlte mich absolut machtlos."
A6: „[...] und in der Zeit ohne Diagnose hat man sich einfach nur hilflos gefühlt. Und man hatte das Gefühl, man muss auch noch gegen Ärzte ankämpfen, anstatt dass man von ihnen unterstützt wird."

Sie beschrieben Frustration und Wut angesichts ihrer prekären Situation und den empfundenen Vertrauensverlust in die Ärzteschaft.

H23: „Ich fühle mich nicht ernst genommen und missverstanden. Ich habe den Eindruck, die Ärzte haben keine Lust, sich näher mit mir zu beschäftigen, und es ist ihnen absolut egal, wenn ich schwer körperlich eingeschränkt bin und mein Leben nicht leben kann. Am meisten stört mich, dass die Ärzte regelrecht [Medical] Gaslighting betreiben und mir immer einreden wollen, ich sei psychisch krank. Das hat mein Vertrauen in die Ärzteschaft komplett zerstört. Ich glaube einem Arzt heutzutage nichts mehr."
B1: „Es erzeugt zusätzlichen Stress und Frustration, teils Wut."
K35: „Ich fühle mich traumatisiert und wütend. Arztbesuche kosten Kraft, die ich nicht habe, und bringen absolut nichts, nur Negatives."

Einige Erkrankte berichten, dass die von ihnen als negativ empfundene Arzt-Patient-Kommunikation sowie die häufig gestellten Fehldiagnosen bei ihnen zu Selbstzweifeln führten. Sie beschrieben die gesamte Situation als äußerst traumatisierend, was wiederum ihren Gesundheitszustand noch weiter verschlechtert und ihre Verzweiflung vergrößert habe.

G18: „Oft wird unterstellt, faul zu sein und gar nichts zu haben. Oder, das sei alles nur psychosomatisch. Irgendwann zweifelt man an sich selbst. Vielleicht bildet man sich das alles nur ein und muss sich einfach noch mehr anstrengen."
J14: „Man wird einfach nicht ernst genommen und fühlt sich wie ein Hypochonder. Irgendwann zweifeln sogar die Angehörigen und man selbst an sich."
H27: „Und mir wurde auch in meiner Selbsteinschätzung, Selbstwahrnehmung nach all den Jahren ein Schaden zugefügt. Ich sollte alle meine Symptome als psychisch ansehen. Und ich habe sooo hart in der Psychotherapie an mir gearbeitet. Wie gestört muss ich denn sein, dass so viele Jahre Psychotherapie nicht helfen? – war immer wieder mein schmerzvoller Gedanke."

Andere fühlten sich schuldig, weil sie aufgrund der Schwere ihrer Symptomatik gegenüber ihren Ärzt:innen nicht bestimmt genug auftreten konnten, um endlich etwas an der Situation der ME/CFS-Erkrankten zu ändern. Auch dies führte wiederum zu einer weiteren Beeinträchtigung ihrer gesundheitlichen Situation.

G32: „Inzwischen beschreibe ich oft nur meine Symptome, ohne ME/CFS zu nennen [...]. Ich fühle mich dann manchmal schuldig, weil ich denke, so wird es ja nie entstigmatisiert, aber irgendwie hab ich auch keine Kraft, mich dann jedes Mal aus der Schublade, die bei dem Arzt im Kopf aufgeht, wenn er Fatigue hört, rauszukämpfen, damit ich die Versorgung bekomme, die mir eigentlich zusteht."

Nicht wenige Erkrankte berichteten darüber hinaus auch von Verbitterung, Resignation und Hoffnungslosigkeit.

D27: „Wenn das Vertrauen zum Arzt gestört ist, kann sich der Patient ja an niemanden sonst noch wenden."
J58: „Ja, Hilflosigkeit wird weiter vorangetrieben und endet in Resignation."
G11: „Natürlich leide ich unter der Situation, nicht viel machen zu können auf Grund der Krankheit, aber die Ärzte-Situation hat es nur noch schlimmer gemacht. Nach negativen Arztbesuchen habe ich immer wieder einen Crash erlebt und fühlte mich hoffnungslos."

Einige erwähnten in dem Zusammenhang auch den Suizid als letzte gedankliche Möglichkeit, dieser prekären Situation zu entkommen. Hinweise dazu, ob bereits Suizidversuche durchgeführt wurden, ließen sich den Texten nicht entnehmen.

J151: „Die vielen Erfahrungen (zusammen mit den privaten) sind immer demütigend, stressig und in der Summe durchaus traumatisierend. Ich glaube, wenn ich nicht gegenteilige Erfahrungen durch Bekanntschaften im angelsächsischen Raum hätte machen können, wo ME/CFS allgemein bekannt ist, wäre ich womöglich ein Suizid-Kandidat gewesen."
J150: „Keine Behandlung der ME/CFS-Symptomatik. Seelische Gewalttätigkeit, damit ich nicht wiederkomme. Lieber sterben wollen, als sowas nochmal zu erleben."
K20: „[...] denn ich denke oft, ich möchte lieber sterben, als mich weiterhin so schlecht behandeln zu lassen."
J26: „Ja, ich gehe nicht mehr zum Arzt. Ich halte nur noch aus und versuche mir selbst zu helfen. Teils mit gefährlichen Selbstversuchen. Der Gedanke an Suizid ist auch ständig da."
C17: „Man kann den eigenen Körper vor Schmerzen und Funktionsstörungen kaum aushalten und findet gleichzeitig nirgends wirkliche Hilfe. Nicht umsonst ist irgendwann Suizid eine der häufigsten Endstationen in diesen Fällen."

4.3.2 Verschlechterung der gesundheitlichen Situation

Häufig gaben ME/CFS-Erkrankten eine Verschlechterung ihrer gesundheitlichen Situation unmittelbar nach einem Arztbesuch – auch als Auswirkung ihrer problematischen Arzt-Patient-Beziehung – an.

C17: „Außerdem führten alle Arzt- und Klinikbesuche aufgrund der für meinen Körper zu hohen Anstrengungen, überhaupt diese Termine wahrzunehmen, diese Einrichtungen aufzusuchen und dort ganz normal in den standardisierten Routineablauf eingegliedert zu werden, zu nachfolgenden starken Zustandsverschlechterungen und zwar ohne dadurch eine sachgerechte Diagnose oder gar eine hilfreiche Therapieempfehlung bekommen zu haben."
I14: „[...] war jeder Arztbesuch der Horror. Eingeschränkt durch die Dysautonomie und durch mehrmals erlebtes Unverständnis, Bagatellisierung, Abweisung oder Psychiatrisierung konnte selbst der Besuch zur AU-Verlängerung [AU = Arbeitsunfähigkeit] zu tagelanger PEM führen."
I16: „[...] dass ein Arzt-Termin tagelang oder sogar wochenlang zu einer massiven Verschlechterung führt. Dass ich jetzt zwar hier in der Praxis sitze und reden kann, die Anstrengung und der Adrenalinpush mich aber zu Hause hart treffen wird."

Andere gingen auf das Fehlen einer korrekten Diagnose, die Fehldiagnosen sowie die fehlende bzw. fehlerhafte Behandlung als Grund für eine Verschlechterung ihrer gesundheitlichen Situation ein.

D4: „Fehldiagnosen und entsprechend dann falsche Arztbriefe behindern eine gute und angemessene medizinische Versorgung extrem."
I125: „Auch keine Rezepte mehr für Physiotherapie, weil er inzwischen darauf besteht, dass ich selbst in die Praxis komme, was aber nicht geht [...]."
B3: „Drastische Auswirkungen. Man wird im Stich gelassen. Der Arzt sollte eine Hilfe sein, den Patienten führen und helfen, seinen Zustand zu verbessern. Da es nicht passiert, wird es immer schwieriger für den Patienten, ein normales Leben aufrecht zu erhalten. Er verschwindet langsam aus dem Leben."

Besonders häufig schilderten sie, dass es in der Vergangenheit durch eine fehlerhafte Behandlung bereits zu einer massiven Zustandsverschlechterung gekommen war.

C6: „Da meine Erkrankung jahrelang nicht ernst genommen wurde, habe ich viele falsche Therapieempfehlungen bekommen und anfangs sogar befolgt. Heute weiß ich, dass diese Dinge bei ME/CFS allesamt kontraindiziert sind. Das hat in erheblichem Umfang dazu beigetragen, dass sich mein Zustand nachhaltig verschlechtert hat. [...] Anfangs konnte ich trotz ME/CFS noch vollschichtig arbeiten. Heute bin ich mit PG3 [= Pflegegrad 3] eingestuft."
E12: „Unnötige Klinikaufenthalte mit fatalen körperlichen Folgen (etwa Sportprogramm/Belastung. Erhebliche körperliche Verschlechterung bis zum Zusammenbruch)."
I69: „Ärzte haben mir falsche Handlungsempfehlungen (Sport, psychosomatische Reha) aufgezwängt, die mich kränker gemacht haben. Ärzte haben mir Medikamente gegeben (Antidepressiva), die mich noch weiter eingeschränkt haben. Die Suche nach anderen, besseren Ärzten hat mich sehr viel Kraft gekostet, was mich kränker gemacht hat."

Aber auch das Verhalten der Ärzt:innen habe sich negativ auf ihre Gesundheit ausgewirkt. Zudem bekämen ME/CFS-Erkrankte kaum Hilfe bei der Beantragung von Hilfsmitteln, der Feststellung eines Grades der Behinderung (GdB) sowie eines Pflegegrades.

C11: „In der Diagnosephase hatte ich nach ersten schlechten Erfahrungen Angst vor jedem Facharztbesuch. Und Angst und Aufregung führte dann zu Verschlechterung."
G32: „Sehr wenig Unterstützung bei Hilfsmitteln."

E12: „Keine Hilfe und keine Berichte zur evtl. Pflegestufe, da Diagnose vom Hausarzt negiert wird. Somit keine Kostenübernahme von Hilfsmitteln."
J1: „Arzt interessiert sich nicht für meine Symptome und hofft, dass ich ihn in Ruhe lasse. Er unterstützt mich nicht mit gut formulierten Arztberichten für Pflegeversicherung oder Behinderungsantrag oder Krankentransport."

Insbesondere mit Amtsärzt:innen und anderen Gutachter:innen gebe es immer wieder Probleme bei der Beantragung von Sozialleistungen bzw. Versicherungsleistungen, Krankenkassen verweigerten häufig eine Kostenübernahme oder zweifelten eine Arbeitsunfähigkeit (AU) an.

K35: „Während der Reha wurde ich genötigt, Psychopharmaka gegen die Schmerzen einzunehmen. Ich wurde verpflichtet, diese ein Jahr einzunehmen, obwohl bereits nach zwei Wochen klar war, dass die schmerzlindernde Wirkung nur von kurzer Dauer war. Eine ärztliche Gutachterin der Krankentagegeldversicherung legte mir nahe, meine Faulheit zu überwinden und gefälligst wieder zu arbeiten. Sie bestand darauf, dass ich die Dosis der (nutzlosen und nebenwirkungsreichen) Psychopharmaka noch einmal verdopple!"
A7: „Zusätzlich belastend ist, dass ich ohne Unterstützung meiner Eltern verhungern würde, da durch die mangelnde Anerkennung bzw. Voreingenommenheit im Interesse der Rentenversicherung bzw. des Versorgungsamts die Amtsärzte die Diagnosen ablehnen und kleinreden, um Hilfe zu verweigern. Ja, ich muss mir jetzt vorher genau überlegen, was ich beim Arztbesuch sage, aufgrund der Angst vor Fehldiagnosen und Fehlbehandlung."
H41: „Ein Arzt wies mich darauf hin, dass er nicht in diese Diagnose gehen möchte und er es mir nicht empfehlen würde, da von den Krankenkassen dann kaum noch Behandlungen bezahlt werden und keine großen Heilungschancen eingeräumt werden würden."
C1: „[…] die Verweigerungshaltung der Krankenkassen. Dies ist diskriminierend (jeder Mensch ist gleich, aber ME/CFS-Erkrankte erhalten keine Unterstützung). Das raubt zusätzlich viel Energie und trägt oft zur Verschlechterung bei!"
I11: „MDK [= Medizinischer Dienst der Krankenkassen] mehrfach AU angezweifelt trotz vorgelegter Atteste. Erheblicher Druck der Krankenkasse nach 15 Monaten AU. Furchtbares Gefühl des Alleingelassenseins."

In jüngster Zeit (Anfang 2025) gibt es jedoch Hinweise darauf, dass es zwar noch vereinzelt, aber zunehmend Gutachtende beim Medizinischen Dienst der Krankenkassen gibt, denen die Erkrankung ME/CFS bekannt ist und die die Symptomatik sowie die Schwere der Krankheit korrekt einordnen können (persönliche Mitteilung).

Einige Erkrankte merkten zudem an, dass die Gesamtsituation zu einem erheblichen Verlust an Lebensqualität geführt habe.

J15: „Was ich allerdings weiß, ist, dass ich ohne fundierte, gesicherte Diagnose auch keine Therapie erhalte und dies bedeutet in unserem ‚Krankheitssystem', drastisch ausgedrückt: eine Art ‚Todesurteil', da einem nach und nach jegliche Lebensqualität genommen wird."

4.3.3 Vertrauensverlust und Einschränkung der Arztkontakte

ME/CFS-Erkrankte gaben an, dass es als Folge ihrer bisher gemachten Erfahrungen zu einem massiven Vertrauensverlust in die sie behandelnden Ärzt:innen und die Medizin im Allgemeinen gekommen sei.

G27: „Ich erlebe es häufig leider als überhaupt nicht auf Augenhöhe – ich wurde oft sehr schnell in eine Schublade gepackt, aus der ich keine Chance mehr hatte herauszukommen. Kaum ein Arzt war bislang bereit, sich zu öffnen und dazuzulernen, zu erkennen, dass nicht alles, was er nicht kennt, trotzdem existieren kann. Mein Vertrauen in Ärzte ist traurigerweise extrem zerbrochen, und ich habe Angst vor jedem neuen Arzttermin, vor jedem neuen möglichen Demütigen

und Abwerten meiner Symptome und Lebenseinschränkungen."
H44: „Kein Vertrauensverhältnis mehr, wie vor Gericht und aufgrund mangelnder Beweislage wird man schuldig gesprochen und ohne Hilfe entlassen. Kein Verhältnis auf Augenhöhe, keine Bereitschaft, sich mit der aktuellen wissenschaftlichen Literatur auseinanderzusetzen, Off-Label-Therapien anzubieten."

Die geschilderten Erfahrungen führten in vielen Fällen dazu, dass ME/CFS-Erkrankte generell nur noch ungern Ärzt:innen aufsuchten, insbesondere wenn es sich um ihnen unbekannte Ärzt:innen handelt.

J43: „Ich frage mich, warum gehe ich da noch hin."
K35: „Mittlerweile gehe ich überhaupt nicht mehr zu Ärzten, auch nicht wegen anderer Probleme."
H12: „Ich vermeide es, neue Ärzte zu konsultieren, weil kaum jemand Hausbesuche macht und ich weitere Stigmatisierung und Diskriminierung nicht mehr ertragen kann."

Andere berichteten, dass sie nur noch selten oder in Notfällen zu Ärzt:innen gehen. Wieder andere betonten, dass sie ärztliche Hilfe nur noch bei anderen Gesundheitsproblemen in Anspruch nähmen, die nicht mit ME/CFS zusammenhängen, bzw. dass sie ihre ME/CFS-bedingten gesundheitlichen Probleme gar nicht mehr ansprechen.

D30: „Es wird also zum einen nicht geholfen und zum anderen werden wertvolle Erkenntnisse negiert. Das ist weder für den Körper noch für die Seele hilfreich. Es entsteht eine Aversion gegen Ärzte und man vermeidet den Kontakt zu ihnen."
B2: „Ich spreche gar nicht mehr alle meine Probleme an [...]"
J32: „Wenn ich mit anderen Anliegen als ME/CFS bei Fachärzten war, habe ich das ME/CFS nicht mehr erwähnt, um das Unwissen/Unverständnis/unpassende Bemerkungen nicht ertragen zu müssen. Und um keine Diagnosen in Berichten stehen zu haben, die nicht zutreffen."

Aufgrund der mit dem Arztbesuch zusammenhängenden emotionalen Belastung suchen einige ME/CFS-Erkrankte eine Arztpraxis nur noch in Begleitung auf. Andere gaben an, kaum noch oder überhaupt keine Kontakte mehr zu Ärzt:innen zu haben.

J5: „Ich nehme nur noch meinen Ehemann mit, weil ich vor den Arztbesuchen schon emotional fertig bin, in der Erwartung, was sagen sie mir jetzt wieder."
H11: „Das Arzt-Patienten-Verhältnis hat mich komplett traumatisiert, sodass ich mittlerweile nicht mehr alleine zu Ärzten gehen kann. Das Nichternstgenommen- und Herabgewürdigt-Werden stört mich am meisten, und hat mein Leben akut mehrfach gefährdet."
I77: „Ich gehe kaum noch zu Ärzten. Am schlimmsten ist, dass mir nicht geglaubt wird und ich entwürdigend behandelt werde und mir fremdbestimmt vorkomme."
J88: „Ich habe zum Teil jahrelang überhaupt keinen Arzt mehr besucht, weil ich es nicht ertragen habe, wie ich dort behandelt wurde [...]."
A8: „Ich nehme eigentlich notwendige Arzttermine (Endokrinologie/Neurologie) nicht wahr, aus Sorge vor einer psychischen Fehldiagnose (müssten bei der Rentenverlängerung angegeben werden/stehen im Leistungsverzeichnis der Krankenkasse)."
B2: „[...] oder gehe damit gleich gar nicht mehr zum Arzt. Es kostet zu viel Kraft, und es bringt auch nichts. Selbst mit einem klassischen gesundheitlichen Problem wird auf die durch ME/CFS verursachten Beeinträchtigungen keine Rücksicht genommen und diese oft auch belächelt."

Es sei insbesondere das Gefühl, mit der Erkrankung nicht ernst genommen zu werden, das dazu führe, dass das Vertrauen zu den Ärzt:innen schwinde bzw. gar nicht mehr vorhanden sei.

H81: „ME/CFS-Patienten brauchen eigentlich gar nicht so viel [...], aber sie bekommen nicht einmal das, was eigentlich jedem Patienten zusteht. Ernstnehmen."
H3: „Ich habe kein Vertrauen mehr in meine Ärzte."

4.4 Handelt es sich bei diesen Erfahrungen um Einzelfälle oder sind sie repräsentativ?

Anders als in der qualitativen Forschung üblich, wurde bei den genannten Publikationen das gesamte, umfangreiche Datenmaterial einer qualitativen Inhaltsanalyse unterzogen, um keine Hinweise der Befragten zu übersehen und dem potenziellen Argument einer Antwortselektion schon vorab zu begegnen. Um die relative Bedeutung der Thematik aufzuzeigen, wurde beispielhaft eine Quantifizierung der Beschreibungen des Auftretens und Verhaltens der konsultierten Ärzt:innen durch die befragten ME/CFS-Erkrankten vorgenommen (Habermann-Horstmeier & Horstmeier, 2023a, 2023b). Betrachtet wurden hierzu die Texte

a) zu den Erfahrungen, die die Erkrankten seit Beginn ihrer Krankheit mit den von ihnen konsultierten Ärzt:innen gemacht haben,
b) zu typischen Situationen, die sie in diesem Zusammenhang bereits erlebt haben und
c) zur Beschreibung und Einschätzung der erlebten Arzt-Patient-Beziehung.

Insgesamt waren dies Texte im Umfang von 420.278 Zeichen (ohne Leerzeichen) bzw. 72.666 Wörtern (ø 765,5 Zeichen, ø 132,4 Wörter pro Antwort). Tabelle 4-1 gibt die Anzahl der ME/CFS-Erkrankten an, die entsprechende Wortfelder bzw. Homöonyme zur Beschreibung des Auftretens und Verhaltens der von ihnen konsultierten Ärzt:innen und zur Einschätzung des von ihnen erlebten Arzt-Patient-Verhältnisses verwendet haben. Pro Person wurde nur maximal eine Nennung registriert, auch wenn mehrere Wörter aus einem Wortfeld genutzt wurden. Zudem ist zu berücksichtigen, dass es sich hier um Mindestangaben handelt. Einige Personen haben andere Begriffe und Beschreibungen für ähnliche Aussagen genutzt, die hier jedoch nicht registriert wurden. Andere sprachen ein bestimmtes Themenfeld gar nicht an. Auch wurden Begriffe u. U. nicht gezählt, wenn Rechtschreibfehler vorlagen.

Tabelle 4-1 zeigt, dass es sich bei den in Kap. 4 zitierten Aussagen keineswegs um Randerscheinungen handelt. Nur sieben Personen nannten überhaupt keine der angegebenen Begriffe. In der Regel nutzten die Befragten zahlreiche Ausdrücke aus den genannten Wortfeldern zur Beschreibung des Auftretens und Verhaltens der von ihnen konsultierten Ärzt:innen und des daraus resultierenden Arzt-Patient-Verhältnisses. Mehr als 60 % der Befragten beschrieben das Auftreten aller oder eines Teils der von ihnen konsultierten Ärzt:innen mit negativen Termini. Hinzu kommen noch einmal fast 9 %, die angaben, dass sie bei den konsultierten Ärzt:innen auch die für ein gutes Arzt-Patient-Verhältnis wichtigen Eigenschaften (z. B. Empathiefähigkeit) vermisst haben. Über die Hälfte beklagte die Unkenntnis der Ärzt:innen in Bezug auf die Erkrankung ME/CFS. Fast 30 % der Befragten nutzten sehr negative Termini, um das Verhalten der konsultierten Ärzt:innen zu beschreiben (von beleidigend oder respektlos bis menschenverachtend). Annähernd 20 % bezeichneten die von ihnen erlebten Arzt-Patient-Verhältnisse explizit als sehr schlecht. Hier verwendeten jedoch viele auch andere Begriffe, um die negativen Arzt-Patient-Verhältnisse zu beschreiben. Dies alles gibt einen ersten Hinweis darauf, dass es sich bei den Angaben nicht um Einzelfälle, sondern um zumindest innerhalb der umfangreichen Studienpopulation weit verbreitete Auffassungen handelt.

Inwieweit sich diese auf alle erwachsenen ME/CFS-Erkrankten mit ärztlicher Diagnose in Deutschland generalisieren lassen, ist bei qualitativen Studien nur schwer zu sagen. In der Regel ist eine Generalisierung der Studienergebnisse je nach Methode und Zusammensetzung des Samples nur sehr eingeschränkt möglich. Je mehr Fälle – wie in diesem Fall – analysiert werden, umso besser kann grundsätzlich generalisiert werden (Mayring, 2007). Was die Zusammensetzung des vorliegenden Samples

Tabelle 4-1: Anzahl der Studienteilnehmer:innen, die entsprechende Wortfelder bzw. Homöonyme zur Beschreibung des Auftretens und Verhaltens der von ihnen konsultierten Ärzt:innen und zur Einschätzung ihres Arzt-Patient-Verhältnisses verwendet haben. Quelle: Habermann-Horstmeier und Horstmeier (2023a, 2023b).

Wortfelder/homöonyme Begriffe	**Anzahl der Nennungen [N = 549]**	
	[n]	**%**
Ärztliches Tun 1: Psyche, psychisch bedingt, psych*, psychosom*, depressiv, Depression, Somatisierungsstörung, Neurasthenie, Burnout, falsche Krankheitsüberzeugung	347	63,2
Ärztliches Tun 2: Fehldiagnose, falsche Diagnose/Einschätzung/Einordnung/Angabe, Verlegenheitsdiagnose, falsche Therapie/Tipps/Ratschläge, Fehleinschätzung, Sport machen/treiben, sportlich betätigen, verschlimmern, schlimmer werden, beratungsresistent	120	21,9
Auftreten von Ärzt:innen: Nicht ernst genommen, nicht verstanden, abgetan, skeptisch, Skepsis, kein Verständnis, Verständnislosigkeit, Unverständnis, Vorurteile, voreingenommen, Voreingenommenheit, keine Akzeptanz, nicht zuhören, aneinander vorbeireden, Ignoranz, ignorant, ignorier*, leugnen, bagatellisieren, Verharmlosung, verharmlost, fehlendes/kein/ keinerlei Interesse, fehlende Rücksichtnahme, nicht rücksichtsvoll, geistige Fähigkeiten/Urteilsvermögen abgesprochen, nicht für voll genommen, dumm machen, eigenes Körperempfinden abgesprochen	334	60,8
Ärztliche Expertise: Unwissen, nicht wissen, Unkenntnis, keine Kenntnis, kennt nicht, nicht informiert, keine Expertise, keine Erfahrung, keine Ahnung, unbekannt, gibt es nicht, inkompeten*, unbelehrbar*, nicht/schlecht informiert, Unwille, sich zu informieren, schlechte Informationslage, dumm*	289	52,6
Verhalten von Ärzt:innen: Aggressiv*, Aggression, beschimpf*, Spott, verspotte*, beleidig*, Hohn, verhöhn*, brüskier*, belächel*, abwehren, rausschmeißen, rausgeschmissen, loswerden, anschreien, angeschrien, Wut, wütend werden, Medical Gaslighting, auslachen, ausgelacht, lächerlich gemacht, ins Lächerliche gezogen, lustig gemacht, Augen rollen/verdrehen, Witze gemacht, demütigend, Demütigung, respektlos*, erniedrigend, Erniedrigung, als faul bezeichnet/abgestempelt, ärgerlich*, unfreundlich*, Ablehnung, ablehn*, beschimpft, Hilfe verweigert, keine Hilfe, gibt sich keine Mühe, alleingelassen, im Stich gelassen, abwimmeln, abgewimmelt, abgefertigt, genervt, respektlos, menschenverachtend	159	29,0
Erfahrungen/AP-Beziehung: schlecht, negativ, weniger gut, unbefriedigend, angespannt, miserabel	108	19,7
Ärzt:innen betrachten Patient:innen als: Simulant, Schauspieler, nicht glauben, Unglauben, ausdenken, Einbildung, einbilden, bildet ein, Hypochonder, Unterstellungen, unterstellen	89	16,2

Tabelle 4-1: Fortsetzung

Wortfelder/homöonyme Begriffe	Anzahl der Nennungen [N = 549]	
	[n]	%
Folge von Arztkontakt: Verschlechterung, ging danach schlechter, wurde schlechter, Vertrauensverlust, Vertrauen verloren/komplett zerstört/beschädigt/erschüttert, nicht mehr/kaum noch/nur im Notfall zu Ärzten	68	12,4
Eigenschaften von Ärzt:innen: Arroganz, arrogan*, überheblich, herablassend, borniert, eingebildet, abweisend, fehlende Sozialkompetenz, Empathielosigkeit, Mangel/Fehlen an Empathie	48	8,7
Ärzt:innen sind: ratlos*, hilflos*, unsicher*, frustriert, Frustration, überforder*	42	7,7
Patient:innen fühlen sich: Stigma*, Trauma*, entwürdigen*, diskriminiert*	35	6,4

Anmerkung: Das Sternchen-Symbol (*) ersetzt beliebig viele Zeichen bei der Begriffssuche.

angeht, waren Frauen möglicherweise leicht überrepräsentiert (Lim et al., 2020). Über die Altersstruktur der ME/CFS-Erkrankten in unserer Bevölkerung gibt es bislang wenig Informationen. Nach Jason et al. (1999) kommt ME/CFS am häufigsten bei Personen im Alter von 40 bis 49 Jahren vor. Auch in der APAV-ME/CFS-Studie lag das anhand der gewählten Altersgruppe grob geschätzte Durchschnittsalter bei etwa 47 Jahren. Ein weiteres Merkmal, das hier von Bedeutung sein könnte, ist das durchschnittliche Alter zu Krankheitsbeginn. Nach eigenen Angaben litten die befragten ME/CFS-Erkrankten im Durchschnitt bereits ca. 11 Jahre an ME/CFS, sodass das durchschnittliche Erkrankungsalter auf etwa 36 Jahre geschätzt werden kann. Da auch internationale Studien darauf hinweisen, dass es im Erwachsenenalter einen Inzidenz-Gipfel zwischen dem 30. und 39. Lebensjahr gibt (Bakken et al., 2014), kann davon ausgegangen werden, dass das untersuchte Sample in dieser Hinsicht ähnlich der Grundgesamtheit zusammengesetzt war.

Literaturverzeichnis

Angelsen, A. & Schei, T. (2024). *EMEA survey of ME/CFS patients in Europe: Same disease, different approaches and experiences.* EMEA - European me alliance.

Bakken, I. J., Tveito, K., Gunnes, N., Ghaderi, S., Stoltenberg, C., Trogstad, L., ... Magnus, P. (2014). Two age peaks in the incidence of chronic fatigue syndrome/myalgic encephalomyelitis: a population-based registry study from Norway 2008–2012. *BMC Medicine, 12*, 167. https://doi.org/10.1186/s12916-014-0167-5

Bateman, L., Bested, A.C., Bonilla, H.F., Chheda, B.V., Chu, L., Curtin, J.M., ... Yellmann, B.P. (2021). Myalgic Encephalomyelitis/Chronic Fatigue Syndrome: Essentials of Diagnosis and Management. *Mayo Clinic proceedings, 10*(20), 4786. https://doi.org/10.1016/j.mayocp.2021.07.004

Blease, C. & Geraghty, K.J. (2018). Are ME/CFS patient organizations „militant"?: patient protest in a medical controversy. *J Bioeth Inq, 15*(3), 393–401. https://doi.org/10.1007/s11673-018-9866-5

Bowen, J., Pheby, D.F., Charlett, A. & McNulty, C. (2005). Chronic Fatigue Syndrome: A survey of GPs' attitudes and knowledge. *Family Practice, 22*(4), 389–393. https://doi.org/10.1093/fampra/cmi019

Carruthers, B.M., Jain, A.K., De Meirleir, K.L., Peterson, D.L., Klimas, N.G., Lerner, A.M. (2003). Myalgic Encephalomyelitis/Chronic Fatigue Syndrome: Clinical Working Case Definition, Diagnostic and Treatment Protocols. *Journal of Chronic Fatigue Syndrome, 11*(1), 7–115. https://doi.org/10.1300/J092v11n01_02

Deutsche Gesellschaft für Allgemeinmedizin und Familienmedizin (DEGAM). (Hrsg.). (2022). *S3-Leitlinie Müdigkeit*. Zugriff am 4. August 2023 unter https://www.degam.de/files/Inhalte/Leitlinien-Inhalte/Dokumente/DEGAM-S3-Leitlinien/053-002_Leitlinie%20Muedigkeit/oeffentlich/Aktualisierung%20Dezember%202022%20-%20Dokumente%20Homepage/Langfassung%20Leitlinie%20Muedigkeit.pdf

Froehlich, L., Jason, L.A., Scheibenbogen, C., Behrends, U. & Thoma, M. (2021). Medical Care Situation of People with Myalgic Encephalomyelitis/Chronic Fatigue Syndrome in Germany. *Medicina (Kaunas, Lithuania), 57*(7), 646. https://doi.org/10.3390/medicina57070646

Geraghty, K. (2020). The negative impact of the psychiatric model of chronic fatigue syndrome on doctors' understanding and management of the illness. *Fatigue: Biomedicine, Health & Behavior, 8*(3), 167–180. https://doi.org/10.1080/21641846.2020.1834295

Habermann-Horstmeier, L. & Horstmeier, L.M. (2023a). Systemisches Denken, subjektive Befunde und das ärztliche Schubladendenken bei ME/CFS - Eine vorwiegend qualitative Public-Health-Studie aus Patientensicht. *DMW (Deutsche Medizinische Wochenschrift)*, 1-18. https://doi.org/10.1055/a-2197-6479

Habermann-Horstmeier, L. & Horstmeier, L.M. (2023b). Die ärztliche Wahrnehmung von ME/CFS-Erkrankten (myalgische Enzephalomyelitis/chronisches Fatigue-Syndrom) als „schwierige Patienten". Eine vorwiegend qualitative Public-Health-Studie aus Patientensicht. *Prävention und Gesundheitsförderung*. https://doi.org/10.1007/s11553-023-01070-3

Habermann-Horstmeier, L. & Horstmeier, L.M. (im Druck). ME/CFS-Erkrankte mit ärztlicher Diagnose im Vergleich zu Erkrankten, die vermuten an ME/CFS zu leiden. *Prävention und Gesundheitsförderung.*

Habermann-Horstmeier, L. & Horstmeier, L.M. (2024a). Welche medizinischen Fachdisziplinen werden von ME/CFS-Erkrankten aufgesucht? Eine Public-Health-Studie zur Notwendigkeit einer besseren ärztlichen Aus- und Fortbildung. *Das Gesundheitswesen, 86*(10), 625–632. https://doi.org/10.1055/a-2323-9507

Habermann-Horstmeier, L. & Horstmeier, L.M. (2024b). Wahrnehmung von Genderaspekten in der Beziehung zwischen Ärzt:innen und Patient:innen bei myalgischer Enzephalomyelitis/chronischem Fatigue-Syndrom (ME/CFS). *Prävention und Gesundheitsförderung.* https://doi.org/10.1007/s11553-023-01098-5

Jason, L.A., Richman, J.A., Rademaker, A.W., Jordan, K.M., Plioplys, A.V., Taylor, R.R., McCready, W., Huang, C.F. & Plioplys, S. (1999). A community-based study of chronic fatigue syndrome. *Archives of internal medicine, 159*(18), 2129–2137. https://doi.org/10.1001/archinte.159.18.2129

Krapf, J. (2022). *Leben mit „kaputtem Akku". Biografien von Menschen mit Myalgischer Enzephalomyelitis/Chronischem Fatigue Syndrom und Long Covid.* Mabuse Verlag.

Lim, E.J., Ahn, Y.C., Jang, E.S., Lee, S.W., Lee, S.H. & Son, C.G. (2020). Systematic review and meta-analysis of the prevalence of Chronic Fatigue Syndrome/Myalgic Encephalomyelitis (CFS/ME). *Journal of Translational Medicine, 18*, 100. https://doi.org/10.1186/s12967-020-02269-0

Mayring, F. (2007). Generalisierung in qualitativer Forschung. *Forum: Qualitative Sozialforschung, 8*(3), Art. 26. Verfügbar unter https://www.ssoar.info/ssoar/handle/document/8980

Nacul, L., Authier, F.J., Scheibenbogen, C., Lorusso, L., Helland, I.B., Martin, J.A., ... Lacerda, E.M. (2021). European Network on Myalgic Encephalomyelitis/Chronic Fatigue Syndrome (EUROMENE): Expert Consensus on the Diagnosis, Service Provision, and Care of People with ME/CFS in Europe. *Medicina (Kaunas, Lithuania), 57*(5), 510. https://doi.org/10.3390/medicina57050510

NICE (National Institute for Health and Care Excellence) (Hrsg.). (2021). *Myalgic encephalomyelitis (or encephalopathy)/chronic fatigue syndrome: diagnosis and management*. Verfügbar unter https://www.nice.org.uk/guidance/ng206/resources/myalgic-encephalomyelitis-or-encephalopathychronic-fatigue-syndrome-diagnosis-and-management-pdf-66143718094021

Scheibenbogen, C., Wittke, K., Hanitsch, L., Grabowski, P. & Behrends, U. (2019). Chronisches Fatigue-Syndrom/CFS. Praktische Empfehlungen zur Diagnostik und Therapie. *Ärzteblatt Sachsen*(9), 26–30. Verfügbar unter https://www.slaek

.de/media/dokumente/ueber-uns/presse/aerzteblatt/archiv/2011-2020/2019/09/0919_026.pdf

Spandler, H. & Allen, M. (2018). Contesting the psychiatric framing of ME/CFS. *Soc Theory Health, 16*, 127–141. https://doi.org/10.1057/s41285-017-0047-0

SRF (Produzent). (2022). *ME/CFS – Die heimtückische Krankheit* [Kinofilm]. Zürich. Zugriff am 7. September 2023 unter https://www.srf.ch/play/tv/reporter/video/mecfs---die-heimtueckische-krankheit?urn=urn:srf:video:e0b93a13-30eb-48cd-b0e4-178e9abafa57

Thoma, M., Froehlich, L., Hattesohl, D. B., Quante, S., Jason, L. A. & Scheibenbogen, C. (2024). Why the Psychosomatic View on Myalgic Encephalomyelitis/Chronic Fatigue Syndrome Is Inconsistent with Current Evidence and Harmful to Patients. *Medicina (Kaunas, Lithuania), 60*(1), 83. https://doi.org/10.3390/medicina60010083

Tidmore, T., Jason, L. A. & Chapo-Kroger, L., So, S. (2015). Lack of knowledgeable healthcare access for patients with neuro-endocrine-immune diseases. *Frontiers in Clinical Medicine, 2*(2), 46–54.

Vink, M. & Vink-Niese, F. (2022). Is It Useful to Question the Recovery Behaviour of Patients with ME/CFS or Long COVID? *Healthcare, 10*(2), 392. https://doi.org/10.3390/healthcare10020392

Wood, B. & Wessely, S. (1999). Personality and social attitudes in chronic fatigue syndrome. *Journal of Psychosomatic Research, 47*(4), 385–397. https://doi.org/10.1016/S0022-3999(99)00025-2

5 ME/CFS: Ärzte als erste Ansprechpartner

„Listen to the patient, he is telling you the diagnosis." Aphorismus, der William Osler (1849–1919) zugeschrieben wird, zitiert nach Aronson (2022)

Erste Anlaufstelle für Menschen, die die Symptome einer ME/CFS zeigen, ist in Deutschland i.d.R. eine Praxis für Allgemeinmedizin (Froehlich et al., 2021). In der APAV-ME/CFS-Studie konsultierten knapp 75 % der ME/CFS-Patient:innen in ihrem bisherigen Krankheitsverlauf jedoch insgesamt 6 bis 15 Ärzt:innen verschiedenster Fachrichtungen, insbesondere aus den Bereichen Allgemeinmedizin, Neurologie, Innere Medizin und Psychosomatik/Psychiatrie. Im Grunde sind alle Fachdisziplinen, wie z.B. HNO und Augenheilkunde, Schlaf- und Ernährungsmedizin, Umweltmedizin und selbst die Zahnmedizin mit dem „Problem" ME/CFS konfrontiert (Habermann-Horstmeier & Horstmeier, 2024a). Die Aussagen der Erkrankten in Kap. 3 machen deutlich, dass sie mit ihrer medizinischen Versorgung und mit ihrem Arzt-Patient-Verhältnis derzeit überwiegend (sehr) unzufrieden sind. Ein Teil der Patient:innen schränkt deshalb die Arztkontakte ein oder nimmt ärztliche Hilfe in Bezug auf ME/CFS überhaupt nicht mehr in Anspruch. Deutlich höher ist die Zufriedenheit bei Patient:innen, deren medizinische Versorgung durch ME/CFS-Spezialist:innen erfolgt (Froehlich et al., 2021). Allerdings gaben in der zitierten Studie nur 24,6 % an, bei ME/CFS-Spezialist:innen in Behandlung zu sein bzw. Zugang hierzu zu haben. Der Hauptgrund hierfür liegt darin, dass die Zahl der auf ME/CFS spezialisierten Ärzt:innen in Deutschland noch immer sehr gering ist. Die Patient:innen müssen daher meist weite Strecken zurücklegen, um diese aufzusuchen, wobei die Gefahr besteht, dass sich ihre gesundheitliche Situation dadurch weiter verschlimmert.

Geraghty und Blease (2019) machten deutlich, dass der in der Anamnese bislang vielfach auf ME/CFS angewandte biopsychosoziale Rahmen einen deutlich zu engen Fokus auf den Bereich der Psyche richtet und die Patientenerzählung nicht angemessen berücksichtigt. Die Folgen sind Fehldiagnosen, Konflikte (v.a. innerhalb der Arzt-Patient-Beziehung) sowie gesundheitliche und soziale Schäden, wenn Arzt- und Patientenperspektive weiter inkongruent bleiben. Sie schlagen daher die Entwicklung eines *patientenzentrierten Ansatzes* vor, der die spezielle Situation von Menschen mit ME/CFS berücksichtigt. Auch Lian und Hansen (2016) betonen, dass Beziehungsaspekte wie Kontinuität und eine übereinstimmende Sicht auf die Krankheit bei medizinischen Begegnungen zwischen Hausärzt:innen und ME/CFS-Patient:innen eine große Bedeutung für die Patientenzufriedenheit haben.

Hierzu muss bei den Ärzt:innen allerdings zuerst Vertrauen in die entwickelten ME/CFS-Leitlinien (s. Kap. 2.3) aufgebaut werden. Bowen, Pheby, Charlett und McNulty (2005) zeigten, dass das Vertrauen größer ist, wenn Ärzt:innen in ihrem sozialen Umfeld bereits eine Person mit ME/CFS kennen oder im letzten Jahr mehrere Patient:innen mit dieser Erkrankung gesehen haben.

5.1 Die Arzt-Patient-Beziehung aus Sicht der Patient:innen sehen

Der zentrale Faktor einer problematischen Arzt-Patient-Beziehung ist nach Ansicht vieler ME/CFS-Patient:innen das Nicht-Akzeptieren von ME/CFS als neuroimmunologische Multisystemerkrankung durch die Ärzt:innen. Sie erleben immer wieder, dass es den Ärzt:innen ihrer Ansicht nach vielfach an Expertenwissen und an fachlicher Kompetenz mangelt, die Erkrankung korrekt zu diagnostizieren und zu therapieren (s. Kap. 3.1.1). Zudem gebe es aufgrund der fehlenden Akzeptanz in der Ärzteschaft keine adäquaten Abrechnungsmöglichkeiten innerhalb des Systems der gesetzlichen Krankenkassen. Die Folge dieser fehlenden Akzeptanz sei, dass es zu Fehldiagnosen (v.a. psychiatrischen und psychosomatischen Diagnosen), falschen Therapieansätzen, der Verweigerung von symptomatischer Therapie, fehlender Unterstützung bei der Beantragung von Sozialleistungen bis hin zum Weiterreichen an Kolleg:innen oder zum Behandlungsabbruch durch die Ärzt:innen komme. Dies alles führe häufig zu einer weiteren Verschlechterung der gesundheitlichen Situation der Erkrankten. Ärzt:innen zeigten dabei nicht selten auch einen Mangel an Empathie und Wertschätzung gegenüber den ME/CFS-Patient:innen und nähmen sie nicht ernst. Das äußere sich z.B. in einem allgemeinen Desinteresse sowie in einem als geringschätzend, ignorant und arrogant empfundenen Auftreten (Werner, 2005) (s. auch Kap. 3.2).

Viele Patient:innen vermissen ein Arzt-Patient-Verhältnis auf Augenhöhe. Sie berichten davon, dass das Stress auslösende ärztliche Auftreten und Handeln ebenso wie das Gefühl der Stigmatisierung bei ihnen zu einem massiven Vertrauensverlust gegenüber den behandelnden Ärzt:innen, nicht selten aber auch gegenüber der gesamten Ärzteschaft beiträgt. Um ihre gesundheitliche Situation nicht weiter zu verschlechtern, bliebe ihnen nichts anderes übrig, als die von den Ärzt:innen meist vorgeschlagenen falschen Therapiemaßnahmen wie GET und CBT zu verweigern *(intelligente Non-Compliance)*. Dies führe wiederum oftmals zu einer weiteren Beeinträchtigung der Arzt-Patient-Beziehung. Ein Teil der ME/CFS-Erkrankten recherchiert nach neuesten wissenschaftlichen Erkenntnissen und versucht, die behandelnden Ärzt:innen hiermit zu überzeugen. Dies bliebe jedoch meist erfolglos. Die als hoffnungslos empfundene Situation führt bei einem Teil der Patient:innen zu Wut und Frustration, andere reagieren mit Resignation und Verbitterung. Nicht selten schränken sie dann ihre Arztkontakte ein oder gehen überhaupt nicht mehr zum Arzt/zur Ärztin (s.o.). Studien zur Suizidalität bei ME/CFS-Patient:innen zeigen, dass einige dann den Suizid als letzte Möglichkeit sehen, mit dieser extrem belastenden Situation umzugehen (s. Kap. 2.4.3 und Kap. 3).

Die Autor:innen verschiedener Bücher, die sich mit der Patientenrolle aus Ärztesicht beschäftigen, sehen die hier geschilderte Sicht der Patient:innen oft in einem deutlichen Widerspruch zu dem Erleben der konsultierten Ärzt:innen, so etwa Hoefert und Härter (2013). Insbesondere bei ME/CFS besteht nach Geraghty und Blease (2019) meist eine erhebliche Diskrepanz zwischen der Perspektive der Ärzt:innen und der der Patient:innen. Leider fehlen bislang Untersuchungen, die sich näher mit der ärztlichen Sicht auf die Arzt-Patient-Beziehung bei ME/CFS auseinandersetzen. Eine erste Pilotstudie wird derzeit durchgeführt.

5.2 Interaktionelle Grundbedürfnisse und die Rolle des ärztlichen Selbstverständnisses

5.2.1 Das ärztliche Selbstverständnis

Für Doris Reinhardt vom Hausärzteverband Baden-Württemberg beinhaltet das ärztliche Selbstverständnis ein klares Plädoyer für Nachhaltigkeit und Verlässlichkeit, für Beziehung und Ernsthaftigkeit im Rahmen des Arzt-Patient-Verhältnisses. Sie betont, dass sich der Versorgungsbedarf am Befinden der Patient:innen und nicht an Befunden zu orientieren habe. Die Arzt-Patient-Beziehung schließe Ärzt:innen und Patient:innen gleichermaßen ein. Zudem gehöre zum ärztlichen Selbstverständnis ein „professionelles Berührtwerden". Für all das brauche es genügend Zeit für den einzelnen Menschen.

> „Die ärztliche Kunst vereint Medizin und Mensch, Befund und Befinden, damit die Patienten eine informierte Entscheidung treffen können. [...] Gerade weil es nicht nur der Blick auf ein Organ ist, hat das Befassen mit den Beschwerden und das geschulte Zuhören in der Hausarztpraxis einen so hohen Stellenwert. Verschwindet dies, geht auch das Vertrauen in diese Form der ärztlichen Behandlung verloren." (Reinhardt, 2019)

Allerdings schildern ME/CFS-Patient:innen immer wieder ein ärztliches Auftreten und Verhalten – auch von Hausärzt:innen –, das sich so gar nicht mit dem geschilderten Selbstverständnis deckt. Sie berichten von Ärzt:innen, die nicht zuhören, sie nicht ernst nehmen, von Ärzt:innen, die das Körperempfinden der Patient:innen ignorieren oder infrage stellen, ihre Beschwerden bagatellisieren, sie sogar lächerlich machen oder eine Behandlung ablehnen. Ärzt:innen zeigten oftmals kein Verständnis für die Schwere der Erkrankung und wenig Einfühlungsvermögen, sondern träten oft überheblich und arrogant auf. Sie betrachteten nur einzelne Organe und schauten nicht auf systemische Zusammenhänge, meist seien für sie nur die Laborwerte von Interesse. Dies alles führe dazu, dass irgendwann kein Vertrauen mehr in die behandelnden Ärzt:innen bzw. sogar in die Ärzteschaft insgesamt bestehe.

Bereits 2005 verknüpfte Dörner (2005) das in diesem Auftreten und Verhalten zutage tretende ärztliche Selbstverständnis damit, dass Ärzt:innen in den letzten Jahrzehnten „scheibchenweise in Gewerbetreibende umgewandelt" worden seien. Eine Besserung der Situation sei seiner Meinung nach nur dann möglich, wenn sie den Paradigmenwechsel vom medicozentrierten zum bürgerzentrierten Verhalten vollziehen würden, wenn sie helfen würden, die solidaritäts-stabilisierenden Institutionen (Familie, Nachbarschaft, Kommune) für die heutigen Lebensbedingungen weiterzuentwickeln und zu stärken und wenn sie sich als Teil und im Dienst der selbstverwalteten bürgergesellschaftlichen Solidarität verstehen würden (Dörner, 2005). Der Ansatz knüpft damit an deutlich ältere Vorstellungen der Ärzt:innen als natürliche Anwält:innen der Armen an (Virchow & Leubuscher, 1849) und ist eng verbunden mit dem sich daraufhin entwickelnden Konzept der Sozialhygiene, vertreten durch Chajes (1931), Grotjahn (1977, Reprint der 3. Aufl. 1923) und Teleky (1921).

5.2.2 Interaktionelle Grundbedürfnisse

Braun und Sappok (2022) bezeichnen die Empathiefähigkeit zurecht als Kernkompetenz von Fürsorge und als Schlüsselelement in der Arzt-Patient-Kommunikation. Wie auch Neimann, Edelhäuser und Tauschel (2011) weisen sie darauf hin, dass in Deutschland die Empathie bei den angehenden Ärzt:innen im Zuge des Medizinstudiums und der Facharztausbildung oft verloren geht. Dies ist umso problematischer, als Empathie doch auch dabei helfen sollte, die allgemeine klinische Wahrnehmung und die Urteilsfähigkeit der Ärzt:innen zu verbessern.

Auch ME/CFS-Patient:innen sprechen immer wieder davon, dass es in der Arzt-Patient-Beziehung oftmals an Wärme, Empathie und Verständnis fehle und sie das Auftreten ihrer Ärzt:innen als unangenehm und geringschätzend wahrnähmen. Dies belaste die Interaktion mit den konsultierten Ärzt:innen daher häufig sehr stark (s. Kap. 4.2).

Nach Sachse (2016) gehört es zu den wesentlichen interaktionellen Grundbedürfnissen, vom Gegenüber anerkannt, geachtet, wertgeschätzt und positiv definiert zu werden. Interaktionsteilnehmer:innen möchten zudem, dass sie dem Gegenüber wichtig sind, dass die Beziehung verlässlich ist und dass das Gegenüber ihnen zuhört, ggf. auch hilft. Zudem sollte gewährleistet sein, dass beide Interaktionspartner:innen innerhalb der Beziehung selbstbestimmt agieren können und die eigenen Grenzen durch das Gegenüber respektiert werden. All diese Grundbedürfnisse werden jedoch nach Angaben vieler ME/CFS-Patient:innen (s. Kap. 4.1 und Kap. 4.2) in unterschiedlichem Maße von den behandelnden Ärzt:innen ignoriert oder missachtet. Patient:innen beschrieben Desinteresse und demütigendes, abwertendes Verhalten anstatt Wertschätzung sowie Ignoranz und Arroganz anstatt Respekt. Andere schilderten, dass sie sich fremdbestimmt vorkommen, dass man ihnen nicht zuhöre und Hilfe verweigere.

Es gibt Anzeichen dafür, dass Ärzteverbände und Universitäten die Arzt-Patient-Interaktion in Deutschland inzwischen als verbesserungsbedürftig ansehen. So kommt z. B. am Universitätsklinikum Heidelberg erstmals ein neues Auswahlverfahren für das Medizinstudium zum Einsatz, das auch die sozial-kommunikativen Fähigkeiten der Bewerber:innen bewertet. Zudem wurde der Leitfaden „Kommunikation im medizinischen Alltag" neu aufgelegt (Ärztekammer Nordrhein, 2023). Der Präsident der Ärztekammer Nordrhein, Rudolf Henke, betont in diesem Zusammenhang, dass eine gute Kommunikation maßgeblichen Einfluss auf die Patientenzufriedenheit habe und das Patienten-Arzt-Verhältnis stärke.

Bei Ärzt:innen müsse eine wertschätzende Haltung ihren Patient:innen gegenüber vorhanden sein, um die richtige Diagnose stellen und eine geeignete Therapie finden zu können: „Die Bereitschaft, Patientinnen und Patienten in Ruhe sprechen zu lassen, bildet den Grundstein der ärztlichen Tätigkeit." (Ärzteblatt, 2023).

5.2.3 Die asymmetrische Arzt-Patient-Beziehung

In den 1950er Jahren beschrieb Parsons erstmals die Arzt-Patient-Beziehung als ein Verhältnis, in dem die gesellschaftlich definierten Rechte und Pflichten der jeweiligen Rollenträger „Ärzt:in" und „Patient:in" festgelegt sind. Hiernach handele es sich um eine grundsätzlich asymmetrische Situation, die dadurch gekennzeichnet sei, dass die Patient:innen hilfsbedürftige Laien, die Ärzt:innen jedoch professionelle Expert:innen seien, die Verantwortung für die Erkrankten übernehmen und den Patient:innen die bestmögliche Behandlung bieten möchten (Parsons, 1951). Obwohl immer wieder beschworen wird, dass dieses *paternalistische Modell* inzwischen auf einem guten Weg hin zu einem *partnerschaftlichen Verhältnis* sei, gehen noch immer viele davon aus, dass die paternalistische Haltung bei Ärzt:innen auch weiterhin vorherrschend sein wird, da die Asymmetrie zwischen den wissenden Ärzt:innen und den unwissenden Patient:innen ja als konstitutiver Bestandteil dieser Beziehung bestehen bleibe (Begenau, Schubert & Vogd, 2010). Sie ignorieren damit die Vorstellung von Patient:innen als Expert:innen ihrer eigenen gesundheitlichen und sozialen Situation (Kennedy, 2003), insbesondere auch bei Menschen mit chronischen Erkrankungen, deren Expertise im Bereich ihrer eigenen Erkrankung nicht selten die von hierin nicht fortgebildeten Ärzt:innen übertrifft (Tattersall, 2002).

Begenau, Schubert und Vogd (2010) gehen stattdessen davon aus, dass die von ihnen gesehene Asymmetrie zugunsten der Ärzt:innen und die oftmals daraus resultierenden Spannungen durch die Form der medizinischen Ausbildung, den Habitus der Ärzt:innen und die Art der Leistungserbringung sowie die Perspektivendivergenz zwischen beiden Seiten verstärkt würden.

In der Praxis zeigt sie sich nicht zuletzt dadurch, dass in Deutschland im Jahr 2006 etwa 90 % der klinisch tätigen Ärzt:innen beim Eingangsgespräch ein immer gleiches Schema nutzten, bei dem sie im Anschluss an eine knappe einleitende Befragung den Patient:innen mitteilten, welche Erkrankung sie vermuteten, und sie darüber informierten, welche Tests nun zur Bestätigung ihrer Diagnose durchgeführt werden sollten. Nur 5 % der Ärzt:innen fragten die Patient:innen, was sie denn selbst über ihre Erkrankung dächten. Hier wird deutlich, dass fast drei Viertel der Ärzt:innen während ihrer Ausbildung nichts oder eher wenig über Gesprächsführung und die Kommunikation mit Patient:innen und Angehörigen gelernt hatten (Müller, 2006). Bei einer durchschnittlichen Dauer eines Arztkontaktes von etwa 8 Minuten (Bühring, 2017) beträgt die Eingangsredezeit der Patient:innen in Deutschland in der allgemeinmedizinischen Praxis bezeichnenderweise im Mittel nur 11 bis 24 Sekunden (Wilm, Knauf, Peters & Bahrs, 2004). Die Berichte der ME/CFS-Patient:innen in Kap. 4 zeigen, dass sich hier seither wenig geändert hat. Sie schildern, dass sich die meist asymmetrische verbale, nonverbale und paraverbale Kommunikation typischerweise im Nicht-Zuhören, im Übergehen von Fragen, in Themenwechseln oder in Zeichen der Geringschätzung durch Sprache, Mimik und Gestik bis hin zu Zeichen von Ärger und Aggression sowie zum Abbruch der Beziehung durch die konsultierten Ärzt:innen äußere. Ärzt:innen nutzten dabei teilweise eine restringierte, wenig differenzierte Sprache, obwohl die Patient:innen durchaus komplexe Sachverhalte verständen. Die Erkrankten gehen davon aus, dass dies daran liegt, dass ihre Symptomenschilderungen, die Krankheit ME/CFS an sich und sie selbst als Person nicht ernst genommen würden. Ihnen würden auf diese Weise ihre geistigen Fähigkeiten abgesprochen. Das direktive Vorgehen der Ärzt:innen führe zudem dazu, dass die Autonomie der Patient:innen beschnitten würde und sie dadurch daran gehindert würden, über den Behandlungsprozess mitzuentscheiden. Dies alles werde noch dadurch verstärkt, dass ME/CFS-Patient:innen i.d.R. gezwungen sind, sich an Ärzt:innen zu wenden, die nicht in der Erkennung und Diagnose von ME/CFS geschult sind bzw. die ME/CFS nicht als eine neuroimmunologische Multisystemerkrankung betrachten (Comerford & Podell, 2019).

Begenau, Schubert und Vogd (2010) betonen in diesem Zusammenhang, dass die Patientenperspektive im Medizinstudium auch heute noch kaum von Bedeutung sei. Die oben geschilderte Asymmetrie werde sukzessive erlernt, bis sie schließlich zum ärztlichen Habitus gehöre. Dabei spiele auch der weiße Kittel als „Demarkationslinie" gegenüber den Patient:innen eine wichtige Rolle. Patient:innen würden als biomedizinischer Krankheitsfall betrachtet, in Form einer Patientenakte festgehalten und damit objektiviert. Dies zeige sich etwa während der Visite am Krankenbett, wo über die Patientin/den Patienten gesprochen würde, ohne dass diese:r in die Diskussion einbezogen würde. Über unbequeme, „schwierige" Patient:innen (s. Kap. 5.2.4) würden häufig abwertende Bemerkungen gemacht, meist in deren Abwesenheit. Es komme jedoch auch vor, dass Patient:innen eingeschüchtert und für ihre Erkrankung selbst verantwortlich gemacht würden, dass der Kontakt zu ihnen auf ein Minimum reduziert oder ganz vermieden würde, wenn man sie nicht physisch loswerden könne (Schubert, 2010). Auch diese Handlungsmuster werden von ME/CFS-Patientinnen immer wieder beschrieben (s. Kap. 4). Ärzt:innen unterschätzten zudem das Informationsbedürfnis ihrer Patient:innen systematisch. Dies könne dazu führen, dass sich Patient:innen zu wenig beachtet, ungenügend aufgeklärt oder mit Fachbegriffen zugeschüttet fühlten, was wiederum die Asymmetrie im Verhältnis zwischen Ärzt:innen und Patient:innen weiter vergrößere und zu Spannungen führe (Begenau, Schubert & Vogd, 2010).

Auch ME/CFS-Patient:innen berichten immer wieder davon, wie wenig Zeit sich die konsultierten Ärzt:innen für das ärztliche Gespräch nehmen. Gespräche würden zudem nicht auf Augenhöhe geführt. Vielmehr seien diese durch die Machtstellung der Ärzt:innen bestimmt. Dies gelte insbesondere im Hinblick auf die Definitionsmacht: Es seien die Ärzt:innen, die definierten, was ME/CFS ist. Die Erkrankten seien hier völlig von ihnen abhängig. An dieser Stelle spiele auch der meist unterschiedliche Kenntnisstand der beiden Gesprächspartner:innen im Hinblick auf das Gesprächsthema ME/CFS eine wichtige Rolle. Zweifelsohne wüssten Ärzt:innen normalerweise in medizinischer Hinsicht mehr als ihre Patient:innen. Beim Thema ME/CFS sei dies jedoch meist umgekehrt. Viele ME/CFS-Erkrankte versuchten, ihre Situation dadurch zu verbessern, dass sie den konsultierten Ärzt:innen Informationsmaterialien und wissenschaftliche Studien unterbreiteten, die dann jedoch meist ignoriert oder zurückgewiesen werden. Aus Sicht der Ärzt:innen hinterfragten sie damit ärztliches Wissen und Handeln und wichen somit von ihrer Patientenrolle ab. Insbesondere bei Ärzt:innen, die ein eher paternalistisches Modell der Arzt-Patient-Beziehung bevorzugten und eine überwiegend direktive, arztzentrierte Gesprächsführung praktizierten, unterminiere dies ihr ärztliches Selbstverständnis und könne zu einer Kränkung führen (Buchholz, Seebauer & Simon, 2011).

Tezcan-Güntekin (2010) weist in diesem Zusammenhang daraufhin, dass „die Asymmetrie zwischen Arzt und Patient nicht durch gute Informiertheit des Patienten überwunden oder vermindert werden kann, da die Basis dieser Asymmetrie nicht in der Menge der verfügbaren Informationen, sondern in der Erfahrung im professionellen Umgang mit der Krankheit begründet" sei (Tezcan-Güntekin, 2010, S. 103f.). Ihrer Ansicht nach kann es bei informierten Patient:innen daher nur dann zu einer guten Arzt-Patient-Beziehung kommen, wenn sich diese aufgrund ihres Vertrauens in die Entscheidungshoheit des Arztes/der Ärztin begeben. Das Vertrauen zum Arzt/zur Ärztin spielt ihrer Ansicht nach für das Arzt-Patient-Verhältnis eine wichtigere Rolle als umfangreiche Informationen über eine Erkrankung. ME/CFS-Patient:innen berichten jedoch, dass dieses Vertrauen u. a. durch das fehlende Fachwissen und ein als überheblich, arrogant und ignorant empfundenes Auftreten der Ärzt:innen vielfach bereits verlorengegangen sei (s. Kap. 4).

Skirbekk, Middelthon, Hjortdahl und Finset (2011) betonen hier, dass es seitens der Ärzt:innen offenere Vertrauensmandate braucht, die dadurch gekennzeichnet sind, dass Ärzt:innen frühzeitig Interesse am Wohlergehen der Patient:innen zeigen, einfühlsam sind und sich Zeit nehmen. Typische Elemente, die mit einem solchen offenen Vertrauensmandat verbunden sind, seien daher (1) Sensibilität und Interesse an den Patient:innen zeigen, (2) sich Zeit nehmen und Kontinuität signalisieren, (3) Allianzen mit den Patient:innen bilden und (4) normales Rollenverhalten für kurze Zeiträume zuerst einmal ausklammern.

5.2.4 Der „schwierige" Patient

Viele ME/CFS-Erkrankte haben das Gefühl, dass Ärzt:innen sie als „schwierige" Patient:innen wahrnehmen. Schwierige Patient:innen sind aus ärztlicher Sicht i. d. R. solche mit problematischen Persönlichkeitsanteilen, schwierigen Handlungsweisen und real oder vermeintlich schwierigen Motiven im Hinblick auf die vorliegende Behandlungssituation (Kowarowsky, 2019). Sonntag (2013) betont, dass Patient:innen bei ihren Ärzt:innen dann einen ansprüchlichen, unkooperativen und schwierigen Eindruck hinterlassen, wenn sie dem möglicherweise angemessenen Konzept des Arztes/der Ärztin nicht erwartungsgemäß folgen. Bühring (2017) weist zudem darauf hin, dass „schwierige" Patient:innen im Grunde solche sind, die bei Ärzt:innen negative Gefühle wie Ärger, Frustration, Wut, Überforderung oder Hilflosigkeit auslösen. Das seien z. B. Patient:innen, die aus ihrer Sicht nicht auf den Punkt kommen, alles besser wissen, ihnen die Kompetenz absprechen oder aggressiv auftreten. Man kann somit mit Kowarowsky (2019) kurz zusammenfassend sagen, dass Patient:innen dann schwierig sind, wenn die behandelnden Ärzt:innen sie so einordnen.

Bezeichnenderweise gibt es im deutschsprachigen Raum gleich mehrere Bücher zum Thema „schwierige Patient:innen", während „schwierige Ärzt:innen" kaum thematisiert werden. Dass es aus Sicht der ME/CFS-Patient:innen jedoch auch „schwierige Ärzt:innen" gibt, zeigen ihre Berichte in Kap. 4. Kowarowsky (2019) geht davon aus, dass Patient:innen für Ärzt:innen immer dann zu „schwierigen" Patient:innen werden, wenn sie ihre menschlichen Grundbedürfnisse, etwa nach Wertschätzung, Solidarität und Autonomie, als verletzt oder bedroht wahrnehmen. ME/CFS-Patient:innen berichten, dass sie in solchen Situationen bei ihren Ärzt:innen entweder Überforderung und Hilflosigkeit wahrnehmen oder Ignoranz und Aggressivität. Es ist bezeichnend, dass Ärzt:innen eine Arzt-Patient-Interaktion im Allgemeinen dann für gelungen halten, wenn ihre Patient:innen mit ihnen kooperieren, ihre Autorität anerkennen und wenn sie der Meinung sind, helfen zu können (Schubert, 2010). Alle drei Aspekte sind bei ME/CFS-Patient:innen i. d. R. dann nicht gegeben, wenn ihre Ärzt:innen ME/CFS nicht als neuroimmunologische Multisystemerkrankung anerkennen.

5.3 Genderaspekte bei der Arzt-Patient-Interaktion

„Eine Frau zu sein, ist an sich kein Grund für eine schwierige Arzt-Patient-Beziehung. Dennoch zeigen bisherige Untersuchungen, dass ‚Problempatienten' häufiger Frauen als Männer sind", schreibt Hamberg (1998; übersetzt von der Autorin). Sie betont, dass einige Merkmale gesundheitlicher Beschwerden bei Frauen sowie die Art, wie sie Hilfe suchen, von Ärzt:innen häufiger als problematisch empfunden werden, und dass dies für Frustrationen, Spannungen, und Konflikte im Hinblick auf die Arzt-Patient-Beziehung sorge.

5.3.1 Kommunikation

Genderaspekte sind im Gesundheitsbereich in vielerlei Hinsicht von großer Bedeutung. Sie beeinflussen aber auch die Arzt-Patient-Beziehung sowie das ärztliche Handeln im Hinblick auf die Diagnosestellung und die darauf basierende Therapie (Begenau, Schubert & Vogd, 2010). Untersuchungen zeigen bei Ärzten ein oftmals weniger kommunikatives Verhalten. Sie monologisieren häufiger. Zudem gehen sie eher davon aus, dass Patientinnen sie wegen trivialer Gesundheitsprobleme in Anspruch nehmen und bei der Beschreibung ihrer Probleme ein „more trivial medical speaking" verwenden (Seymour-Smith, Wethernell & Phoenix, 2002). Ärztinnen haben dagegen öfter einen wärmeren Kommunikationsstil und ermutigen ihr Gegenüber häufiger zu einer offenen Kommunikation. Sie bemühen sich im Durchschnitt etwas stärker um ein partnerschaftliches Verhalten (Sieverding & Kendel, 2012). Nach Pagán (2018) neigen Ärzte häufiger dazu, die Beschwerden von Frauen zu ignorieren oder nicht so ernst zu nehmen wie bei einem Mann und sie als Hysterikerinnen zu betrachten. Sie ordnen ihre Symptome öfter als emotional bedingt ein und diagnostizieren sie häufiger als psychisch krank.

Frauen erkranken deutlich häufiger als Männer an ME/CFS. Man geht davon aus, dass mehr als zwei Drittel der ME/CFS-Erkrankten Frauen sind (Habermann-Horstmeier & Horstmeier, 2024b; Nacul et al., 2021). Die Betrachtung von Genderaspekten in der Arzt-Patient-Beziehung bei ME/CFS ist daher in der Praxis von erheblicher Bedeutung. Besonders weibliche ME/CFS-Kranke berichten, dass sie von Ärzt:innen nicht ernst genommen werden. Bezeichnend ist hierbei, dass der Anteil der sich nicht ernst genommen fühlenden Frauen z.B. in der APAV-ME/CFS-Studie nur bei ganz jungen Männern ähnlich hoch ist und selbst bei den über 60-jährigen Frauen noch gut 45% beträgt. Eine ältere Probandin beschrieb dies dort treffend mit den Worten, dass sie behandelt wurde, „als wäre man ein kleines dummes Kind" (s. Kap. 4). Frauen mit ME/CFS bezeichnen ihre Arzt-Patient-Beziehung auch daher überwiegend als schwierig. Es sind insbesondere Frauen, die vermuten, dass Genderaspekte hierbei eine Rolle spielen. Sie berichten von einer Voreingenommenheit gegenüber Frauen mit „unspezifischen" Symptomen. Ihnen würde nicht zugehört und unterstellt, dass sie übertreiben. Vielfach würde ihnen Überempfindlichkeit und weibliche Hysterie unterstellt bzw. jegliche Glaubwürdigkeit abgesprochen. Sie haben das Gefühl, dass Ärzt:innen ihre Symptome als eher trivial und als „nichts Ernstes" betrachten oder bereits von vornherein als psychisch bedingt einordnen. Werner (2005) betont, dass der Kampf um Glaubwürdigkeit dann auch außerhalb des Sprechzimmers weitergehe, etwa in der Familie und im Freundeskreis.

Einige ME/CFS-Patientinnen beschreiben zudem explizit ein sog. Medical *Gaslighting*. Im engeren Sinne versteht man hierunter das fälschlicherweise Leugnen einer vorliegenden Krankheit durch die behandelnden Ärzt:innen, d.h. es wird den Patient:innen gesagt, sie seien nicht wirklich krank. Im weiteren Sinne wird der Begriff auch für das inkorrekte Zurückführen einer somatischen Erkrankung auf psychische Faktoren genutzt, wobei die Wahrnehmungen der Patient:innen infrage gestellt werden. Auch in der APAV-ME/CFS-Studie verwendeten Frauen mit ME/CFS diesen Begriff. Sie schilderten zudem immer wieder ihre Erfahrungen, von Ärzt:innen ignoriert und mit ihrer Symptomatik und ihren Empfindungen nicht ernst genommen zu werden. Besonders Stress auslösend war für sie, dass häufig an ihrer Glaubwürdigkeit gezweifelt wurde. „Dieses ständige Einreden von verschiedenen Ärzten, ich hätte ein psychisches Problem" (H78) führte bei den Patientinnen nicht selten zu Zweifeln an ihren körperlichen Wahrnehmungen und zu einer Verschlechterung ihrer gesundheitlichen Situation (s. Kap. 4).

5.3.2 „Unspezifische" Symptome

Es wurde bereits vielfach berichtet, dass Frauen Krankheitssymptome oftmals eher wahrnehmen als Männer und diese auch eher als behandlungsbedürftig ansehen. Frauen gehen häufiger zum Arzt, berichten über mehr gesundheitliche Beschwerden, haben häufiger chronische und „unspezifische" bzw. „unklare" Beschwerden (Werner, 2005). Bei der Beschreibung ihrer Symptome verwenden weibliche Patienten zudem eher emotional unterlegte Aussagen, schildern häufig auch ihre seelischen Empfindungen und die Entstehungszusammenhänge der Krankheit aus ihrer Sicht (Hedegaard, Ahl, Rovio-Johansson & Siouta, 2014). Sie bieten damit Ärzt:innen, die darin ausgebildet sind, möglichst schnell körperliche Ursachen für möglichst klar umrissene Beschwerden zu finden, ein (zu) vielfältiges Symptomenspektrum. Oftmals kommen sie bereits dann zur Ärztin/zum Arzt, wenn die Symptomatik einer Erkrankung noch nicht in allen ihren Facetten sichtbar ist. Zudem entsprechen ihre Symptome vielfach auch nicht den sich meist am männlichen Patienten orientierenden Lehrbuchsymptomen (Beispiel: Herzinfarkt). Hinzu kommt, dass Krankheiten, die vorwiegend oder ausschließlich bei Frauen auftreten (z.B. die

Endometriose), im Durchschnitt weniger gut erforscht sind als Erkrankungen, die man überwiegend Männern zuordnet. Dies liegt u.a. auch daran, dass sich die Finanzierung bei solchen Forschungsvorhaben oftmals schwieriger gestaltet, da sie im Kampf um Forschungsgelder als weniger wichtig angesehen werden (Mirin, 2021). Dies alles führt bei Ärzten, aber auch bei entsprechend sozialisierten Ärztinnen nicht selten zu einer gewissen Ratlosigkeit. Häufig werden dann ohne hinlänglichen Befund seelische Gründe als Ursache angenommen (Habermann-Horstmeier, 2007).

Insbesondere bei als gestresst und ängstlich eingeordneten Frauen führen Ärzt:innen deren „unspezifische" Symptome häufiger auf psychogene Ursachen zurück. Der DAK-Gesundheitsreport nennt bei den wichtigsten Einzeldiagnosen „Krankheiten mit unklarer Ätiologie" an zweiter Stelle, Frauen weisen hier ein Drittel mehr AU-Fälle (AU = Arbeitsunfähigkeit) auf als Männer (Storm, 2023).

Unter den „Symptomen und abnormen klinischen und Laborbefunden" werden bei Frauen 22,4 % mehr AU-Fälle angegeben. Besonders groß ist der Unterschied bei psychischen Erkrankungen (Frauen: 58,5 % mehr AU-Fälle als Männer) (Storm, 2023). Auch in der APAV-ME/CFS-Studie ordneten Ärzt:innen ihre Patientinnen als ängstlich oder gestresst ein, obwohl die Betroffenen und auch ihr Umfeld das nicht so sahen. Ihre Symptome wurden als unspezifisch bezeichnet und seien daher wahrscheinlich psychosomatisch bedingt (s. Kap. 4).

Unspezifisch sind Symptome für Ärzt:innen meist dann, wenn sie sich nicht eindeutig einer Krankheit zuordnen lassen. Sie werden zudem oft als „subjektiv" klassifiziert, im Gegensatz zu „objektiven Befunden" wie etwa Biomarkern (Laborwerte, Bildgebungsverfahren etc.). In der Hierarchie der Erkrankungen werden Krankheiten mit einer solchen Symptomatik von Ärzt:innen, aber auch von der Umgebung der Erkrankten meist weit unten eingeordnet (Wagner, 2022). Auch viele ME/CFS-Symptome werden als „unspezifisch" und „subjektiv" betrachtet. Frauen mit ME/CFS nennen zudem signifikant häufiger solche Symptome, die das Kriterium der Subjektivität noch stärker zu erfüllen scheinen als andere, als eher objektiv eingeordnete Symptome (Habermann-Horstmeier & Horstmeier, 2024b).

Nach der S3 Leitlinie „Funktionelle Körperbeschwerden" der AMWF (= Arbeitsgemeinschaft der Wissenschaftlichen Medizinischen Fachgesellschaften e.V.) werden solche „subjektiven" Symptome unter dem Begriff der funktionellen Körperbeschwerden eingeordnet (Deutsches Kollegium für Psychosomatische Medizin, 2017). Die Leitlinie versteht unter funktionellen Körperbeschwerden ein breites Spektrum an Beschwerdebildern, von vorübergehenden Befindlichkeitsstörungen über funktionelle Syndrome (einschließlich ME/CFS) bis hin zu unklaren Schmerzen. Die Begriffe sind hier oft in Anführungszeichen gesetzt bzw. mit dem Adjektiv „sogenannt" versehen, was die Skepsis der Autor:innen diesen Krankheiten gegenüber verdeutlicht. Man ordnet dort die Beschwerdepräsentation von Patient:innen bezeichnenderweise als „chaotisch, komplex, inkonsistent" ein. Die Betroffenen zeigten „eine plastische und emotionale Beschwerdepräsentation, um die Ärzt:innen vom Ausmaß ihrer Beschwerden zu überzeugen". Auch die Glaubwürdigkeit der Erkrankten wird andeutungsweise infrage gestellt. Bei „ängstlich-anklammernden Personen und bei Frauen" – im Gegensatz zu „souveränen Personen und Männern" – solle allerdings nicht vorschnell von einer funktionellen Genese ausgegangen werden. (Der Begriff der „funktionellen Genese" wird hier im Sinne von „psychogen" verwendet.) Allerdings sei überraschenderweise der Unterschied zwischen den Geschlechtern bei Hypochondrie am geringsten ausgeprägt.

Sieverding und Kendel (2012) berichten, dass männliche Patienten bei einem entsprechenden Gesundheitsverhalten mit „unspezifischer Symptomatik" als „unmännlich" wahrgenommen werden (Sieverding & Kendel, 2012, S. 30). Entsprechendes berichtete auch ein junger Proband in der APAV-ME/CFS-Studie, dem ein Arzt vorwarf, er sei ja schließlich ein junger, starker Mann und „keine depressive Hausfrau“ (s. Kap. 4). Während Männer im Gespräch eher als kompetent wahrgenommen würden, sähe man Frauen häufig als zerbrechlich an (Werner, 2005). Dieses Bild der Frau steht nach Johannisson (2001) im Einklang mit einer historischen Sicht auf Frauen, die bereits im 19. Jh. als „krank, schwach und schwierig“ charakterisiert wurden.

5.4 Die Rolle der Anamnese

Bereits die *Canadian Consensus Criteria (CCC)* betonen, dass die Einschränkungen der Patient:innen, ihre Beeinträchtigungen und Funktionsstörungen eine biologische Realität ihrer Erkrankung sind. Sie weisen darauf hin, dass Patient:innen sich ihres eigenen Körpers unmittelbar und meist auch genauer bewusst sind als jede:r andere. Nur sie können Frühwarnzeichen für einen bevorstehenden Crash registrieren und feststellen, dass sie eine schwere und langanhaltende Verschlimmerung ihrer Krankheit erleiden, wenn sie ihre Aktivitätsgrenzen zu stark oder zu häufig überschreiten. Daher betonen Carruthers et al. (2003), wie wichtig es ist, dass Ärzt:innen dies respektieren und sich immer wieder vor Augen halten. Auch von Kardorff (2011) bekräftigt, dass Ärzt:innen bei ihrer Diagnostik und bei ihren Beratungsempfehlungen auf diese Expertise zur Lebenslage der Patient:innen, ihres Befindens, ihrer Körperwahrnehmungen, ihres Schmerzes und ihrer Alltagsroutinen angewiesen sind. Gesundheitsfachkräfte können Konflikte und Folgeschäden bei ME/CFS vermeiden, indem sie *patientenzentrierte Ansätze* verfolgen, die der Erzählung und den Erfahrungen der Patient:innen eine große Bedeutung verleihen.

Allerdings nutzen Ärzt:innen in Deutschland nach Donner-Banzhoff (2022) die Informationen kaum, die sie auf dem Weg der Anamneseerhebung erhalten bzw. erhalten könnten. Anamnestische Informationen seien für sie nur ein Trigger, d. h. ein Hinweis darauf, welche Laboruntersuchungen, Bildgebungsverfahren etc. in der Folge zu veranlassen seien. Das eigentliche Nachdenken beginne erst, wenn die ersten technischen Untersuchungsergebnisse vorliegen. Die klinische Untersuchung werde daneben „zum schlampig durchgezogenen Ritual, das irgendwie sein muss, von dem man sich jedoch wenig erwartet. Entsprechend wenig wird bei der Anamneseerhebung nachgefragt.“ (Donner-Banzhoff, 2022, S. 272)

5.4.1 Diagnostische Schubladen

„In some ways disease does not exist until we have agreed that it does, by perceiving, naming, and resonding to it“ (Charles E. Rosenberg, *1936, zitiert nach Donner-Banzhoff, 2022, S. 37)

Das klassische Pathogenese-Modell der biomedizinisch orientierten Medizin interpretiert Krankheiten als Abweichungen von einem definierten Normalzustand des Körpers. Sie haben hiernach spezifische Ursachen, sodass sich kausale Therapien entwickeln lassen, wenn man diese Ursachen und den hierdurch ausgelösten Krankheitsprozess kennt (Sonntag, 2013). Um eine Krankheitsdiagnose zu stellen, schaut man hier i. d. R. nach spezifischen Biomarkern, die auf das Vorliegen einer bestimmten Krankheit hinweisen. In der Praxis lassen sich Erkrankungen jedoch oft nur unscharf von einem Normalzustand bzw. vom Zustand der Gesundheit abgrenzen (Donner-Banzhoff, 2022). Auch das in der Gesundheitsförderung präferierte Modell der *Salutogenese* nach Antonovsky geht davon aus, dass wir es mit einem Kontinuum zwischen Gesundheit und Krankheit zu tun haben (Antonovsky, 1997).

Das westliche Diagnosesystem mit der diagnostischen Zuordnung konkreter, lokalisierbarer körperlicher Störungen zu einer bestimmten Diagnose hat sich in den letzten 200 Jahren im Rahmen des Pathogenese-Modells fortlaufend weiterentwickelt. Auch vielen Ärzt:innen ist nicht immer bewusst, dass Krankheitsbezeichnungen, die wir heute wie selbstverständlich verwenden, irgendwann einmal von Ärzt:innen konstruiert wurden, und dass sie nicht als objektive Entitäten existieren (Seising, 2006). Donner-Banzhoff (2022) betont, dass es auch bei der Diagnosestellung in hohem Maße von der Brille abhängt, durch die Phänomene wie etwa Schmerzen oder eine eingeschränkte Funktion wahrgenommen und eingeordnet werden. Klinische Lehrbücher zeigten hiernach immer ein idealtypisches Krankheitsbild mit entsprechenden Symptomen und Befunden. Es handele sich um Verallgemeinerungen, die dabei helfen, dass Ärzt:innen im Rahmen der Diagnosestellung wissenschaftliche Erkenntnisse anwenden können. Die Fähigkeit zum Diagnostizieren setze also eine bestimmte, von einer fachlichen Gemeinschaft entwickelte und weitervermittelte Sozialisation voraus. Die auf diese Art und Weise geschulte Fähigkeit zur Wahrnehmung und Interpretation sei Voraussetzung für die klinische Anwendung dieses Diagnosesystems (Donner-Banzhoff, 2022).

Allerdings gebe es auch viele Patient:innen, deren Beschwerden und Befunde nicht in die vorhandenen diagnostischen Schubladen passen. Es würden daher immer wieder Restekategorien für die übriggebliebenen Fälle geschaffen. Auch handele es sich bei den mit der Konstruktion von Krankheitsbegriffen („Schubladen“) einhergehenden deterministischen Vorstellungen um eine Illusion, nämlich dass es sich bei den biochemischen und pathophysiologischen Prozessen in unserem Körper um Prozesse handelt, die immer gleich ablaufen. All diese Reaktionen finden nur mit einer gewissen Wahrscheinlichkeit so, wie beschrieben, statt (probabilistische Beziehungen). Beschreibungen in Lehrbüchern stellten daher die Abläufe im menschlichen Körper tendenziös vereinfachend dar (Donner-Banzhoff, 2022).

Zudem werden in der Biologie und in der Medizin erst seit einigen Jahren neue Ansätze entwickelt, die das Denken in (physiologischen) Systemzusammenhängen in den Vordergrund stellen (Peters, 2014; Verhoeff, Knippels & Gillissen, 2018). In der Praxis der Diagnosefindung spielen sie allerdings noch keine Rolle. Ein zentraler Grund hierfür ist die Aufsplitterung der Medizin in zahlreiche Fachdisziplinen, die meist völlig unabhängig voneinander agieren.

Auch ME/CFS-Erkrankte weisen darauf hin, dass das Schubladendenken der konsultierten Ärzt:innen ihrer Ansicht nach dafür verantwortlich ist, dass Menschen mit ME/CFS aufgrund der von den Ärzt:innen nicht einzuordnenden Symptome in eine Art Restebecken oder Mülleimer aussortiert würden, „wo man alles reinsteckt, was man nicht zuordnen kann“ (H17; s. a. Kap. 4). Andere beschreiben, dass es Ärzt:innen an der Fähigkeit mangele, über diese Schubladen hinaus zu denken und die bei ME/CFS auftretenden Symptome systemisch zu betrachten, denn „[...] so funktioniert der menschliche Körper nicht. Gehirn, Nieren, Herz, Leber, Darm usw. arbeiten nicht getrennt voneinander“ (J15; s. Kap. 4).

5.4.2 Die Unterscheidung zwischen „objektiven“ und „subjektiven“ Befunden und die Bedeutung von „Biomarkern“

Ein weiteres Problem, das sich auf die Arzt-Patient-Beziehung bei ME/CFS-Patient:innen auswirken kann, ist die Unterteilung der ärztlicherseits erhobenen Untersuchungsergebnisse in objektive und subjektive Befunde (s. a. Kap. 5.3.2). Man erliegt dabei nach Donner-Banzhoff (2022) der Illusion, über Laborwerte und Bildgebungsverfahren einen direkten Zugriff auf den pathologischen Prozess im Körper zu haben. Anamnese und körperliche Untersuchung bieten hiernach nur einen indirekten Zugang zum Krankheitsgeschehen. Sie können ggf. über technische Prozeduren „objektiviert“ werden. Dabei würden die Grenzen, Unzulänglichkeiten und Fehler, die auch bei den „objektiven“ Untersuchungsergebnissen regelmäßig auftreten, meist ignoriert. Die Patient:innen und ihre eigene Wahrnehmung der Erkrankung würden dabei ebenso wenig berücksichtigt wie ihr familiärer, beruflicher und kultureller Kontext. Er betont, dass Risikofaktoren, „pathologische" Messwerte und genetische Faktoren in den letzten Jahren immer mehr ins Zentrum der ärztlichen Betrachtung rückten, die „mit wahrnehmbaren Beschwerden nichts mehr zu tun haben" (Donner-Banzhoff, 2022, S. 226). Dies führe dazu, dass der Krankheitsstatus bei Patient:innen aufgrund der aus dieser Sicht „negativen" Befunde unsicher werde. Die Legitimität der Krankenrolle der Patient:innen werde angezweifelt. Die Folgen seien Unverständnis und Diskriminierung durch das soziale Umfeld, aber auch durch Ärzt:innen und andere Beschäftigte im Gesundheitswesen und in den Sozialsystemen. Patient:innen mit „objektiven" Befunden erhielten positive Zuwendung, während über solche mit „negativen" Befunden geklagt werde. Man würde sie gerne loswerden. Nicht selten würden Patient:innen „ohne Befund" (o. B.) stigmatisiert (Donner-Banzhoff, 2022, S. 228).

Wenn die üblichen Laborwerte und Bildgebungsverfahren o. B. sind, sich also keine „objektiven" Biomarker finden, werden auch die Symptome der ME/CFS-Erkrankten, i. d. R. entgegen ihrer subjektiven Überzeugung und oft auch entgegen den Überzeugungen ihres sozialen Umfelds, als psychisch bzw. psychosomatisch bedingt eingestuft. Dies wird von den betroffenen Patient:innen dann meist als stigmatisierend empfunden. Ärztlicherseits wird das Nicht-Akzeptieren der psychiatrischen/psychosomatischen Diagnose wiederum als Bestätigung dieser Diagnose angesehen, da Patient:innen mit einer somatoformen Störung überwiegend gegen eine psychische Erklärungsursache eingenommen seien und wiederholt die Aufmerksamkeit von Ärzt:innen suchten, häufig indem sie hartnäckig weitere medizinische Untersuchungen einforderten. Nach Ansicht vieler Ärzt:innen sind also eine längere Dauer der Beschwerden, die subjektive Beeinträchtigung des Befindens und eine spezifische subjektive Interpretation der Symptomatik durch die ihrer Ansicht nach psychisch erkrankten Patient:innen hier die zentralen Kriterien (Sonntag, 2013), die auch bei ME/CFS-Patient:innen so gegeben sind.

Welche große Bedeutung das Finden eines „objektiven" Biomarkers für ME/CFS-Erkrankte daher hat, zeigen Aussagen der Teilnehmer:innen der APAV-ME/CFS-Studie wie diese: „Immer wieder fehlt ein Marker, mit dem man beweisen kann, diese Erkrankung zu haben." (J2; s. a. Kap. 4). Den Erkrankten ist bewusst, dass sie nur dann eine adäquate Behandlung und Unterstützung innerhalb des Gesundheits- und Sozialsystems erhalten, wenn ihre Symptome in eine der Diagnose-„Schubladen" passen. Biomarker sind daher für die Diagnosefindung innerhalb dieses Systems von entscheidender Bedeutung. Zudem kann das Auffinden eines Biomarkers auch die auf den subjektiven Körpererfahrungen und dem Krankheitsgeschehen beruhenden Überzeugungen der Erkrankten bestätigen, dass es sich bei ME/CFS nicht um eine psychiatrische bzw. psychosomatische Erkrankung handelt. Für ME/CFS-Patient:innen ist es immer wieder nur schwer auszuhalten, dass Ärzt:innen ihrer Körperwahrnehmung und ihrem Urteilsvermögen nicht trauen und ihnen die Kenntnis über ihren eigenen Körper absprechen (s. Kap. 4).

5.5 Der Weg zu einem guten Arzt-Patient-Verhältnis

Die vorangegangenen Abschnitte haben gezeigt, wie wichtig ein von Beginn an gutes Arzt-Patient-Verhältnis für ME/CFS-Erkrankte ist.

5.5.1 Die Basis eines guten Arzt-Patient-Verhältnisses

Die Basis eines guten Arzt-Patient-Verhältnisses bildet ein *ärztliches Selbstverständnis*, das die Patientin/den Patienten in den Mittelpunkt des ärztlichen Handelns stellt (Reinhardt, 2019) (s. Kap. 5.2.1). Voraussetzung für dieses patientenzentrierte ärztliche Denken und Handeln ist ein ausreichendes Maß an *Empathie, Sensibilität* und *Sozialkompetenz*. Hierzu gehört, dass Ärzt:innen ihre Patient:innen als Person *ernst nehmen* und dies auch zeigen. Das gilt selbstverständlich auch für die von ihnen geschilderten Symptome und Emotionen. Ärzt:innen sollten in der Lage sein, sich in die Patient:innen und deren Situation hineinzuversetzen. Nicht nur für das Arzt-Patient-Verhältnis, sondern auch für die Diagnosefindung ist es wichtig, dass Ärzt:innen versuchen, die Arzt-Patient-Beziehung auch aus Sicht der Patient:innen zu sehen. Eine große Rolle spielt hierbei das eigene *Auftreten und Verhalten der Ärzt:innen*. Ihnen ist nicht immer bewusst, wie sie und ihr Verhalten auf ihre Patient:innen wirken und welche gravierenden Folgen ein als negativ gewertetes Auftreten und Verhalten ggf. haben kann (u. a. Kap. 4.2 bis Kap. 4.4). Hier kann es sinnvoll sein, sich von Zeit zu Zeit Rückmeldungen von den Patient:innen oder externen Personen dazu einzuholen. Ein gutes Arzt-Patient-Verhältnis entsteht nur dann, wenn auch die Arzt-Patient-Interaktion beide Seiten berücksichtigt, d.h. von beiden Seiten her die *interaktionellen Grundbedürfnisse erfüllt* werden. Zu den interaktionellen Grundbedürfnissen gehören nach Sachse (2016) (1) vom Gegenüber anerkannt, geachtet, Wert geschätzt und positiv definiert zu werden, (2) dem Gegenüber wichtig zu sein, (3) ihm zuzuhören, (4) selbstbestimmt agieren zu können und (5) dabei die Grenzen des Gegenübers zu respektieren (s. Kap. 5.2.2). Patient:innen fordern dabei zurecht ein *Arzt-Patient-Verhältnis auf Augenhöhe*. Ärzt:innen sollten sich hier immer wieder klarmachen, warum sie manche Patient:innen als „schwierig" einordnen und die eigene Haltung bzw. das eigene Handeln in diesem Zusammenhang immer wieder von Neuem hinterfragen (s. Kap. 5.2.4). Ähnliches gilt für *Genderaspekte* im Rahmen der Kommunikation und des ärztlichen Auftretens (s. Kap. 5.3). Auch hier sollten sich Ärzt:innen der eigenen Haltung und Handlungen bewusst werden und diese ggf. hinterfragen. Dies gilt insbesondere vor dem Hintergrund, dass ein gutes bzw. schlechtes Arzt-Patient-Verhältnis erhebliche Auswirkungen auf die *Gesundheit* der Patient:innen sowie auf deren *Vertrauen* zur behandelnden Ärztin/zum behandelnden Arzt bzw. zur Ärzteschaft insgesamt haben kann (Habermann-Horstmeier & Horstmeier, 2023). Auch aus diesen Gründen ist es von großer Bedeutung, bereits von Anfang an ein gutes Arzt-Patient-Verhältnis anzustreben.

5.5.2 Die Anamnese als Schlüssel zur ME/CFS-Diagnostik

„We were taught in medical school that in chronic disease the patient will know the disease the best [...]. I think this has really emphasized to me that listening to the patient story is the key to understanding what's going on [...] and the symptoms might be the same or the textbook might say this is the main issue, but then the patient might experience it differently or it might not be the main issue for some patients [...] so listening more open-mindedly and probably being a lot more humble [...] It's so important as a patient to feel that even if they can't fully understand what you're going through that they do listen and try and understand and acknowledge." (Taylor et al., 2021) (Zitat einer sich von ihren Kolleg:innen unverstanden fühlenden britischen Ärztin mit Long-COVID-Symptomatik)

Schon Jason, Torres-Harding, Jurgens und Helgerson (2004) wiesen darauf hin, dass die Auswahl der geschilderten diagnostischen Anzeichen und Symptome bei ME/CFS erhebliche Auswirkungen darauf hat, bei welchen Personen die Krankheit letztendlich diagnostiziert wird und wie ernst sie dann von den Vertreter:innen des Gesundheitssystems, von Sozialversicherungen sowie innerhalb der Rehabilitation, aber auch von den Patient:innen selbst, ihren Familien und Freunden genommen wird.

Dies geschieht jeweils vor dem Hintergrund, dass ein Drittel bis die Hälfte der im Rahmen verschiedener nationaler und internationaler Studien befragten Allgemeinmediziner:innen ME/CFS nicht als klinische Entität anerkennt (Pheby et al., 2021) und ME/CFS-Erkrankte immer wieder von starker Stigmatisierung durch medizinisches Personal und durch das soziale Umfeld berichten (Froehlich et al., 2021). Umso wichtiger erscheint es, wie von Geraghty und Blease (2019) empfohlen, die hier diskutierten Erkenntnisse in einen neuen, patientenzentrierten Ansatz zu integrieren, dessen Schlüssel eine gute Anamnese bildet, die die interaktionellen (Grund-)Bedürfnisse der ME/CFS-Patient:innen berücksichtigt und über die Akzeptanz von ME/CFS als neuroimmunologische Multisystemerkrankung einer raschen Diagnosefindung dient. Grundvoraussetzung dafür ist – entsprechend dem hier vorgestellten patientenzentrierten Ansatz – die Sicht auf den Menschen als biologisches *Wesen*, das in vielfältiger Weise mit seiner ökologischen, anthropogenen und sozialen Umwelt interagiert, dessen *Körper* (epi-)genetische und (patho-)physiologische Vorgänge steuert und umsetzt und diese auch mit Emotionen und Gefühlen verknüpft, Bewusstsein erzeugt und Gedanken hervorruft (Damasio, 2021).

Auch die Bundesärztekammer (o. J.) betont im Rahmen der Zertifizierung von medizinischen Zentren die Bedeutung der *patientenzentrierten Entscheidungsfindung*, bei der die „Bedürfnisse, Werte und Präferenzen von Patienten und Angehörigen [...] aktiv in die Entscheidung über medizinische und begleitende Maßnahmen miteinbezogen [werden]“. Hiernach soll die Kommunikation mit den Patient:innen zu einer partizipativen Entscheidungsfindung führen. Zu den Grundprinzipien eines solchen *Shared Decision Making* gehören ihrer Ansicht nach u. a. die Erfragung und Berücksichtigung der Erwartungen der Patient:innen hinsichtlich ihrer Mitentscheidung und den aus Sicht der Patient:innen wichtigsten Behandlungszielen, sodass eine gemeinsame Behandlungsentscheidung herbeigeführt und umgesetzt werden kann (Bundesärztekammer, o. J.).

Wie das in Kap. 1.1 vorgestellte *Integrative Modell der Patientenzentrierung* zeigt, sollte ein patientenzentrierter Ansatz jedoch deutlich hierüber hinausgehen. Eine zentrale Rolle spielen hierbei die in Kap. 5.5.1 geschilderten Basisfaktoren für ein gutes Arzt-Patient-Verhältnis, insbesondere Wertschätzung, Solidarität und Autonomie (Kowarowsky, 2019). Darüber hinaus sollten Ärzt:innen ihren Patient:innen generell, insbesondere aber den Patient:innen mit zunächst unklarer Symptomatik, im Rahmen der Anamnese genügend Zeit dafür geben, das aus deren Sicht Wichtige zu erzählen und ihnen dabei intensiv zuhören. Ablenkungen durch Blättern in der Patientenakte oder Eingaben auf dem PC sollte möglichst vermieden werden. Damit Ärzt:innen in der Lage sind, den Erzählungen der Patient:innen die Angaben zu entnehmen, die bei der Diagnosefindung von entscheidender Bedeutung sind, ist es nötig, dass diese über ein möglichst umfangreiches medizinisches Wissen (auch zu ME/CFS und ähnliche Erkrankungen) mitbringen, das es ihnen erlaubt, die genannten Angaben einzuordnen bzw. zueinander in Beziehung zu setzen. Bei zunächst unklarer Symptomatik hilft es i. d. R. nicht weiter, nur in „Schubladen“ zu denken (s. Kap. 5.4.2). Die diagnostizierenden Ärzt:innen sollten daher in der Lage sein, *in physiologischen Systemen zu denken*, die untereinander interagieren und dabei stets auf innere und äußere (biologische, psychische und soziale) Einflüsse reagieren. Auch hier sei nochmals darauf hingewiesen, dass an dieser Stelle nicht das im Zusammenhang mit ME/CFS immer wieder diskutierte „biopsychosoziale Modell“ aus psychosomatischer Sicht gemeint ist, bei dem die Psyche jeweils im Zentrum der Krankheitsentstehung steht. Vielmehr geht dieser Ansatz davon aus, dass der Mensch als biologisches Wesen in vielfältiger Weise mit seiner ökologischen, anthropogenen und sozialen Umwelt interagiert. Im Mittelpunkt steht hierbei sein biologischer Körper, der nicht nur (epi-)genetische und (patho-)physiologische Vorgänge steuert und umsetzt, sondern diese auch mit Emotionen und Gefühlen verknüpft, Bewusstsein erzeugt und Gedanken hervorruft (Damasio, 2021).

Den behandelnden Ärzt:innen sollte klar sein, dass die im Rahmen der Diagnosefindung ermittelten Blutwerte und andere Untersuchungsergebnisse immer nur Momentaufnahmen sein können, die u.a. endogenen Rhythmen folgen und sich ändern können. Die Anamnese im Rahmen eines solchen patientenzentrierten Ansatzes kennt darüber hinaus keine „unspezifischen", d.h. für die Diagnosefindung meist als unwichtig betrachteten Symptome. Stattdessen sollten alle Symptome gleichgewichtet betrachtet, eingeordnet und zueinander in Beziehung gesetzt werden. Das Gleiche gilt für die als „subjektiv" eingeordneten Symptome. Auch diese sollten als potenziell wichtige Hinweisgeber anerkannt und in das Gesamtbild eingeordnet werden. Bei Nachfragen sollte auf *sprachliche Präzision* geachtet werden (z.B. physische bzw. psychische Kraft- und Energielosigkeit anstatt Müdigkeit). Die Patient:innen sollten ihre Symptome so präzise wie möglich in eigenen Worten beschreiben und dabei keine Fachbegriffe nutzen, um hier Missverständnisse zu vermeiden.

- Positives Beispiel: „Nach der geringsten Anstrengung fühle ich mich so, als hätte man mir den Stecker herausgezogen."
- Negatives Beispiel: „Meine Leistungsfähigkeit ist erheblich eingeschränkt."

Den Ärzt:innen sollten dabei die Definitionen der spezifischen ME/CFS-Symptome (z.B. PEM) bekannt sein. Auch sollten sie in der Lage sein z.B. anhand des *Diagnosebogens Kanadische Konsensuskriterien (CCC)* der Charité Berlin bzw. der *Screening-Fragebögen zur postexertionellen Malaise (PEM)* (s. Materialien-Kapitel im Anhang; alternativ anhand des *Munich Berlin Symptom Questionnaire [MBSQ]*) passende Anamnesefragen zu stellen.

Zu den *Rahmenbedingungen* eines patientenzentrierten Vorgehens gehört es, dass bereits bei der Terminvergabe sowie bei der möglichst kurzen Wartezeit in Arztpraxen oder Klinikambulanzen der Schweregrad und die Symptomatik der ME/CFS-Erkrankung sowie der aktuelle Gesundheitszustand der Erkrankten berücksichtigt werden. Gegebenenfalls sind Hausbesuche nötig oder die Termine finden als telemedizinische Kontakte statt. Insbesondere Ärzt:innen, die hausärztlich tätig sind, sollten sich daher im Klaren darüber sein, wie wichtig diese beiden Optionen für ME/CFS-Patient:innen sind. In der Arztpraxis oder in Klinikambulanzen sollten den Patient:innen (auch Erkrankten mit milden bis moderaten Einschränkungen) Liegemöglichkeiten angeboten werden, da sich die negativen Folgen des längeren Sitzens auf meist ungeeigneten Wartebereichsstühlen i.d.R. erst mit zeitlicher Verzögerung zeigen. Insbesondere in den oft lauten Kliniken mit sehr hellem Licht sollte auch an die Überempfindlichkeit auf Sinnesreize bei vielen ME/CFS-Patient:innen gedacht werden. Besser wäre hier ein separater, leicht abgedunkelter Ruhebereich. Scheibenbogen et al. (2023) weisen zudem darauf hin, dass sich ein *gestuftes diagnostisches Vorgehen* (s. Kap. 6) mit gezielten Screening-Untersuchungen empfiehlt, um die Belastung der Erkrankten so gering wie möglich zu halten. Abbildung 5-1 zeigt eine grafische Darstellung (Mindmap) der Einflussfaktoren, die im Rahmen einer patientenzentrierten Anamneseerhebung unter Berücksichtigung der Sicht der ME/CFS-Patient:innen eine Rolle spielen.

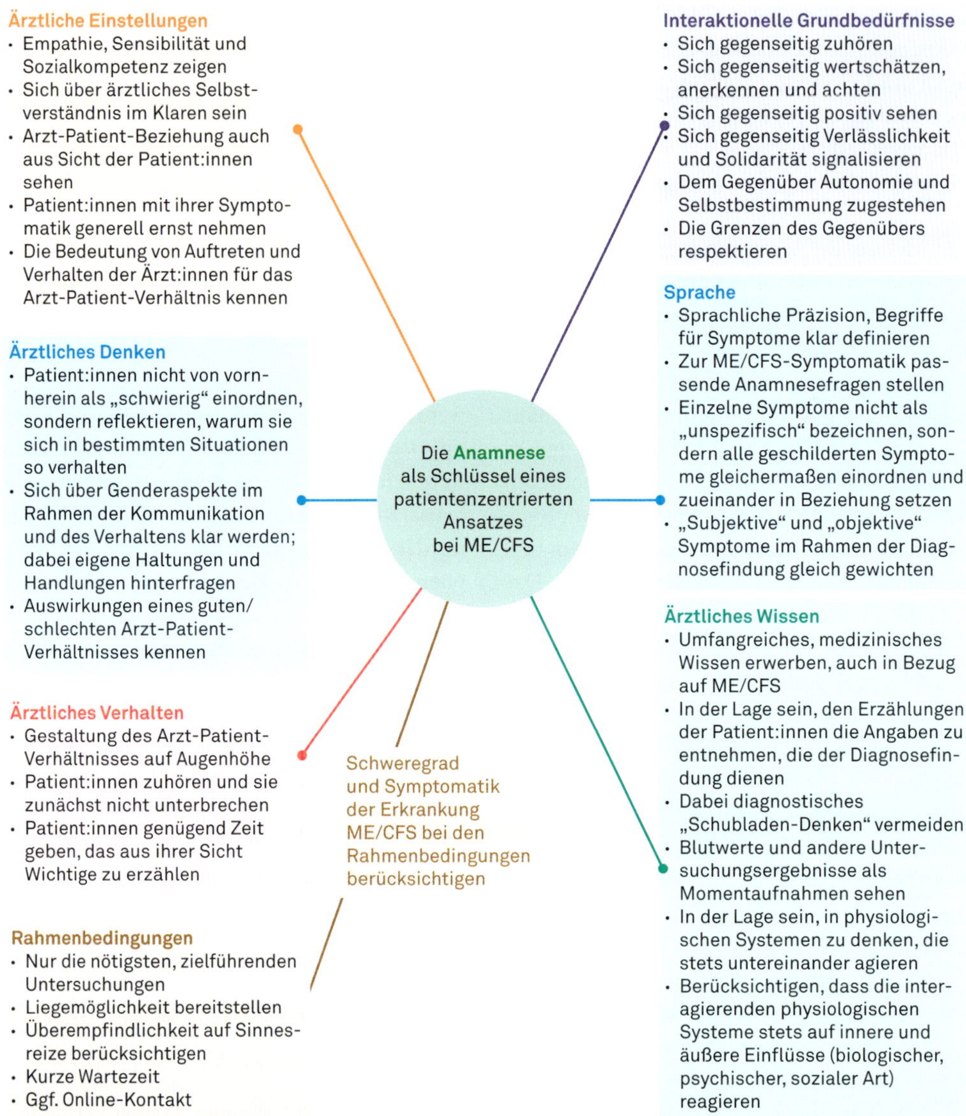

Abbildung 5-1: Die Anamnese als Schlüssel eines patientenzentrierten Ansatzes bei ME/CFS. Grafische Darstellung (Mindmap) der Einflussfaktoren, die in diesem Zusammenhang v.a. aus Sicht der ME/CFS-Patient:innen eine Rolle spielen.

Literaturverzeichnis

Antonovsky, A. (1997). *Salutogenese. Zur Entmystifizierung der Gesundheit*. Dgvt-Verlag.

Aronson, J.K. (2022). When I use a word ....Listening to the patient. *BMJ (Clinical research ed.), 376*, o646.

Ärzteblatt. (2023). Kommunikation - Ärztekammer legt Leitfaden neu auf. *Deutsches Ärzteblatt, 120*(18), S. B704. Zugriff am 25. August 2023 unter https://www.aerzteblatt.de/archiv/230919/Kommunikation-Aerztekammer-legt-Leitfaden-neu-auf

Ärztekammer Nordrhein. (2023). Kommunikation im medizinischen Alltag. *Ein Leitfaden für die Praxis. Mit freundlicher Genehmigung der Schweizerischen Akademie der Medizinischen Wissenschaften, in überarbeiteter Form herausgegeben von der Ärztekammer Nordrhein*. Ärztekammer Nordrhein. Zugriff am 15. Mai 2024 unter https://www.aekno.de/fileadmin/user_upload/aekno/downloads/2023/leitfaden-kommunikation-2023.pdf

Begenau, J., Schubert, C. & Vogd, W. (2010). Einleitung: Die Arzt-Patient-Beziehung aus soziologischer Sicht. In J. Begenau, C. Schubert & W. Vogd, *Die Arzt-Patient-Beziehung* (S. 7–33). Kohlhammer. https://doi.org/10.17433/978-3-17-026665-0

Bowen, J., Pheby, D.F., Charlett, A. & McNulty, C. (2005). Chronic Fatigue Syndrome: A survey of GPs' attitudes and knowledge. *Family Practice, 22*(4), 389–393. https://doi.org/10.1093/fampra/cmi019

Braun, C. & Sappok, H.U. (2022). Menschlichkeit in der Medizin. In A. Mollik, *Mindful Doctors* (S. 51–66). Medizinische Wissenschaftliche Verlagsgesellschaft.

Buchholz, A., Seebauer, L. & Simon, D. (2011). Partizipative Entscheidungsfindung - Wunsch und Realität. In H.-W. Hoefert & C. Klotter, *Wandel der Patientenrolle - Neue Interationsformen im Gesundheitswesen* (S. 135–146). Hogrefe.

Bühring, P. (2017). Der schwierige Patient - Kommunikation ist alles. *Deutsches Ärzteblatt, 114*(6), A280-A281. Zugriff am 24. August 2023 unter https://www.aerzteblatt.de/archiv/186271/Der-schwierige-Patient-Kommunikation-ist-alles

Bundesärztekammer. (o.J.). *Qualitätskriterien*. Verfügbar unter https://www.bundesaerztekammer.de/themen/aerzte/qualitaetssicherung/zentren-und-zertifizierung/muster-qualitaetsmerkmale/kategorie-2-patientenzentrierung

Carruthers, B.M., Jain, A.K., De Meirleir, K.L., Peterson, D.L., Klimas, N.G., Lerner, A.M. (2003). Myalgic Encephalomyelitis/Chronic Fatigue Syndrome: Clinical Working Case Definition, Diagnostic and Treatment Protocols. *Journal of Chronic Fatigue Syndrome, 11*(1), 7–115. https://doi.org/10.1300/J092v11n01_02

Chajes, B. (1931). *Kompendium der sozialen Hygiene*. Fischers Medizinische Buchhandlung.

Comerford, B.B. & Podell, R. (2019). Medically Documenting Disability in Myalgic Encephalomyelitis/Chronic Fatigue Syndrome (ME/CFS) Cases. *Frontiers in Pediatrics, 7*, 231. https://doi.org/10.3389/fped.2019.00231

Damasio, A. (2021). *Wie wir denken, wie wir fühlen. Die Ursprünge unseres Bewusstseins*. Hanser. https://doi.org/10.3139/9783446273160

Deutsches Kollegium für Psychosomatische Medizin (Hrsg.). (2017). *S3 Leitlinie „Funktionelle Körperbeschwerden"*. AWMF-Reg.-Nr. 051-001. Zugriff am 26. August 2023 unter https://register.awmf.org/assets/guidelines/051-001l_S3_Funktionelle_Koerperbeschwerden_2018-11-abgelaufen.pdf

Donner-Banzhoff, N. (2022). *Die ärztliche Diagnose: Erfahrung – Evidenz – Ritual*. Hogrefe. https://doi.org/10.1024/86194-000

Dörner, K. (2005). Ärztliches Selbstverständnis. Teil einer lebendigen Basis-Solidarität. *Deutsches Ärzteblatt, 102*(4), A190-A192. Zugriff am 24. August 2023 unter https://www.aerzteblatt.de/archiv/45130/Aerztliches-Selbstverstaendnis-Teil-einer-lebendigen-Basis-Solidaritaet

Froehlich, L., Hattesohl, D.B., Jason, L.A., Scheibenbogen, C., Behrends, U. & Thoma, M. (2021). Medical Care Situation of People with Myalgic Encephalomyelitis/Chronic Fatigue Syndrome in Germany. *Medicina (Kaunas, Lithuania), 57*(7), 646 https://doi.org/10.3390/medicina57070646

Geraghty, K.J. & Blease, C. (2019). Myalgic encephalomyelitis/chronic fatigue syndrome and the biopsychosocial model: a review of patient harm and distress in the medical encounter. *Disability and Rehabilitation, 41*(25), 3092–3102. https://doi.org/10.1080/09638288.2018.1481149

Grotjahn, A. (1977, Reprint der 3. Aufl. 1923). *Soziale Pathologie. Versuch einer Lehre von den sozialen Beziehungen der Krankheiten als Grundlage der sozialen Hygiene*. Springer.

Habermann-Horstmeier, L. (2007). Gender und Arbeitswelt. In A. Weber & G. Hörmann (Hrsg.), *Psychosoziale Gesundheit im Beruf* (S. 401–413). Gentner.

Habermann-Horstmeier, L. & Horstmeier, L.M. (2023). Auswirkungen der Qualität der Arzt-Patient-Beziehung auf die Gesundheit von erwachsenen ME/CFS-Erkrankten: Eine qualitative Public-Health-Studie aus Patientensicht. *Münchner Medizinische Wochenschrift Fortschritte der Medizin, 165*(Suppl 5), 16–27. https://doi.org/10.1007/s15006-023-2894-z

Habermann-Horstmeier, L. & Horstmeier, L.M. (2024a). *Welche medizinische Fachdisziplinen werden von ME/CFS-Erkrankten aufgesucht? Das Gesundheitswesen.*

Habermann-Horstmeier, L. & Horstmeier, L.M. (2024b). Wahrnehmung von Genderaspekten in der Beziehung zwischen Ärzt:innen und Patient:innen bei myalgischer Enzephalomyelitis/chronischem Fatigue-Syndrom (ME/CFS). *Prävention und Gesundheitsförderung.* https://doi.org/10.1007/s11553-023-01098-5

Hamberg, K. (1998). *Begränsade möjligheter - anpassade strategier. En studie iprimärvården av kvinnor med värk.* (Dissertation). Universität Umeå, Umeå. Verfügbar unter https://www.diva-portal.org/smash/get/diva2:769107/FULLTEXT01.pdf

Hedegaard, J., Ahl, H., Rovio-Johansson, A. & Siouta, E. (2014). Gendered communicative construction of patients in consultation settings. *Women and Health, 54*(6), 513–529. https://doi.org/10.1080/03630242.2014.903551

Hoefert, H.-W. & Härter, M. (2013). *Schwierige Patienten.* Verlag Hans Huber.

Jason, L.A., Torres-Harding, S.R., Jurgens, A. & Helgerson, J. (2004). Comparing the Fukuda et al. Criteria and the Canadian Case Definition for Chronic Fatigue Syndrome. *Journal Of Chronic Fatigue Syndrome, 12*(1), 37–52.

Johannisson, K. (2001). Gender Inequalities in Health: An Historical and Cultural Perspective. In P. Östlin, M. Danielsson, F. Diderichsen, A. Härenstam & G. Lindberg (Hrsg.), *Gender Inequalities in Health.* Harvard University Press.

Kennedy, I. (2003). Patients are experts in their own field. *BMJ (Clinical research ed.), 326*(7402), 1276–1277.

Kowarowsky, G. (2019). *Der schwierige Patient.* Kohlhammer. https://doi.org/10.17433/978-3-17-033700-8

Lian, O.S. & Hansen, A.H. (2016). Factors facilitating patient satisfaction among women with medically unexplained long-term fatigue: A relational perspective. *Health (London), 20*(3), 308–326. https://doi.org/10.1177/1363459315583158

Mirin, A.A. (2021). Gender Disparity in the Funding of Diseases by the U.S. National Institutes of Health. *Journal of Women's Health (2002), 30*(7), 956–963. https://doi.org/10.1089/jwh.2020.8682

Müller, K. (2006). *Kenntnisse und Einstellungen klinisch tätiger Ärzte zum Patienten-Gespräch. Eine Untersuchung zum ärztlichen Kommunikationsverhalten* (Dissertation). Freie Universität Berlin, Berlin. Zugriff am 24. August 2023 unter https://refubium.fu-berlin.de/handle/fub188/1053

Nacul, L., Authier, F.J., Scheibenbogen, C., Lorusso, L., Helland, I.B., Martin, J.A., ... Lacerda, E.M. (2021). European Network on Myalgic Encephalomyelitis/Chronic Fatigue Syndrome (EUROMENE): Expert Consensus on the Diagnosis, Service Provision, and Care of People with ME/CFS in Europe. *Medicina (Kaunas, Lithuania), 57*(5), 510. https://doi.org/10.3390/medicina57050510

Neimann, M., Edelhäuser, F., Tauschel, D. Fischer, M.R., Wirtz, M., Woopen, C., ... Scheffer, C. (2011). Empathy decline and its reasons: A systematic review of studies with medical students and residents. *Academic Medicine: Journal of the Association of American Medical Colleges, 86*(8), 996–1009. https://doi.org/10.1097/ACM.0b013e318221e615

Pagán, C.N. (2018, Mai). *When Doctors Downplay Women's Health Concerns.* The New York Times.

Parsons, T. (1951). *The social system.* The Free Press of Glencoe.

Peters, D.H. (2014). The application of systems thinking in health: why use systems thinking? *Health Research Policy and Systems, 12*, 51. https://doi.org/10.1186/1478-4505-12-51

Pheby, D.F., Araja, D., Berkis, U., Brenna, E., Cullinan, J., de Korwin, J., ... Wang-Steverding, X. (2021). A Literature Review of GP Knowledge and Understanding of ME/CFS: A Report from the Socioeconomic Working Group of the European Network on ME/CFS (EUROMENE). *Medicina (Kaunas, Lithuania), 57*(1), 7. https://doi.org/10.20944/preprints202011.0735.v1

Reinhardt, D. (2019). Ärztliches Selbstverständnis. *Zeitschrift für Allgemeinmedizin, 95*, 430. Verfügbar unter https://link.springer.com/content/pdf/10.1007/BF03652336.pdf https://doi.org/10.1007/BF03652336

Sachse, R. (2016). *Therapeutische Beziehungsgestaltung* (2. Aufl. Ausg.). Hogrefe. https://doi.org/10.1026/02718-000

Scheibenbogen, C., Bellmann-Strobl, J., Reißhauer, A., Maier, A., Veauthier, C., Schmidt, D. & Behrends, U. (2023). Myalgische Enzephalomyelitis/Chronisches Fatigue-Syndrom: Interdisziplinär versorgen. *Deutsches Ärzteblatt, 120*(20), A-908/B-780.

Schubert, C. (2010). Zwischen Bürokratie und Ökonomie – Oder: Wie man die Verwaltung täuscht, Patienten behandelt und auch wieder los wird. In J. Begenau, C. Schubert & W. Vogd (Hrsg.), *Die Arzt-Patient-Beziehung* (S. 144–161). Kohlhammer.

Seising, R. (2006). From vagueness in medical thought to the foundations of fuzzy reasoning in medical diagnosis. *Artificial Intelligence in Medicine, 38*(3), 237–246. https://doi.org/10.1016/j.artmed.2006.06.004

Seymour-Smith, S., Wethernell, N. & Phoenix, A. (2002). „My wife ordered me to come!" A discursive analysis of doctors' and nurses' accounts of men's use of general practitioners. *Journal of Health Psychology, 7*(3), 253–267. https://doi.org/10.1177/1359105302007003220

Sieverding, M. & Kendel, F. (2012). Geschlechter(rollen)aspekte in der Arzt-Patient-Interaktion. *Bundesgesundheitsblatt, Gesundheitsforschung, Gesundheitsschutz 55*(9), 1118–1124. https://doi.org/10.1007/s00103-012-1543-y

Skirbekk, H., Middelthon, A.-L., Hjortdahl, P. & Finset, A. (2011). Mandates of Trust in the Doctor-Patient Relationship. *Qualitative Health Research, 21*(9), 1182–1190. https://doi.org/10.1177/1049732311405685

Sonntag, A. (2013). Patienten mit nicht hinreichend erklärbaren Körperbeschwerden. In H.W. Hoefert & M. Härter (Hrsg.), *Schwierige Patienten* (S. 19–28). Verlag Hans Huber.

Storm, A. (2023). Gesundheitsreport 2023. Analyse der Arbeitsunfähigkeiten Gesundheitsrisiko Personalmangel: Arbeitswelt unter Druck. *Beiträge zur Gesundheitsökonomie und Versorgungsforschung (Band 44)*. DAK Gesundheit. Zugriff am 23. Januar 2025 von https://caas.content.dak.de/caas/v1/media/34600/data/3bf3cdb115a277d604678cf6e8661d0b/gesundheitsreport2023-ebook.pdf

Tattersall, R.L. (2002). The expert patient: a new approach to chronic disease management for the twenty-first century. *Clinical Medicine (London, England), 2*(3), 227–229. https://doi.org/10.7861/clinmedicine.2-3-227

Taylor, A.K., Kingstone, T., Briggs, T.A., O'Donnell, C.A., Atherton, H., Blane, D.N. & Chew-Graham, C.A. (2021). ‚Reluctant pioneer': A qualitative study of doctors' experiences as patients with long COVID. *Health Expectations : an international journal of public participation in health care and health policy, 24*(3), 833–842. https://doi.org/10.1111/hex.13223

Teleky, L. (1921). Die Aufgaben der Sozialhygiene. *Deutsche Medizinische Wochenschrift 47*, 717–719. https://doi.org/10.1055/s-0028-1140748

Tezcan-Güntekin, H. (2010). „Da muss ich denen erst mal den Wind aus den Segeln nehmen!" - Wie Ärzte mit informierten Patienten umgehen. In J. Begenau, C. Schubert & W. Vogd (Hrsg.), *Die Arzt-Patient-Beziehung* (S. 95–111). Kohlhammer.

Verhoeff, R.P., Knippels, M.P. & Gillissen, M.G. (2018). The Theoretical Nature of Systems Thinking. Perspectives on Systems Thinking in Biology Education. *Frontiers in Education, 3*, 40.

Virchow, R. & Leubuscher, R. (1849). *Die medicinische Reform. Eine Wochenschrift, erschienen vom 10. Juli 1848 bis zum 29. Juni 1849*. Reimer.

von Kardorff, E. (2011). Wandel der Patientenrolle in der Rehabilitation. In H.-W. Hoefert & C. Klotter (Hrsg.), *Wandel der Patientenrolle* (S. 295–313). Hogrefe.

Wagner, D. (2022). *När livet krymper. Upplevelsen av meningsfullhet hos individer med sjukdomen ME/CFS* (Dissertation). Mälardalen University, Västerås. Verfügbar unter https://mdh.diva-portal.org/smash/record.jsf?pid=diva2%3A1677144&dswid=-7717

Werner, A. (2005). *Kampen for (tro)verdighet. Kvinner med ‚ubestemte' helseplager i møtet med legen og dagliglivet* (Doktorarbeit). Universität Oslo, Oslo. Verfügbar unter https://www.researchgate.net/publication/281115333_Kampen_for_troverdighet_Kvinner_med_'ubestemte'_helseplager_i_motet_med_legen_og_dagliglivet

Wilm, S., Knauf, A., Peters, T. & Bahrs, O. (2004). Wann unterbricht der Hausarzt seine Patienten zu Beginn der Konsultation? *Zeitschrift für Allgemeinmedizin, 80*(2), 53–57. https://doi.org/10.1055/s-2004-44933

6 Herausforderungen bei der Diagnostik von ME/CFS

Viele Teilnehmer:innen der in Kap. 4 zitierten APAV-ME/CFS-Studie hatten das Gefühl, für ihre Ärzt:innen ein extrem schwieriger Fall zu sein, den niemand behandeln will (z.B. G37) (Habermann-Horstmeier & Horstmeier, 2023). In wissenschaftlichen Publikationen ist immer wieder zu lesen, ME/CFS sei aufgrund des Fehlens von Biomarkern eine schwer zu diagnostizierende Erkrankung. So heißt es z.B. auch im Abschlussbericht des Instituts für Qualität und Wirtschaftlichkeit im Gesundheitswesen (IQWiG) (IQWiG, 2023), dass die Diagnosestellung bei ME/CFS aufgrund der vielschichtigen Symptomatik und des Fehlens eines etablierten Biomarkers schwierig sei. International würden zwar verschiedene Kriterienkataloge zur Diagnosestellung vorgeschlagen, die jedoch alle rein symptombasiert seien. Selbst das EUROMENE-Netzwerk spricht in seinen Publikationen immer wieder das Fehlen von Biomarkern an, sodass die Diagnose klinisch anhand einer detaillierten Anamnese durch einen kompetenten Arzt/eine kompetente Ärztin gestellt werden müsse. In der Praxis würden daher nicht selten zu viele Untersuchungen durchgeführt, was mit Risiken und unnötigen Kosten für den Einzelnen und die Gesellschaft verbunden sei (Pheby et al., 2021). Doch stimmt das wirklich? Ist ME/CFS eine schwer zu diagnostizierende Erkrankung?

6.1 ME/CFS: Eine schwer zu diagnostizierende Erkrankung?

In den letzten Jahrzehnten hat sich die Vorstellung, eine korrekte Diagnosestellung sei grundsätzlich nur anhand von Laboruntersuchungen und/oder apparativer Diagnostik möglich, nicht nur innerhalb weiter Teile der Ärzteschaft, sondern auch in der Bevölkerung immer mehr verbreitet. Vielen ist kaum bewusst, dass die meisten dieser Untersuchungsmethoden erst seit einigen Jahrzehnten verfügbar sind. So wurde z.B. die Computertomografie (CT) erstmals 1972 in der klinischen Praxis eingesetzt, die Magnetresonanztomografie (MRT) gut zehn Jahre später im Jahr 1983. Enzymatische Methoden zur Messung bestimmter Leberenzyme („Leberwerte") wurden in den 1950er und 1960er Jahren entwickelt (Sherman, 1991). Die routinemäßige Bestimmung des kleinen und großen Blutbildes begann in Deutschland in den 1960er Jahren. Eine praktische Anwendung der ELISA-Methode (Enzyme-Linked Immunosorbent Assay) zur Bestimmung von Antikörpern oder Antigenen mithilfe von Enzymen ist in der klinischen Praxis erst seit den 1980er Jahren möglich. Doch auch zuvor haben Ärzt:innen Diagnosen anhand des Krankheitsbildes gestellt und Patient:innen erfolgreich therapiert, überwiegend oder sogar ausschließlich anhand des klinischen Bildes. Es ist davon auszugehen, dass ihre Kenntnisse, ihre Geübtheit und ihre Erfahrungen hinsichtlich der Anamneseerhebung und der körperlichen Untersuchung im Durchschnitt deutlich über denen der meisten heute tätigen Ärzt:innen lagen. Zudem gibt es auch heute noch Fälle, in denen üblicherweise begründete und sachgerechte, rein klinische Diagnosen anhand des Krankheitsbildes und mit Hilfe von Diagnosekriterien-Katalogen gestellt werden, so etwa bei der Migräne (Diener, Förderreuther, Kropp et al., 2022), dem Restless-Legs-Syndrom (Heidbreder & Trenkwalder, 2022) oder bei vielen psychischen bzw. psychoneurologischen Erkrankungen und Einschränkungen (Depressionen, Angststörungen, ADHS, Autismus-Spektrum-Störungen, Alzheimer-Demenz etc.). Auch bei anderen Erkrankungen wie einer akuten Gastroenteritis oder einer einfachen Erkältungskrankheit wird aus Kostengründen meist auf eine spezifische Labordiagnostik verzichtet und anhand des Krankheitsbildes eine rein klinische Diagnose gestellt. Ähnliches gilt beispielsweise für die Windpocken, für die das Erscheinungsbild so klar ist, dass i. d. R. keine Laboruntersuchungen nötig werden.

Die vorangegangenen Kapitel haben deutlich gezeigt, dass eine begründete und sachgerechte Diagnosestellung bei ME/CFS ebenso möglich ist wie bei anderen klinisch gestellten Diagnosen. Dies betonen auch zahlreiche internationale ME/CFS-Expert:innen und die Deutsche Gesellschaft für ME/CFS. In Kap. 2.3 wurden bereits die etablierten und von internationalen Expertengremien im gemeinsamen Konsens festgelegten klinischen Diagnosekriterien (CCC, ICC) vorgestellt, mit denen ME/CFS zuverlässig diagnostiziert werden kann. Entsprechendes gilt auch für die auf einem systematischen Review der wissenschaftlichen Literatur basierenden IOM-Kriterien. Insbesondere zu den CCC gibt es als validiertes Instrument den DePaul Symptom-Questionaire (DSQ) in seinen fünf Ausführungen (1, 2, Shortform, PEM, Pediatric). Er wurde hinsichtlich seiner internen Konsistenz (Korrelieren die Symptome in hohem Maße miteinander?), seiner Spezifität/Diskriminanzvalidität (Lässt sich ME/CFS mit Hilfe des Fragebogens gut von anderen Krankheiten und Konstrukten unterscheiden?), seiner prognostischen Validität (Korreliert das Testergebnis hoch mit dem tatsächlich später eingetretenen Ergebnis [= Vorliegen der Erkrankung ME/CFS]?) und seiner Reliabilität (Misst der Fragebogen immer dasselbe?) mehrfach untersucht und immer wieder verbessert (Jason & Sunnquist, 2018). Dies gilt auch für den *Munich Berlin Symptom Questionnaire* (MBSQ), einen ausführlichen ärztlichen Anamnesebogen (a) für Erwachsene und (b) für Kinder und Jugendliche, der ebenfalls als Basis-Diagnoseinstrument bei Verdacht auf ME/CFS eingesetzt wird und zusätzlich die Schwere und Häufigkeit der einzelnen Symptome berücksichtigt (Peo et al., 2024). (Unterlagen hierzu finden Sie im Materialien-Kapitel im Anhang.)

ME/CFS ist somit recht einfach zu diagnostizieren, wenn man

- den Erkrankten während der Anamnese aufmerksam zuhört und ihnen genügend Zeit gibt, die aus ihrer Sicht im Vordergrund stehenden Symptome anzusprechen (s. Kap. 5.5.2),
- als Ärztin/Arzt das Gesamtbild der Erkrankung, d.h. das gesamte Symptomenspektrum entsprechend den CCC bzw. ICC im Blick hat (und nicht nur die jeweils ins eigene Fachgebiet fallenden Symptome) (s. Kap. 2.3) und
- in der Lage ist, insbesondere anhand des Kardinalsymptoms der belastungsinduzierten Symptomverschlechterung (PEM) (Colter, Holtzman, Dudun & Jason, 2018), die Erkrankung ME/CFS differentialdiagnostisch gut von anderen Krankheiten zu unterscheiden.

Im Folgenden wird daher nach einem Abschnitt über die Suche nach spezifischen Biomarkern, die in Zukunft im Rahmen der Diagnosestellung und der Verlaufsdiagnostik eingesetzt werden könnten, näher auf das differentialdiagnostische Vorgehen bei ME/CFS eingegangen. Dieses sollte stets den Gesundheitszustand der Erkrankten mitberücksichtigen. Um keine weitere Verschlechterung der Krankheitssituation zu riskieren, sollten daher jeweils nur die differentialdiagnostisch unbedingt nötigen Untersuchungen durchgeführt werden, ggf. auch in längerem zeitlichem Abstand voneinander. Den behandelnden Ärzt:innen sollte klar sein, dass jeder Arztkontakt und jede Untersuchung für die Erkrankten möglicherweise mit Stress verbunden ist, der die gesundheitliche Situation dann wiederum negativ beeinflussen kann.

6.2 Die Suche nach Biomarkern bei ME/CFS

Als Biomarker bezeichnet man messbare Parameter biologischer Prozesse, die eine diagnostische oder prognostische Aussagekraft haben und deshalb als Indikatoren für das Vorhandensein einer bestimmten Erkrankung herangezogen werden. Meist sind es bestimmte Moleküle oder Zellen, deren Anwesenheit oder abnorme Konzentration in einer Körperflüssigkeit auf die Krankheit hinweisen (z. B. Autoantikörper). Die Aussagen der ME/CFS-Erkrankten in Kap. 4 machen deutlich, wie wichtig es für viele Patient:innen ist, anhand eines bestimmten Biomarkers das Vorhandensein ihrer Erkrankung schwarz auf weiß nachweisen zu können, um deutlich zu machen, dass hier die Physis und nicht die Psyche im Vordergrund des Krankheitsgeschehens steht. Dies hängt v. a. damit zusammen, dass sie von ihren Ärzt:innen immer wieder darauf hingewiesen werden, dass die untersuchten Laborwerte und Bildgebungsverfahren ja o. B. seien, sodass sie entweder gesund oder psychisch bzw. psychosomatisch krank seien. Leider sprechen selbst ME/CFS-Fachleute in ihren Publikationen trotz vorhandener diagnostischer Kriterien immer wieder davon, dass die Diagnosestellung bei ME/CFS aufgrund des Fehlens etablierter objektiver Messungen problematisch sei, z. B. Lim, Kang, Jang und Son (2020). Daher kommen auch Institutionen wie das Institut für Qualität und Wirtschaftlichkeit im Gesundheitswesen (IQWiG) (IQWiG, 2023), die Untersuchungs- und Behandlungsverfahren bei bestimmten Erkrankungen beurteilen und dabei auf diese Literatur zurückgreifen, fälschlicherweise zu der Erkenntnis, dass die Diagnosestellung bei ME/CFS aufgrund des Fehlens eines etablierten Biomarkers und der vielschichtigen Symptomatik schwierig sei. In Anbetracht der großen Bedeutung, die Biomarkern aktuell in der biomedizinisch orientierten Medizin zukommt, sind Forschende im Bereich ME/CFS daher seit Jahren auf der Suche nach ME/CFS-spezifischen Biomarkern, die es erstens erlauben, ME/CFS von anderen Erkrankungen differentialdiagnostisch zu unterscheiden, mit deren Hilfe zweitens der Krankheitsverlauf bei ME/CFS beurteilt werden kann und die drittens problemlos in der ärztlichen Versorgung sowie in der Forschung eingesetzt werden können. Es gibt jedoch andere Verfahren, die zwar nicht ME/CFS-spezifisch sind, aber gemeinsam dazu beitragen können, die ME/CFS-Diagnose zu untermauern. Hierzu gehört z. B. die Handkraftmessung.

6.2.1 Zweitägiger kardiopulmonaler Belastungstest und Handkraftmessung

Der 2DayCPET

Man geht derzeit davon aus, dass sich ME/CFS-Patient:innen im Vergleich zu gesunden Kontrollpersonen am besten mit Hilfe eines *kardiopulmonalen Belastungstests* an zwei aufeinanderfolgenden Tagen (2-Day Cardio Pulmonary Exercise Test, 2DayCPET), z. B. mit Hilfe eines Fahrradergometers, identifizieren lassen. Eine Metaanalyse von Lim et al. (2020) konnte zeigen, dass alle dort betrachteten Gesamtmittelwerte (VO2peak, Workloadpeak, VO2@VT und Workload@VT) am zweiten Untersuchungstag bei ME/CFS-Patient:innen deutlich niedriger waren als am ersten Tag, während sie bei den gesunden Kontrollpersonen anstiegen. Insbesondere bei der Workload@VT war der Unterschied zwischen Patient:innen und Kontrollpersonen hochsignifikant. Die Autor:innen kamen daher zu dem Schluss, dass der 2DayCPET als Biomarker gut geeignet sei, um eine PEM, das charakteristische Hauptkennzeichen von ME/CFS, diagnostisch festzustellen. Allerdings forderten sie noch weitere, groß angelegte Studien, um mit Hilfe des 2DayCPET auch andere Erkrankungen mit einer Fatigue-ähnlichen Störung von einer ME/CFS-Erkrankung abgrenzen zu können. Insbesondere ME/CFS-Fachleute und Patientenvertretungen weisen jedoch darauf hin, dass der 2DayCPET aus ethischen Gründen bei ME/CFS nicht angewandt werden sollte, da er bei den Erkrankten zu einer Symptomenverschlechterung und ggf. zur Auslösung eines *Crashs* führt, der Wochen anhalten kann. Zudem besteht die Gefahr einer Chronifizierung des verschlechterten Gesundheitszustandes. Da die grundlegende normative Prämisse eines jeden medizinischen Handelns sein sollte, dass es den Patient:innen nutzen und nicht schaden soll (*primum non nocere* bzw. *Non-maleficence*), muss hier zwischen dem möglichen Nutzen und dem Schaden eines ärztlichen Eingriffs (d.h. auch eines diagnostischen Eingriffs) dahingehend abgewogen werden, dass der Nutzen den Schaden überwiegt. Nach Droste, Gerhardus und Kollek (2003) ist dies für die behandelnden Ärzt:innen als Handlungsanweisung zu verstehen. Insbesondere angesichts der Gefahr einer Chronifizierung des durch den 2DayCPET verschlechterten Gesundheitszustandes ist die Durchführung eines solchen Tests, der die Patient:innen stark belastet, als diagnostischer Biomarker daher abzulehnen.

Die Handkraftmessung

Für die Patient:innen deutlich weniger belastend ist die Handkraftmessung mit Hilfe eines *Dynamometers* (s. Abbildung 6-1).

Nach Jäkel et al. (2021) ist die wiederholte Bestimmung der maximalen Handgriffkraft (HGS) ein wichtiges diagnostisches Instrument zur Beurteilung des Vorliegens und des Schweregrades einer erhöhten Muskelermüdbarkeit. Der HGS-Test ermöglicht zudem eine objektive Beurteilung der Muskelermüdbarkeit im Krankheitsverlauf. Bei Rechtshänder:innen wird der Test an der rechten, bei Linkshänder:innen an der linken Hand durchgeführt. Während der Messung liegt der Unterarm der Patientin/des Patienten (nicht jedoch das Messgerät!) auf dem Tisch auf. Die Patientin/der Patient ergreift mit der entsprechenden Hand das Handkraftmessgerät und zieht 3 Sek. mit maximaler Kraft, macht danach eine Pause von 5 Sek., legt das Gerät kurz ab und wiederholt die Übung insgesamt 10-mal. Die gesamte Messung wird nach einer Stunde wiederholt. ME/

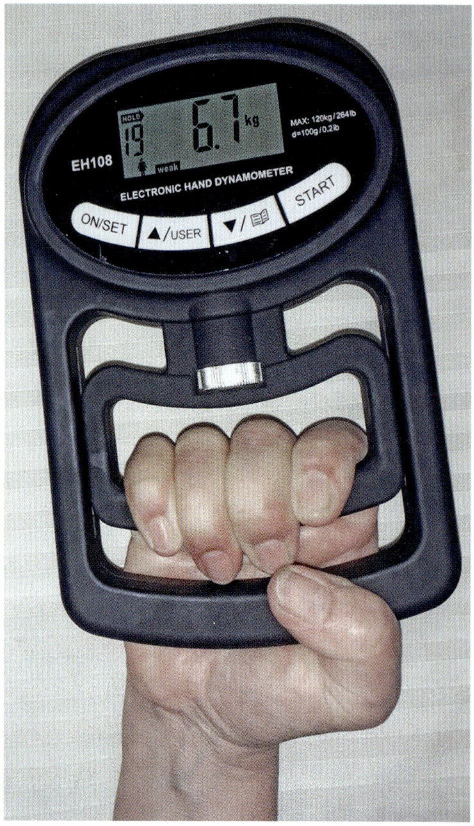

Abbildung 6-1: Handkraftmesser zur Ermittlung des Vorliegens und des Schweregrades einer erhöhten Muskelermüdbarkeit bei ME/CFS.

CFS-Patient:innen haben dabei eine deutlich niedrigere maximale (F_{max}) und mittlere Kraft (F_{mean}) im Vergleich zu gesunden Kontrollpersonen. Auch der Kraftabfall während der wiederholten maximalen HGS-Messung (F_{max}/F_{mean} = Ermüdungsverhältnis) ist bei ME/CFS-Erkrankten typischerweise höher, während das Erholungsverhältnis (F_{mean2}/F_{mean1}) nach einem identischen zweiten Test 60 Minuten später im Vergleich zu gesunden Kontrollpersonen deutlich niedriger ist (s. folgendes Beispiel). Dabei korrelieren niedrigere HGS-Werte nach Belastung mit der Schwere der Erkrankung, mit der Schwere *der postexertionellen Malaise (PEM)* und der Schwere der Muskelschmerzen sowie mit höheren CK- und LDH-Werten. Allerdings weist die Handkraftmessung eine niedrigere Spezifität auf als etwa der 2DayCPET. Die Werte können also auch bei anderen, die Muskulatur betreffenden Erkrankungen erniedrigt sein. Der Vorteil der HGS-Messung liegt jedoch in der einfachen Durchführung, den geringen Kosten und dem geringen Risiko, bei den Patient:innen eine PEM auszulösen (Jäkel et al., 2021). Der Test kann daher sowohl in der Primärversorgung als auch in der Forschung problemlos eingesetzt werden (CharitéCentrum für Innere Medizin und Dermatologie, o. D.).

Beispiel

Typische Ergebnisse einer Handkraft-Messreihe (Handkraft-Messreihen anhand des Hand-Dynamometer-Test-Bogens der Charité Berlin (Paffrath et al., 2024); 25.04.2023): Die Werte einer 46-jährigen ME/CFS-Patientin (ID-Nummer P1) zur Ermittlung des Vorliegens und des Schweregrades einer erhöhten Muskelermüdbarkeit bei ME/CFS zeigen:

- Die absolute Handkraft ist stark vermindert, Mittelwerte waren 13,6 kg und 11,3 kg. (Werte unter 19 kg finden sich bei schwachen Frauen ihrer Altersklasse.)
- Die muskuläre Ermüdungsrate des ersten Testdurchlaufs liegt mit 1,16 und 1,17 im Normbereich (typisch ist 1,0 bis 1,2 für gesunde Personen).
- Die muskuläre Erholungsrate von 0,83 liegt eindeutig im pathologischen Bereich (Normalbereich 0,9 bis 1,1).

6.2.2 Aktuelle Forschungsansätze

Die meisten der Untersuchungen zum Thema „Biomarker bei ME/CFS" beschäftigen sich bislang mit potenziellen immunologischen bzw. Entzündungs-Biomarkern, gefolgt von möglichen Biomarkern in den Bereichen der Zytokinregulation, der metabolischen Dysregulation, der mitochondrialen Dysfunktion, des oxidativen Stresses, der Apoptose (= Form des programmierten Zelltods, z. B. ausgelöst durch Immunprozesse oder durch starke Zellschädigungen) und des zirkadianen Rhythmus (Sweetman et al., 2019); (s. dazu auch die biologischen Grundlagen von ME/CFS in Kap. 3). Auch potenzielle kardiovaskuläre Biomarker werden untersucht. Studien zu möglichen immunologischen Biomarkern verwenden v. a. Lymphozyten als Modell. Insgesamt handelt es sich bei den potenziellen Biomarkern überwiegend um blutbasierte Marker, die die potenziellen Krankheitsauslöser meist indirekt identifizieren sollen (Beispiele: Zytokine, Hormone) (Maksoud, Magawa, Eaton-Fitch, Thapaliya & Marshall-Gradisnik, 2023). So wurden bislang beispielsweise Unterschiede in den Zytokinprofilen, in der Funktion natürlicher Killerzellen (NK), in der Reaktionsfähigkeit von T-Zellen, der zellulären Impedanzsignatur und der Aktivierung der RNA-aktivierten Proteinkinase (PKR) im Vergleich zu gesunden Versuchspersonen festgestellt, ebenso eine ME/CFS-charakteristische mRNA-Expressionssignatur (Metselaar et al., 2021; Sweetman et al., 2019).

Zu den derzeit interessantesten Biomarker-Studien gehört die Untersuchung von Gravelsina et al. (2022), die sich mit dem Zusammenhang zwischen der Schwere des klinischen Verlaufs von ME/CFS, dem Vorhandensein von

HHV-6A/B-Infektionsmarkern und den Plasmaspiegeln von *Autoantikörpern gegen adrenerge und muskarinische Acetylcholinrezeptoren* beschäftigt. Das Team fand bei allen ME/CFS-Patientengruppen unabhängig vom Schweregrad des klinischen ME/CFS-Verlaufs höhere Anti-M4-AchR- und Anti-b2AdR-Spiegel im Vergleich zur Gruppe der gesunden Kontrollpersonen. Dabei korrelierte die Höhe der HHV-6-Belastung mit der Höhe des Anti-M4-AchR-Spiegels, während die Höhe des Anti-M4-AchR-Spiegels wiederum mit der Höhe des Anti-b2AdR-Spiegels korrelierte.

Ebenfalls interessant sind Untersuchungen zum *Serum-Aktivin-B-Spiegel*, die in der Gruppe der ME/CFS-Erkrankten im Vergleich zu gesunden Kontrollpersonen sowie zum etablierten Referenzintervall signifikant erhöht waren, während die Aktivin-A-Spiegel in Normbereich lagen (Lidbury et al., 2017). Aktivin ist ein regulatorisches Protein mit zahlreichen Funktionen. Das zur Transforming Growth Factor-β-Familie gehörende Protein hat ein breites Wirkungsspektrum während der Embryonalentwicklung und in vielen ausdifferenzierten Geweben und Organen. Es spielt insbesondere eine Rolle bei Vorgängen der Zellproliferation und der Zelldifferenzierung, der Apoptose, bei Entzündungsprozessen, der Immunantwort und bei Reparaturvorgängen, v.a. auch im Bereich des Nervensystems (Zheng, Link & Alzheimer, 2017).

Ein weiterer potenzieller Biomarker ist der verminderte *zerebrale Blutfluss (CBF)* nach einer Kipptisch-Untersuchung. Nach van Campen, Rowe und Visser (2021) bleibt der CBF bei ME/CFS-Patient:innen auch noch 5 Min. nach dem Kipptisch-Test (Tilt-Test) anormal. Bei den ME/CFS-Erkrankten mit der schwersten Symptomatik ist die Blutversorgung des Gehirns hierbei am stärksten gestört.

Die Biomarker-Forschung bei ME/CFS setzt somit in verschiedenen Bereichen der Pathophysiologie der Erkrankung an. Leider wurden hierbei bislang häufig unterschiedliche Diagnosekriterien zum Nachweis der Erkrankung verwendet, einschließlich der *Fukuda-Kriterien*, die eine geringere Spezifität als die CCC bzw. die ICC aufweisen. Hinzu kommen unterschiedliche Messmethoden, ein meist zu geringer Stichprobenumfang oder Convience-Sampling (d.h. eine willkürliche Stichprobe, bei der eine Verallgemeinerung des Ergebnisses auf die Grundgesamtheit meist nicht möglich ist). Dies hat dann oftmals eine fehlende statistische Power zur Folge, auch wenn der Ansatz an sich erfolgversprechend sein könnte. Zudem fehlt es bislang an umfassenden Replikationen (Wiederholungsstudien) zu potenziellen Biomarkern bei unterschiedlichen ME/CFS-Patientengruppen sowie an Vergleichsstudien, bei denen die möglichen Biomarker nicht nur bei ME/CFS, sondern auch bei Krankheiten mit ähnlicher bzw. überlappender Symptomatik getestet werden, v.a. um die Sensitivität und Spezifität der potenziellen Biomarker zu ermitteln. Nicht zuletzt ist eine umfassende klinische Validierung der einzelnen Biomarker unerlässlich für deren spätere Anwendung in der Praxis.

Hinweis

Eine Übersicht über die zahlreichen potenziellen Biomarker, die bislang untersucht wurden, finden Sie im Internet auf der Seite Diagnostic biomarker von ME-pedia: https://me-pedia.org/wiki/Diagnostic_biomarker

6.3 Das differentialdiagnostische Vorgehen

Die Diagnosestellung bei ME/CFS geschah bisher im Ausschlussverfahren. Unter einer *Ausschlussdiagnose* versteht man eine Diagnose, bei der alle anderen möglichen Erkrankungen mit einer ähnlichen Symptomatik schrittweise ausgeschlossen werden, bis nur noch die Ausschlussdiagnose übrigbleibt.

In den CCC wird betont, dass auf diese Weise aktive Krankheitsprozesse anderer Ursache ausgeschlossen werden müssen, die zentrale Symptome wie etwa Fatigue, Schlafstörungen, Schmerzen und kognitive Dysfunktionen erklären. Als differentialdiagnostisch auszuschließende Erkrankungen nennen die CCC neben primären psychiatrischen Störungen z. B. Cushing-Syndrom, Hypo- und Hyperthyreose, Anämien, Tumorerkrankungen, Schlafapnoe, rheumatologische Erkrankungen wie rheumatoide Arthritis, Lupus erythematodes, Polymyositis und Polymyalgia rheumatica, Erkrankungen des Immunsystems wie AIDS, neurologische Erkrankungen wie MS, Morbus Parkinson, Myasthenia gravis und Vitamin-B12-Mangel, aber auch Infektionskrankheiten wie Tuberkulose, chronische Hepatitis und Lyme-Borreliose. Im Rahmen der Ausschlussdiagnostik seien – je nach der im Vordergrund stehenden Symptomatik – zusätzlich zur umfassenden Anamnese und körperlichen Untersuchung ggf. auch Labortests und Bildgebungsverfahren nötig (Carruthers et al., 2003).

Die US-amerikanische Academy of Medicine (ehemals Institute of Medicine) rückte jedoch 2015 von der zuvor empfohlenen Ausschlussdiagnose bei ME/CFS ab und hält nun eine umfassende Differentialdiagnostik mit der Begründung für ausreichend, dass zusätzlich zu ME/CFS auch andere Erkrankungen vorliegen können, eine Ausschlussdiagnostik den Diagnosezeitraum unnötig verlängert und inzwischen validierte Fragebögen vorliegen, die eine positive Diagnose ermöglichen (IOM, 2015, S. 2; IOM, o. J., S. 4).

Von zentraler Bedeutung bei der Differentialdiagnose ist neben der Sicht auf das gesamte Symptomenspektrum einer Patientin/eines Patienten eine klare Definition der Symptomenbegriffe. So handelt es sich bei der ME/CFS-Fatigue nicht um eine chronische Müdigkeit, Abgeschlagenheit oder Erschöpfung, sondern um eine langanhaltende, hochgradige physische und psychische Kraft- und Energielosigkeit. Auch die Einordnung von ME/CFS in die „Leitlinien Müdigkeit“ der DAGAM trägt nicht zu einer klaren Definition der ME/CFS-Fatigue bei (DEGAM, 2022).

Im Rahmen der ME/CFS-Diagnosestellung und insbesondere im Hinblick auf die Differentialdiagnostik ist es daher von zentraler Bedeutung, dass die Erkrankten

- die auftretenden Symptome genau und ausführlich beschreiben, ohne dass sie hierbei medizinische Fachbegriffe oder Oberbegriffe (z. B. Kreislaufbeschwerden) verwenden;
- erläutern, in welchem Zusammenhang, nach welchen Ereignissen, zu welcher Tageszeit etc. die Symptome aus ihrer Sicht i. d. R. auftreten;
- über die Änderungen der Symptomatik im Verlauf eines Krankheitsschubs nach Aktivität (Crash) sowie im Verlauf ihrer Krankengeschichte berichten und dabei auch die Auslöser eines Crashs nennen.

6.3.1 Allgemeinzustand und körperliche Untersuchung

Insbesondere bei einer ME/CFS mit milder bis moderater Symptomatik täuscht der Allgemeinzustand – ähnlich wie bei der MS und anderen Autoimmunerkrankungen – über die Schwere der Erkrankung und den Grad der hierdurch hervorgerufenen Einschränkungen im Alltag hinweg. Im Vergleich zur Situation vor der Erkrankung fallen jedoch insbesondere während eines Crashs einige meist diskrete Merkmale auf (s. Abbildung 6-2, Abbildung 6-3).

Fallvignette ME/CFS-Patientin P9

„Ich bin 56 Jahre alt, ehemaliger Beruf: Hebamme, 2010 an ME/CFS erkrankt, 2014 nach den CCC diagnostiziert, Bell-Score wechselnd zwischen 10 und 40. Ich leide körperlich/kognitiv/emotional unter folgenden Symptomen: Muskelschmerzen, keine Linderung durch Schmerzmittel; Schwindel, Tinnitus; unverhältnismäßig schnelle und tiefe Erschöpfung nach nur wenig Tätigkeit, verzögerte Erholung; Kraftlosigkeit; Hirnnebel, Konzentrationsschwierigkeiten; Schlafstörungen; Herzstol-

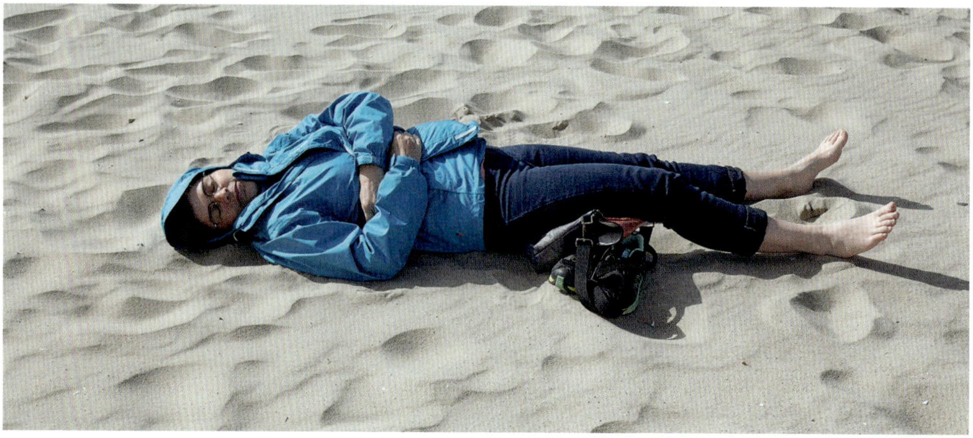

Abbildung 6-2: ME/CFS-Patientin P9 während einer besseren Phase. Auch hier sind immer wieder Pausen im Liegen, z. B. bei einem kurzen Spaziergang am Strand, nötig, um nicht in einen „Crash" zu kommen.

pern, Herzrasen, Übelkeit; Reizbarkeit, Aggressivität; Empfindlichkeit gegen Licht, Geräusche, Gerüche, Nahrungsmittel, Medikamente; keine zwei Aufgaben sind gleichzeitig zu bewältigen (Auto fahren und Radio hören, Spazieren gehen und dabei eine Unterhaltung führen, beim Kochen in mehr als einem Topf rühren ...); Wortfindungsstörungen, große Schwierigkeiten, Gelesenes zu behalten (dabei war ich immer ein „Schnellmerker"); Infektionen verlaufen schwerer und die Genesung ist verzögert; Unverträglichkeit von Temperaturreizen und bewegten Bildern (Filme, aus dem Fenster sehen in Bahn/Bus). Alle Symptome verschlimmern sich bei Überlastung, typisch ist die verzögerte Regeneration, selbst, falls ich gut schlafen sollte; anhaltende Überlastung führt zum Crash und zu anhaltender Verschlechterung. Meine Leistungsgrenzen bedeuten: maximal pro Tag 2 x eine Stunde aktive Betätigung jeglicher Art, dazwischen Pausen im Liegen (s. Abbildung 6-2), zusätzlich leichte Betätigung im Liegen oder Sitzen.

2014 Einnahme eines homöopathischen Medikaments, das einen Crash auslöste, von dem ich mich 4 Monate lang erholen musste (Bettlägerigkeit, absolut keine Toleranz für Umweltreize wie Licht, Geräusche, Gerüche, zu schwach zum Kauen und Schlucken). 2022 Reha in der Neurologie, 3 Crashes in 5 Wochen, jegliches Training kann nur auf niedrigstem Niveau und in längeren Abständen stattfinden."

(ME/CFS-Patientin P9)

Fallvignette ME/CFS-Patientin P2

„Ich bin 59 Jahre alt, ehemaliger Beruf: ZMF, Mutter einer Tochter. An ME/CFS erkrankt 2003 nach einem Coxsackie-B-Virus-Infekt, 10 Jahre Fehldiagnosen und Fehltherapien mit diversen Untersuchungen, Klinikaufenthalten, Rehas und Psychiatrisierung, sowie ein Aufenthalt in der Psychiatrie, den ich im Rollstuhl verließ. 2013 wurde ich an die Charité Berlin überwiesen und dort wurde eindeutig ME/CFS diagnostiziert. Seit 11 Jahren bin ich permanent hausgebunden und überwiegend ein bettlägeriger Pflegefall Grad 3, schwerbehindert und berentet, mit Grundsicherung aufgestockt. Ich habe zusätzlich eine schwere Histaminintoleranz und diverse Allergien, mit 4 anaphylaktischen Schocks in der Anamnese sowie eine Mastzellerkrankung. [...] Starke Empfindlichkeit auf Reize, wie Licht, vor allem helles oder gar Sonnenlicht, Geräusche, Kontakte, mehr Men-

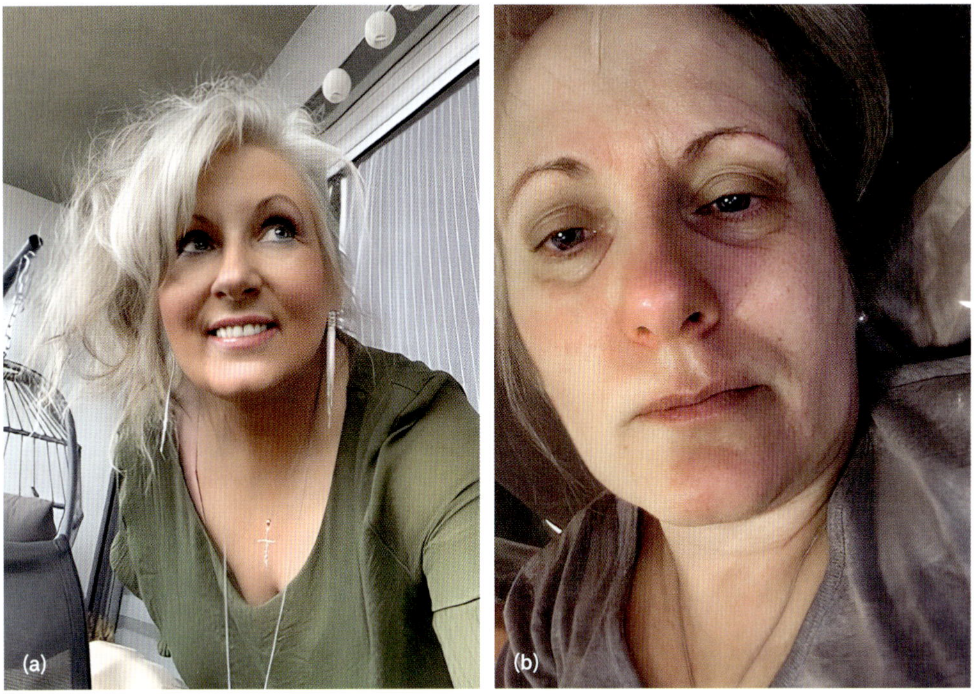

Abbildung 6-3: ME/CFS-Patientin P2 während einer besseren Phase (a); ME/CFS-Patientin P2 am Tag nach einem Besuch, der zu einem Crash führte (b).

schen als eine Person im Raum geht gar nicht mehr und selbst eine Person maximal 30 Minuten und nie, ohne dass es danach für 2 Tage zu einer PEM kommt. Da liege ich dann nur im Dunkeln, teilweise auch in Windeln. […] Ich habe Hyperpots – also Bluthochdruck und da auch schon schwere Krisen gehabt. Der höchste Wert war 245/165."
(ME/CFS-Patientin P2)

Bei der körperlichen Untersuchung zeigen sich oft als Hinweise auf eine Regulationsstörung des autonomen Nervensystems eine ausgeprägte Blässe (Achtung: Bei geschminkten Personen fällt dies auf den ersten Blick nicht auf!), eventuell kalte und/oder schwitzige Hände, eine zeitweilige Akrozyanose (Hände, Füße) bzw. selten auch eine Kombination aus Blässe, Zyanose und Erythem an einem oder mehreren Fingern bzw. Zehen, entsprechend einem *Morbus Raynaud*, sowie eine „durchsichtige", stark marmorierte Haut (v.a. an den Oberschenkeln, s. Abbildung 6-4, Abbildung 6-5). Im Crash-Zustand kann das Gesicht gerötet sein.

Die Schleimhäute können wie bei einem *Sicca-Syndrom* sehr trocken sein. In Phasen der Verschlechterung des Gesundheitszustandes und bei schwer- bzw. schwersterkrankten Personen kann das Gesicht aufgedunsen wirken. Aufgrund der i.d.R. im Tagesverlauf zunehmenden Fatigue bestehen v.a. am Nachmittag/Abend bzw. nach stärkerer Belastung oft *deutliche Einschränkungen bei der Mimik* (Schwäche der Gesichtsmuskulatur, Lächeln strengt an, Augen können kaum offengehalten werden; s. Abbildung 6-3b und Abbildung 6-6) und beim Sprechen (leises, mühevolles Sprechen aufgrund der Schwäche der Sprechmuskulatur). Im Gespräch können zudem Konzentrations-, Gedächtnis- und Wortfindungsstörungen sowie eine verwaschene Sprache auffallen.

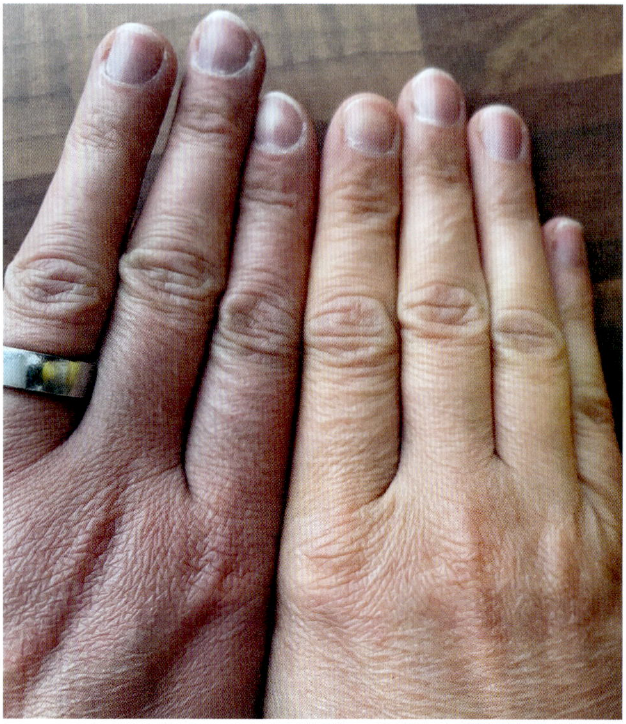

Abbildung 6-4: Typische Durchblutungsstörungen an den Händen der 46-jährigen ME/CFS-Patientin P1. Beginn der Erkrankung 2021 nach einer SARS-CoV-2-Infektion, Bell-Score initial 20, derzeit 30–40.

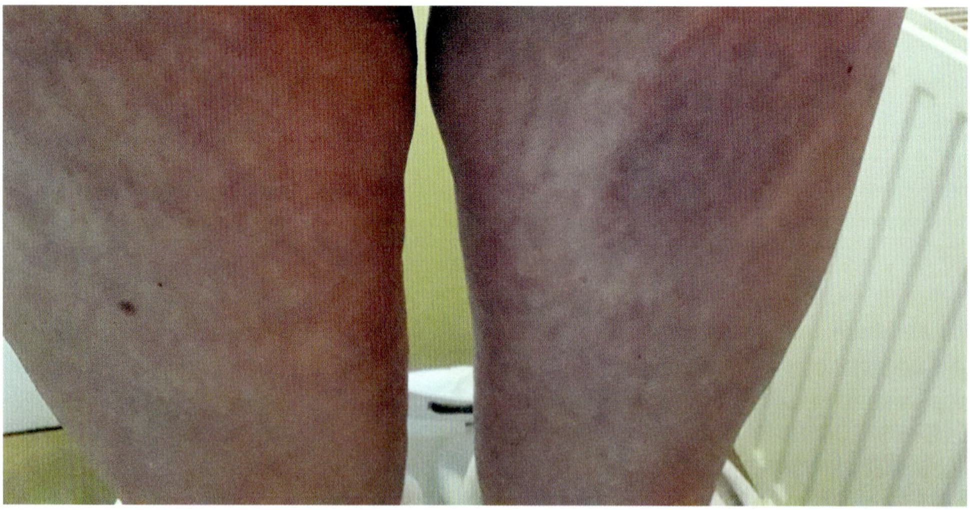

Abbildung 6-5: Marmorierte Haut an den Oberschenkeln einer 64-jähriger ME/CFS-Patientin. Am linken Bein zusätzliche Residuen einer heftigen Reaktion auf eine Biologika-Injektion drei Wochen zuvor. Beginn der Erkrankung 1983 nach Virusinfekt, Bell-Score derzeit 30 Punkte.

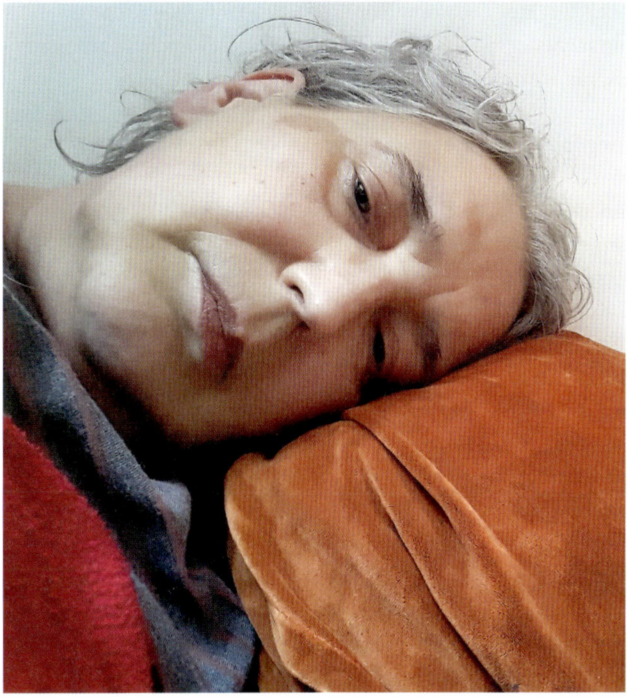

Abbildung 6-6: 64-jährige ME/CFS-Patientin im Zustand der postexertionalen Malaise (PEM) nach geringer körperlicher Anstrengung. Beginn der Erkrankung 1983 nach Virusinfekt, Bell-Score derzeit 30 Punkte.

Insbesondere bei Personen mit einer länger bestehenden ME/CFS können ein Rundrücken aufgrund der Schwäche der autochthonen Rückenmuskeln (Haltemuskeln) sowie ein flaches Fußgewölbe beim Laufen (nicht jedoch beim ruhenden Fuß) durch die Schwäche der das Fußgewölbe formenden Fußmuskeln beobachtet werden. Personen mit moderaten Einschränkungen gehen i. d. R. langsam. Sie können ihre Ganggeschwindigkeit nur in engen Grenzen oder gar nicht mehr beschleunigen. Zudem bestehen in Abhängigkeit vom Grad der Beeinträchtigung unterschiedlich starke Einschränkungen bei der Gehstrecke. Auch das Gangmuster kann aufgrund von Koordinationsstörungen und/oder fehlender Muskelkraft beeinträchtigt sein und einem vorsichtigen, parkinsonoiden Gang ähneln (Tests: Romberg-Test, Tandem-Gang-Test). Ein charakteristisches Zeichen für die Beeinträchtigung der Muskulatur bei ME/CFS ist, dass die Patient:innen nicht längere Zeit (mehrere Minuten) frei stehen oder sitzen können, ohne sich anzulehnen. Bei ihnen bietet sich ein einfacher *Stehtest* (10 Min. freies Stehen mit geschlossenen, parallel nebeneinanderliegenden Füßen) zur Beurteilung der Einschränkung ihrer Muskelfunktion an. Gemeint ist hierbei ein Test, bei dem registriert wird, wie lange eine Person frei stehen kann, ohne sich anzulehnen. Es handelt sich hierbei nicht um einen Schellong-Test oder den 10-Minuten-Stehtest bzw. NASA lean test (s. u.). Der Test dient also *nicht* der Untersuchung der Orthostasereaktion, d. h. der Reaktionsfähigkeit des vegetativen Nervensystems beim Übergang vom Liegen zum Stehen/Sitzen. Personen mit schweren/schwersten Einschränkungen können i. d. R. überhaupt nicht mehr stehen und sich kaum oder gar nicht mehr im Bett aufsetzen. Die verminderte Muskelkraft kann mit einem Handdynamometer gemessen werden (s. Handkraftmessung in Kap. 6.2.1) (Renz-Polster & Scheibenbogen, 2022). Einige Erkrankte können zudem diskrete schmerzhafte oder schmerzlose, teigige Schwellungen ohne Rötungen an immer wieder wechselnden Gelenken und Sehnen, meist im Hand- und Fußbereich, zeigen.

Bei der körperlichen Untersuchung fällt oft auf, dass Personen mit einer ausgeprägten Überempfindlichkeit gegenüber Licht und Geräuschen entsprechende Hilfsmittel (Sonnenbrille, Ohrenschützer) nutzen. Auch die Herzfrequenz ist bei den Erkrankten i.d.R. in Ruhe z.T. deutlich erhöht, die atemabhängigen Schwankungen sind vermindert. Bei vielen Patient:innen schwankt der Blutdruck. Es kann zu einer starken Blutdruckerhöhung nach (nur geringer) physischer oder psychischer Aktivität kommen, die erst nach längerer Ruhezeit wieder auf den vorherigen Wert zurückgeht. Oft besteht eine *orthostatische Intoleranz (OI)*, d.h. die Unfähigkeit des Körpers, den Kreislauf an eine aufrechte Position (Orthostase) anzupassen. Dies kann u.U. sogar beim Übergang vom Liegen zum Sitzen auftreten. Die OI zeigt sich klinisch durch Benommenheit, Palpitationen, Übelkeit, Schwächegefühl, Zittern und/oder verschwommener Sicht. Oft (aber nicht immer) lassen sich auf der Basis einer OI spezifische Formen der Kreislaufregulationsstörungen diagnostizieren. Hierzu gehört zum einen das *posturale orthostatische Tachykardie-Syndrom (POTS)*. Es tritt wahrscheinlich bei etwa einem Viertel der ME/CFS-Erkrankten mit Herz-Kreislauf-Problemen auf (van Campen, Rowe & Visser, 2018). Hierbei kommt es nach einem Positionswechsel vom Liegen zum Stehen während des Stehens zu einem Herzfrequenzanstieg um mindestens 30 Schläge pro Minute bzw. zu einem Anstieg der Herzfrequenz auf > 120 Schläge pro Minute. Seltener kann eine *orthostatische Hypotonie (OH)* diagnostiziert werden (Blutdruckabfall von > 20 mmHg systolisch oder 10 mmHg diastolisch nach Aufstehen aus dem Liegen; mmHG = Millimeter Quecksilbersäule).

Zur diagnostischen Abklärung einer OI dienen in der ärztlichen Praxis der angelehnte 10 -Minuten-Stehtest („NASA lean test") und der Schellong-Test (Schellong I). Eine genauere Untersuchung ist mit Hilfe des *Kipptisch-Tests* (10-minütiger Tilt-Test, s. Kap. 6.2.1) möglich.

Achtung

Der abgekürzte Tilt-Test (2 Min.) übersieht einen erheblichen Teil der ME/CFS-Patient:innen, bei denen mit Hilfe eines 10-minütigen Tilt-Tests ein posturale Tachykardiesyndrom (POTS) diagnostiziert werden kann. Er sollte daher im Rahmen der ME/CFS-Diagnostik nicht verwendet werden (van Campen, Rowe & Visser, 2018).

Beim *Schellong-Test* (Schellong I) liegt die Patientin/der Patient zunächst etwa 5 bis 10 Min. ruhig auf einer Untersuchungsliege. In dieser Zeit werden bei ihr/ihm jede Minute Puls und Blutdruck gemessen. Danach wird die Patientin/der Patient aufgefordert, schnell aufzustehen und 5 bis 10 Minuten stehenzubleiben. Auch während dieser Zeit werden minütlich Puls und Blutdruck gemessen. Ist es der Patientin/dem Patienten aufgrund der Erkrankung nicht möglich, längere Zeit frei zu stehen, wird der angelehnte 10-Minuten-Stehtest durchgeführt. Auch hierbei liegt die Patientin/der Patient zunächst 5 bis 10 Minuten auf einer Untersuchungsliege. Im Anschluss daran werden im Liegen zweimal Puls und Blutdruck gemessen, um die Ruhewerte zu bestimmen. Die Patientin/der Patient steht dann auf und lehnt sich mit den Schultern an eine naheliegende Wand an, während die Füße etwa 15 Zentimter von der Wand entfernt platziert werden. In dieser Position werden dann minütlich Puls und Blutdruck gemessen. Beide Tests lassen sich i.d.R. nur bei ME/CFS-Patient:innen mit leichten bis moderaten Einschränkungen durchführen. Abbildung 6-7 zeigt die Puls- und Blutdruckwerte während eines passiven 10-Minuten Stehtest bei einer 46-jährigen ME/CFS-Patientin, Abbildung 6-8 das typische Verhalten von Blutdruck und Puls bei OH und POTS.

PASSIVER 10-MINUTEN-STEHTEST

SCHELLONG-TEST/ NASA LEAN TEST

TABELLE ZUM EINTRAGEN/KOPIERVORLAGE

Name: [redacted] Datum: [redacted]

Liegen	Puls	Blutdruck	Stehen	Puls	Blutdruck
1. Minute	Error		1. Minute	82	139/87
2. Minute	Error		2. Minute	91	151/104
3. Minute	84	133/92	3. Minute	95	164/106
4. Minute	83	135/94	4. Minute	77	154/100
5. Minute	77	142/87	5. Minute	111	150/96
6. Minute	77	135/83	6. Minute	125	157/97
7. Minute	79	140/91	7. Minute	Abbruch	
8. Minute	58	155/112	8. Minute		
9. Minute	78	138/88	9. Minute		
10. Minute	80	146/78	10. Minute		

Symptome: ...

Abbildung 6-7: Puls- und Blutdruckwerte bei passivem 10-Minuten-Stehtest einer 46-jährigen ME/CFS-Patientin. Beginn der Erkrankung 2021 nach einer SARS-CoV-2-Infektion, Bell-Score initial 20, derzeit 30–40.

Eine kurze Zusammenfassung des Vorgehens bei Verdacht auf ME/CFS finden Sie in Abbildung 6-9. Nach einer Anamneseerhebung, bei der die Patientin/der Patient zuerst ausführlich zu Wort kommen und die vorliegenden Symptome schildern soll, findet eine körperliche Untersuchung in Form eines Ganzkörperstatus mit systematischer und vollständiger Untersuchung des gesamten Körpers unter Einbeziehung von Kopf, Hals, Thorax, Bauch, Wirbelsäule und Extremitäten statt. Danach werden von der Patientin/dem Patienten die Diagnosebögen zu den CCC, zum Bell-Score und zum PEM-Screening ausgefüllt und anschließend von der Ärztin/dem Arzt ausgewertet. Alternativ dazu wird der MBSQ eingesetzt. Abschließend finden die kurzen Diagnose-Tests zur Beurteilung der Muskelermüdbarkeit (Handkraftmessung und einfacher Stehtest) statt. Bei Patient:innen mit Hinweisen auf eine OI werden zudem noch ein NASA-10-Minuten-Lean-Test bzw., falls aufgrund der Krankheitssituation möglich, ein Schellong-Test durchgeführt. Für einen Kipptisch-Test müssen in der Praxis die entsprechenden technischen Voraussetzungen vorliegen.

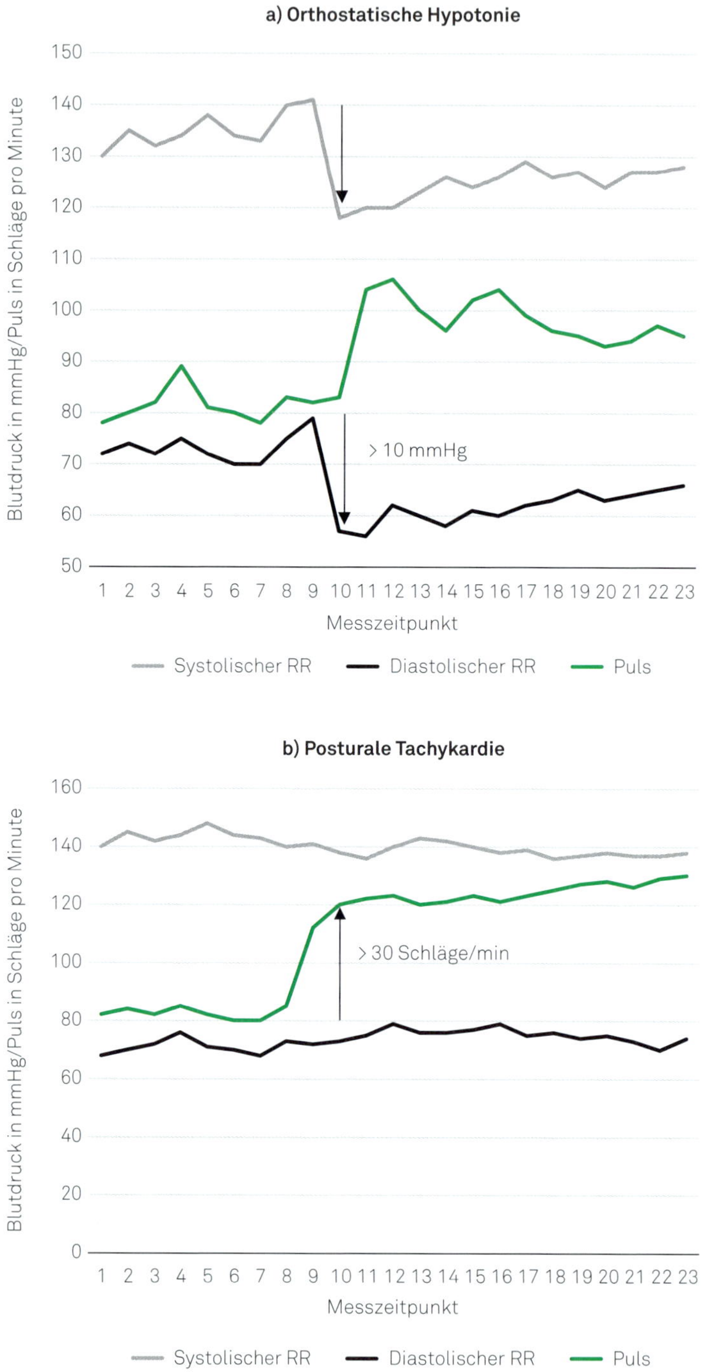

Abbildung 6-8: Typisches Verhalten von Blutdruck (in Millimeter Quecksilbersäule, mmHg) und Puls (in Anzahl der Schläge pro Minute) bei Orthostatischer Hypotonie (OH) (a) und Posturaler Tachykardie (POTS) (b).

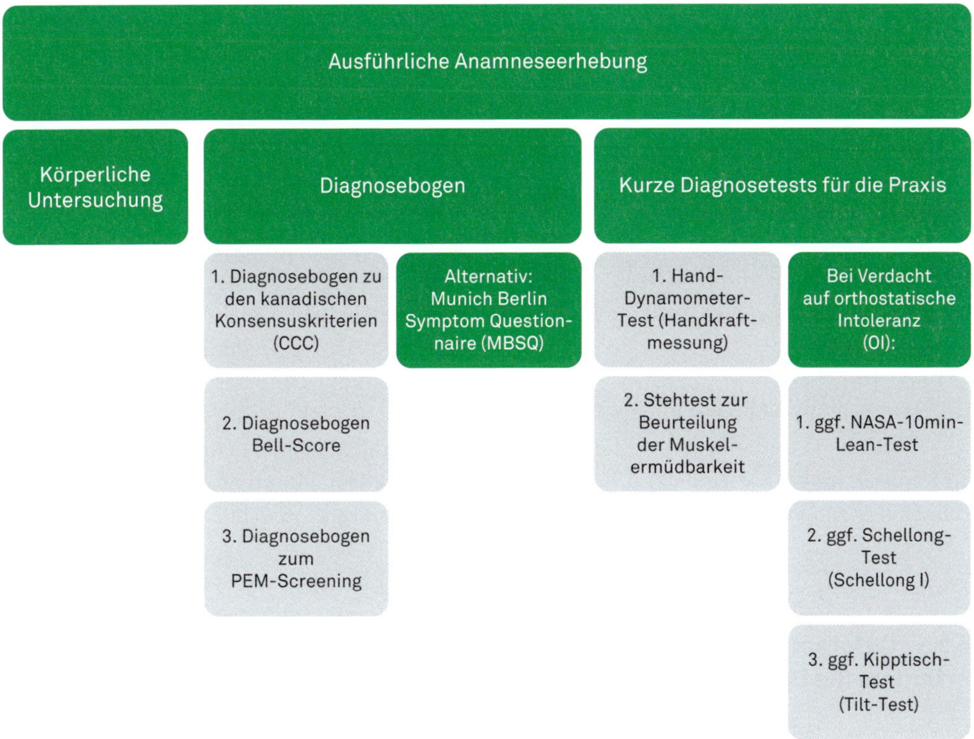

Abbildung 6-9: Erste diagnostische Schritte bei Verdacht auf ME/CFS.

6.3.2 Routinelabor-Untersuchungen und bildgebende Verfahren

Typischerweise zeigen sich bei den Routinelabor-Untersuchungen im Rahmen der ME/CFS-Diagnostik keine oder nur milde Auffälligkeiten. Sie dienen in erster Linie der *Differentialdiagnose*, also dem Ausschluss anderer Erkrankungsursachen. So wird zum Nachweis akuter Entzündungen z.B. das C-reaktive Protein bestimmt sowie ein Blutbild mit Leukozytendifferenzierung gemacht. Zum Ausschluss einer Eisenmangel-Anämie wird zusätzlich noch der Ferritinwert ermittelt. Das Hämoglobin A1c weist auf eine diabetische Stoffwechsellage hin, veränderte Kreatinin-, Elektrolyt-, Bilirubin- und Leberwerte ggf. auf eine Nieren- bzw. Lebererkrankung. Ein erhöhter NT-proBNP-Wert kann eine Herzinsuffizienz anzeigen, ein zu niedriger oder zu hoher TSH-Wert eine Schilddrüsenfunktionsstörung.

Erste Hinweise auf Veränderungen im Bereich des Immunsystems und auf autoimmune Vorgänge im Körper geben die Bestimmung der Immunglobuline (IgG, IgA, IgM), der antinukleären Antikörper (ANA) und der Anti-Thyreoperoxidase-Antikörper im Blut (Renz-Polster & Scheibenbogen, 2022). Folgende Untersuchungen sollten daher routinemäßig im Rahmen der ME/CFS-Diagnostik durchgeführt bzw. folgende Werte geprüft werden:

- C-reaktives Protein (CRP)
- Blutbild mit Leukozytendifferenzierung
- Ferritin
- Hämoglobin A1c
- Kreatinin
- Leberwerte
- Bilirubin

- Elektrolyte
- Thyreoideastimulierendes Hormon (TSH)
- N-terminales natriuretisches Propeptid vom B Typ (NT-proBNP)
- Immunglobulin G (IgG)
- Immunglobulin A (IgA)
- Immunglobulin M (IgM)
- Immunglobulin M (IgM)
- antinukleäre Antikörper (ANA)
- Anti-Thyreoperoxidase-Antikörper (Anti-TPO)

Auch bei den bildgebenden Routineverfahren zeigen sich keine Auffälligkeiten, die für ME/CFS typisch wären. Sie werden i.d.R. nur zum Ausschluss anderer Erkrankungen und beim Vorliegen von Co-Erkrankungen eingesetzt.

6.3.3 Differentialdiagnostisch erforderliche Untersuchungen

Um wichtige Differentialdiagnosen auszuschließen und eventuell auch auf das Krankheitsgeschehen einen positiven Einfluss nehmen zu können, können weitere Untersuchungen nötig werden.

Differentialdiagnostische Abklärung von Infektionskrankheiten

Generell ist eine gezielte Infektionsanamnese wichtig, um einen infektiösen Trigger der ME/CFS-Erkrankung festzustellen und diesen dann ggf. in seiner Wirkung einzuschränken oder unschädlich zu machen (Renz-Polster & Scheibenbogen, 2022). Unter einem Trigger versteht man hier also einen Auslöser bestimmter Symptome bei einer bereits bestehenden Erkrankung.

Bei Fieber unklarer Genese sollte z.B. das durch *Coxiellen* ausgelöste Q-Fieber differenzialdiagnostisch berücksichtigt werden, da einige der Symptome auch bei ME/CFS vorkommen (z.B. Muskelschmerzen und ausgeprägte Stirnkopfschmerzen, Symptome einer Myo-bzw. Perikarditis, einer Meningoenzephalitis etc.).

Typische Trigger einer bereits bestehenden ME/CFS-Erkrankung können z.B. *Herpes-simplex-Viren (HSV 1, HSV 2)* oder das *Varizella-Zoster-Virus* (Auslöser der Windpocken und der Gürtelrose) sein. Ein kleinerer Teil der ME/CFS-Erkrankten leidet an häufig rezidivierenden Reaktivierungen dieser Viren. Falls das Krankheitsbild nicht eindeutig ist, können die Viren erforderlichenfalls im Bläscheninhalt mit Hilfe der Polymerase-Kettenreaktion (PCR) nachgewiesen werden. In diesen Fällen kann das Krankheitsgeschehen u.U. durch eine Impfung oder eine Suppressionstherapie mit Virostatika positiv beeinflusst werden (s. Kap. 7).

Es ist bekannt, dass das *Epstein-Barr-Virus (EBV)* bei verschiedenen Autoimmunerkrankungen als Auslöser fungieren kann. Auch ME/CFS-Patient:innen berichten, dass ihre Erkrankung nach einem durch das EBV hervorgerufenen Pfeifferschen Drüsenfieber begann. Zudem kann es bei ME/CFS-Erkrankten Auffälligkeiten hinsichtlich der EBV-Antikörperspiegel im Blut geben. Aufgrund fehlender therapeutischer Maßnahmen ist es jedoch nicht sinnvoll, nach einer bekannten, länger zurückliegenden EBV-Primärinfektion die EBV-Last mit Hilfe eines PCR-Tests oder serologisch wiederholt zu bestimmen.

Bei ME/CFS-Patient:innen mit den Zeichen einer Meningitis oder Myokarditis kommen auch *Enteroviren* als Auslöser der Erkrankung infrage.

Differentialdiagnostische Abklärung immunologischer und rheumatologischer Erkrankungen

Seit Längerem ist bekannt, dass sowohl bei ME/CFS-Erkrankten als auch bei deren Familienangehörigen häufiger Autoimmunerkrankungen auftreten als dies statistisch zu erwarten wäre. So kommt z.B. eine Hashimoto-Thyreoiditis bei

10–20 % der ME/CFS-Patient:innen vor. Höhere Titer von *antinukleären Antikörpern (ANA)* lassen sich bei etwa 20 % der Erkrankten im Blut nachweisen. Gibt es entsprechende Hinweise auf autoimmune Reaktionen, sollten im Rahmen eines Antikörper-Screenings zum Ausschluss einer Kollagenose (insbesondere eines Lupus erythematodes) auch *Antikörper gegen extrahierbare nukleäre Antigene (ENA)* und *Anti-DNS-Antikörper* bestimmt werden (Loebel et al., 2016). Eine Bestimmung von *Autoantikörpern gegen den β2-adrenergen Rezeptor (β2 AdR)* und von *Autoantikörpern gegen den M3-Acetylcholin-Rezeptor (M3 AChR)* geschieht derzeit v. a. im Rahmen von klinischen Studien (s. Abbildung 6-10). Da diese Antikörper auch bei Gesunden vorkommen und bei anderen Erkrankungen erhöht bzw. in ihrer Funktion verändert sein können, sind sie für die Diagnosestellung bei ME/CFS (bislang) nicht geeignet, können jedoch in Studien genutzt werden, um im klinischen Verlauf die Schwere der Symptomatik darzustellen (Hartwig et al., 2020).

Ein Viertel der ME/CFS-Erkrankten zeigt einen Mangel an *Immunglobulinen* insgesamt bzw. einen Mangel bei einzelnen Immunglobulin-Subklassen. Ebenfalls 25 % weisen jedoch auch eine polyklonale Immunglobulinvermehrung auf. Bei 15 % der ME/CFS-Patient:innen kann ein Mangel des *mannosebindenden Lektins (MBL)* nachgewiesen werden, der i. d. R. mit einer erhöhten Infektanfälligkeit verknüpft ist (Guenther et al., 2015).

Bei Patient:innen mit einer *Sicca-Symptomatik* (trockene Mund-, Nasen-, Augen-, Scheidenschleimhaut) sollte abgeklärt werden, ob es sich um ein autoimmun bedingtes Sjörgren-Syndrom oder um eine Sicca-Symptomatik im Rahmen einer ME/CFS-Erkrankung handelt. In beiden Fällen können Fatigue, Gelenk- und

Patient [redacted] | Tagebuch-Nr. [redacted] | Geburtsdatum/Geschlecht [redacted] 1996 / FR | [redacted]

Eingang [redacted] | Ausgang [redacted] | END-BEFUND

Seite 1 von 1

Material: Serum, Vollblut, 1x EDTA-Blut

Untersuchung		Ergebnis	Einheit	Referenzbereich*
Autoimmundiagnostik				
ß1-adrenerge Rez.-AAk i.S.	(ELISA)	52.0	U/ml	< 15.0
ß2-adrenerge Rez.-AAk i.S.	(ELISA)	55.8	U/ml	< 8.0
M3-muskarinerge AChR-AAk i.S.	(ELISA)	34.0	U/ml	< 6.0
M4-muskarinerge AChR-AAk i.S.	(ELISA)	6.4	U/ml	< 10.7

Interpretation Neurotransmitter-Rezeptor-AAk:
Neurotransmitter-Rezeptor-AAk wurden bei ca. 30% der Patienten mit ME/CFS (Myalgische Enzephalomyelitis/ Chronic Fatigue Syndrome) beschrieben und sind dann in der Regel signifikant erhöht.
Da diese AAk auch bei anderen entzündlichen Prozessen auftreten, sollte die Beurteilung immer im klinischen Kontext erfolgen. Es empfiehlt sich eine Verlaufskontrolle der AAk nach ca. 3-6 Monaten.

Untersuchung		Ergebnis	Einheit	Referenzbereich*
Mikronährstoffe				
25-Hydroxy-Vitamin-D i.S.	(ECLIA)	17	ng/ml	30 - 100

Abbildung 6-10: Bestimmung von Autoantikörpern gegen β1- und β2-adrenerge Rezeptoren (β1 AdR, β2 AdR) und von Autoantikörpern gegen M3- und M4-Acetylcholin-Rezeptoren (M3 AChR, M4 AChR) bei einer 25-jährigen ME/CFS-Patientin mit bekanntem Ehlers-Danlos Syndrom. Krankheitsbeginn: 2017; Ausschnitt aus einem Laborbericht der Patientin mit der APAV-ME/CFS-ID-Nummer P3.

Muskelbeschwerden, vorübergehend geschwollene Speicheldrüsen und Halslymphknoten, Raynaud-Symptomatik und Schlafstörungen vorkommen. Diagnostiziert wird das Sjörgren-Syndrom mit Hilfe des *Schirmer-Tests* (Lackmuspapierstreifen im Bindehautsack des Auges) und des *Saxon-Tests* (Wiegen einer 2 Min. gekauten Mullkompresse), mittels bildgebender Verfahren zur Darstellung der Speicheldrüsen und der Bestimmung der hierfür charakteristischen *Anti-Ro- und Anti-La-Antikörper*. Im Gegensatz zur ME/CFS-Erkrankung fehlt beim Sjörgren-Syndrom jedoch die PEM, d. h. die Zustandsverschlechterung mit ausgeprägter und langanhaltender Verstärkung aller Symptome nach geringer körperlicher oder geistiger Anstrengung.

Differentialdiagnostische Abklärung neurologischer Erkrankungen

Viele ME/CFS-Erkrankte berichten im Rahmen einer umfassenden Anamnese auch von kognitiven Einschränkungen, von Parästhesien, Sensibilitätsstörungen, Muskelzuckungen und -krämpfen oder Restless-Legs-Symptomen. Auch bei der ausführlichen körperlichen Untersuchung *(Ganzkörperstatus)* können neurologische Untersuchungsbefunde auffallen, die dann im Rahmen einer erweiterten neurologischen Untersuchung *(neurologischer Status*, ggf. ergänzt um apparative und nicht apparative Verfahren wie Demenztest, Lumbalpunktion, spezifische Laborwerte, EMG, ENG, kraniales CT, MRT, PET etc.) abgeklärt werden sollten, etwa um eine Demenz, eine MS, eine Parkinson-Erkrankung, eine Polyneuropathie oder ein idiopathisches Restless-Legs-Syndrom auszuschließen. Dabei ist zu beachten, dass auch etwa 90 % der ME/CFS-Patient:innen über Muskelprobleme wie eine Restless-Legs-Symptomatik, Muskelschmerzen, -zuckungen oder -krämpfe berichten (Habermann-Horstmeier & Horstmeier, 2024), und sich bei 30 % der ME/CFS-Erkrankten bioptisch eine Small-Fiber-Neuropathie nachweisen lässt (Joseph et al., 2021). Als differentialdiagnostisch auszuschließende Erkrankung sollte auch an die Lyme-Borreliose gedacht werden, bei der neben Lähmungen verschiedene ME/CFS-Symptome wie Grippegefühl, Fatigue, Kopfschmerzen, Gelenkbeschwerden, Sehstörungen etc. vorkommen können. Bei einer entsprechenden Symptomatik kann daher auch der Nachweis borrelienspezifischer Antikörper im Serum (ggf. auch im Liquor) als differentialdiagnostischer Untersuchungsschritt infrage kommen.

Differentialdiagnostische Abklärung von Schlafstörungen

Bei einem Großteil der ME/CFS-Erkrankten (88 %) (Habermann-Horstmeier & Horstmeier, 2024) kommen Schlafstörungen in Form von Ein- oder Durchschlafstörungen, einer Tag/Nacht-Umkehr oder einem nicht erholsamen Schlaf vor. Eine *Schlaflabordiagnostik* ist jedoch nur dann sinnvoll, wenn ein Verdacht auf eine obstruktive Schlafapnoe vorliegt oder es sich um ein sehr ungewöhnliches Schlafmuster handelt.

Differentialdiagnostische Abklärung einer orthostatischen Intoleranz (OI)

Bei Hinweisen auf eine OI, d. h. eine Unfähigkeit des Körpers, den Kreislauf an eine aufrechte Position anzupassen, sollte ein NASA-10-Minuten-Lean-Test, ein Schellong-Test (Schellong I) oder ein Kipptisch-Test (10-minütiger Tilt-Test) durchgeführt werden, um eine mögliche OH (differentialdiagnostisches Zeichen: Blutdruckabfall) oder ein POTS (differentialdiagnostisches Zeichen: fehlender Blutdruckabfall bzw. Blutdruckanstieg) zu erkennen (s. Kap. 6.3.1). Dabei sollte beachtet werden, dass ME/CFS-Erkrankte auch dann an einer Störung im Bereich des vegetativen Nervensystems (Dysautonomie) leiden können, wenn sich keine OH und kein POTS nachweisen lässt.

6.3.4 Differenatialdiagnose: Long-COVID, Post-COVID-Syndrom

Schon früh im Verlauf der COVID-19-Pandemie zeigte sich, dass ein Teil der an SARS-CoV-2-Erkrankten auch nach der Akutphase nicht gesundete und weiterhin über Symptome berichtete. Das britische National Institute for Health and Care Excellence (NICE) definierte bereits Ende 2020 *Long-COVID* als gesundheitliche Beschwerden, die auch nach der akuten, vierwöchigen Krankheitsphase einer SARS-CoV-2-Infektion fortbestehen oder danach neu auftreten. Sind solche Beschwerden mehr als 12 Wochen nach Beginn der SARS-CoV-2-Infektion noch vorhanden und können diese nicht anderweitig erklärt werden, spricht man hiernach von einem Post-COVID-Syndrom. Der Begriff Long-COVID beinhaltet somit auch das *Post-COVID-Syndrom* (Tabelle 6-1) (NICE, SIGN & RCGP, 2022).

In Deutschland hat die S1-Leitlinie Long/Post-COVID der Arbeitsgemeinschaft der Wissenschaftlichen Medizinischen Fachgesellschaften (AWMF) diese zeitliche Definition übernommen. Sie fügte jedoch als weitere mögliche Manifestation von Long-COVID/Post-COVID eine Verschlechterung vorbestehender Grunderkrankungen hinzu (Deutsche Gesellschaft für Pneumologie und Beatmungsmedizin e.V., 2024).

Da bereits nach der SARS-Epidemie 2002/2003 (Erreger: SARS-CoV-1-Virus) bei 27,1 % der Erkrankten dreieinhalb Jahre nach deren Hospitalisierung ME/CFS anhand der Fukuda-Kriterien diagnostiziert wurde (Lam et al., 2009), überrascht es nicht, dass auch schon in den ersten Monaten der COVID-19-Pandemie über ME/CFS als Folgeerkrankung einer SARS-CoV-2-Infektion berichtet wurde. Derzeit ist noch unklar, wie hoch der Prozentsatz der Personen mit einer SARS-CoV-2-Infektion ist, der später eine ME/CFS-Erkrankung entwickelt. Zahlreiche Studien aus der Anfangszeit der Pandemie berichten jedoch von einer Long-COVID-Prävalenz bei ungeimpften SARS-CoV-2-Infizierten von 10–15 %, so z. B. Ballering, van Zon, Ode Hartman, Rosmalen und Initiative (2022) und Franco et al. (2022). Die britische Statistikbehörde Office for National Statistics (ONS) gab für Februar/März 2023 an, dass nach eigenen Angaben insgesamt 2,9 % der in Privathaushalten lebenden Bevölkerung des Vereinigten Königreichs an Long-COVID litt (Office for National Statistics, 2023). Weltweit sind mindestens 65 Mio. Menschen hiervon betroffen, wobei die Anzahl weiter steigt (Davis, McCorkell, Vogel & Topol, 2023). Man geht zudem da-

Tabelle 6-1: Zeitliche Einordnung von Long-COVID und Post-COVID-Syndrom nach einer akuten COVID-19-Erkrankung. Quelle: Leicht modifiziert nach Deutsche Gesellschaft für Pneumologie und Beatmungsmedizin e.V. (2024).

Akute COVID-19-Erkrankung Symptome bestehen bis zu 4 Wochen		
	Long-COVID Symptome bestehen über die 4. Woche nach der Infektion hinaus	
		Post-COVID-Syndrom Symptome bestehen über die 12. Woche nach der Infektion hinaus und sind nicht durch andere Diagnosen erklärbar
1.–4. Woche	5.–12. Woche	> 12 Wochen

von aus, dass der Anteil der ME/CFS-Patient:innen unter den Personen, die bereits seit mindestens 6 Monaten an Long-COVID erkrankt sind, zwischen 37 und 49 % liegt (Bonilla et al., 2023; Haffke et al., 2022; Jason & Islam, 2022; Kedor et al., 2022; Mancini et al., 2021; Tokumasu et al., 2022). Nach Jason und Islam (2022) ist der Anteil der ME/CFS-Erkrankten unter den Personen mit schwerer Long-COVID-Symptomatik deutlich höher als unter den moderat Erkrankten (74 vs. 31 %). Allerdings kommt Long-COVID auch nach leichten COVID-19-Erkrankungen vor. Zudem beschreiben auch viele Long-COVID-Erkrankte, die nicht alle ME/CFS-Kriterien erfüllen, typische ME/CFS-Symptome wie Fatigue, Brainfog, PEM oder eine OI (Kedor et al., 2022).

Allein in Baden-Württemberg gab es im Jahr 2022 nach Angaben der Kassenärztlichen Vereinigung (KVBW) 131.000 registrierte Post-COVID-Fälle. In dieser Zahl waren auch Personen enthalten, die schon in den beiden Jahren zuvor erkrankt waren und noch immer an entsprechenden Symptomen litten (Volk, 2023). Auf ganz Deutschland hochgerechnet entspräche dies einer Long-COVID-Fallzahl von knapp 1,8 Mio. betroffenen Menschen für das Jahr 2022.

Koczulla et al. (Deutsche Gesellschaft für Pneumologie und Beatmungsmedizin e.V., 2024) listen die verschiedenen Symptome bei Long-COVID bzw. beim Post-COVID-Syndrom entsprechend der S1-Leitlinie Long/Post-COVID nach ihrer Häufigkeit folgendermaßen auf (Tabelle 6-2):

Tabelle 6-2: Einteilung der Symptomhäufigkeit bei Long-/Post COVID nach aktueller Literatur ohne Anspruch auf Vollständigkeit, entnommen der S1-Leitlinie Long/Post-COVID der AWMF, Abb. 1. Quelle: Deutsche Gesellschaft für Pneumologie und Beatmungsmedizin e.V. (2024).

Häufigkeit der Symptome	Symptom
Sehr häufig	• Fatigue • Leistungs-/Aktivitätseinschränkung • Dyspnoe (Ruhe–Belastung) • Kopfschmerzen • Muskel- und Gelenkschmerzen • Riech- und Schmeckstörungen
Häufig	• Husten • Verändertes Atemmuster • Schlafstörungen • Stress • Kognitive Einschränkungen • Depressive Verstimmung • Angstsymptomatik • PTBS-Symptome • Zwangshandlungen
Selten	• Lähmungen und Sensibilitätsstörungen • Tinnitus • Ohrenschmerzen • Stimmverlust • Schwindel • Palpitationen • Tachykardie • Appetitverlust • Übelkeit • Diarrhoe

Bereits auf den ersten Blick wird deutlich, dass es sich hierbei um ein Symptomengemisch diverser Subgruppen handelt, das zum einen als Folge einer schweren akuten Virusinfektion (Dyspnoe, Husten etc.) und der intensivmedizinischen Behandlung schwerster Krankheitsverläufe (z.B. PTBS, Angstsymptomatik) verstanden werden kann, zum anderen aber auf eine beginnende ME/CFS-Erkrankung hindeuten kann (z.B. Fatigue, Leistungseinschränkung, Schmerzen, Schwindel etc.), s. dazu auch Caspersen, Magnus und Trogstad, (2022). Die einzelnen Subgruppen unter den Erkrankten mit nach einer SARS-CoV-2-Infektion anhaltenden Beschwerden können mit Hilfe des folgenden Algorithmus voneinander unterschieden werden (Abbildung 6-11) (Scheibenbogen, Renz-Polster et al., 2023).

Auf eine beginnende ME/CFS-Erkrankung scheint auch die verringerte Stoffwechselleistung in frontoparietalen und -temporalen Hirnarealen einschließlich der Amygdala und des Hippocampus sowie im Bereich von Hirnstamm und Kleinhirn bei Long-COVID-Patient:innen mit kognitiven Einschränkungen und Schlafstörungen hinzuweisen (Guedj et al., 2021; Hosp et al., 2021; Sollini et al., 2021) (s.a. Kap. 3.2.5). Patient:innen mit zahlreichen Symptomen (insbesondere auch Asthenie bzw. Fatigue und neurologischen Störungen) während der akuten COVID-19-Erkrankung sowie einer längeren Symptomendauer hatten ein höheres Risiko einer anhaltenden Hirnbeteiligung (Goehringer et al., 2023). Nach Hua et al. (2023) kann bereits nach den ersten beiden Wochen einer akuten COVID-19-Infektion, d.h. sehr früh im Krankheitsverlauf, anhand von acht Symptomen eine mögliche ME/CFS-Folgeerkrankung mit einer Genauigkeit von 93,5% vorhergesagt werden:

1. Extreme Fatigue
2. Mentale Erschöpfung nach geringer Anstrengung
3. Unausgeruhtes Aufwachen am Morgen
4. Erschöpfung bereits nach minimaler körperlicher Aktivität
5. Schmerzen oder Fatigue am nächsten Tag nach nicht anstrengenden, alltäglichen Aktivitäten
6. Notwendigkeit, auch tagsüber zu schlafen
7. Heftiges, angstbesetztes Gefühl nach Beginn von körperlichen Übungen
8. Ohne Grund frösteln/frieren oder schwitzen

6.3.5 Differenatialdiagnose: Psychosomatische und psychiatrische Erkrankungen

Menschen sind biologische Wesen, die ständig in vielfältiger Weise mit ihrer ökologischen, anthropogenen und sozialen Umwelt interagieren. Es handelt sich hier um ein komplexes, multifaktorielles, heterogenes Bedingungsgefüge, das die Aufrechterhaltung des Lebens möglich macht und das bei dem Vorliegen von Krankheiten „aus den Fugen gerät“. Das in den letzten Jahrzehnten entwickelte *biopsychosoziale Krankheitsmodell* – z.B. Egle, Heim, Strauß und von Känel (2020) – versucht, dem Rechnung zu tragen. Die Basis dieser Betrachtung sollte dabei jedoch immer der biologische Körper sein, der nicht nur genetische, epigenetische, (patho-)physiologische Vorgänge steuert und umsetzt, sondern diese auch mit Emotionen und Gefühlen verknüpft, Bewusstsein erzeugt und Gedanken etc. hervorruft (Damasio, 2021) und uns damit in vielfältiger Weise bewusst und unbewusst auf unsere Umwelt reagieren lässt.

Ungeachtet der in den letzten Jahren gewonnenen Erkenntnisse zur Pathophysiologie von ME/CFS (Kap. 3.2) gehen viele Ärzt:innen noch immer davon aus, dass die Ablehnung einer psychosomatischen/psychiatrischen Diagnose und Therapie ja gerade ein typisches Zeichen einer hier vorliegenden psychischen Störung – insbesondere einer Somatisierungsstörung bzw. somatoformen Störung – sei. Das Beharren der Patient:innen auf einer körperlichen Erkrankung als ME/CFS-Auslöser und ihr Widerstand gegen eine psychosomatische/psychiatrische Diagnose sei hierfür charakteristisch.

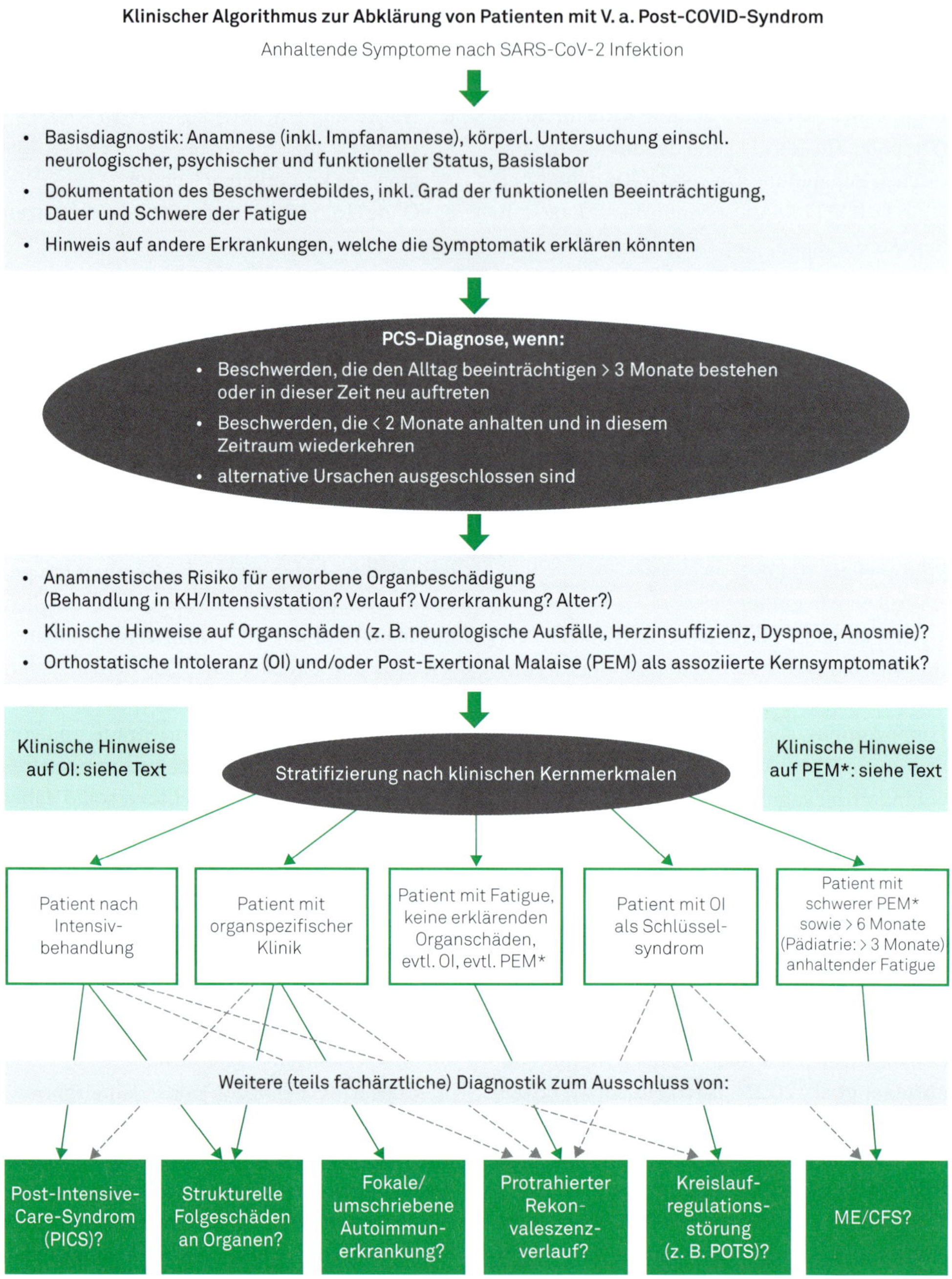

ME/CFS = Myalgische Enzephalomyelitis/Chronisches Fatigue-Syndrom; POTS = Posturales Tachykardiesyndrom
*PEM = Post-Exertional Malaise, d. h. eine Zustandsverschlechterung mit ausgeprägter, anhaltender Verstärkung bestehender Symptome bzw. der Auslösung neuer Symptome nach geringer körperlicher/geistiger Anstrengung, die in der Regel nach einer Zeitverzögerung (> 12–48 Std.) auftritt, Tage bis Wochen anhält und mit einer Fatigue verknüpft ist.
→ typische Folge ---→ mögliche Folge

Abbildung 6-11: Klinischer Algorithmus zur Abklärung von Patient:innen mit Verdacht auf Post-COVID-Syndrom; Quelle: Leicht modifiziert nach Scheibenbogen, Renz-Polster et al. (2023). Abgedruckt mit freundlicher Genehmigung des Deutschen Ärzteblattes.

„Wer Pläne machen will, hat eine Zwangsstörung, weil er Sicherheit und Kontrolle will. Wer keine Pläne macht, ist passiv, antriebslos, depressiv. Wer trotz Krankheit wieder zur Arbeit will, hat eine Anpassungsstörung, weil er die neue Situation nicht akzeptiert [...] Patienten wird [...] das ‚Wort im Mund herumgedreht', Folge: Viele Patienten trauen sich vorsichtshalber nichts mehr zu sagen. ‚Ab in die Psycho-Schublade.' – Egal, was man wie sagt." (Erfahrungen einer ME/CFS-Patientin [ID-Nummer P4] im Rahmen einer Reha-Maßnahme im Jahr 2023)

Doch worin besteht nun der differentialdiagnostische Unterschied zwischen ME/CFS und einer psychosomatischen Erkrankung? Auch im Rahmen von psychosomatischen Erkrankungen können vegetative Symptome (z.B. Herzrasen, Extrasystolen, Atembeschwerden, Schwitzen etc.) und eine wechselnde Schmerzsymptomatik auftreten. In der Regel kommt es bei psychosomatischen Erkrankungen jedoch nicht zu neurologischen, neuroendokrinen und immunologischen Manifestationen. Hingegen spielen, anders als bei den meisten ME/CFS-Erkrankten, bei der Entstehung einer psychosomatischen Erkrankung Stress, Angst oder emotionale Belastungen eine zentrale Rolle, während sie bei ME/CFS allenfalls im Rahmen des Umgangs mit der Erkrankung und ihren sozialen Folgen von Bedeutung sind. Der zentrale Unterschied zwischen ME/CFS und einer psychosomatischen Erkrankung liegt wieder in der nur bei ME/CFS-Erkrankten vorkommenden *Post-Exertional Malaise (PEM)*, d.h. einer Zustandsverschlechterung mit ausgeprägter und anhaltender Verstärkung aller Symptome nach geringer körperlicher oder geistiger Anstrengung, i.d.R. verknüpft mit einer *Fatigue*, verstanden als physische (und ggf. auch psychische) Kraft- und Energielosigkeit, nachweisbar u.a. mit Hilfe der Handkraftmessung. Ganz wichtig ist zudem die klare Definition der verwendeten Fachbegriffe. So sollte man z.B. den für die Depression typischen Antriebsmangel nicht mit der Kraft- und Energielosigkeit bei ME/CFS gleichsetzen (s. Tabelle 6-2). ME/CFS-Erkrankte berichten häufig, dass sie Dinge tun möchten, aber aufgrund ihrer physischen Kraft- und Energielosigkeit nicht dazu in der Lage sind. Menschen mit einer Depression mangelt es dagegen an Initiative und Motivation, Dinge in Angriff zu nehmen. Patient:innen, die z.B. in der Vergangenheit schon einmal an einer Depression litten, betonen, dass die erhöhte Ermüdbarkeit bei einer Depression eine völlig andere Qualität habe als dies bei der ME/CFS-Fatigue der Fall sei. ME/CFS-Patient:innen zeigen daher typischerweise *keinen* Antriebsmangel und *keine* verminderte Leistungsbereitschaft. Renz-Polster und Scheibenbogen (2022) betonen in diesem Zusammenhang, dass bei ME/CFS die „allermeisten Betroffenen [...] über lange Zeit eine eindrucksvolle Resilienz [zeigen] und [...] trotz ihrer existenzbedrohenden Erkrankung nicht an Depressionen oder Angststörungen [leiden]" (Renz-Polster & Scheibenbogen, 2022, S. 830–839).

Zitat aus einem Arztbrief von Patientin A90: „Voraussetzung für einen Therapieerfolg ist aber eine ausreichende Motivation der Klägerin, an der gewisse Zweifel bestehen."
Kommentar der Patientin hierzu: [Der Neurologe] „führt außerdem nicht aus, wodurch die wesentliche Motivationsminderung ausgelöst worden sein soll. Wieso sollte ich ohne Grund Hobbys, die mir Spaß machen und meine Leidenschaft sind, von dem einen auf den anderen Tag aufgeben? Wieso sollte ich kein Problem damit haben, dass auch mein Einkommen geschmälert wird? Und wieso sollte ich mir mein Privatleben so dermaßen verschlechtern, sodass meine Freundinnen nicht so richtig planen können und generell dadurch meine Möglichkeiten im Privatleben deutlich eingeschränkt werden?"

Tabelle 6-3 nennt die wichtigsten, für eine Depression typischen Haupt- und Zusatzsymptome und nimmt auf dieser Basis eine differentialdiagnostische Einordnung der für ME/CFS charakteristischen Symptome vor. Die Einord-

Tabelle 6-3: Vergleich der bei einer Depression auftretenden typischen Haupt- und Zusatzsymptome nach der ICD-10-Klassifikation (Kapitel V Psychische und Verhaltensstörungen, Affektive Störungen – F30-F39) mit den bei ME/CFS möglichen Symptomen (s. Kap. 2.2). (Quelle: Krollner, o.J.)

Symptom	Ja, kommt auch bei ME/CFS vor	Ja, kommt auch bei ME/ CFS als Reaktion auf die Krankheitssituation vor	Nein, kommt nicht bei ME/CFS vor
Gedrückte Grundstimmung, tiefe Traurigkeit, Niedergeschlagenheit, Freudlosigkeit		(x)	x
Interessenverlust			x
Antriebslosigkeit, fehlende Initiative und Motivation			x
Energielosigkeit, oft schon nach geringen Anstrengungen	x		
Konzentrations- und Entscheidungsschwierigkeiten	(x) nur bei kognitiver Symptomatik		
Mangelndes Selbstwertgefühl, Gefühle von Wertlosigkeit			x
Schuldgefühle und ständiges Grübeln			x
Mangelndes Selbstvertrauen und Gefühl der Überforderung			x
Innere Leere			x
Negative, pessimistische Gedanken bzgl. der Zukunft		(x)	x
Rückzug von Freund:innen und Angehörigen		(x)	x
Suizidgedanken oder Suizidhandlungen		(x)	x
Angst und Unruhe		(x)	x
Verlust von sexuellem Interesse		(x)	x

x = trifft zu, (x) = Symptom kommt bei ME/CFS nur unter bestimmten Voraussetzungen vor

nung macht deutlich, dass viele der aufgeführten Symptome Reaktionen auf die typische ME/CFS-Symptomatik sind. So geschieht z.B. ein „sozialer Rückzug“, um mit Hilfe des Pacings (s. Kap. 7.2.2) eine PEM zu vermeiden. Sexuelle Aktivitäten werden eingeschränkt oder gar vollständig eingestellt, da diese aufgrund der schweren Krankheitssituation und der sozialen Einschränkungen gar nicht mehr möglich sind (s. Kap. 9.6.2). Suizidgedanken treten bei Erkrankten dann auf, wenn die Schwere der Krankheitssituation und ihre Folgen sowie die daraus resultierende Hoffnungslosigkeit nur noch schwer zu ertragen sind (s. Kap. 9.10.3).

Abbildung 6-12 zeigt den von einer 54-jährigen ME/CFS-Patientin ausgefüllten „Patient Health Questionnaire (PHQ-9)“ in deutscher Übersetzung mit neun Fragen zur Depressivität. Er zeigt fälschlicherweise einen Verdacht auf eine leichte Depression, da die typischen ME/CFS-Symptome Energielosigkeit, Schlafstörungen und kognitive Einschränkungen hier als Symptome einer Depression eingeordnet werden.

Differentialdiagnose: Andere Erkrankungen mit ähnlicher Symptomatik

Wie bereits erwähnt, gibt es außer Long-COVID bzw. dem Post-COVID-Syndrom (Kap. 6.3.4) und psychosomatischen/psychiatrischen Erkrankungen (Kap. 6.3.5) noch zahlreiche weitere Krankheiten, die – *bei ähnlicher oder überlappender Symptomatik* – im Rahmen der Differentialdiagnose mit Hilfe verschiedener Untersuchungen ausgeschlossen werden sollten (s. Tabelle 6-4) Sie lassen sich verschiedenen Krankheitsgruppen zuordnen:

1) Tumorerkrankungen
2) Kollagenosen/rheumatische Erkrankungen, z. B. Lupus erythematodes, Polymyalgia rheumatica, Dermatomyositis, rheumatoide Arthritis, Sjörgren-Syndrom, Fibromyalgie
3) Andere Autoimmunerkrankungen und Immundefekte, z. B. Hashimoto Thyreoiditis mit Hypo- bzw. Hyperthyreose, MS, Myasthenia gravis, bei Kindern: variables Immundefektsyndrom (CVID)
4) Verschiedene Formen der Anämie (v. a. Eisenmangelanämie)
5) Chronische Leber- und Magen-Darm-Erkrankungen, z. B. Zöliakie, Morbus Crohn, nichtinfektiöse Hepatitis
6) Chronische Infektionskrankheiten, z. B. AIDS, Lyme-Borelliose, infektiöse Hepatitis (insb. Hepatitis C)
7) Neurologische Erkrankungen, z. B. Morbus Parkinson, Polyneuropathie, Muskelerkrankungen
8) Schlafstörungen, z. B. Schlafapnoe, Insomnie
9) Medikamentennebenwirkungen, schädlicher Drogen- und Alkoholkonsum

Auf entsprechende diagnostische Untersuchungen wurde bereits in Kap. 6.3.3 hingewiesen. Die Krankheitsbilder überschneiden sich zum Teil in der Symptomatik. Das Beispiel aus Kap. 5.5.2 macht deutlich, dass es sich bei dem beschriebenen Symptom der Fatigue um eine physische (und ggf. auch psychische) Kraft- und Energielosigkeit handelt und keinesfalls um eine verstärkte Müdigkeit, eine chronische Erschöpfung oder Abgeschlagenheit, die i. d. R. mit einem Antriebsmangel und einer verminderten Leistungsbereitschaft verknüpft sind. Bei allgemeinen Symptomenbeschreibungen wie „Kreislaufprobleme“ oder „Atembeschwerden“ sollten die Oberbegriffe durch die Patient:innen – möglichst anhand eines Beispiels mit eigenen Worten und ohne Fachbegriffe zu nutzen – konkretisiert werden. So kann beispielsweise nachgefragt werden, in welchen Situationen die Atembeschwerden auftreten und wie genau sie sich äußern. Ähnliches gilt für das Symptom „Schlafstörungen“. Hier ist es sinnvoll nachzufragen, was nach Ansicht der Patient:innen dazu beiträgt, dass Schlafstörungen auftreten. Eine Restless-Legs-Symptomatik kann z. B. die Patient:innen trotz vorhandener Müdigkeit am Schlafen hindern. Berichten ME/CFS-Patient:innen von Muskelbeschwerden, so sollte auch hier nachgefragt werden, welcher Art die Beschwerden sind (Schmerzen, Krämpfe, Schwäche, Missempfindungen etc.), ob Schmerzen oder Missempfindungen noch genauer konkretisiert werden können und ob es bestimmte Zusammenhänge gibt, in deren Rahmen diese Symptome verstärkt auftreten. Bei einer Konkretisierung von „Problemen mit dem Riechen“ kann sehr gut unterschieden werden, ob es sich hierbei um eine Überempfindlichkeit für Gerüche (Hinweis auf ME/CFS) oder um eine Anosmie bzw. Veränderungen der Geruchsempfindung (Hinweis z. B. auf Morbus

STEPPED CARE KANTON BERN

PHQ-9-Fragebogen

Wie oft fühlten Sie sich im Verlauf der letzten 2 Wochen durch folgende Beschwerden beeinträchtigt?	Überhaupt nicht	An einzelnen Tagen	An mehr als der Hälfte der Tage	Beinahe jeden Tag
Wenig Interesse oder Freude an Ihren Tätigkeiten	X 0	1	2	3
Niedergeschlagenheit, Schwermut oder Hoffnungslosigkeit	X 0	1	2	3
Schwierigkeiten, ein- oder durchzuschlafen oder vermehrter Schlaf *ab 2–3 Uhr wach, Schweiß*	0	1	X 2	3
Müdigkeit oder Gefühl, keine Energie zu haben	0	1	2	X 3
Verminderter Appetit oder übermässiges Bedürfnis, zu essen	X 0	1	2	3
Schlechte Meinung von sich selbst; Gefühl, ein Versager zu sein oder die Familie enttäuscht zu haben	X 0	1	2	3
Schwierigkeiten, sich auf etwas zu konzentrieren *nach 1/2–1 h*	0	1	X 2	3
Waren Ihre Bewegungen oder Ihre Sprache so verlangsamt, dass es auch anderen auffallen würde? Oder waren Sie im Gegenteil zappelig, ruhelos und hatten einen stärkeren Bewegungsdrang?	0	X 1	2	3
Gedanken, dass Sie lieber tot wären oder sich Leid zufügen möchten	X 0	1	2	3
Summen:		*1* +	*4* +	*3*

Total *8*

Deutsche Übersetzung und Validierung des «Brief Patient Health Questionnaire (Brief PHQ)» durch B. Löwe, S. Zipfel und W. Herzog, Medizinische Universitätsklinik Heidelberg. Englische Originalversion: Spitzer, Kroenke & Williams, 1999

Auswertung:
5 – 9 Punkte: Verdacht auf leichte Depression
10 – 14 Punkte: Verdacht auf mittelgradige Depression
15 – 27 Punkte: Verdacht auf schwere Depression

Wenn Sie im Fragebogen 5 oder mehr Punkte erreichen, empfehlen wir Ihnen eine ausführliche diagnostische Abklärung. Nehmen Sie Kontakt mit Ihrem/r Hausarzt/Hausärztin auf. Abklärungen machen auch die Psychotherapeutische Praxisstelle der Universität Bern (Telefon 031 631 45 81) oder die PZM Stepped Care Beratungsstelle (Telefon 031 720 83 33, Montag - Freitag, 9.00 – 12.00 / 13.00 - 16.00 Uhr). Bei Suizidgedanken brauchen Sie sofortige Unterstützung. Im Notfall wählen Sie die Notfall-Telefonnummer 112 oder begeben sich in die Notfallstation des nächsten Spitals.

Kanton Bern Canton de Berne — bündnis gegen DEPRESSION bern — u^b UNIVERSITÄT BERN — Universität Zürich UZH — psychiatriezentrum münsingen bzw. gemeinsam lösungen finden. pzm

Abbildung 6-12: Der von einer 54-jährigen ME/CFS-Patientin ausgefüllte „Patient Health Questionnaire (PHQ-9)“ in deutscher Übersetzung mit neun Fragen zur Depressivität. Quellen und Hinweise zum Copyright: Der Fragebogen basiert auf der durch Löwe, Zipfel und Herzog (2002), Medizinische Universitätsklinik Heidelberg, erfolgten deutschen Übersetzung und Validierung des „Brief Patient Health Questionnaire (Brief PHQ)“ von Spitzer, Kroenke und Williams (1999) (Bremer Bündnis gegen Depression, 2019). Abgedruckt mit freundlicher Genehmigung des Berner Bündnisses gegen Depression.

Parkinson oder COVID-19) handelt. Entsprechend kann z. B. auch bei „Problemen mit dem Sehen“ vorgegangen werden.

Zu den in Tabelle 6-4 genannten Differentialdiagnosen gehören auch Tumorerkrankungen, die ebenfalls mit einer als Fatigue bezeichneten chronischen Müdigkeit, Erschöpfung und verminderten Leistungsfähigkeit einhergehen können. Zudem sollten das *hypermobile Ehlers-Danlos-Syndrom (hEDS)* und das *POTS* (OI ungeklärter Ätiologie) differentialdiagnostisch ausgeschlossen bzw. ggf. als Komorbiditäten oder Teil der ME/CFS-Symptomatik diagnostiziert werden. Beim Ehlers-Danlos-Syndrom handelt es sich um eine klinisch und genetisch heterogene Gruppe von Erkrankungen des Bindegewebes, die in sechs Haupttypen untergliedert werden. Ursache sind verschiedene molekulare Defekte des Kollagenstoffwechsels, die autosomal dominant oder rezessiv vererbt werden. Auch hier spricht man von einer Multisystemerkrankung, bei der individuell unterschiedlich verschiedene Symptome im Bereich des Bewegungsapparates, von Haut, Blutgefäßen, Nerven, inneren Organen, Sinnesorganen etc. auftreten können. Typisch für das *hEDS* sind eine Hypermobilität und Instabilität der Gelenke sowie eine überdehnbare Haut. Weitere Symptome können jedoch auch Muskelschwäche/-schmerzen, Fehlregulationen des vegetativen Nervensystems, chronische Müdigkeit/Erschöpfung und Schlafstörungen sein. Zu den zahlreichen Co-Erkrankungen, die gemeinsam mit dem Ehlers-Danlos-Syndrom auftreten können, gehört neben dem POTS und der Fibromyalgie auch ME/CFS. Die Hypermobilität der Gelenke wird mit dem *Beighton Score* erfasst (Bernhoff, Huhmar & Käll, 2022; Malek, Reinhold & Pearce, 2021). Eine sichere Diagnosestellung ist mit Hilfe einer genetischen Untersuchung möglich.

Etwa ein Viertel der ME/CFS-Erkrankten zeigt das bereits erwähnte *posturale orthostatische Tachykardie-Syndrom (POTS)*, eine spezifische Form der *orthostatischen Intoleran (OI)*, (van Campen, Rowe & Visser, 2018); s. a. Kap. 6.3.1 und Kap. 6.3.3). Allerdings kann auch dieses Syndrom unabhängig von ME/CFS vorkommen, sodass es dann ggf. in die differentialdiagnostischen Überlegungen mit einbezogen werden muss. Die Ätiologie ist hier unklar. Das POTS ist eine Folge der Fehlregulation des vegetativen Nervensystems (Dysautonomie), die sich typischerweise in einem Anstieg der Herzfrequenz um > 30/Min. oder einer absoluten Herzfrequenz im Stehen von > 120/Min. während der ersten 10 Minuten nach dem Aufstehen/Aufsetzen oder während eines Kipptischversuches äußert. Begleitet wird dieser Herzfrequenzanstieg i. d. R. von Symptomen wie Herzklopfen, Schwindel, Schwäche und Benommenheit, ggf. auch von Angst. Eventuell kommt es zu einer Ohnmacht (Synkope). Anders als bei der orthostatischen Hypotonie (OH) fällt der Blutdruck also beim Aufrichten/Aufstehen *nicht* deutlich ab (OH: systolische Abfall > 20 mmHg und diastolischer Abfall > 10 mmHg) (Spahic et al., 2023).

6.3.6 ME/CFS bei Menschen mit psychischen Erkrankungen und Menschen mit geistiger Behinderung

Eine besondere Herausforderung stellt die Diagnostik von ME/CFS bei Menschen mit bereits zuvor bestehender *psychischer Erkrankung* und bei Menschen mit *geistiger Behinderung* dar. Bislang gibt es außer anekdotischen Berichten kaum Informationen hierzu.

So schilderte etwa der Ehemann (ID-Nummer P6) einer Frau mit vorbestehender komplexer posttraumatischer Belastungsstörung (PTBS) und später hinzukommender ME/CFS, dass

> „es noch schwieriger ist, in solchen und ähnlichen Fällen Ärzte zu finden, die sauber abgrenzen können und dazu noch eine Erkrankung wie ME/CFS kennen und als existent akzeptieren. […] und [dass] wir die Erfahrung gemacht haben, dass die damit einhergehenden Stigmatisierungen den Weg zu einer Diagnose und einer adäquaten (wenn auch nur symptomatischen) Behandlung noch so viel schwerer machen.“

Tabelle 6-4: Wichtige Differentialdiagnosen der Fatigue (Quelle: Renz-Polster, Hattesohl, Behrends & Scheibenbogen, 2022)

Rheumatologie	Endokrinologie/ Gynäkologie	Immunologie/ Hämatologie/ Onkologie	Infektionen	Gastroenterologie	Neurologie/ Psychiatrie	Andere
• Fibromyalgiesyndrom • Polymyalgia rheumatica, undifferenzierte Kollagenose • Lupus erythematodes • Sjögren-Syndrom • Sarkoidose • Morbus Bechterew/Psoriasisarthritis	• Diabetes mellitus • Hypothyreose • Hashimoto-Thyreoiditisa • Morbus Addison • Hyperkalzämie • Endometriose	• Anämie, Eisenmangel • Maligne Erkrankungen („Tumorfatigue"), auch in Folge von onkologischer Therapie • Immundefekte (z. B. CVID)	• Postinfektiöse Fatigue • ZNS-Borreliose • AIDS • Chronische Sinusitis • Chronische Hepatitis	• Chronisch-entzündliche Darmerkrankungen • Zöliakie • Primäre biliäre Zirrhose/primäre sklerosierende Cholangitis • Morbus Meulengracht • Chronische Enterovirusinfektionen	• Depression, Somatisierungsstörung • Multiple Sklerose • Myasthenia gravis • Erkrankungen des Hypermobilitätsspektrums, z. B. hypermobiles Ehlers-Danlos-Syndrom • Morbus Parkinson, Morbus Alzheimer • Schlafstörungen aller Art, insbesondere Schlafapnoesyndrom • Zervikale Spinalstenose/Schleudertrauma der Halswirbelsäule • Aufmerksamkeitsdefizit-Hyperaktivitäts-Syndrom, Autismus	• Chronische Organerkrankungen (z. B. Herzinsuffizienz, Niereninsuffizienz) • Nebenwirkungen von Medikamenten (Antidepressiva, Interferone, Checkpoint-inhibitoren) • Mitochondriale Myopathie

Auch in der APAV-ME/CFS-Studie gibt es Hinweise darauf, dass die ME/CFS-Symptomatik bei Personen mit vorbestehenden psychischen Erkrankungen (z. B. einer Depression, s. J56 und K1) von den behandelnden Ärzt:innen nicht als eigenes Krankheitsbild wahrgenommen, sondern der bestehenden psychischen/psychosomatischen Erkrankung zugeordnet bzw. als Rezidiv einer solchen Krankheit gesehen wurde.

Noch wesentlich schwieriger scheint die Situation für Menschen mit geistiger Behinderung und deren Angehörige zu sein. Dass es trotz der recht hohen Anzahl an COVID-19-Erkrankungen bei Menschen mit geistiger Behinderung (Habermann-Horstmeier L., 2021; Habermann-Horstmeier L., 2023) bislang noch keine Beschreibungen von ME/CFS in diesem Personenkreis gibt, ist möglicherweise ein Hinweis darauf, dass die Erkrankung von ihrem Umfeld bislang noch nicht als solche wahrgenommen wird. Dies gilt insbesondere für Menschen mit einer schweren geistigen Behinderung, d. h. für Personen mit einem SEO-Grad ≤ 3, bei denen der Grad ihrer sozio-emotionalen Entwicklung nach Došen sowie nach Sappok und Zepperitz maximal der sozioemotionalen Entwicklung bei einem dreijährigen Kind entspricht (= Referenzalter) (Došen, 2018; Sappok & Zepperitz, 2019). Da Menschen mit einer schweren geistigen Behinderung sich nicht selbst zur Krankheitssituation äußern können, versuchen sie (unbewusst) über „auffälliges“, „problematisches“ Verhalten, d. h. über Rückzug/Kontaktvermeidung, das Zeigen von Ängsten (z. B. Trennungsangst), erhöhte Schreckhaftigkeit, Reizbarkeit, Schreien, auto- und fremdaggressives Verhalten sowie einen Rückzug auf Verhaltensweisen aus früheren Entwicklungsstufen *(Regression)* die Aufmerksamkeit der Personen in ihrem Umfeld zu gewinnen, um auf diese Weise Hilfe zu erhalten. So zeigte z. B. eine junge Frau mit schwerer geistiger Behinderung bereits nach ihrer ersten, verstärkt jedoch nach der zweiten COVID-19-Erkrankung neben einer ausgeprägten Kraftlosigkeit und verschiedenen vegetativen Symptomen (z. B. große Pupillen, trockene Nase und Mund, hypertone Blutdruckregulationsstörung) auch Durchblutungsstörungen an den Akren, Hämatome, Gewichtsverlust, Ausbleiben der Menstruation, Frieren und Zittern trotz Wärme und einen gestörten Tag-Nacht-Rhythmus, wobei sie trotz Müdigkeit zeitweise mehr als 40 Stunden nicht schlafen konnte. Sie sprang aus dem Liegen immer wieder auf und lief dann herum (ein möglicher Hinweis auf Restless Legs). Ihre Mutter (ID-Nummer P7) schilderte Unruhe, Angst und Panik bei jedem Geräusch, zuvor nicht bekannte Stimmungsschwankungen und Verhaltensauffälligkeiten (z. B. Aggressivität gegen Sachen und Personen), und berichtete, dass ihre Tochter – die früher sehr fröhlich war – nicht mehr lache und ihr nicht mehr von der Seite weiche.

Ärzt:innen, die i. d. R. nicht im Umgang mit Menschen mit geistiger Behinderung geübt sind, ignorieren oder übersehen oftmals die vorhandenen körperlichen Symptome und ordnen das als problematisch gesehene Verhalten der geistigen Behinderung oder einer zusätzlichen psychischen Störung zu. Dies gilt insbesondere dann, wenn bei der Person mit geistiger Behinderung schon im Vorfeld die Diagnose einer psychischen Störung gestellt wurde. Auch für die Angehörigen ist es nicht einfach, den Blick der behandelnden Ärzt:innen auf die dem auffälligen Verhalten zugrundeliegenden gesundheitlichen Probleme zu lenken. Hinzu kommt, dass die ME/CFS-Diagnoseinstrumente (Diagnosebogen zu den CCC, Bell-Score, PEM-Screening bzw. MBSQ) nur teilweise für Menschen mit einer schwereren geistigen Behinderung geeignet sind, da diese aufgrund ihres Behinderungsgrades nicht sagen können, ob z. B. Sehstörungen vorliegen, ob sie Kopf-, Nerven-, Muskel- oder Gelenkschmerzen verspüren, wie sich diese ggf. äußern etc. Auch bei anderen Symptomen sind Ärzt:innen immer darauf angewiesen, dass Angehörige bzw. Betreuungskräfte die entsprechende Symptomatik (z. B. eine PEM) registrieren. Es kann also leicht sein, dass Symptome übersehen werden und damit nicht alle Kriterien für die Stellung einer ME/CFS-Diagnose erfüllt werden, obwohl dies eigentlich der Fall sein sollte. Das größte Problem für die Angehörigen ist es, gut ausgebildete ME/CFS-Ärzt:innen zu finden, die zudem im Umgang mit Menschen mit geistiger Behinderung geübt sind. Leider ist davon auszugehen, dass es in Deutschland bisher nur wenige Ärzt:innen gibt, die diese Kriterien erfüllen.

6.4 Komorbiditäten

Als Komorbidität bezeichnet man das gleichzeitige Vorkommen von zwei oder mehreren verschiedenen Erkrankungen bei einer Patientin/einem Patienten. Schon die CCC nennen zahlreiche Krankheiten, die als Co-Erkrankungen bei ME/CFS vorkommen können, so z. B. das Fibromyalgie-Syndrom (FMS), das Myofasziale Schmerzsyndrom (MPS), das Reizdarmsyndrom (IBS), Raynaud-Phänomene, Depression, Migräne, Allergien, Multiple Chemical Sensitivities (MCS), die Hashimoto-Thyreoiditis und das Sicca-Syndrom. ME/CFS und Fibromyalgie werden von den CCC als eng zusammenhängend und damit als „Überschneidungssyndrome" betrachtet (Carruthers et al., 2003). Prajjwal et al. (2023) sehen zudem ME/CFS gemeinsam mit dem Restless-Legs-Syndrom und Schlafstörungen als Überschneidungssyndrome zur Multiplen Sklerose (MS).

Die Angaben in der Literatur zur Art und zur Häufigkeit von Co-Erkrankungen bei ME/CFS schwanken stark. Dies liegt u. a. daran, dass oftmals keine klare Einteilung danach vorgenommen wird, ob es sich hierbei (a) im Grunde um ein ME/CFS-Symptom bzw. eine Bezeichnung für ein Überschneidungssyndrom oder (b) um eine Komorbidität im eigentlichen Sinne handelt. So gehören z. B. posturale Tachykardie oder orthostatische Hypotension, Sicca-Symptome, Symptome einer Fibromyalgie, Restless-Legs-Symptome, Hypersensitivität und Infektneigung zur ME/CFS-Symptomatik. Sie sollten daher nicht als ME/CFS-Co-Erkrankungen bezeichnet werden (Ausnahme: nachgewiesenes Sjörgren-Syndrom bzw. wenn die Erkrankungen schon vorher bestanden). Im Gegensatz dazu können das hEDS, die Hashimoto-Thyreoiditis, das Mastzellaktivierungssyndrom (MCAS), Nahrungsmittelintoleranzen, Allergien, Reizdarmsyndrom, Small Fiber Neuropathie, Migräne, Schlafapnoe, Endometriose etc. als echte Komorbiditäten bei ME/CFS betrachtet werden. Dies gilt auch wieder insbesondere dann, wenn sie bereits vor Beginn der ME/CFS-Erkrankung nachgewiesen wurden.

Bei alldem ist zu berücksichtigen, dass viele dieser Diagnosen oftmals bereits im Vorfeld zur ME/CFS-Diagnose bzw. während der ME/CFS-Diagnostik gestellt werden. Die Aufteilung der Medizin in zahlreiche medizinische Fachgebiete brachte es mit sich, dass die Patient:innen heute üblicherweise aufgrund bestimmter Symptome jeweils zu entsprechenden Fachärzt:innen überwiesen werden. Dabei steht oft das jeweilige Symptom, weniger das Gesamtbild ME/CFS im Vordergrund. Dem Symptom wird dann eine passende Diagnose zugeordnet. Dies führt oftmals dazu, dass sich bei ME/CFS-Erkrankten die Anzahl der Diagnosen mit der Zeit erhöht, ohne dass der Gesamtzusammenhang gesehen wird. Für die Patient:innen hat dies zur Folge, dass eine „dicke Patientenakte" entsteht.

> „Ebenso erwähne ich nicht all die Untersuchungen, da ich sonst auch als Patientin mit ‚dicker Mappe' abgestempelt werden könnte [und damit] als Hypochonder." (H78, Teilnehmerin der APAV-ME/CFS-Studie)

Auch wenn schließlich irgendwann dann die Diagnose ME/CFS gestellt wird, bleiben die vorherigen Diagnosen i. d. R. bestehen und werden nicht noch einmal überdacht bzw. in das Krankheitsbild ME/CFS eingeordnet. Es ist daher nicht einfach, anhand der Diagnosen in den Patientenakten oder der Krankenkassenmeldungen Aussagen zur Häufigkeit von ME/CFS-Komorbiditäten zu machen.

Grundsätzlich korreliert die Schwere der Erkrankung ME/CFS mit der Häufigkeit von Komorbiditäten (Krumina et al., 2021). In einer spanischen Studie wiesen mehr als 80 % der ME/CFS-Erkrankten Komorbiditäten auf, wobei verschiedene Cluster mit unterschiedlichen Symptomen-Schwerpunkten identifiziert wurden. Die Komorbiditäten tragen wesentlich zu den Funktionseinschränkungen der ME/CFS-Erkrankten bei, sodass diese nicht mehr in der Lage sind, ihrer Arbeit oder ihrem Studium effektiv nachzugehen. Bei der Beurteilung der Krankheitssituation und der Lebensqualität von ME/CFS-Patient:innen sollten daher immer auch die Auswirkungen der Komorbiditäten berücksichtigt werden (Castro-Marrero et al., 2017). Über eine gezielte Behandlung der Co-Erkrankungen kann u. U. die Lebensqualität der Erkrankten etwas verbessert werden (Scheibenbogen, Bellmann-Strobl et al., 2023).

Literaturverzeichnis

Ballering, A.V., van Zon, S.K., Ode Hartman, T.C., Rosmalen, J.G. & Lifelines Corona Research Initiative (2022). Persistence of somatic symptoms after COVID-19 in the Netherlands: an observational cohort study. *Lancet (London, England), 400*(10350), 452–461. https://doi.org/10.1016/S0140-6736(22)01214-4

Berner Bündnis gegen Depression. (2019). *PHQ-9-Fragebogen*. Verfügbar unter: https://www.berner-buendnis-depression.ch/wp-content/uploads/2024/11/PHQ_9_Fragebogen_2024.pdf

Bernhoff, G., Huhmar, H. & Käll, L.B. (2022). Assessment of Systemic Joint Laxity in the Clinical Context: Relevance and Replicability of the Beighton Score in Chronic Fatigue'. *Journal of Back and Musculoskeletal Rehabilitation, 35*(4), 859–866. https://doi.org/10.3233/BMR-210081

Bonilla, H., Quach, T.C., Tiwari, A., Bonilla, A., Miglis, M., Yang, P.C., ... Geng, L. (2023). Myalgic Encephalomyelitis/Chronic Fatigue Syndrome is common in post-acute sequelae of SARS-CoV-2 infection (PASC): Results from a post-COVID-19 multidisciplinary clinic. *Frontiers in Neurology, Sec. Sleep Disorders*. https://doi.org/10.1101/2022.08.03.22278363

Carruthers, B.M., Jain, A.K., De Meirleir, K.L., Peterson, D.L., Klimas, N.G., Lerner, A.M. (2003). Myalgic Encephalomyelitis/Chronic Fatigue Syndrome: Clinical Working Case Definition, Diagnostic and Treatment Protocols. *Journal of Chronic Fatigue Syndrome, 11*(1), 7–115. https://doi.org/10.1300/J092v11n01_02

Caspersen, I.H., Magnus, P. & Trogstad, L. (2022). Excess risk and clusters of symptoms after COVID 19 in a large. *European Journal of Epidemiology, 37*, 539–548. https://doi.org/10.1007/s10654-022-00847-8

Castro-Marrero, J., Faro, M., Aliste, L., Sáez-Francàs, N., Calvo, N., Martinez-Martinez, A., ... Alegre, J. (2017). ComorbidityinChronicFatigue Syndrome/MyalgicEncephalomyelitis: A NationwidePopulation-Based Cohort Study. *Psychosomatics*(58), 533–543. https://doi.org/10.1016/j.psym.2017.04.010

CharitéCentrum für Innere Medizin und Dermatologie. (o. D.). *Hand Dynamometer Test*. Verfügbar unter https://cfc.charite.de/fileadmin/user_upload/microsites/kompetenzzentren/cfc/ZZ_alte_Dateien/Landing_Page/Hand_Dynamometer_Test.pdf

Colter, J., Holtzman, C., Dudun, C. & Jason, L.A. (11. Sep. 2018). A Brief Questionnaire to Assess Post-Exertional Malaise. *Diagnostics (Basel), 8*(3), S. 66.

Damasio, A. (2021). *Wie wir denken, wie wir fühlen. Die Ursprünge unseres Bewusstseins*. Hanser. https://doi.org/10.3139/9783446273160

Davis, H.E., McCorkell, L., Vogel, J.M. & Topol, E.J. (2023). Long COVID: major findings, mechanisms and recommendations. *Nature Reviews Microbiology, 21*, 133–146. https://doi.org/10.1038/s41579-022-00846-2

Deutsche Gesellschaft für Allgemeinmedizin und Familienmedizin (DEGAM). (Hrsg.). (2022). *S3-Leitlinie Müdigkeit*. Zugriff am 4. August 2023 unter https://www.degam.de/files/Inhalte/Leitlinien-Inhalte/Dokumente/DEGAM-S3-Leitlinien/053-002_Leitlinie%20Muedigkeit/oeffentlich/Aktualisierung%20Dezember%202022%20-%20Dokumente%20Homepage/Langfassung%20Leitlinie%20Muedigkeit.pdf

Deutsche Gesellschaft für Pneumologie und Beatmungsmedizin e.V. (2024). *S1-Leitlinie „Long/Post-Covid"*, (Stand 30.05.2024). Verfügbar unter https://register.awmf.org/assets/guidelines/020-027l_S1_Long-Post-Covid_2024-06_1.pdf, Zugriff am 23.10.2024.

Diener, H.-C., Förderreuther, S., Kropp, P. ... Jürgens, P.T. (2022). Therapie der Migräneattacke und Prophylaxe der Migräne, S1-Leitlinie. DGN, DMKG. In Deutsche Gesellschaft für Neurologie (Hrsg.). Online: www.dgn.org/leitlinien.

Došen, A. (2018). *Psychische Störungen und Verhaltensauffälligkeiten bei Menschen mit intellektueller Beeinträchtigung. Ein integrativer Ansatz für Kinder und Erwachsene*. (2. Aufl.). Hogrefe. https://doi.org/10.1026/02828-000

Droste, S., Gerhardus, A. & Kollek, R. (2003). *Methoden zur Erfassung ethischer Aspekte und gesellschaftlicher Wertvorstellungen in Kurz-HTA-Berichten - eine internationale Bestandsaufnahme*. (Health Technology Assessment. Schriftenreihe des DIMDI: Köln, Zugriff am 2. Oktober 2023 unter https://portal.dimdi.de/de/hta/hta_berichte/hta62_bericht_pub_de.pdf

Egle, U.T., Heim, C., Strauß, B. & von Känel, R. (2020). Das bio-psycho-soziale Krankheitsodell - revisited. In U.T. Egle, C. Heim, B. Strauß & R. von Känel, *Psychosomatik. Neurobiologisch fundiert und evidenzbasiert*. (S. 39–48). Kohlhammer.

Franco, J.V., Garegnani, L.I., Oltra, G.V., Metzdorf, M.-I., Trivisonno, L.F., Sgarbossa, N., ... Scheidt-Nave, C. (2022). Long-Term Health Symptoms and Sequelae Following SARS-CoV-2 Infection: An Evidence Map. *International Journal of Environmental Research and Public Health 19*(16), 9915. https://doi.org/10.3390/ijerph19169915

Goehringer, F., Bruyere, A., Doyen, M., Bevilacqua, S., Charmillon, A., Heyer, S. & Verger, A. (2023). Brain 18F-FDG PET imaging in outpatients with post-COVID-19 conditions: findings and associations with clinical characteristics. *European Journal of Nuclear Medicine and Molecular Imaging, 50*(4), 1084–1089. https://doi.org/10.1007/s00259-022-06013-2

Gravelsina, S., Vilmane, A., Svirskis, S., Rasa-Dzelzkaleja, S., Nora-Krukle, Z., Vecvagare, K., Krumina, A., Leineman, I., Shoenfeld, Y. & Murovska, M. (2022). Biomarkers in the diagnostic algorithm of myalgic encephalomyelitis/chronic fatigue syndrome. *Frontiers in immunology, 13*, 928945. https://doi.org/10.3389/fimmu.2022.928945

Guedj, E., Campion, J.Y., Dudouet, P., Kaphan, E., Bregeon, F., Tissot-Dupont, H., ... Eldin, C. (2021). 18F-FDG brain PET hypometabolism in patients with long COVID. *European Journal of Nuclear Medicine and Molecular Imaging, 48*(9), 2823–2833. https://doi.org/10.1007/s00259-021-05215-4

Guenther, S., Loebel, M., Mooslechner, A.A., Knops, M., Hanitsch, L.G., Grabowski, P., ... Scheibenbogen, C. (2015). Frequent IgG subclass and mannose binding lectin deficiency in patients with chronic fatigue syndrome. *Human Immunology, 76*(10), 729–735. https://doi.org/10.1016/j.humimm.2015.09.028

Habermann-Horstmeier, L. (2021). Menschen mit geistiger Behinderung in Zeiten der COVID-19-Pandemie. *Public Health Forum, 29*(1), S. 64–67. https://doi.org/10.1515/pubhef-2020-0123

Habermann-Horstmeier, L. (2023). Die Situation von Menschen mit geistiger Behinderung in der COVID-19-Pandemie – Risikofaktoren, Problembereiche, Maßnahmen. *Bundesgesundheitsblatt, Gesundheitsforschung, Gesundheitsschutz, 66*(3), 283–291. https://doi.org/10.1007/s00103-023-03661-z

Habermann-Horstmeier, L. & Horstmeier, L.M. (2023). Die ärztliche Wahrnehmung von ME/CFS-Erkrankten (myalgische Enzephalomyelitis/chronisches Fatigue-Syndrom) als „schwierige Patienten". Eine vorwiegend qualitative Public-Health-Studie aus Patientensicht. *Prävention und Gesundheitsförderung*. https://doi.org/10.1007/s11553-023-01070-3

Habermann-Horstmeier, L. & Horstmeier, L.M. (2024). Welche medizinischen Fachdisziplinen werden von ME/CFS-Erkrankten aufgesucht? Eine Public-Health-Studie zur Notwendigkeit einer besseren ärztlichen Aus- und Fortbildung. *Das Gesundheitswesen, 86*(10), 625–632. https://doi.org/10.1055/a-2323-9507

Haffke, M., Freitag, H., Rudolf, G., Seifert, M., Doehner, W., Scherbakov, N. ... Sotzny, F. (2022). Endothelial dysfunction and altered endothelial biomarkers in patients with post-COVID-19 syndrome and chronic fatigue syndrome (ME/CFS). *Journal of Translational Medicine, 20*(1), 138. https://doi.org/10.1186/s12967-022-03346-2

Hartwig, J., Sotzny, F., Bauer, S., Heidecke, H., Riemekasten, G., Dragun, D., Meisel, C., Dames, C., Grabowski, P. & Scheibenbogen, C. (2020). IgG stimulated β2 adrenergic receptor activation is attenuated in patients with ME/CFS. *Brain, behavior, & immunity - health, 3*, 100047. https://doi.org/10.1016/j.bbih.2020.100047

Heidbreder, A., Trenkwalder, C. (2022). *Restless Legs Syndrom, S2k-Leitlinie*. Deutsche Gesellschaft für Neurologie und Deutsche Gesellschaft für Schlafforschung und Schlafmedizin (DGSM) (Hrsg.),

Leitlinien für Diagnostik und Therapie in der Neurologie. Verfügbar unter https://dnvp9c1uo2095.cloudfront.net/cms-content/030081_LL_Restless_Legs_Syndrom_2022_V1.2_1682675085593.pdf

Hosp, J. A., Dressing, A., Blazhenets, G., Bormann, A., Rau, A., Schwabenland, M., ... Meyer, P. T. (2021). Cognitive impairment and altered cerebral glucose metabolism in the subacute stage of COVID-19. *Brain: A Journal of Neurology, 144*(4), 1263–1276. https://doi.org/10.1093/brain/awab009

Hua, C., Schwabe, J., Jason, L. A., Furst, J. & Raicu, D. (2023). Predicting Myalgic Encephalomyelitis/Chronic Fatigue Syndrome from Early Symptoms Of COVID-19 Infection. *Psych, 5*(4), 1101–1108. https://doi.org/10.3390/psych5040073

Institute of Medicine of the National Academies (IOM) (Hrsg.). (2015). *Beyond Myalgic Encephalomyelitis/Chronic Fatigue Syndrome: Redefining an Illness*. Verfügbar unter https://www.ncbi.nlm.nih.gov/books/n/nap19012/pdf/

Institute of Medicine of the National Academies (IOM) (Hrsg.). (o. J.). *Beyond Myalgic Encephalomyelitis/Chronic Fatigue Syndrome. Redefining an Illness. Report Guide for Clinicians*. Verfügbar unter https://nap.nationalacademies.org/resource/19012/MECFSclinicians guide.pdf

Institut für Qualität und Wirtschaftlichkeit im Gesundheitswesen (IQWiG). (Hrsg.). (2023). *Myalgische Enzephalomyelitis/Chronic Fatigue Syndrome (ME/CFS). Abschlussbericht*. IQWiG-Berichte-Nr. 1539, Projekt: N21-01, Version: 1.0. Verfügbar unter https://www.iqwig.de/download/n21-01_me-cfs-aktueller-kenntnisstand_abschlussbericht_v1-0.pdf

Jäkel, B., Kedor, C., Grabowski, P., Wittke, K., Thiel, S., Scherbakov, N., ... Freitag, H. (2021). Hand grip strength and fatigability: correlation with clinical parameters and diagnostic suitability in ME/CFS. *Journal of Translational Medicine, 19*(1), 159. https://doi.org/10.1186/s12967-021-02774-w

Jason, L. A. & Islam, M. F. (2022). A CLASSIFICATION SYSTEM FOR POST-ACUTE SEQUELAE OF SARS CoV-2 INFECTION. *Central Asian Journal of Medical Hypotheses and Ethics, 3*(1). 38–51. https://doi.org/10.47316/cajmhe.2022.3.1.04

Jason, L. A. & Sunnquist, M. (2018). The Development of the DePaul Symptom Questionnaire: Original, Expanded, Brief, and Pediatric Versions. *Frontiers in Pediatrics, 6*, 330. https://doi.org/10.3389/fped.2018.00330

Joseph, P., Arevalo, C., Oliveira, R. K., Faria-Urbina, M., Felsenstein, D., Oaklander, A. L. & Systrom, D. M. (2021). Insights From Invasive Cardiopulmonary Exercise Testing of Patients With Myalgic Encephalomyelitis/Chronic Fatigue Syndrome. *Chest, 160*(2), 642–651. https://doi.org/10.1016/j.chest.2021.01.082

Kedor, C., Freitag, H., Meyer-Arndt, L., Wittke, K., Hanitsch, L. G., Zoller, T., ... Scheibenbogen, C. (2022). A prospective observational study of post-COVID-19 chronic fatigue syndrome following the first pandemic wave in Germany and biomarkers associated with symptom severity. *Nature communications, 13*, 5104. https://doi.org/10.21203/rs.3.rs-384347/v1

Krollner, D. (o. J.). *ICD-Code*. https://www.icd-code.de/

Krumina, A., Vecvagare, K., Svirski, S., Gravelsina, S., Nora-Krukle, Z., Gintere, S. & Murovska, M. (2021). Clinical Profile and Aspects of Differential Diagnosis in Patients with ME/CFS from Latvia. *Medicina (Kaunas, Lithuania), 57*(9), 958. https://doi.org/10.3390/medicina57090958

Lam, M. H., Wing, Y. K., Yu, M. W., Leung, C. M., Ma, R. C., Kong, A. P., ... Lam, S.-P. (2009). Mental morbidities and chronic fatigue in severe acute respiratory syndrome survivors: long-term follow-up. *Archives of internal medicine, 169*(22), 2142–2147. https://doi.org/10.1001/archinternmed.2009.384

Lidbury, B. A., Kita, B., Lewis, D. P., Hayward, S., Ludlow, H., Hedger, M. P. & de Kretser, D. M. (2017). Activin B is a novel biomarker for chronic fatigue syndrome/myalgic encephalomyelitis (CFS/ME) diagnosis: a cross sectional study. *Journal of Translational Medicine, 15*(1), 60. https://doi.org/10.1186/s12967-017-1161-4

Lim, E. J., Kang, E. B., Jang, E. S. & Son, C. G. (2020). The Prospects of the Two-Day Cardiopulmonary Exercise Test (CPET) in ME/CFS Patients: A Meta-Analysis. *Journal of Clinical Medicine, 9*, 4040. https://doi.org/10.3390/jcm9124040

Loebel, M., Grabowski, P., Heidecke, H., Bauer, S., Hanitsch, L. G. & Wittke, K., ... Scheibenbogen, C. (2016). Antibodies to β adrenergic and muscarinic cholinergic receptors in patients with Chronic Fatigue Syndrome. *Brain, Behaviour and Immunity, 52*, 32–39. https://doi.org/10.1016/j.bbi.2015.09.013

Löwe, B., Zipfel, S. & Herzog, W. (2002). *Gesundheitsfragenbogen für Patienten (PHQ-D)*. Medizinische Universitätsklinik Heidelberg. Verfügbar unter:

https://www.klinikum.uni-heidelberg.de/fileadmin/Psychosomatische_Klinik/pdf_Material/PHQ_Kurz_Fragebogen1.pdf

Maksoud, R., Magawa, C., Eaton-Fitch, N., Thapaliya, K. & Marshall-Gradisnik, S. (2023). Biomarkers for myalgic encephalomyelitis/chronic fatigue syndrome (ME/CFS): a systematic review. *BMC Medicine, 21*(1), 189. https://doi.org/10.1186/s12916-023-02893-9

Malek, S., Reinhold, E.J. & Pearce, G.S. (2021). The Beighton Score as a measure of generalised joint hypermobility. *Rheumatology International 41*, 1707–1716. https://doi.org/10.1007/s00296-021-04832-4

Mancini, D.M., Brunjes, D.L., Lala, A., Trivieri, M.G., Contreras, J.P. & Natelson, B.J. (2021). Use of Cardiopulmonary Stress Testing for Patients With Unexplained Dyspnea Post–Coronavirus Disease. JACC. *Heart Failure, 9*(12), 927–937. https://doi.org/10.1016/j.jchf.2021.10.002

Metselaar, P.I., Mendoza-Maldonado, L., Yim, A.Y., Abarkan, I., Henneman, P., te Velde, A.A., ... Lopez-Rincon, A. (2021). Recursive ensemble feature selection provides a robust mRNA expression signature for myalgic encephalomyelitis/chronic fatigue syndrome. *Scientific Reports, 11*, 4541. https://doi.org/10.1038/s41598-021-83660-9

NICE, SIGN & RCGP (Hrsg.). (2022). *COVID-19 rapid guideline: managing the long-term effects of COVID-19*. Verfügbar unter https://www.nice.org.uk/guidance/ng188

Office for National Statistics (ONS). (2023). *Prevalence of ongoing symptoms following coronavirus (COVID-19) infection in the UK*. Verfügbar unter https://www.ons.gov.uk/peoplepopulationandcommunity/healthandsocialcare/conditionsanddiseases/bulletins/prevalenceofongoingsymptomsfollowingcoronaviruscovid19infectionintheuk/30march2023

Paffrath, A., Kim, L., Kedor, C., Stein, E., Rust, R., Freitag, H., Hoppmann, U., Hanitsch, L.G., Bellmann-Strobl, J., Wittke, K., Scheibenbogen, C. & Sotzny, F. (2024). Impaired Hand Grip Strength Correlates with Greater Disability and Symptom Severity in Post-COVID Myalgic Encephalomyelitis/Chronic Fatigue Syndrome. *Journal of clinical medicine, 13*(7), 2153.

Peo, L.C., Wiehler, K., Paulick, J., Gerrer, K., Leone, A., Viereck, A., Haegele, M., Stojanov, S., Warlitz, C., Augustin, S., Alberer, M., Hattesohl, D.B. R., Froehlich, L., Scheibenbogen, C., Jason, L.A., Mihatsch, L.L., Pricoco, R. & Behrends, U. (2024). Pediatric and adult patients with ME/CFS following COVID-19: A structured approach to diagnosis using the Munich Berlin Symptom Questionnaire (MBSQ). *European journal of pediatrics, 183*(3), 1265–1276.

Pheby, D.F., Araja, D., Berkis, U., Brenna, E., Cullinan, J., de Korwin, J., ... Wang-Steverding, X. (2021). A Literature Review of GP Knowledge and Understanding of ME/CFS: A Report from the Socioeconomic Working Group of the European Network on ME/CFS (EUROMENE). *Medicina (Kaunas, Lithuania), 57*(1), 7. https://doi.org/10.20944/preprints202011.0735.v1

Prajjwal, P., Kalluru, P.K., Marsool, M.D., Inban, P., Gadam, S., Al-Ezzi, S.M., ... Arunachalam, S.P. (2023). Association of multiple sclerosis with chronic fatigue syndrome, restless legs syndrome, and various sleep disorders, along with the recent updates. *Annals of Medicine and Surgery (London), 85*(6), 2821–2832. https://doi.org/10.1097/MS9.0000000000000929

Renz-Polster, H. & Scheibenbogen, C. (2022). Post-COVID-Syndrom mit Fatigue und Belastungsintoleranz: Myalgische Enzephalomyelitis bzw. Chronisches Fatigue-Syndrom. *Innere Medizin, 63*(8), 830–839. https://doi.org/10.1007/s00108-022-01369-x

Renz-Polster, H., Hattesohl, D., Behrends, U. & Scheibenbogen, C. (2022). Myalgische Enzephalomyelitis/Chronisches Fatigue-Syndrom und Belastungsintoleranz. In J. Frommhold & P.O. Schüller, *Post-Covid-Syndrom und Long-COVID* (S. 89). Medizinische Wissenschaftliche Verlagsgesellschaft.

Sappok, T. & Zepperitz, S. (2019). *Das Alter der Gefühle. Über die Bedeutung der emotionalen Entwicklung bei geistiger Behinderung* (2. Aufl.). Hogrefe. https://doi.org/10.1024/85955-000

Scheibenbogen, C., Bellmann-Strobl, J., Reißhauer, A., Maier, A., Veauthier, C., Schmidt, D. & Behrends, U. (2023). Myalgische Enzephalomyelitis/Chronisches Fatigue-Syndrom: Interdisziplinär versorgen. *Deutsches Ärzteblatt, 120*(20), A-908/B-780.

Scheibenbogen, C., Renz-Polster, H., Hohberger, B., Behrends, U., Schieffer, E. & Schieffer, B. (2023). Post COVID und Post-Vakzin-Syndrom: Die Pandemie nach der Pandemie. *Deutsches Ärzteblatt, 120*(13), A566-A570.

Sherman, K.E. (1991). Alanine aminotransferase in clinical practice. *Archives of internal medicine,*

151(2), 260–265. https://doi.org/10.1001/archinte.1991.00400020036008

Sollini, M., Morbelli, S., Ciccarelli, M., Cecconi, M., Aghemo, A., Morelli, P., ... Chiti, A. (2021). Long COVID hallmarks on [18F]FDG-PET/CT: a case-control study. *European Journal of Nuclear Medicine and Molecular Imaging, 48*(10), 3187–3197. https://doi.org/10.1007/s00259-021-05294-3

Spahic, J., Hamrefors, V., Johansson, M., Ricci, F., Melander, O., Sutton, R. & Fedorowski, A. (2023). Malmö POTS symptom score: Assessing symptom burden in postural orthostatic tachycardia syndrome. *Journal of Internal Medicine, 293*(1), 91–99. https://doi.org/10.1111/joim.13566

Spitzer, R. L., Kroenke, K. & Williams, J. B. (1999). Validation and Utility of a Self-Report Version of PRIME-MD: the PHQ primary care study. Primary Care Evaluation of Mental Disorders. Patient Health Questionnaire. *JAMA 282*(18), 1737–1744. Verfügbar unter: https://www.klinikum.uni-heidelberg.de/fileadmin/medizinische_klinik/Abteilung_2/pdf/JAMAphq1999.pdf

Sweetman, E., Noble, A., Edgar, C., Mackay, A., Helliwell, A., Vallings, R., ... Tate, W. (2019). Current Research Provides Insight into the Biological Basis and Diagnostic Potential for Myalgic Encephalomyelitis/Chronic Fatigue Syndrome (ME/CFS). *Diagnostics, 9*, 73. https://doi.org/10.3390/diagnostics9030073

Tokumasu, K., Honda, H., Sunada, N., Sakurada, Y., Matsuda, Y., Yamamoto, K., ... Otsuka, F. (2022). Clinical Characteristics of Myalgic Encephalomyelitis/Chronic Fatigue Syndrome (ME/CFS) Diagnosed in Patients with Long COVID. *Medicina, 58*(7), 850. https://doi.org/10.3390/medicina58070850

van Campen, C. L. M. C., Rowe, P. C. & Visser, F. C. (2021). Cerebral blood flow remains reduced after tilt testing in myalgic encephalomyelitis/chronic fatigue syndrome patients. *Clinical neurophysiology practice, 6*, 245–255. https://doi.org/10.1016/j.cnp.2021.09.001

van Campen, C. M., Rowe, P. C. & Visser, F. C. (2018). Low Sensitivity of Abbreviated Tilt Table Testing for Diagnosing Postural Tachycardia Syndrome in Adults With ME/CFS. *Frontiers in Pediatrics, Sec. Pediatric Neurology, 6*. https://doi.org/10.3389/fped.2018.00349

Volk, I. (24. August 2023). *Langzeitfolgen nach Corona- Kassenärztliche Vereinigung zählt rund 131.000 Post-Covid-Fälle in BW*. Verfügbar unter https://www.swr.de/swraktuell/baden-wuerttemberg/so-viele-menschen-in-bw-sind-von-long-covid-betroffen-102.html

Zheng, F., Link, A. & Alzheimer, C. (2017). Bedeutung von Activin für Kognition, Affekt und neuronales Überleben. *e-Neuroforum, 23*(2), 105–113. https://doi.org/10.1515/nf-2016-0058

7 Präventive und therapeutische Ansatzpunkte bei ME/CFS

Angesichts der sehr hohen Krankheitslast und der schlechten Prognose bei ME/CFS (s. Kap. 2.4.5) ist es nachvollziehbar, dass die hiervon betroffenen Menschen und ihre Angehörigen, aber auch die behandelnden Ärzt:innen sich präventive und therapeutische Maßnahmen wünschen, die die Lage der Erkrankten verbessern bzw. verhindern, dass noch mehr Menschen an ME/CFS erkranken.

7.1 Prävention und Therapie im Rahmen des Lebenslauf-Ansatzes

ME/CFS ist für fast alle hiervon betroffenen Erwachsenen und für viele erkrankte Kinder und Jugendliche eine das gesamte weitere Leben begleitende und bestimmende Erkrankung. Es liegt daher nahe, Prävention und Therapie unter dem von der WHO als *Life Course Approach to Health* bezeichneten Ansatz zu betrachten, der sich mit der Gesundheit im Verlauf des Lebens beschäftigt. Im Lebensverlauf wirken mannigfache biologische, psychologische und soziale Faktoren auf den Menschen ein, die seine Gesundheit in positiver oder negativer Weise beeinflussen und damit auch die Wahrscheinlichkeit für die Entstehung bestimmter Erkrankungen bzw. die Verschlechterung einer bereits bestehenden Krankheitssituation erhöhen können. Nach der Minsker Erklärung (World Health Organization, Regional Office for Europe, 2015) sind alle Phasen im Leben eines Menschen auch in gesundheitlicher Hinsicht eng miteinander, aber auch mit dem Leben anderer Menschen in der Gesellschaft und mit früheren und zukünftigen Generationen ihrer Familien verknüpft. Gesundheit und Wohlbefinden eines Menschen werden dabei im Laufe des Lebens von verschiedensten Wechselwirkungen zwischen Risiko- und Schutzfaktoren beeinflusst. Es ist daher von großer Wichtigkeit, nicht nur frühzeitig präventive und ggf. auch therapeutische Maßnahmen zu ergreifen, um die gesundheitliche Situation der Menschen in einer Gesellschaft zu verbessern, sondern auch ein gesundes ökologisches und soziales Umfeld zu schaffen und dabei die Bedingungen des täglichen Lebens der Menschen so zu gestalten, dass sie sich positiv auf deren Gesundheit auswirken (s. Kap. 8.4 und Kap. 8.5). Darüber hinaus braucht es ein patientenzentriertes Gesundheitssystem, das die Bedürfnisse der Patient:innen in den Mittelpunkt stellt (s. Kap. 8.1). Wie bereits von Kalache und Kickbusch (1997) gezeigt, können entsprechende ökologische und soziale Umweltveränderungen sowohl die Behinderungsschwelle als auch die Lebenserwartung eines Menschen im positiven wie im negativen Sinne beeinflussen (Abbildung 7-1). Besonders bei schweren chronischen Erkrankungen wie ME/CFS ist es daher von sehr großer Bedeutung, den Einfluss solcher modifizierender Faktoren zu kennen, um frühzeitig präventive, therapeutische, aber auch soziale Maßnahmen ergreifen zu können, die das Risiko von Behinderung bzw. vorzeitiger Sterblichkeit verringern.

Die meisten ME/CFS-Patient:innen wissen, dass es bislang noch keine kausale Therapie zur Behandlung der Erkrankung gibt. Allerdings

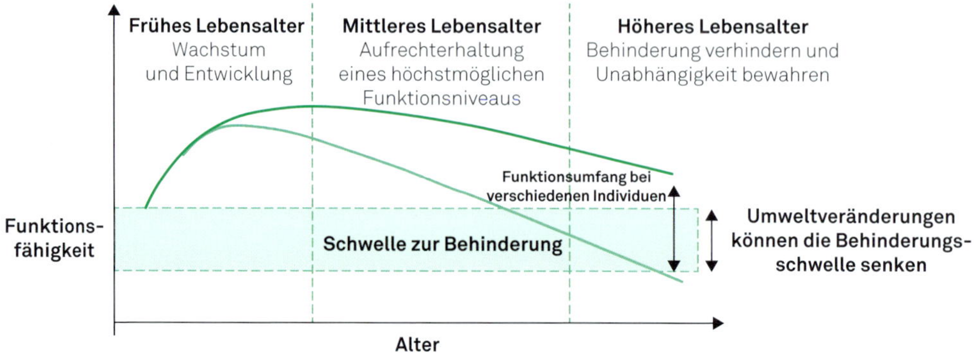

Abbildung 7-1: Einfluss von Umweltveränderungen auf die Funktionsfähigkeit in den verschiedenen Lebensaltern. Der Begriff der Funktionsfähigkeit ist nach der Internationalen Klassifikation der Funktionsfähigkeit, Behinderung und Gesundheit (ICF) der Oberbegriff für Körperfunktionen und -strukturen, Aktivitäten und Teilhabe (World Health Organization, 2001). Quelle: Modifiziert nach Kalache und Kickbusch (1997).

merkten die Teilnehmenden der deutschen APAV-ME/CFS-Studie aus dem Jahr 2022 (s. Kap. 4) auch immer wieder an, dass Ärzt:innen nicht bereit oder in der Lage seien, eine individuell auf die eigene aktuelle Situation abgestimmte symptomatische Therapie durchzuführen, um die vorliegenden Symptome zu lindern. Zudem wurden von ihnen die durchgeführten tertiärpräventiven Reha-Maßnahmen fast ausschließlich negativ bewertet.

Zitate von Teilnehmenden der APAV-ME/CFS-Studie:

ID 451: „[...] wenn überhaupt, werden Medikamente auf Privatrezept verschrieben."

ID 649: „Das ständige Diskutieren um Überweisungen und Rezepte, zum Beispiel für Massagen."

ID 828: „Bin nur froh, dass ich die nötigsten Rezepte und eine AU bekomme. Am meisten stört mich, dass ich kaum Zugang zu Off-Label-Therapien habe."

ID 393: „Nach der Reha brauchte ich mehrere Monate, um einigermaßen wieder auf den Zustand zu kommen wie vor der Reha."

(Weitere Zitate zu Reha-Maßnahmen finden sich in Kap. 6.3.5.)

7.2 Prävention

Das Ziel von Prävention ist es, durch medizinische oder soziale Maßnahmen bzw. Verhaltensweisen

a) die Gesundheit der Menschen zu fördern und die Entstehung von gesundheitlichen Schädigungen zu verhindern *(Primärprävention)*,
b) das Fortschreiten einer bereits bestehenden Erkrankung zu verhindern *(Sekundärprävention)* und
c) Folgeschäden zu vermeiden *(Tertiärprävention)*.

In Bezug auf ME/CFS bedeutet dies, dass es wichtig ist, medizinische oder soziale Maßnahmen bzw. Verhaltensweisen zu entwickeln, mit deren Hilfe

a) verhindert werden kann, dass Menschen an ME/CFS erkranken,
b) bereits an ME/CFS erkrankte Personen schon im Frühstadium der Erkrankung erkannt werden, sodass über neu zu entwickelnde Maßnahmen verhindert wird, dass die Erkrankung voranschreitet bzw. dass sich das Vollbild der Erkrankung entwickelt und

c) bei Erkrankten mit dem Vollbild der Erkrankung u.a. durch passgenaue rehabilitative Maßnahmen die Entwicklung von gesundheitlichen und sozialen Folgeschäden verhindert wird.

7.2.1 Primärprävention (z.B. Impfung)

Als Primärprävention bezeichnet man somit Maßnahmen, die das Ziel haben, die Wahrscheinlichkeit für das Auftreten bestimmter Neuerkrankungen in der Bevölkerung zu senken bzw. zu verhindern, dass diese Krankheiten überhaupt auftreten. Die Zielgruppe für solche Maßnahmen sind gesunde Personen, bei denen keine Krankheitssymptome bekannt sind. Zu den wichtigsten primärpräventiven Maßnahmen gehören *Impfungen*, deren Ziel es ist, einen körpereigenen, langfristigen Schutz gegen bestimmte Krankheitserreger aufzubauen (Beispiele: Grippeimpfung, COVID-19-Impfung, Masernimpfung). Da die meisten ME/CFS-Erkrankungen im Anschluss an Infektionskrankheiten auftreten (s. Kap. 3.1.3), geht man davon aus, dass Infektionserreger wie Viren und Bakterien (evtl. auch Pilze und Protozoen) als Auslöser von ME/CFS infrage kommen. Zu den derzeit diskutierten Erregern von Infektionskrankheiten, die zu einer ME/CFS-Erkrankung führen können, gehören Herpesviren wie das Epstein-Barr-Virus (EBV), das Herpes-simplex-Virus Typ 1 (HSV-1) und das humane Herpesvirus Typ 6, aber auch SARS- und möglicherweise noch andere Coronaviren (SARS-CoV-1, SARS-CoV-2), Influenzaviren, Enteroviren, das Dengue-Virus und das Chikungunya-Virus. Darüber hinaus sind Fälle nach Infektionen mit Bakterien, Pilzen und Protozoen dokumentiert, z.B. nach Coxiellen- (Erreger des Q-Fiebers), Borrelien-, Bartonellen-, Brucellen-, Chlamydien-, Legionellen- und Amöbeninfektionen (Renz-Polster & Scheibenbogen, 2022). Es wäre somit denkbar, die Zahl der ME/CFS-Erkrankungen zu verringern, indem man verhindert, dass bestimmte, häufig vorkommende Infektionserkrankungen auftreten, in deren Folge bereits öfter ME/CFS-Erkrankungen beschrieben wurden. Möglich wäre z.B. die Empfehlung regelmäßiger COVID-19-Impfungen (Erreger: SARS-CoV-2) und Grippeimpfungen (Erreger: Influenzaviren) für alle Personen ab einem Alter von ≥ 12 Jahren, insbesondere jedoch für junge Frauen bzw. Frauen im reproduktiven Alter. Ebenfalls geeignet wäre eine EBV-Impfung, die derzeit jedoch erst entwickelt wird. Dies gilt insbesondere vor dem Hintergrund, dass das Epstein-Barr-Virus nicht nur als Ursache der Infektiösen Mononukleose von Bedeutung ist, sondern darüber hinaus auch noch als potenzieller Auslöser von ME/CFS, anderen Erkrankungen des Immunsystems, Multipler Sklerose (MS) und verschiedenen Tumorarten. Zurzeit stehen Impfungen gegen Herpesviren in Form der Varizellenimpfung (Windpocken) und der Herpes-zoster-Impfung (Gürtelrose) zur Verfügung. Eine Varizellenimpfung wird bereits heute allen Kleinkindern vorzugsweise im Alter von 11 bis 14 Monaten (erste Impfung) und 15 bis 23 Monaten (zweite Impfung), aber auch älteren seronegativen Personen empfohlen. Die Herpes-zoster-Impfung wird als Indikationsimpfung für Personen ≥ 50 Jahre mit einer erhöhten gesundheitlichen Gefährdung für das Auftreten eines Herpes zoster infolge einer Grundkrankheit (z.B. Lupus erythematodes, rheumatoide Arthritis, chronisch entzündliche Darmerkrankungen, HIV-Infektion) oder für Personen mit angeborener bzw. erworbener Immundefizienz bzw. Immunsuppression empfohlen. Sie soll die endogene Reaktivierung der in den Spinal- bzw. Hirnnervenganglien persistierenden Herpesviren verhindern. Ein Impfstoff gegen Herpes-simplex-Viren (HSV-2) wird derzeit noch entwickelt. Aktuell steht auch noch kein Impfstoff gegen das HHV-6B zur Verfügung. Aufgrund der bislang nur geringen Erkrankungszahlen in Mitteleuropa (Infektionen gibt es v.a. bei Reiserückkehrern) ist eine Dengue- bzw. Chikungunya-Impfung zur Verhinderung einer ME/CFS-Erkrankung nach einem Dengue- bzw. Chikungunya-Fieber derzeit noch nicht erforderlich. Ein Dengue-Impfstoff wurde bereits im Jahr 2018, ein erster Impfstoff gegen Chikungunya im Juni 2024 von der Europäischen Kommission zugelassen.

Bei alldem ist jedoch noch nicht klar, ob die Impfungen dann tatsächlich auch die Entstehung einer ME/CFS-Erkrankung verhindern. Hierzu müssten z.B. in Bezug auf jede der genannten Infektionskrankheiten bzw. auf jede Impfung über viele Jahre laufende, umfangreiche Längsschnittstudien mit einer ausreichend hohen Teilnehmendenzahl durchgeführt werden. Bislang wird davon ausgegangen, dass eine zweifache COVID-19-Impfung das Long-COVID-Risiko um bis zu 50% reduzieren könnte (Ayoubkhani et al., 2022; Emecen et al., 2023). Eine Dreifach-Impfung scheint das Risiko möglicherweise nochmals deutlich zu senken (Domènech-Montoliu et al., 2023). Da es Anzeichen dafür gibt, dass Reinfektionen mit einem schweren Verlauf die Wahrscheinlichkeit für eine Long-COVID-Erkrankung erhöhen, sollten nach Ansicht von Boufidou et al. (2023) v.a. bei älteren Erwachsenen, die eine höhere Belastung durch Komorbiditäten haben, regelmäßige COVID-19-Impfungen durchgeführt werden. Allerdings sprechen sich die Autor:innen auch für weitere vergleichende Beobachtungsstudien (einschließlich randomisierter Studien) aus, um noch mehr Evidenz hinsichtlich der Wirksamkeit von Impfungen zur Vorbeugung von Long-COVID bzw. zur Abschwächung von Long-COVID-Erkrankungen in allen Altersgruppen zu erzeugen. Bislang gibt es noch keine validen Daten dazu, ob sich durch Impfungen über die Verhinderung von COVID-19-Erkrankungen auch die Anzahl an ME/CFS-Erkrankungen in der Bevölkerung senken lässt.

Kritiker der Impfungen führen oftmals an, dass eine starke Immunantwort als Folge der Impfung eine ME/CFS-Erkrankung ja gerade erst auslösen könnte. Bei bereits bestehender ME/CFS-Erkrankung könnten Impfungen zu einer Immunschwäche bzw. zu einer Verschlimmerung der Symptomatik führen. Am Beispiel der Grippeimpfung betonen Brenu et al. (2012) jedoch, dass die Vorteile einer Grippeimpfung wahrscheinlich die immunologischen Risiken überwiegen, denen ME/CFS-Erkrankte aufgrund der Impfung ausgesetzt sind. Nach Angaben des Paul-Ehrlich-Instituts (PEI; Bundesinstitut für Impfstoffe und biomedizinische Arzneimittel) gibt es derzeit infolge der dem PEI vorliegenden Daten minderer Qualität keinen medizinisch plausiblen Hinweis auf einen direkten, ursächlichen Zusammenhang zwischen dem Auftreten von Long-/Post-COVID-ähnlichen Beschwerden und einer COVID-19-Impfung (Paul-Ehrlich-Institut, 2023). Aufgrund der mangelhaften Datenlage sind jedoch noch weitere, umfangreiche Studien nötig, um einen solchen möglichen Zusammenhang ausschließen zu können. Allerdings zeigt eine Beobachtungsstudie, dass eine COVID-19-Impfung bei an Long-COVID erkrankten Personen im Durchschnitt eine Besserung der Symptomatik bewirken könnte. Long-COVID-Erkrankte, die mRNA-Impfstoffe erhielten, wiesen im Vergleich zu denen, die mit adenoviralen Vektorimpfstoffen geimpft wurden, eine deutlich stärkere Verbesserung hinsichtlich der Schwere der Symptome auf. Auch hier betonten die Autor:innen zurecht, dass der beobachtende Charakter des Surveys keine direkten kausalen Schlussfolgerungen zulässt und daher eine Validierung durch eine randomisierte kontrollierte Studie sinnvoll wäre (Strain et al., 2022). Renz-Polster und Scheibenbogen (2022) bekräftigen deshalb, dass bei ME/CFS-Erkrankten grundsätzlich alle empfohlenen Impfungen – einschließlich der COVID-19-Impfung – nach Plan durchgeführt werden sollten.

Darüber hinaus gibt es anekdotische Hinweise darauf, dass es häufiger zur Entstehung von ME/CFS kommt, wenn das während eines akuten Infektes und in der Phase der Rekonvaleszenz sich normalerweise einstellende adaptive Krankheitsverhalten *(sickness behaviour)* nicht beherzigt wird. Ein solches Verhalten ermöglicht eine bessere Bewältigung der Infektion (Dantzer, O'Connor, Freund, Johnson & Kelley, 2008), indem z.B. Bettruhe eingehalten wird. Eine weitere primärpräventive Maßnahme könnte daher die Vermeidung von Überlastungen sowohl während der Akutphase als auch während der Rekonvaleszenz von Infektionskrankheiten sein, um damit möglichst optimale Voraussetzungen für die Bekämpfung der Erreger durch das Immunsystem zu schaffen. Da es sich hierbei um eine Maßnahme handelt, die sich in jedem Fall positiv auf die Krankheitsbewältigung der infizierten Personen auswirken sollte, ist sie grundsätzlich zu empfehlen, auch wenn es hierzu bislang noch keine wissenschaftlichen Studien gibt.

7.2.2 Sekundärprävention (z. B. Pacing)

Ziel der Sekundärprävention ist es, Erkrankungen in einem frühen, klinisch noch unauffälligen Stadium zu erkennen, um sie rechtzeitig zu behandeln und ein Fortschreiten der Krankheit zu verhindern. In diesem Stadium sind ohne den Einsatz medizintechnischer Verfahren meist noch keine bzw. nur unbestimmte, nicht eindeutige Symptome feststellbar. Auf ME/CFS bezogen bedeutet dies, dass sekundärpräventive Maßnahmen nur dann durchgeführt werden können, wenn schon sehr früh im Krankheitsverlauf (meist vor der eigentlichen Diagnosestellung, d. h. innerhalb der ersten sechs Monate nach dem auslösenden Ereignis, z. B. einer Infektion) Symptome registriert werden können, die auf die Entstehung einer ME/CFS-Erkrankung hinweisen. In Kap. 6.3.4 wurde gezeigt, dass eine mögliche ME/CFS-Erkrankung schon nach den ersten beiden Wochen einer akuten COVID-19-Infektion anhand von acht Symptomen vorhergesagt werden kann (Hua, Schwabe, Jason, Furst & Raicu, 2023). Dies ist v. a. für Kinder und Jugendliche mit Post-COVID-Syndrom wichtig, bei denen man davon ausgeht, dass eine frühe Intervention die Entwicklung einer ME/CFS-Erkrankung ggf. verhindern kann (NICE, 2021).

Achtung

Die meisten der folgenden sekundärpräventiven Maßnahmen sind auch im weiteren Krankheitsverlauf als therapeutische, die Therapie begleitende bzw. tertiärpräventive Maßnahmen von großer Bedeutung. Dies gilt insbesondere für das *Pacing* als wichtige Maßnahme des Krankheitsmanagements und für eine *symptomorientierte Therapie*.

Frühzeitige Diagnosestellung und symptomorientierte Therapie

Es gibt Hinweise darauf, dass sich eine frühzeitige Diagnosestellung positiv auf die Krankheitssituation auswirkt, wenn darauf eine konsequente, dem wechselnden Krankheitsverlauf angepasste, symptomorientierte Therapie sowie eine Änderung des Lebensstils folgt. Zudem kann bereits jetzt bei Personen mit häufigen Herpesvirusrezidiven der Versuch unternommen werden, über eine Suppressionstherapie bessernd auf das Krankheitsgeschehen einzuwirken. Bei Erkrankten mit einem nachgewiesenen Immunglobulinmangel und häufigen bakteriellen Infekten kann das Voranschreiten des Krankheitsgeschehens u. U. durch eine subkutane Immunglobulinsubstitution positiv beeinflusst oder sogar gestoppt werden (Renz-Polster & Scheibenbogen, 2022). In unkontrollierten Studien bzw. Fallstudien wird zudem darüber berichtet, dass länger andauernde antibiotische Therapien mit Azithromycin oder Minocyclin bei einem Teil der Patient:innen zu einer Besserung der Krankheitssituation führen können, was u. a. auf den Einfluss der antibiotischen Therapie auf das Darm-Mikrobiom, aber auch auf den immunmodulatorischen Effekt dieser Antibiotika zurückgeführt wird (Miwa, 2021; Vermeulen & Scholte, 2006). Ebenfalls wichtig ist die Behandlung der bei ME/CFS-Patient:innen im Verlauf der Erkrankung häufig auftretenden Allergien mit Antiallergika (z. B. mit Antihistaminika, Mastzellstabilisatoren etc.) (Renz-Polster & Scheibenbogen, 2022) (s. a. Kap. 7.3).

Pacing

Die wichtigste Interventionsmaßnahme ist jedoch das Pacing (im Englischen: *Energy Management*). Die NICE-Kriterien sehen das Ziel des Pacings darin, dass sie (a) den ME/CFS-Patient:innen dabei helfen, die ihnen noch zur Verfügung stehende Energie zu nutzen und (b) gleichzeitig das PEM-Risiko bzw. eine Symptomen-Verschlimmerung durch das Überschreiten ihrer Belastungsgrenzen zu verringern (NICE, 2021). Der Begriff „Pacing" leitet sich von „to pace yourself" ab und bedeutet, es ruhig angehen lassen bzw. seine Kräfte einteilen. Pacing versteht sich nicht als Therapie, vielmehr ist es eine Form des *Krankheitsmanagements*, bei dem es darum geht, unterhalb der eigenen Belastungsgrenzen zu bleiben. Es werden daher keine bestimmten Aktivitäten vorgegeben. Die Menge der Tätigkeiten, die eine Erkrankte/ein Erkrankter über den Tag ausführen kann, richtet sich nach dem aktuellen Gesundheitszustand, v. a. aber nach den individuell unterschiedlichen, pathologisch veränderten Belastungsgrenzen der Person. Für die Patient:innen ist es wichtig, dabei immer wieder die optimale, individuelle Balance zwischen Schonung und Aktivierung zu finden, sodass es auf längere Sicht kein Auf und Ab zwischen guten und schlechten Tagen mehr gibt, sondern ein stabiles Energielevel, das es ermöglicht, den Alltag so gut wie möglich zu meistern (Uniklinikum Würzburg, o. J.).

Wichtige Pacing-Strategien sind:

- Erkennen der eigenen aktuellen Grenzen im Bereich:
  - körperliche Aktivität
  - geistige/kognitive Aktivität
  - soziale Aktivität
  - emotionale Aktivität
- Finden von individuellen Warnzeichen in jedem der vier Aktivitätsbereiche
- Akzeptieren der aktuellen Grenzen
- Kommunizieren der aktuellen Grenzen im sozialen Umfeld
- Annehmen der durch das soziale Umfeld angebotenen Hilfen (s. Abbildung 7-2)

Auf diese Weise lernen die Erkrankten einzuschätzen, welche Alltagshandlungen, kognitive Aktivitäten bzw. mit Emotionen verknüpfte soziale Handlungen ohne die Gefahr einer Zustandsverschlechterung im Alltag aktuell (wieder) möglich sind. So können z. B. einige Personen mit milden Einschränkungen – d. h. einer Verringerung des Aktivitätsniveaus im Vergleich mit der Zeit vor der Erkrankung um etwa

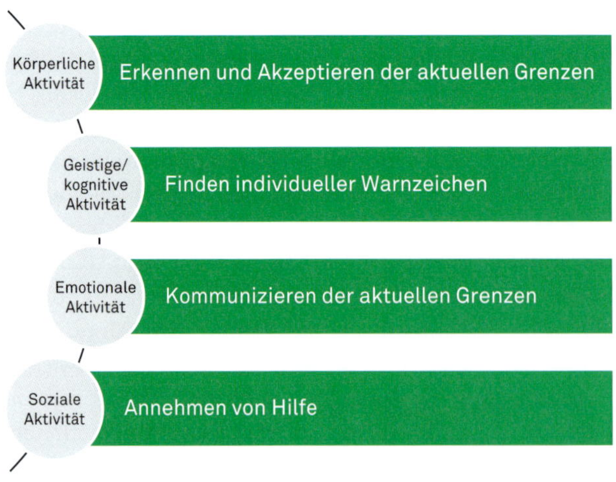

Abbildung 7-2: Wichtige Strategien, mit deren Hilfe die ME/CFS-Patient:innen lernen können, durch das Pacing die optimale Balance zwischen Schonung und Belastung in den Bereichen der körperlichen, geistig/kognitiven, emotionalen und sozialen Aktivität zu finden.

50% – vielleicht noch arbeiten, müssen aber die Stundenzahl eventuell reduzieren oder die Art ihrer Aufgaben der Erkrankung anpassen. Meist müssen sie auf zusätzliche Freizeitaktivitäten verzichten. Ein Spaziergang ist dann ggf. nur am Wochenende möglich. Bei Personen mit schwersten Einschränkungen kann Pacing jedoch oftmals nicht verhindern, dass es zu einer postexertionalen Malaise (PEM) kommt, da diese bereits durch Nahrungsaufnahme, Maßnahmen der Körperhygiene, die Anwesenheit einer Pflegeperson oder das Umdrehen im Bett ausgelöst werden kann.

Es ist nicht immer einfach, das genannte Vorgehen im Alltag zu verankern. Meist muss der gesamte Tagesablauf entsprechend umgestaltet und der Abfolge der individuell möglichen Aktivitäten angepasst werden. Besonders kritisch sind Situationen, bei denen kurz vor Ende einer Tätigkeit die Energie rapide schwindet, man aber die Tätigkeit gerne noch zu Ende führen möchte. Zu lernen, nun abzubrechen und Hilfe in Anspruch zu nehmen bzw. auf Hilfe zu warten, ist für viele Betroffene nicht einfach. Hierbei zeigt sich, dass der Antrieb bei ME/CFS-Erkrankten – anders als bei Menschen mit einer Depression – trotz der erheblichen Einschränkungen nicht vermindert ist, sodass es leicht zu einer Überlastung kommt. Wichtig ist beim Pacing daher, zusätzlich zu den noch möglichen Aktivitäten auch immer wieder Zeiten der Erholung und der Schonung einzuplanen, Aktivitäten zu priorisieren und ggf. auch zu delegieren, bisherige Aktivitäten so abzuändern, dass sie nicht zu einer Zustandsverschlechterung führen (sie z. B. im Sitzen auszuführen oder die hierfür verwendete Zeit zu kürzen) und bei aktuell durchgeführten Aktivitäten aufmerksam darauf zu achten, ob bereits Signale eines Energieverlustes spürbar sind und dann sofort abzubrechen (Abbildung 7-3).

Das YouTube-Video der Deutschen Gesellschaft für ME/CFS und von LONG COVID Deutschland mit dem Titel „Was ist Pacing"? erläutert das Vorgehen. Hier wird zu Beginn – z. B. für eine Woche – das Führen eines Aktivitätstagebuchs empfohlen. Anschließend sollen die erfassten Aktivitäten um 50% reduziert und die Zwischenzeiten mit Pausen ohne jegliche Aktivität (auch kein Bücherlesen, Handynutzen, Radiohören etc.) gefüllt werden. Zur Überprüfung, ob die Anzahl und Intensität der Aktivitäten tatsächlich um die Hälfte reduziert wurde, können Aktivitätstracker eingesetzt werden.

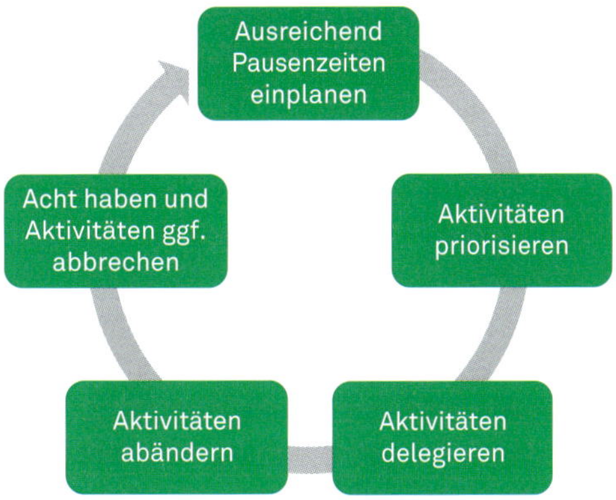
Ausreichend Pausenzeiten einplanen
Aktivitäten priorisieren
Aktivitäten delegieren
Aktivitäten abändern
Acht haben und Aktivitäten ggf. abbrechen

Abbildung 7-3: Hilfen zur Umsetzung von Pacing.

Achtung

Bei der Nutzung solcher Aktivitätstracker (Schrittzähler, Angabe verschiedener Vitalwerte) kann das regelmäßige Anzeigen der Vitalwerte gerade bei Personen mit einer starken Aktivierung der Hypothalamus-Hypophysen-Nebennierenrinden-Achse (HPA-Achse) auch zu einer Verstärkung des Stressempfindens und zu einer psychischen Belastung führen.

Erst wenn sich die Symptome gebessert haben, kann das Tätigkeitsniveau ganz langsam wieder erhöht werden. Auf diese Weise tastet man sich dann an die individuelle Überlastungsgrenze heran, ohne diese zu überschreiten.

Bei alldem sollte beachtet werden, dass die belastenden körperlichen Aktivitäten sehr unterschiedlich sein können. So kann z. B. bei einer Person das Gehen auf ebener Strecke noch recht gut funktionieren (maximale Gehstrecke:

500 Meter), während bereits bei einer minimalen Steigung nur noch eine maximale Gehstrecke von 20 Meter möglich ist, ohne dass es zu einem Crash kommt. Entsprechendes gilt für das Gehen auf ebener Strecke mit einer leicht gefüllten Einkaufstasche. Ebenso kann es sein, dass die Person eine Treppe mit Handlauf noch überwinden kann, während dies bei einer ähnlichen Treppe ohne Handlauf nicht mehr möglich ist. Auch Reden während des Laufens ist für viele Erkrankte nur noch eingeschränkt oder gar nicht mehr möglich. Oftmals wird nicht bedacht, dass sich Pacing-Maßnahmen nicht nur auf die körperlichen Aktivitäten beziehen. Soziale, kognitive/mentale und emotionale Aktivitäten sowie eine sensorische Überlastung (Autofahren, Filmeschauen etc.) können ebenso das PEM-Risiko erhöhen bzw. zu einer Verschlechterung der Symptome führen. Auch hier ist es wieder individuell unterschiedlich, welche Aktivität besonders belastend ist. So können z. B. bereits kurze Telefonate oder engagierte Diskussionen im Freundes- oder Familienkreis extrem belastend und erschöpfend sein. Für Erkrankte mit stärkeren Einschränkungen kann allein schon die Anwesenheit mehrerer Personen im Zimmer zu einer PEM führen. Besonders beeinträchtigend sind oftmals Kombinationen von körperlicher, psychischer, sozialer und emotionaler Aktivität, wie z. B. ein Arztbesuch (s. Schilderungen der ME/CFS-Patient:innen in Kap. 4).

Es ist somit von großer Bedeutung, beim Pacing die individuellen, sich immer wieder ändernden Gegebenheiten zu berücksichtigen. Nur so kann eine weitere Verschlechterung des Zustands verhindert werden und möglichst viel an Funktionalität erhalten bleiben. Konsequent durchgeführt, kann Pacing – insbesondere in einem frühen Krankheitsstadium – aber auch im besten Fall zu einer Erholung und zu einer langsamen Verbesserung der Krankheitssituation führen, sodass wieder etwas mehr an Aktivität möglich ist. Allerdings können soziale bzw. berufliche Anforderungen – besonders bei Eltern mit Kindern und bei berufstätigen Menschen – das konsequente Umsetzen von Pacing beeinträchtigen (Scheibenbogen et al., 2023).

Informationsmaterialien zum Pacing finden sich auf den Internetseiten der Deutschen Gesellschaft für ME/CFS (https://www.mecfs.de/). Zum Unterschied zwischen Pacing und der ansteigenden *Aktivierungstherapie (Graded Exercise Therapy, GET)* siehe Kap. 4.1.5. Auf den Seiten der Deutschen Gesellschaft für ME/CFS finden sich darüber hinaus u. a. auch Informationsblätter zu den Themen Krankenhausaufenthalt bei ME/CFS (Dt. Gesellschaft für ME/CFS e. V., o. J.-c) und ME/CFS und Schule (Dt. Gesellschaft für ME/CFS e. V., o. J.-a).

Abschwächung einer sensorischen Überlastung, Stresskontrolle und psychosoziale Unterstützung

Auch Techniken zur Verhinderung bzw. Abschwächung einer sensorischen Überlastung, wie etwa Gehörschutz, akustische Filter, Sonnenbrillen, Bildschirmfilter oder Schlafmasken können in einem frühen Krankheitsstadium sekundärpräventiv wirken. Im weiteren Krankheitsverlauf sind sie auch als tertiärpräventive Maßnahmen von großer Bedeutung.

Aufgrund der zur Pathophysiologie der Erkrankung gehörenden erheblichen adrenergen Überstimulation ist es zudem wichtig, mögliche exazerbierende Stressfaktoren zu meiden bzw. über die *Anwendung von Entspannungstechniken* (z. B. Progressive Muskelentspannung nach Jacobson, Autogenes Training nach Schultz oder Yoga) zur Stresskontrolle *(Coping)* beizutragen. Wichtig ist dabei auch die psychosoziale Unterstützung im Rahmen einer respektvollen Therapeuten-Patienten-Beziehung auf Augenhöhe (s. Kap. 5.2.3) sowie durch Selbsthilfegruppen und -foren (s. Kap. 9.12). Auch hierbei handelt es sich nicht um eine therapeutische Maßnahme, sondern um eine Unterstützung der Patient:innen, die ihnen helfen soll, mit der Erkrankung, deren Symptomen und Folgen besser umzugehen *(Krankheitsmanagement)* bzw. ein

Voranschreiten der Erkrankung zu verlangsamen oder zu verhindern (s.a. Kap. 8).

7.2.3 Tertiärprävention (Reha-Maßnahmen)

Als Tertiärprävention bezeichnet man Maßnahmen, die eine Verschlimmerung einer bereits bestehenden Erkrankung verhindern, diesen Vorgang verlangsamen oder das Auftreten von Folgeerkrankungen abwenden. Tertiärpräventive Ziele können zudem eine Verbesserung der Lebensqualität oder der sozialen Funktionsfähigkeit sein. In Bezug auf ME/CFS gehören hierzu v.a. Reha-Maßnahmen, d.h. „alle medizinischen Leistungen, die der Abwendung, Beseitigung, Minderung oder dem Ausgleich einer Behinderung oder Pflegebedürftigkeit, der Verhütung ihrer Verschlimmerung oder Milderung ihrer Folgen dienen. Rehabilitations[...]leistungen können ambulant oder stationär erfolgen; sie können am Wohnort (bei einer mobilen Rehabilitation sogar in der Wohnung der zu rehabilitierenden Person oder auch zum Beispiel in einer Pflegeeinrichtung), in einer anerkannten Rehabilitationsklinik [...] geleistet werden" (Bundesministerium für Gesundheit, 2023). In der Regel denken sowohl Ärzt:innen als auch Patient:innen bei Reha-Maßnahmen jedoch zuerst an stationäre Rehabilitationskliniken. Den meisten ME/CFS-Patient:innen werden von ihren behandelnden Ärzt:innen Reha-Aufenthalte empfohlen. Insbesondere dann, wenn eine Erkrankung zu längerfristigen Einschränkungen der Erwerbsfähigkeit führt, soll Rehabilitation laut Gesetz die „Beeinträchtigung der Erwerbsfähigkeit" beseitigen bzw. das „vorzeitige Ausscheiden aus dem Erwerbsleben" verhindern oder hinausschieben. Reha-Leistungen haben dabei immer Vorrang vor der Zahlung einer Rente aufgrund einer verminderten Erwerbsfähigkeit. Eine vorzeitige Rente kann nur dann gezahlt werden, wenn die Beseitigung der Beeinträchtigung der Erwerbstätigkeit durch eine Rehabilitationsleistung voraussichtlich nicht erreicht wird bzw. das vorzeitige Ausscheiden aus dem Erwerbsleben nicht verhindert werden kann. Reha-Leistungen haben also im Allgemeinen zum Ziel, die Versicherten mit akuten oder chronischen Erkrankungen wieder so „fit" zu machen, dass sie an ihren Arbeitsplatz zurückkehren oder in einen anderen Beruf einsteigen können (Deutsche Rentenversicherung, o.J.). Ziel einer geriatrischen Rehabilitation ist es dagegen, dass ältere Menschen nach einem Unfall oder einer Krankheit so lange wie möglich in ihrer gewohnten Umgebung leben können und die Chance erhalten, wieder aktiv am Leben teilzuhaben.

Rehabilitationsangebote bei ME/CFS: Aktuelle Situation

ME/CFS-Erkrankte berichten immer wieder von ihren überwiegend negativen Erfahrungen, die sie in Rehabilitationskliniken gemacht haben.

Zitate von Teilnehmenden der APAV-ME/CFS-Studie:

G28: „Und von dem Psychologen in der Reha, der mir eine Depression einreden wollte und dann auf ‚emotionale Wahrnehmungsstörung' umgeschwenkt ist, weil ich doch leider die Diagnosekriterien für eine Depression nicht erfülle [...]."

H27: „Er hatte mich einfach zum Rehasport geschickt. Ich schaffte es nicht."

I11: „Rehaklinik war ein Alptraum."

I110: „Reha folgte, aber brachte körperliche Verschlechterung, daher Reha-Abbruch."

(Siehe dazu auch Zitate zu Reha-Maßnahmen in Kap. 6.3.5 und zu Beginn von Kap. 8.)

Ähnlich wie I27, eine weitere Teilnehmerin der APAV-ME/CFS-Studie, die nach einer Reha-Maßnahme arbeitsunfähig war (Zitat s. Kap. 6.3.5), ging es z.B. auch der Patientin M., die im Rahmen einer Mitgliederumfrage der Deutschen Gesellschaft für ME/CFS Folgendes schilderte (Dt. Gesellschaft für ME/CFS e.V., o.J.-b):

„Vor der Therapie war ich arbeitsfähig und konnte vormittags arbeiten, nachmittags und am Wochenende hauptsächlich Liegen mit wenigen Ausnahmen an besseren Tagen. Eine Aktivierungstherapie wurde im Rahmen eines 5-wöchigen Aufenthaltes in einer psychosomatischen Rehaklinik durchgeführt. Dort waren trotz starker Schmerzen und eines sich stetig verschlechternden Zustands regelmäßige Gymnastikgruppen […] zu besuchen. Bei Verweigerung drohte der Ausschluss aus der Reha. Die Konsequenz war, dass ich arbeitsfähig in die Reha gekommen bin, arbeitsunfähig, aber angeblich voll leistungsfähig entlassen wurde […] und ich danach voll berentet werden musste."

In der APAV-ME/CFS-Studie gaben nur 4,1 % der erwachsenen Erkrankten mit ärztlicher ME/CFS-Diagnose (n = 491) an, dass sich ihr Zustand aufgrund des Aufenthalts in einem Krankenhaus oder einer Reha-Einrichtung verbessert hat, während er sich bei 41,1 % hierdurch verschlechterte und bei 27,3 % gleichblieb. Darüber hinaus gaben 26,5 % der Teilnehmenden an, dass bei ihnen bislang keine Klinik- oder Reha-Aufenthalte im Zusammenhang mit ihrer ME/CFS-Erkrankung stattgefunden hatten. Schaut man sich nur diejenigen an, die über einen oder mehrere solcher Krankenhaus- oder Reha-Aufenthalte berichteten (n = 356), zeigt sich, dass sich der Gesundheitszustand nur bei 5,6 % der Erkrankten während der Klinik- oder Reha-Aufenthalte verbesserte, bei 56,7 % verschlechterte er sich und bei 37,6 % blieb er nach Angaben der Erkrankten etwa gleich (Abbildung 7-4).

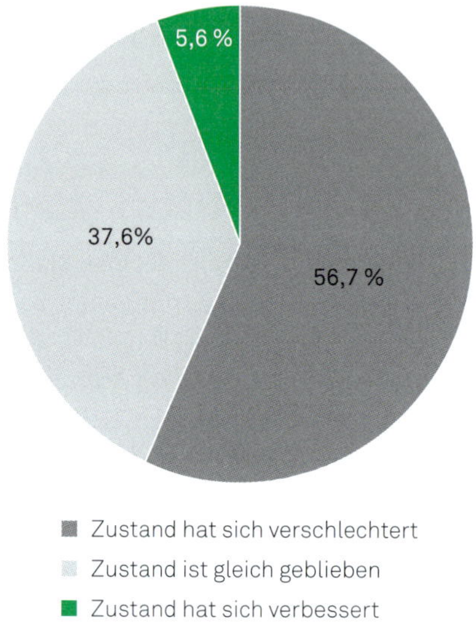

Abbildung 7-4: Einschätzung der Änderung des eigenen gesundheitlichen Zustands aufgrund des Aufenthalts in einem Krankenhaus oder einer Reha-Einrichtung durch die erwachsenen Erkrankten der APAV-ME/CFS-Studie mit ärztlicher ME/CFS-Diagnose, die im Verlauf ihrer Erkrankung einen oder mehrere Krankenhaus- und/oder Reha-Aufenthalte hatten (n = 356); Quelle: Habermann-Horstmeier und Horstmeier (2024).

In Kap. 4.1.4 wurde bereits darauf eingegangen, dass die negative Beurteilung der Reha-Maßnahmen v. a. daran liegt, dass medizinische Leitlinien in der Vergangenheit die kognitive Verhaltenstherapie (CBT) sowie eine abgestufte Bewegungstherapie (GET) zur Behandlung von ME/CFS-Erkrankten empfohlen haben. Aufgrund fehlender wissenschaftlicher Evidenz betonen z. B. die aktualisierten NICE-Leitlinien jedoch, dass Bewegungs- oder Trainingsprogramme wie GET ebenso wie eine aktivierende Verhaltenstherapie bei ME/CFS nicht mehr empfohlen werden sollten. Im Rahmen der Sekundär- und Tertiärprävention ist es daher von zentraler Bedeutung, dass Ärzt:innen hierüber unterrichtet sind, sodass in vielen Fällen verhindert werden könnte, dass es bei ME/CFS-Patient:innen zu Rückfällen, längeren Krankheitsausfällen und/oder einer vorzeitigen krankheitsbedingten Berentung kommt.

Reha-Maßnahmen im Rahmen des Versorgungskonzepts „CFS_CARE" der Charité Berlin in Kombination mit der KLINIK BAVARIA Kreischa

In den letzten Jahren wurde im Rahmen des Versorgungskonzept „CFS_CARE" unter der Leitung der Charité Berlin und in Zusammenarbeit mit der KLINIK BAVARIA Kreischa auch ein strukturiertes Rehabilitationskonzept entwickelt, das die besonderen Probleme und Leistungseinschränkungen bei ME/CFS-Patient:innen berücksichtigen soll. Das wissenschaftlich begleitete Projekt umfasst neben dem Erlernen von Strategien zur Vermeidung von Überlastung und dem Erlernen eines individuellen Energiemanagements (Pacing) auch das Erlernen von Kommunikationsstrategien (über die ME/CFS-Symptomatik) im familiären und ggf. auch im beruflichen Umfeld. Darüber hinaus hat es zum Ziel, die körperliche Leistungsfähigkeit, Kraft und Kondition unter Beachtung der individuellen Belastungsgrenzen zu verbessern sowie mögliche Funktionseinschränkungen (z.B. Beeinträchtigungen des Riech- und Schmeckvermögens) positiv zu beeinflussen. Neben einer Verbesserung der Schlafqualität soll auch die psychomentale Leistungsfähigkeit (Konzentration, Merkfähigkeit, Entspannungsvermögen) z.B. durch das Erlernen von Strategien im Umgang mit Stress und psychischen Belastungen verbessert werden. Die Reha-Patient:innen erhalten darüber hinaus Unterstützung bei der Wiedereingliederung in den sozialen Alltag und ins Berufsleben sowie Informationen zu Leistungen zur Teilhabe, wobei immer auch die individuelle soziale und berufliche Situation berücksichtigt wird. Das Rehabilitationskonzept umfasst zudem eine individuelle Betrachtung der Soll-Ist-Situation und der daraus resultierenden Lösungsansätze im Rahmen der Arbeitstherapie – einschließlich der ergonomischen Gestaltung des Arbeitsumfelds sowie die Vermittlung von Strategien zur eigeninitiativen Optimierung des Lebensstils (Selbstmanagement).

Die Klinik betont hierbei den Vorteil der stationären Behandlung, die es den ME/CFS-Patient:innen erlaube, sich im Rahmen eines ganzheitlichen Rehabilitationskonzepts aus den individuellen Alltagsstrukturen herauszulösen und gemeinsam mit den Fachkräften der Klinik neue Perspektiven für den Umgang mit der ME/CFS-Symptomatik zu finden. Zudem ermögliche das Konzept auch weitere gruppendynamische Prozesse während der Therapie und darüber hinaus (z.B. in der Freizeit mit anderen ME/CFS-Erkrankten). Auch könnten neurologische bzw. internistische Begleiterkrankungen, die die Leistungsfähigkeit und das psychosoziale Wohlbefinden der Erkrankten zusätzlich beeinträchtigen, in der Klinik mitbehandelt werden.

Sechs Monate nach Abschluss der Rehabilitation erfolgt eine siebentägige stationäre Wiedervorstellung (Refresher-Tage). Hier werden nach einer ärztlichen und therapeutischen Aufnahmediagnostik der aktuelle Gesundheits- und Trainingsstatus erhoben und das darauffolgende Therapieprogramm entsprechend ausgerichtet (Klinik Bavaria, o.J.). Die ersten Evaluationsergebnisse zum Rehabilitationskonzept umfassen die Daten von 30 in der Ausbildung oder im Erwerbsleben stehenden ME/CFS-Patient:innen (ø 42 J.; 86,7 % ♀), die alle nach der Reha der Ansicht waren, dass sie hierdurch in der Lage seien, ihre Erkrankung besser zu bewältigen. Zudem waren 60 % der Meinung, dass sie ihren Alltag nun besser gestalten können. Als besonders hilfreich empfanden sie die wiederholte Pacing-Schulung, das Erkennen und Beachten der individuellen Belastungsgrenzen, Mind-Body-Therapien, Atemtherapie, Entspannungstherapie, Selbstwahrnehmung (Achtsamkeit) und Selbstfürsorge, die vorausschauende Anpassung der Aktivitätsgestaltung an die individuelle Tagesform sowie die Möglichkeit, körperliches und mentales Training individuell angepasst zu dosieren. Insgesamt sollen nach einem Jahr die Daten von 120 ME/CFS-Erkrankten aus der Interventionsgruppe mit 120 ME/CFS-Erkrankten aus der Kontrollgruppe (Patient:innen der Charité ohne Reha-Maßnahme) verglichen werden. Die bisherigen Ergebnisse sind auch aufgrund der geringen Anzahl an Teilnehmenden statistisch wenig aussagekräftig, ein Vergleich der gewonnenen MFI-Werte (Multidimensional Fatigue Inventory) deutet jedoch auf einen nur geringen Rückgang der Ausprägung der Fatigue-Symptome im Verlauf der Reha-Maßnahme hin (Erdmann-Reusch, 2023).

Ambulantisierung und Individualisierung der Reha-Maßnahmen

Viele ME/CFS-Erkrankte betonen, dass das Konzept der stationären Rehabilitation für ME/CFS-Patient:innen prinzipiell ungeeignet sei. Bereits Hin- und-Rückfahrt sowie der Aufenthalt in einer Reha-Klinik führten meist zum Überschreiten der individuell unterschiedlichen Belastungsgrenzen durch körperliche und psychische Stresssituationen (An- und Abreise, Kontakt mit vielen Menschen etwa im Speisesaal oder in Therapiegruppen, nicht auf die speziellen Bedürfnisse eingerichtete Klinikumgebung, körperliches Training etc.). Dies gelte insbesondere für ME/CFS-Erkrankte mit moderaten bis schwersten Einschränkungen sowie Patient:innen mit Überempfindlichkeiten (z. B. auf Licht, Geräusche, Gerüche, Berührung) und Unverträglichkeiten von Nahrungsmitteln, Medikamenten und/oder Chemikalien.

Stattdessen werden eine Ambulantisierung und Individualisierung der Reha-Maßnahmen im Sinne einer aufsuchenden Beratung und Therapie vorgeschlagen. Eine solche aufsuchende Rehabilitation ist bereits nach der derzeit gegebenen Rehabilitations-Richtlinie möglich (Gemeinsamer Bundesausschuss, 2023). Das Bundesministerium für Gesundheit (2023) betont, dass die Maßnahmen der Rehabilitation so flexibel wie möglich eingesetzt werden sollen, um der Lebenssituation der Patient:innen gerecht zu werden. Dann, wenn – wie bei ME/CFS-Erkrankten – eine stationäre bzw. eine ambulante Rehabilitation in einem örtlichen Rehazentrum oder einer Rehaklinik nicht möglich sind, „komme die Reha auch ins Haus". Bestimmte Reha-Leistungen werden dann in der gewohnten Umgebung der Patient:innen durch mobile Reha-Teams angeboten. Als solche Reha-Maßnahmen empfehlen sich die im Rahmen des Versorgungskonzepts „CFS_CARE" als besonders hilfreich empfundene wiederholte Pacing-Schulung mit dem Erkennen und Beachten der individuellen Belastungsgrenzen sowie das Erlernen von Strategien, um die aktuelle gesundheitliche Situation im familiären und beruflichen Umfeld zu kommunizieren, aber auch Maßnahmen der Selbstfürsorge und eine Sozialberatung. Letztere beinhaltet z. B. eine Beratung im Hinblick auf eine Wiedereingliederung in den Beruf (wichtig ist hier die Kommunikation mit dem Arbeitgeber!), die Beantragung eines Grades der Behinderung oder eines Pflegegrades und/oder einer Erwerbsminderungsrente, die Unterstützung bei der Suche nach Pflegediensten oder Pflegeplätzen, die Herstellung des Kontakts zu Selbsthilfegruppen, Beratungsstellen und Dienstleistungen am Wohnort wie „Essen auf Rädern", Hausnotruf, Einkaufsservice oder Begleitdienste. Bei Personen mit stärkeren Einschränkungen sollte die Beratung durch unterstützende Maßnahmen bei der Umsetzung dieser Vorhaben ergänzt werden, da ME/CFS-Erkrankten i. d. R. die Energie fehlt, dies selbstständig zu tun.

7.3 Therapie

Bislang gibt es bei ME/CFS noch keine Therapie, die an den Ursachen der Erkrankung ansetzt. Allerdings existieren bereits verschiedene Forschungsansätze und fortgeschrittene Studien, die darauf hoffen lassen, dass in naher Zukunft entsprechende Therapieoptionen zur Verfügung stehen werden. Zudem gibt es Hinweise darauf, dass eine individuell auf die aktuelle Krankheitssituation abgestimmte symptomatische Therapie in vielen Fällen das weitere Voranschreiten der Erkrankung verhindern und die Gesundheitssituation der Betroffenen verbessern kann.

An dieser Stelle soll nochmals auf die Bedeutung des Pacings hingewiesen und betont werden, dass es sich beim Pacing (s. Kap. 7.2.2) jedoch nicht um einen therapeutischen Ansatz, sondern um eine Form des Krankheitsmanagements handelt, die während des gesamten Krankheitsverlaufs durch die Verhinderung von PEM-Zuständen positive Auswirkungen auf die Gesamtsymptomatik hat.

7.3.1 Kausale Therapien

Unter einer kausalen Therapie versteht man eine therapeutische Behandlung, die an den Ursachen einer Erkrankung ansetzt. Auf ME/CFS bezogen bedeutet dies, dass Therapien gefunden werden müssen, die die krankheitsauslösenden epigenetischen bzw. neuroimmunologischen Veränderungen aufheben, welche die Grundlage dafür sind, dass verschiedene Auslöser immer wieder eine Symptomenkaskade (z.B. im Bereich des vegetativen Nervensystems) in Gang setzen können. Bislang gibt es keine solchen Therapien für ME/CFS-Patient:innen. Allerdings werden derzeit weltweit verschiedene Therapieoptionen auf ihre Wirksamkeit im Hinblick auf ME/CFS (bzw. auf Long-COVID) erforscht (Steiner et al., 2023).

Hierzu gehört u.a. auch eine derzeit noch laufende klinische Studie zur *Immunadsorption (IA)*. Zwischenergebnisse geben erste Hinweise darauf, dass sich dieser Behandlungsansatz bei gut zwei Dritteln der Proband:innen mit einer durch SARS-CoV-2-ausgelösten ME/CFS als wirksam erwiesen hat. Sie zeigten nach fünf Behandlungssitzungen Verbesserungen bei der körperlichen Funktionsfähigkeit und eine Verringerung der Symptomlast (Charité Berlin, 2022). Bereits zuvor hatten Pilotversuche gezeigt, dass eine Immunadsorption Autoantikörper gegen den adrenergen ß2-Rezeptor entfernen und zu einer klinischen Verbesserung bei ME/CFS führen kann. Zudem wirkt sie sich auf die Entwicklung von Gedächtnis-B-Zellen aus (Scheibenbogen et al., 2018). Auch war bereits bekannt, dass die rasche Besserung mehrerer klinischer Symptome nach einer Immunadsorption sechs bis zwölf Monate anhalten kann (Tölle et al., 2020). Man hat derzeit die begründete Hoffnung, dass die Immunadsorption zu einem praktikablen Behandlungsansatz mit guter Wirksamkeit bei ME/CFS-Patient:innen mit besonders schweren Einschränkungen werden kann. Um während der Therapiephase einer PEM vorzubeugen, müssen hierzu jedoch entsprechend dem vorliegenden Krankheitsbild individuell unterschiedliche präventive Maßnahmen ergriffen werden (z.B. Spezialtransporte, Reduzierung audiovisueller Reize).

Auch die Gabe des alkylierenden Zytostatikums *Cyclophosphamid* führt nach Fluge, Tronstad und Mella (2021) längerfristig zu einer Besserung der Symptomatik und war wirksamer als Rituximab. Wegen der Nebenwirkungen von Cyclophosphamid wird jedoch nach Alternativen gesucht. Derzeit wird im Rahmen einer kleinen Studie untersucht, ob der Anti-CD38-Antikörper *Daratumumab*, der in der Lage ist, langlebige Plasmazellen auszuschalten, bei ME/CFS wirksamer als Rituximab ist. Es gibt bereits erste Hinweise, dass er die Symptome von ME/CFS bessern kann (Fluge, 2023).

Aktuell werden v.a. im Zusammenhang mit Long-COVID noch weitere Therapie-Optionen klinisch getestet (Phase II- und Phase III-Studien), die auch für ME/CFS-Erkrankte relevant werden könnten.

7.3.2 Symptomatische Therapien

Wichtiger Hinweis

Die Dosisangaben im gesamten Text beziehen sich jeweils auf erwachsene Personen. Sie wurden den angegebenen Literaturquellen oder der Gelben Liste entnommen. Die Autorin übernimmt hierfür keine Haftung.

Während eine Kausaltherapie auf die Ursachen einer Erkrankung abzielt, behandelt eine symptomatische Therapie die Symptome, d.h. die Zeichen oder Merkmale einer Erkrankung. Bei ME/CFS gibt es zahlreiche Ansätze, um die hier auftretenden Symptome zu lindern, etwa die Behandlung der OI, von rezidivierenden Infekten, Schlafstörungen, Schmerzen, Restless-Legs- oder Reizdarmbeschwerden. Es sind oftmals, aber nicht immer Therapien, die direkt an verschiedenen Aspekten der neuroimmunologischen Pathophysiologie ansetzen (s. Kap. 3). Tabelle 7-1 fasst die im Folgenden näher erör-

Tabelle 7-1: Symptomatische Therapieoptionen bei ME/CFS

ME/CFS-Symptome	Therapeutika
Krankheitsgefühl, gesamte Symptomatik, PEM, Fatigue	Aripiprazol (1, 10), [Lorazepam (2, 10, 11)], Azithromycin (6, 11), Minocyclin (6, 10, 11), Ginseng (8, 10), Omega-3-Fettsäuren (9), Venlafaxin (12)
Schmerzen	Naltrexon (low dose) (3, 10, 14), Paracetamol (10), Metamizol (10), Ibuprofen (10), Pregabalin (10, 11), Gabapentin (10), Cannabidiol (13)
Schlafstörungen	Melatonin (10, 11), Mirtazapin (10, 11), Trimipramin (10, 11), [Benzodiazepine (z.B. Lorazepam (2)], Quetiapin (3), H1-Blocker (1. Generation) (10, 11), Pregabalin (11), Cannabidiol (13), Trazodon (17), Tryptophan (11)
Eingeschränkte kognitive Fähigkeiten	Aripiprazol (1), Vericiguat (15)
Sensorische Störungen	[Lorazepam (2)]
Restless-Legs-Symptome	Rotigotin (16), Pregabalin (19), Gabapentin (19)
Blasenentleerungsstörungen	Pyridostigmin (10)
Obstipation	Pyridostigmin (10)
Eingeschränkte Muskelkraft	Pyridostigmin (10)
Gefäßdysfunktion, erhöhte Gefäßpermeabilität	Aripiprazol (1, 10), Naltrexon (14)
Tachykardie, Tachykarde Hypertonie/ Tachykarde Herzrhythmusstörung	Pyridostigmin (10), [Lorazepam (2)]
Hypotone Kreislaufregulationsstörung (z.B. POTS)	Pyridostigmin (11), Midodrin (10), Ivabradin (4, 10, 11), Fludrocortison (10, 11), Hydrocortison (10), Vericiguat
Sicca-Symptome	Pilocarpinhydrochlorid (18)
Verstärkte Mastzell-Aktivierung/ Allergien/Unverträglichkeiten	H1-Blocker (2. & 3. Generation) (10, 11), Chromoglycinsäure (11), Ketotifen (11)
Entzündungsgeschehen	Metamizol (15), Ibuprofen (15), Pregabalin (5), Gabapentin (5), Aripiprazol (1), Naltrexon (14)
Immunglobulinmangel	ggf. Immunglobulinsubstitution (10, 11)
Rezidivierende Herpesinfekte	Aciclovir (11), Valaciclovir (11)
Mangelzustände	Eisen (10, 11), Vitamin D, B-Komplex-Vitamine (v.a. Vitamin B12 und Folsäure) (10, 11), Coenzym Q10 (7, 11)
Depressive Begleitsymptomatik	Antidepressiva (10, 11), kognitive Verhaltenstherapie (10, 11)

Tabelle 7-1: Fortsetzung

Anmerkungen: Die Auflistung erhebt keinen Anspruch auf Vollständigkeit; die Ziffern hinter den Medikamenten geben die dazu passenden Literaturquellen an.
Literaturquellen:

(1) Crosby et al. (2021)
(2) Carruthers et al. (2011)
(3) Polo, Pesonen und Tuominen (2019), O'Kelly et al. (2022)
(4) Gee, Watkins, Brown und Young (2018)
(5) Li et al., (2022)
(6) Vermeulen und Scholte (2006)
(7) Maes et al. (2009)
(8) Yoon, Park, Hong und Jung (2023)
(9) Weylandt, Weingärtner, Schebb, Schunck und Steinhagen-Thiessen, (2023)
(10) Scheibenbogen et al. (2023)
(11) Renz-Polster und Scheibenbogen (2022)
(12) Dhir und Kulkarni (2008)
(13) Tschopp, König, Rejmer und Paris (2023)
(14) O'Kelly et al. (2022)
(15) Scheibenbogen et al. (2023)
(16) Serafini, Lorenzut, Gigli, Merino und Valente (2010)
(17) Kasper et al. (2012)
(18) Gause und DGRh (o.J.)
(19) Heidbreder et al. (2022)

terten symptomatischen Therapieoptionen bei ME/CFS zusammen, siehe dazu auch Seton et al. (2024).

Viele der symptomatischen Therapien werden von ME/CFS-Patient:innen off-label genutzt. Als *Off-Label-Use* bezeichnet man einen nicht bestimmungsgemäßen Gebrauch von Arzneimitteln, z. B. hinsichtlich der Indikation, der Altersgruppe der Patient:innen, der Dosierung oder der Verabreichungsart. Das Arzneimittel wird also zur Therapie einer Krankheit, bei einer Patientengruppe, in einer Dosierung oder Verabreichungsart eingesetzt, für die es von den Zulassungsbehörden keine Genehmigung hat. Ärzt:innen ist eine solche zulassungsüberschreitende Anwendung von Arzneimitteln grundsätzlich erlaubt, allerdings übernehmen die gesetzlichen Krankenversicherungen (GKV) die Kosten für ein Off-Label-Use-Medikament nur in Ausnahmefällen (Gemeinsamer Bundesausschuss, o. J.). Es ist derzeit noch nicht ganz klar, ob die durch das Bundesinstitut für Arzneimittel und Medizinprodukte (BfArM) erstellte Liste „Long COVID – Arzneimittel: Maßnahmen zur Verbesserung der Versorgung von Long COVID-Erkrankten – Eine Ausarbeitung der Expertengruppe Long COVID Off-Label-Use" auch dazu führt, dass die bei ME/CFS eingesetzten symptomatischen Therapien von Ärzt:innen vermehrt verschrieben und von den GKVen erstattet werden. Die Liste („Therapie-Kompass") enthält zudem längst nicht alle Arzneimittel, die im Rahmen der symptomatischen ME/CFS-Therapie eingesetzt werden könnten. Genau genommen handelt es sich bei den gelisteten Medikamenten/-gruppen um ein symptomatisches In-Label-Use, da bei einer Verschreibung entsprechende Symptome vorliegen müssen und auch die Altersgruppe der Patient:innen sowie die Dosierung und Verabreichungsart genannt werden (Bundesministerium für Gesundheit & BMG Initiative Long Covid, 2024). Gelistet sind zudem erwartungsgemäß keine alternativmedizinischen Behandlungskonzepte, die beispielsweise in der APAV-ME/CFS-Studie von gut 75 % der teilnehmenden ME/CFS-Erkrankten mit ärztlicher Diagnose zusätzlich angewandt wurden.

ME/CFS-Patient:innen betonen immer wieder, dass nicht nur die Art des Medikaments, sondern auch die Dosierung und der Zeitpunkt der Medikamenteneinnahme hinsichtlich der Wirksamkeit eine große Rolle spielen kann *(Dosing & Timing)* (Dose, Yalçin, Dries & Relógio, 2023; Ruben, Smith, FitzGerald & Hogenesch, 2019). Bei einigen Medikamenten kann eine Low-Dose-Therapie wirksamer sein als die bei anderen Erkrankungen üblicherweise verabreichte Menge (z. B. bei Pilocarpinhydrochlorid, aber auch bei Prednisolon, Clonidin und SSRIs). Grundsätzlich sollte immer mit der niedrigsten Dosis gestartet werden (Scheibenbogen et al., 2023). Zudem kann sich der oftmals gestörte zirkadiane Rhythmus auf die Verstoffwechslung der Medikamente auswirken, sodass ggf. auch nächtliche Medikamentengaben nötig werden.

Symptomatische Therapeutika, die an der neuroimmunologischen Pathophysiologie ansetzen

Dopamin-Agonisten, Opioid-Antagonisten und SNRI. *Aripiprazol* (Abilify®) wirkt sich in niedriger Dosierung positiv auf die kognitive Funktion und das Krankheitsgefühl sowie die gesamte Symptomatik bei ME/CFS aus (Crosby et al., 2021). Es blockiert als partieller Dopamin-D2-Agonist die postsynaptischen Dopamin-D2-Rezeptoren und stimuliert gleichzeitig die präsynaptischen Autorezeptoren, d. h. durch bereits freigesetzte Transmitter, die an präsynaptischen Autorezeptoren einer Synapse andocken, wird eine weitere Freisetzung der Transmitter gehemmt (negative Rückkopplung). Auch das atypische Neuroleptikum *Quetiapin* blockiert hauptsächlich die Dopamin-D2-Rezeptoren, aber auch die Serotonin-5HT-2-Rezeptoren (5HT = 5-Hydroxytryptamin). Es wird bei ME/CFS insbesondere zur Behandlung von Schlafstörungen eingesetzt. Der langwirkende Opioid-Antagonist *Naltrexon* blockiert den μ-Opioidrezeptor sowie in schwächerem Maße auch die κ- und δ-Opioidrezeptoren. Bei ME/CFS wird er ebenfalls off label v. a. zur Schmerzbekämpfung eingesetzt (O'Kelly et al., 2022; Polo, Pesonen & Tuominen, 2019).

Zudem wirkt sich möglicherweise auch der selektive Serotonin-Noradrenalin-Wiederaufnahmehemmer (SNRI) *Venlafaxin* (Dhir & Kulkarni, 2008) positiv auf das Krankheitsgefühl bei ME/CFS sowie auf die gesamte Symptomatik einschließlich PEM und Fatigue aus.

Therapieempfehlung

Aripiprazol: Beginn mit 0,25 mg/d morgens, Dosis wird alle 2 Wochen um 0,25 mg erhöht, max. 2 mg/d
Quetiapin: Beginn mit 50 mg am 1. und 2. Tag, 150 mg am 3. und 4. Tag, max. 300/d mg
Naltrexon: Beginn mit 0,5 bis 1 mg/d abends, Dosis wird alle 4 Wochen um 1 mg erhöht, max. 4 mg/d
Hinweis: Die Dosisangaben beziehen sich jeweils auf erwachsene Personen.

Cholinesterasehemmer und Parasympathomimetika. Der Cholinesterasehemmer *Pyridostigminbromid* (Mestinon®) hemmt den Abbau von Acetylcholin. Da es bei ME/CFS Anhaltspunkte für eine gestörte Funktion des muskarinergen Acetylcholinrezeptors gibt (Spence, Khan, Kennedy, Abbot & Belch, 2004) und Autoantikörper gegen β-adrenerge und muskarinerge Acetylcholinrezeptoren nachgewiesen wurden (Bynke et al., 2020) können Cholinesterasehemmer (= indirekte Parasympathomimetika) dafür sorgen, dass im parasympathischen Nervensystem mehr Acetylcholin zur Verfügung steht. Einen ähnlichen Effekt hat auch das direkte Parasympathomimetikum *Pilocarpinhydrochlorid* (Salagen®). Durch ihre Wirkung an der motorischen Endplatte kann die Muskelkraft erhöht werden, auch bessern sich die Restless-Legs-Symptome. Zudem können ggf. Blasenentleerungsstörungen und Obstipation positiv beeinflusst werden. Weiterhin gibt es Hinweise auf eine Besserung der Tachykardie und der Gefäßdysfunktion (Joseph et al., 2022). Bei ME/CFS-Patient:innen mit Sicca-Symptomatik wird zudem die Trockenheit der Schleimhäute positiv beeinflusst (Gause & DGRh, o. J.).

Die verbesserte Durchblutung im Kopfbereich und die verstärkte Schleimsekretion in Nase und Nasennebenhöhlen können zu einer Verringerung der Kopfschmerzen führen. Als Nebenwirkungen können allerdings eine Hypersalivation und Akkommodationsstörungen des Auges auftreten, auch eine Bronchokonstriktion, Bradykardien, Übelkeit, Erbrechen, Durchfall und Bauchkrämpfe kommen vor. Grundsätzlich sollte mit einer sehr niedrigen Dosierung begonnen werden.

Therapieempfehlung

Salagen®: Beginn mit 2,5 mg, dann allmähliche Steigerung auf 2,5 mg mehrmals am Tag bzw. in der Nacht, die maximale Wirkung ist nach 1 Std. erreicht, die Halbwertszeit beträgt nur 1 Std., max. Dosis 30 mg/d
Mestinon®: Beginn mit 10 mg morgens, in 10er-Schritten bis 3 × 30 mg steigern, max. Dosis 180 mg/d
Hinweis: Die Dosisangaben beziehen sich jeweils auf erwachsene Personen.

Antihistaminika (H1- und H2-Blocker) und Mastzellstabilisatoren. Bei ME/CFS-Patient:innen mit einer verstärkten Mastzell-Aktivierung, durch die immer wieder verschiedene Mediatoren (z. B. Histamin, Leukotriene) ausgeschüttet werden, können sich *H_1-Blocker* (2. Generation: z. B. Ceterizin; 3. Generation: z. B. Levoceterizin) und *Mastzellstabilisatoren* (z. B. Chromoglicinsäure, Ketotifen) positiv auf die ME/CFS-Symptomatik auswirken. Mastzellstabilisatoren wie die *Chromoglicinsäure* stabilisieren die Zellmembran der aktivierten Mastzellen, indem sie die Chloridkanäle hemmen, und reduzieren damit die Menge des von ihnen freigesetzten Histamins. Da die Cromoglicinsäure eine sehr kurze Halbwertszeit hat, muss sie mindestens 4-mal pro Tag angewandt werden. Patient:innen mit einem Mastzellaktivierungssyndrom setzen oftmals zusätzlich noch das Nahrungsergänzungsmittel DAOSIN® ein, das das Enzym Diaminoxidase (DAO) zur Unterstützung des Abbaus von Histamin aus der Nahrung im Darm enthält. Histamin$_1$-Rezeptoren finden sich v. a. im Bereich der Blutgefäße, der Bronchien, im Darm, in den Nebennieren und im Gehirn. *H_1-Blocker* können daher nicht nur bei einer verstärkten Mastzell-Aktivierung und bei zusätzlich vorkommenden Allergien, Schleimhautreizungen und Nahrungsmittelunverträglichkeiten, sondern auch beim Posturalen Tachykardiesyndrom (POTS) und zur Behandlung der erhöhten Gefäßpermeabilität eingesetzt werden. H_1-Antihistaminika der ersten Generation können aufgrund ihrer erhöhten ZNS-Gängigkeit zudem auch zur Therapie von Schlafstörungen und zur Verbesserung der zirkadianen Rhythmik verwendet werden. *H_2-Blocker* hemmen v. a. die Magensäuresekretion, unterstützen jedoch auch die Kontraktion der glatten Muskelzellen, hemmen die Adenylcyclase (dies wiederum führt zur Hemmung der Transmitter- und Adrenalinfreisetzung sowie der Reizweiterleitung) und senken die Herzfrequenz (negativ chronotrop), aber auch die Kontraktionskraft des Herzens (negativ inotrop). H_2-Blocker unterstützen damit in einigen Bereichen die Wirkung der H_1-Blocker bei einer verstärkten Mastzell-Aktivierung einschließlich deren Auswirkungen auf das vegetative Nervensystem. Eine Hemmung der Magensäuresekretion kann auch im Rahmen der Ulkusprophylaxe (z. B. bei einer Kortikoidtherapie) gewünscht sein.

Therapeutika zur Behandlung bestimmter ME/CFS-Symptome

Mittel zur Behandlung hypertoner und hypotoner Kreislaufstörungen. Bei ME/CFS-Erkrankten mit einer tachykarden Hypertonie bzw. mit tachykarden Herzrhythmusstörungen wird oft der *β-Blocker* Propranolol eingesetzt, um einen erhöhten Blutdruck zu senken und den Herzschlag zu normalisieren (= Klasse-II-Antiarrhythmikum). Propranolol hemmt die Wirkung von Adrenalin und Noradrenalin, indem der

Wirkstoff an den adrenergen und noradrenergen Rezeptoren bindet und sie so blockiert. Die Wirkung tritt frühestens nach einigen Stunden ein. Die empfohlene Dosis liegt bei 30 bis 120 mg, aufgeteilt in drei Einzeldosen. Auch der If-Kanal-Blocker Ivabradin und der Cholinesterasehemmer Pyridostigmin (Mestinon, s.o.) verlangsamen den Herzschlag. Bei einer Umkehr des zirkadianen Blutdruckrhythmus mit nächtlichem Bluthochdruck kann eine sehr vorsichtige Behandlung mit dem zentralen, hochpotenten alpha-2-Rezeptoragonisten *Clonidin* versucht werden (Middeke, 2007).

Zur Behandlung hypotoner Kreislaufstörungen (neural vermittelte Hypotonie, POTS, verzögerte posturale Hypotonie) werden Substanzen wie *Pyridostigmin* (s.o.), *Midodrin*, der If-Kanal-Blocker *Ivabradin*, das synthetische Aldosteronanalogon *Fludrocortison* und/oder das Glukokortikoid *Hydrocortison* eingesetzt (Raj, Fedorowski & Sheldon, 2022). Midodrin ist ein Prodrug, der eigentliche Wirkstoff ist dessen Metabolit Desglymidodrin. Fludrocortison zählt zu den Mineralokortikoiden. Es wird ebenso wie Midodrin (Baraniuk, Amar, Pepermitwala & Washington, 2022) zur Behandlung der orthostatischen Hypotension eingesetzt, beide Medikamente oft in Kombination mit Ivabradin. Ivabradin beeinflusst, anders als z.B. Betablocker, spezifisch nur die Herzfrequenz. Man geht davon aus, dass insbesondere beim POTS die Verwendung niedrigerer Dosen mehrerer Medikamente wirksamer sein könnte als der Versuch, die Wirkung eines einzelnen Medikaments zu maximieren (Gee, Watkins, Brown & Young, 2018). Wirkung und Nebenwirkungen müssen dabei in einem oftmals länger dauernden Prozess sorgfältig ausbalanciert werden.

Das gestörte Gleichgewicht von Vasokonstriktion und Vasodilatation, ausgelöst etwa durch β_2-adrenerge Rezeptor-Autoantikörper (Wirth & Scheibenbogen, 2020), kann zu einer entzündungsbedingten Minderdurchblutung bei ME/CFS führen. Dem wirkt der sGC-Stimulator *Verquvo®* entgegen. Das Medikament mit dem Wirkstoff Vericiguat stimuliert die lösliche Guanylatcyclase (sGC) in den Blutgefäßen, die sich hierdurch entspannen und erweitern, sodass das Herz das Blut leichter pumpen kann und das Gehirn besser durchblutet wird.

Therapieempfehlung

Ivabradin: Beginn mit 2,5 mg, dann Steigerung auf mehrmals täglich 2,5 mg, mittlere Erhaltungsdosis: 9 md/d, max. 20 mg/d
Midodrin: Beginn mit 2,5 mg, dann Steigerung auf Einnahme alle 3–4 Std. 2,5 mg, max. 30 mg/d
Fludrocortison: Beginn mit 1–2 × 0,1 mg/d; max. 0,5 mg. Die Wirkung setzt gewöhnlich nach 2 bis 3 Tagen ein und überdauert die Beendigung der Therapie um mehrere Tage
Hydrocortison: 1–2 × 2,5 mg/d; max. 10 mg/d
Hinweis: Die Dosisangaben beziehen sich jeweils auf erwachsene Personen.

Zudem ist es wichtig, hier auch nichtmedikamentöse (präventive) Maßnahmen einzusetzen. So sollten z.B. die individuellen Auslöser einer Symptomverschlimmerung wie z.B. ein Volumenmangel, langes Stehen oder Hitzeeinwirkung grundsätzlich vermieden werden. Die Trinkmenge sollte auf 2 bis 3 l/Tag und die Salzzufuhr auf 8 bis 10 g/Tag erhöht werden. Vor dem Aufstehen sollten die Betroffenen viel trinken (in schweren Fällen haben sich auch Elektrolytlösungen/ORS [= orale Rehydrationslösungen] bewährt) und noch kurz liegen bleiben. Dann sollten sie Kompressionskleidung (z.B. bis zu den Oberschenkeln reichende Kompressionsstrümpfe, Kompressionsstrumpfhosen Klasse II, abdominelle Leibbandage) anlegen und die Beine hochlagern. Darüber hinaus wird den Patient:innen geraten, mit überkreuzten Beinen zu stehen (Raj et al., 2020). Die Empfehlung, regelmäßig die Bein- und Bauchmuskulatur zu trainieren, ist, wenn überhaupt, allenfalls bei ME/CFS-Patient:innen mit milden Einschränkungen umsetzbar. Auch kalte Fußbäder sind nur bei Erkrankten ohne Temperaturregulationsstörungen möglich. Bei schweren Formen einer hypotonen Kreislaufregulationsstörung kann sogar – ebenso wie bei einer ausgeprägten Fatigue – ein Rollstuhl nötig werden (Scheibenbogen et al., 2023; Vernino et al., 2021).

Mittel zur Behandlung von Schmerzen. Als Mittel zur symptomatischen Schmerztherapie kommt aus der Gruppe der nichtopioiden Analgetika das *Paracetamol* infrage, dessen Wirkmechanismus bisher noch nicht im Detail geklärt ist. In die Gruppe der nichtopioiden Analgetika gehört auch das schmerzstillende, fiebersenkende und krampflösende *Metamizol* (Novalgin®). Weiterhin kann zur Behandlung von Schmerzen bei ME/CFS das Mittel *Ibuprofen* eingesetzt werden, das die Cyclooxygenasen COX-1 und COX-2 hemmt und auf diese Weise die Bildung von Prostaglandinen stoppt. Auch diese Substanz beeinflusst nicht nur die Schmerzwahrnehmung, sondern auch das Entzündungsgeschehen. Aufgrund möglicher Nebenwirkungen sollten die Medikamente jeweils im Wechsel eingesetzt werden.

Therapieempfehlung

Paracetamol: Einzeldosis 10–15 mg/kg Körpergewicht, max. 60 mg/kg Körpergewicht pro Tag
Metamizol: Einzeldosis 500–1.000 mg, max. 5.000 mg pro Tag,
ACHTUNG: Nebenwirkung Agranulozytose!
Ibuprofen: 400 mg alle 8 Stunden, max. Einzeldosis 800 mg
Gabapentin: Beginn mit 300 mg/d abends, Dosis wird täglich um 300 mg erhöht, max. 3.600 mg/d, aufgeteilt in 3 Einzeldosen. Bei fehlender Wirkung nach 4–6 Wochen langsam wieder ausschleichen
Pregabalin: Beginn mit 150 mg/d, Dosis kann täglich verdoppelt werden, max. 600 mg/d. ACHTUNG: Nicht abrupt, sondern ausschleichend absetzen.
Hinweis: Die Dosisangaben beziehen sich jeweils auf erwachsene Personen.

Weitere Schmerztherapeutika sind das Gamma-Aminobuttersäure (GABA)-Analogon *Pregabalin* und das mit dem Neurotransmitter GABA verwandte *Gabapentin*. Pregabalin senkt die Erregbarkeit der Neuronen im zentralen Nervensystem (ZNS), indem es die Freisetzung von Neurotransmittern wie Glutamat, Noradrenalin und des Neuropeptids Substanz P hemmt. Gabapentin verhindert die unkontrollierte Erregung der Nervenzellen im Gehirn, wahrscheinlich indem es die Ausschüttung von GABA verstärkt, wodurch die Reizweiterleitung von Nervenzelle zu Nervenzelle gehemmt wird. Es eignet sich daher u.a. zur Therapie neuropathischer Schmerzen. Beide Substanzen können auch einer möglichen Neuroinflammation entgegenwirken, d.h. einer chronischen Entzündung des ZNS, die durch residente und periphere, die Blut-Hirn-Schranke passierende Immunzellen unterhalten wird (Li et al., 2022).

Weiterhin kann *Cannabidiol*(CBD)-Öl zur Schmerztherapie eingesetzt werden. Hier beträgt die empfohlene Anfangsdosis 2-mal täglich 2,5 mg/kg über eine Woche. Dann kann auf eine Erhaltungsdosis von 2-mal täglich 5 mg/kg erhöht werden. Auch Physiotherapie bzw. eine vorsichtige manuelle Therapie/Massage sowie eine transkutane elektrische Nervenstimulation (TENS) werden empfohlen, allerdings gibt es Hinweise darauf, dass ein Teil der ME/CFS-Erkrankten diese Therapiemethoden nicht gut verträgt bzw. davon berichtet, dass sich die Symptomatik hierdurch verschlechtert. Dies gilt insbesondere für Patient:innen mit einer Small Fiber Neuropathie.

Mittel zur Behandlung von Schlafstörungen. Ist ein offensichtlicher Grund für die Schlafstörungen bei ME/CFS sichtbar (z.B. eine Restless-Legs-Symptomatik), dann sollte zuerst immer eine Behandlung dieser Störung erfolgen. Empfohlen wird etwa bei Restless-Legs-Symptomen der Einsatz eines transdermalen *Rotigotin*-Pflasters, das auf der Haut über einen Zeitraum von 24 Stunden angebracht wird (Serafini, Lorenzut, Gigli, Merino & Valente, 2010). Rotigotin ist ein nicht-ergoliner Dopaminagonist. Die tägliche

Einzeldosis sollte hier zu Beginn 1 mg/24 h betragen, sie kann schrittweise wöchentlich bis auf 3 mg/24 h erhöht werden (Garnock-Jones, 2016). Das Rotigotin kann sich zusätzlich zur Besserung der Restless-Legs-Symptomatik auch noch positiv auf die ME/CFS-Symptome und das Krankheitsgefühl auswirken. Auch das nächtliche Tragen von bis zu den Oberschenkeln reichenden Kompressionsstrümpfen kann die Restless-Legs-Symptomatik positiv beeinflussen (Kaplan, Başer & Özgün 2024).

Zu den Arzneimitteln zur Behandlung von Schlafstörungen bei ME/CFS gehören neben den bereits erwähnten *H_1-Antihistaminika (z. B. Diphenylhydramin)*, die das Einschlafen unterstützen können, dem atypischen Neuroleptikum *Quetiapin*, dem GABA-Analogon *Pregabalin* und dem *CBD-Öl* (s. o.) auch Melatonin, Mirtazapin und Trimipramin. Diphenylhydramin ist meist nur eine Weile oder bei intermittierender Gabe wirksam. Das Einschlafen unterstützt auch Promethazin, das antagonistisch an α-adrenergen, serotonergen, histaminischen (H_1) und muskarinischen Rezeptoren im gesamten Körper wirkt. Aufgrund seiner geringen therapeutischen Breite und des hohen Risikos für Nebenwirkungen (z. B. Kreislaufprobleme, Blutdruckabfall, Herzrhythmusstörungen, aber auch Mundtrockenheit, Gefühl der verstopften Nase etc.) sollte eine Dauertherapie vermieden werden. Das Hormon *Melatonin* reguliert den Schlaf-Wach-Rhythmus und fördert die Expression antioxidativer Enzyme durch die Signalübertragung über aktivierte Melatoninrezeptoren. Es sollte möglichst in retardierter Form gegeben werden. Wenn dies nicht ausreicht, kann *Mirtazapin* eingesetzt werden. Es wirkt zentral als *α_2-Antagonist*, d. h. als Antagonist des α_2-adrenergen Rezeptors. Zudem verstärkt es die noradrenerge und serotonerge, durch 5-HT_1-Rezeptoren vermittelte Neurotransmission, blockiert aber die 5-HT_2- und 5-HT_3-Rezeptoren. Mirtazapin wird niedrigdosiert bei ME/CFS nicht nur zur Behandlung von schweren Schlafstörungen, sondern ergänzend auch zur Schmerztherapie eingesetzt. Bei Verschlechterung einer vorbestehenden Restless-Legs-Symptomatik sollte es ausschleichend abgesetzt werden. Alternativ kann dann ein Versuch mit *Trazodon*, einem Serotoninantagonisten mit gleichzeitiger SSRI-Wirkung begonnen werden, wobei stets mit niedrigen bis sehr niedrigen Dosen begonnen und die Dosis nur langsam gesteigert werden sollte (Kasper et al., 2012). Auch *Trimipramin* kann bei schwereren Schlafstörungen verwendet werden. Es dockt an die 5-HT_2/5-HT_1-, D_2/D_1- und α_1/α_2-Rezeptoren an, ist ein starker H1-Antagonist und hat zudem eine deutliche Affinität zu muskarinergen Acetylcholinrezeptoren (mACh-Rezeptoren).

Darüber hinaus können Benzodiazepine (z. B. Lorazepam), die an den GABA-Rezeptoren im zentralen Nervensystem binden und damit die hemmende Wirkung des Neurotransmitters GABA verstärken, *kurzzeitig* angewandt werden. So kann beispielsweise Lorazepam aufgrund seiner sedierenden, anxiolytischen und muskelrelaxierenden Eigenschaften als Bedarfsmedikament bei einer schweren PEM zur Behandlung von Schlafstörungen, sensorischen Störungen, einer Tachykardie und als Muskelrelaxans hilfreich sein (Carruthers et al., 2011). Allerdings kann es hier auch zu einer paradoxen Wirkung kommen. Zudem besteht bereits nach kürzerem Gebrauch ein hohes Risiko für die Entwicklung einer Abhängigkeit und für das Auftreten von Entzugserscheinungen.

Auch Tryptophan kann bei Schlafstörungen eingesetzt werden (Renz-Polster & Scheibenbogen, 2022). Aus der aromatischen Aminosäure können durch Decarboxylierung verschiedene biogene Amine wie Tryptamin, Melatonin (Einfluss auf Schlaf-Wach-Rhythmus) und Serotonin (u. a. Einfluss auf Schlaf, Schmerzempfinden, Gedächtnis, Thermoregulation) synthetisiert werden, deren Stoffwechsel bei ME/CFS gestört sein kann. Walitt et al. (2024) wiesen darauf hin, dass nur bei an ME/CFS erkrankten Frauen die Spiegel mehrerer Tryptophan-Metaboliten erniedrigt sind. Daher empfiehlt sich ein Einsatz nur bei weiblichen ME/CFS-Erkrankten.

Therapieempfehlung

Melatonin (möglichst in retardierter Form): 2 mg 1–2 Stunden vor dem Schlafengehen, bei unzureichendem Ansprechen Erhöhung der Dosis auf 5 mg, max. 10 mg/d
Mirtazapin: 3,75 mg/d abends vor dem Schlafengehen, Erhöhung auf 7,5 mg möglich, ACHTUNG: Nicht bei Restless-Legs-Symptomatik einsetzen, da dies zu einer Verschlechterung führt!
Trimipramin: 10–20 Tropfen abends vor dem Schlafengehen, max. 50 Tropfen
Tryptophan: 500–1.000 mg am Abend
Hinweis: Die Dosisangaben beziehen sich jeweils auf erwachsene Personen.

Welchen zusätzlichen Effekt der Einsatz von *Entspannungstechniken* (z. B. autogenes Training, Meditation) sowie Atemübungen und die auf der kognitiven Verhaltenstherapie (CBT) basierende *somnio-App* auf ME/CFS-Erkrankte, insbesondere mit einer zentralen Störung des Schlaf-Wach-Rhythmus haben kann, ist bislang unbekannt. Erfahrungsgemäß ergibt sich eine Besserung der Symptomatik oft erst dann, wenn der hyperadrenerge Zustand durch gutes Pacing und ggf. POTS-Management abflaut.

Mittel zur Unterstützung der kognitiven Fähigkeiten. Einige Medikamente mit antidepressiver und antipsychotischer Wirkung (z. B. Aripiprazol, Naltrexon, SSRI) verfügen darüber hinaus über *entzündungshemmende* und *neuromodulatorische Eigenschaften* und wirken sich positiv auf Kognition und Endothelfunktion aus (Crosby et al., 2021; Lopez-Vilchez et al., 2016; Polo, Pesonen & Tuominen, 2019). Auch der sGC-Stimulator Vericiguat kann über eine Verbesserung der Hirndurchblutung Gedächtnisfunktion, Konzentrations-, Lern- und Denkfähigkeit verbessern. Zudem kann, neben einer guten Blutdruckeinstellung, die eine ausreichende Hirndurchblutung sicherstellt, auch Ergotherapie zur Verbesserung der kognitiven Leistungsfähigkeit eingesetzt werden.

Mittel zur psychotherapeutischen Unterstützung. Nach Grande et al. (2023) haben Psychotherapie und psychosomatische Rehabilitation bei ME/CFS keine nachgewiesene heilende Wirkung. Sie spielen jedoch eine wichtige Rolle im Rahmen der *psychotherapeutischen Unterstützung*, indem sie den Erkrankten dabei helfen, mit ihrem individuellen Energieniveau, ihrer Einsamkeit und ihrer Frustration umzugehen und so das gesundheitliche und soziale Wohlbefinden zu verbessern. Bei Personen mit einer depressiven Begleitsymptomatik kann eine leitliniengerechte medikamentöse antidepressive Therapie, ggf. in Kombination mit einer *kognitiven Verhaltenstherapie*, in Erwägung gezogen werden (Steiner et al., 2023). Dies gilt insbesondere dann, wenn über Suizidgedanken berichtet wird.

Mittel zur Infektionskontrolle. Wie in Kap. 7.2.2 dargelegt, könnten länger andauernde antibiotische Therapien mit *Azithromycin* oder *Minocyclin* – möglicherweise aufgrund des immunmodulatorischen Effekts dieser Antibiotika – bei einem Teil der Patient:innen zu einer Besserung der Krankheitssituation führen (Vermeulen & Scholte, 2006). Bei ME/CFS-Erkrankten mit häufigen Herpesvirusrezidiven kann ggf. eine Suppressionstherapie indiziert sein (z. B. *Aciclovir* 2 × 200 mg/d oder *Valaciclovir* 500 bzw. 1.000 mg/d über mindestens 8 Wo.). Bei ME/CFS-Erkrankten mit nachgewiesenem Immunglobulinmangel und häufigen bakteriellen Infekten kann eine subkutane *Immunglobulinsubstitution* hilfreich sein.

Mittel zur Behandlung von Mangelzuständen. Immer wieder wird bei ME/CFS auch über Mangelzustände bei Nährstoffen, Vitaminen und Spurenelementen berichtet, die mit dem Schweregrad der Erkrankung korrelieren. Dies gilt auch für Erkrankte mit Störungen im Bereich des Magen-Darm-Traktes, mit erheblichen Nahrungsmittelintoleranzen bzw. einer Histaminintoleranz oder bei stark eingeschränkten ME/CFS-Erkrankten mit Problemen bei der oralen Nahrungsaufnahme. Typische Mangelzustände sind neben einem Eiweißmangel auch ein Mangel an Eisen, Vitamin D, den B-Komplex-Vitaminen (v. a. Vitamin B12 und Folsäure) und Coenzym Q10 (Maes et al., 2009).

Die Ernährung von ME/CFS-Erkrankten sollte daher ausreichend Proteine (1 g pro kg Körpergewicht/Tag) und ungesättigte Fettsäuren (z. B. Omega-3-Fettsäuren) enthalten (Weylandt, Weingärtner, Schebb, Schunck & Steinhagen-Thiessen, 2023) . Fehlende Vitamine und Spurenelemente sollten substituiert werden. Ob und ggf. welchen Effekt die Gabe weiterer Nahrungsergänzungsmittel zur Unterstützung des Energiestoffwechsels haben kann, ist bislang unklar. Eine aktuelle Metaanalyse berichtet davon, dass die Gabe von CoQ10 in Kombination mit NADH oder Selen, von NADH, L-Carnitin, GAA und/oder Oxalacetat zu einer signifikanten Verbesserung der ME/CFS-Symptomatik führen kann, weist dabei jedoch auf ein hohes Bias-Risiko aufgrund fehlender Daten und eines Selection Bias hin (Dorczok et al., 2025). Bei einer ausgeprägten Nahrungsmittel- bzw. Histaminintoleranz kann sich das Spektrum an noch tolerierten Nahrungsmitteln stark einschränken, sodass es trotz der Einnahme von Antihistaminika und Chromoglicinsäure (s. o.) bei oraler Nahrungsaufnahme zu erheblichen Mangelzuständen kommen kann. Auch nährstoffkonzentrierte Trinknahrung („Astronautenkost“) kann u. U. nicht mehr vertragen werden. Ebenso können Unverträglichkeiten bei Medikamenten auftreten. Hier können nicht nur die Wirkstoffe unverträglich sein, sondern auch andere Inhaltsstoffe (Zusatzstoffe).

ME/CFS-Erkrankte berichten von positiven Effekten nach Einnahme von *Omega-3-Fettsäuren* inklusive 1 g Eicosapentaensäure (EPA)/Tag] und *Ginseng (Panax schinseng*, koreanischer Ginseng, 2 g/d) auf die Fatigue bei ME/CFS. Ginseng soll sich normalisierend auf den Stoffwechsel auswirken. Zudem wird eine entzündungshemmende, antidiabetische und antioxidative Wirkung diskutiert. Neuere Studien beschreiben zudem einen Effekt auf stressbezogene Neurotransmitter über eine Beeinflussung der Genexpression in Bezug auf den Stoffwechsel von Cholin, Adrenalin und Monoaminen (Yoon, Park, Hong & Jung, 2023). Zur Anwendung von Ginseng bei ME/CFS gibt es jedoch bislang keine evidenzbasierten Studien.

Literaturverzeichnis

Ayoubkhani, D., Bosworth, M. L., King, S., Pouwels, K. P., Glickman, M., Nafilyan, V., ... Walker, S. (2022). Risk of Long COVID in People Infected With Severe Acute Respiratory Syndrome Coronavirus 2 After 2 Doses of a Coronavirus Disease 2019 Vaccine: Community-Based, Matched Cohort Study. *Open Forum Infectious Diseases, 9*, S. ofac464. https://doi.org/10.1093/ofid/ofac464

Baraniuk, J. N., Amar, A., Pepermitwala, H. & Washington, S. D. (2022). Differential Effects of Exercise on fMRI of the Midbrain Ascending Arousal Network Nuclei in Myalgic Encephalomyelitis/Chronic Fatigue Syndrome (ME/CFS) and Gulf War Illness (GWI) in a Model of Post-exertional Malaise (PEM). *Brain Sciences, 12*(1), 78. https://doi.org/10.20944/preprints202111.0420.v1

Boufidou, F., Medić, S., Lampropoulou, V., Siafakas, N., Tsakris, A. & Anastassopoulou, C. (2023). SARS-CoV-2 Reinfections and Long COVID in the Post-Omicron Phase of the Pandemic. *International Journal of Melecular Sciences, 24*(16), 12962. https://doi.org/10.3390/ijms241612962

Brenu, E., van Driel, M. L., Staines, D., Kreijkamp-Kaspers, S., Hardcastle, S. L. & Marshall-Gradisnik, S. (2012). The Effects of Influenza Vaccination on Immune Function in Patients with Chronic Fatigue Syndrome/Myalgic Encephalomyelitis. *International Journal of Clinical Medicine, 3*, 544–551. https://doi.org/10.4236/ijcm.2012.36098

Bundesministerium für Gesundheit. (2023, April). *Rehabilitation*. Bundesministerium für Gesundheit. Verfügbar unter https://www.bundesgesundheitsministerium.de/rehabilitation#:~:text=Unter%20Rehabilitationsleistungen%20sind%20alle%20medizinischen,oder%20Milderung%20ihrer%20Folgen%20dienen

Bundesministerium für Gesundheit & BMG Initiative Long Covid. (2024). *Long COVID – Arzneimittel: Maßnahmen zur Verbesserung der Versorgung von Long COVID-Erkrankten – Eine Ausarbeitung der Expertengruppe Long COVID Off-Label-Use im Auf-*

trag des Bundesministeriums für Gesundheit (BMG). Verfügbar unter https://www.bfarm.de/DE/Arzneimittel/Zulassung/Zulassungsrelevante-Themen/Expertengruppe-Long-COVID-Off-Label-Use/_node.html

Bynke, A., Julin, P., Gottfries, C., Heidecke, H., Scheibenbogen, C. & Bergquist, J. (2020). Autoantibodies to beta-adrenergic and muscarinic cholinergic receptors in Myalgic Encephalomyelitis (ME) patients – A validation study in plasma and cerebrospinal fluid from two Swedish cohorts. *Brain, Behavior & Immunity - Health*(7),(4), 100107. https://doi.org/10.1016/j.bbih.2020.100107

Carruthers, B.M., van de Sande, M.I., De Meirleir, K.L., Klimas, N.G., Broderick, G., Mitchell, T., ... Stevens, S. (2011). Myalgic encephalomyelitis: International Consensus Criteria. *Journal of Internal Medicine, 270*,(4) 327–338. https://doi.org/10.1111/j.1365-2796.2011.02428.x

Charité Berlin. (2022). *Repeat Immunoadsorption Post Covid ME/CFS* [Clinical Trial]. Berlin. Zugriff am 15. November 2023 unter https://classic.clinicaltrials.gov/ct2/show/NCT05629988

Crosby, L.D., Kalanidhi, S., Bonilla, A., Subramanian, A., Ballon, J.S. & Bonilla, H. (2021). Off label use of aripiprazole shows promise as a treatment for Myalgic encephalomyelitis/chronic fatigue syndrome (ME/CFS): a retrospective study of 101 patients treated with a low dose of aripiprazole. *Journal of Translational Medicine, 19*(1), 50. https://doi.org/10.1186/s12967-021-02721-9

Dantzer, R., O'Connor, J.C., Freund, G.G., Johnson, R.W. & Kelley, K.W. (2008). From inflammation to sickness and depression: When the immune system subjugates the brain. *Nature Neuroscience Reviews(9)*, 46–56. https://doi.org/10.1038/nrn2297

Deutsche Rentenversicherung. (o.J.). *Warum Reha?* Deutsche Rentenversicherung Bund. Verfügbar unter https://www.deutsche-rentenversicherung.de/DRV/DE/Reha/Warum-Reha/warum-reha_node.html

Dhir, A. & Kulkarni, S.K. (2008). Venlafaxine reverses chronic fatigue-induced behavioral, biochemical and neurochemical alterations in mice. *Pharmacology, biochemestry, and behavior, 89*(4), 563–571. https://doi.org/10.1016/j.pbb.2008.02.011

Domènech-Montoliu, S., Puig-Barberà, J., Badenes-Marques, G., Gil-Fortuño, M., Orrico-Sánchez, A., Pac-Sa, M.R., ... Arnedo-Pena, A. (2023). Long COVID Prevalence and the Impact of the Third SARS-CoV-2 Vaccine Dose: A Cross-Sectional Analysis from the Third Follow-Up of the Borriana Cohort, Valencia, Spain (2020–2022). *Vaccines, 11*(10), 1590.

Dorczok, M.C., Mittmann, G., Mossaheb, N., Schrank, B., Bartova, L., Neumann, M. & Steiner-Hofbauer, V. (2025). Dietary Supplementation for Fatigue Symptoms in Myalgic Encephalomyelitis/Chronic Fatigue Syndrome (ME/CFS)-A Systematic Review. *Nutrients, 17*(3), 475.

Dose, B., Yalçin, M., Dries, S.M. & Relógio, A. (2023). TimeTeller for timing health: The potential of circadian medicine to improve. *Frontiers in Digital Health, 5*, 1157654. https://doi.org/10.3389/fdgth.2023.1157654

Dt. Gesellschaft für ME/CFS e.V. (o.J.-a). *ME/CFS - Informationen für die Schule* (Informationsblatt). Hamburg: Dt. Gesellschaft für ME/CFS e.V. Verfügbar unter https://www.mecfs.de/wp-content/uploads/2024/03/DG.MECFS_Informationsblatt_Schule.pdf

Dt. Gesellschaft für ME/CFS e.V. (o.J.-b). *ME/CFS: der Unterschied zwischen Pacing und GET. Zwei gegensätzliche medizinische Ansätze erklärt*. Hamburg: Dt. Gesellschaft für ME/CFS e.V. Verfügbar unter https://www.mecfs.de/pacing-vs-get/

Dt. Gesellschaft für ME/CFS e.V. (o.J.-c). *ME/CFS-Krankenhaus: Aufenthalt, Operation und Anästhesie* (Informationsblatt). Hamburg: Dt. Gesellschaft für ME/CFS e.V. Verfügbar unter https://www.mecfs.de/wp-content/uploads/2024/03/DG.MECFS_Informationsblatt_Krankenhaus.pdf

Emecen, A.N., Keskin, S., Turunc, O., Suner, A.F., Siyve, N., Sensoy, E.B.,... Unal, B. (2023). The presence of symptoms within 6 months after COVID-19: a single-center longitudinal study. *Irish Journal of Medical Sciences, 192*, 741–750. https://doi.org/10.1007/s11845-022-03072-0

Erdmann-Reusch, B. (2023, Mai). *Rehabilitation von Patienten mit ME/CFS*. Verfügbar unter https://mecfs-research.org/wp-content/uploads/2023/05/20230512-S3-B.Erdmann-Reusch_-CFS_CARE.pdf

Fluge, Ø. (2023). *Behandling med daratumumab injeksjoner ved myalgisk encefalomyelitt/kronisk utmattelsessyndrom (ME/CFS) - en pilotstudie*. Abgerufen am 25. Oktober 2024 unter https://app.cristin.no/projects/show.jsf?id=2538921

Fluge, Ø., Tronstad, K.J. & Mella, O. (2021). Pathomechanisms and possible interventions in myalgic encephalomyelitis/chronic fatigue syndrome (ME/CFS). *Journal of clinical investigation, 131*(14), e150377. https://doi.org/10.1172/JCI150377

Garnock-Jones, K. P. (2016). Rotigotine Transdermal Patch: A Review in Restless Legs Syndrome. *Drugs, 76*(10), 1031–1040. https://doi.org/10.1007/s40265-016-0601-4

Gause, A. & Kommission Pharmakotherapie der DGRh (Deutsche Gesellschaft für Rheumatologie e. V.). (o. J.). Deutsche Gesellschaft für Rheumatologie e. V. *Empfehlungen zur supportiven Therapie des Sjögren-Syndroms.* Verfügbar unter https://dgrh.de/dam/jcr:fb341a96-a1e3-4b25-b7c1-3419b1ad9380/Supportive_Sjoegrentherapie_06.pdf

Gee, M. E., Watkins, A. K., Brown, J. N. & Young, E. J. (2018). Ivabradine for the Treatment of Postural Orthostatic Tachycardia Syndrome: A Systematic Review. *American Journal of Cardiovascular Drugs, 18*(3), 195–204. https://doi.org/10.1007/s40256-017-0252-1

Gemeinsamer Bundesausschuss. (2023). *Richtlinie des Gemeinsamen Bundesausschusses Richtlinie über Leistungen zur medizinischen Rehabilitation (Rehabilitations-Richtlinie/Reha-RL).* Gemeinsamer Bundesausschuss. Zugriff am 15. November 2023 unter https://www.g-ba.de/downloads/62-492-3095/Reha-RL_2023-01-19_iK-2023-03-22.pdf

Gemeinsamer Bundesausschuss. (o. J.). *Off-Label-Use – Verordnungsfähigkeit von Arzneimitteln in nicht zugelassenen Anwendungsbieten.* Gemeinsamer Bundesausschuss. Verfügbar unter https://www.g-ba.de/themen/arzneimittel/arzneimittel-richtlinie-anlagen/off-label-use/

Grande, T., Grande, B., Gerner, P., Hammer, S., Stingl, M., Vink, M. & Hughes, B. M. (2023). The Role of Psychotherapy in the Care of Patients with Myalgic Encephalomyelitis/Chronic Fatigue Syndrome. *Medicina (Kaunas, Lithuania), 59*(4), 719. https://doi.org/10.3390/medicina59040719

Habermann-Horstmeier, L. & Horstmeier, L. M. (2024). Erfahrungen von ME/CFS-Kranken mit Arztsuche, Reha- und Klinikaufenthalten, Gutachter:innen sowie Kranken- und Rentenversicherungen. *Prävention und Gesundheitsförderung.* Eingegangen: 11. Juli 2024; angenommen: 14. Oktober 2024. https://doi.org/10.1007/s11553-024-01170-8

Heidbreder, A., Trenkwalder, C., Bachmann, C. G., Bartl, M., Fulda, S., Habersack, L., Maihöfner, C., Mathis, J., Muntean, L., Schneider, B., Stefani, A., Paulus, J. & Young, P. (2022). Restless Legs Syndrom, S2k-Leitlinie. In Deutsche Gesellschaft für Neurologie und Deutsche Gesellschaft für Schlafforschung und Schlafmedizin (DGSM) (Hrsg.), *Leitlinien für Diagnostik und Therapie in der Neurologie.* https://dnvp9c1uo2095.cloudfront.net/cms-content/030081_LL_Restless_Legs_Syndrom_2022_V1.3_1706601521889.pdf

Hua, C., Schwabe, J., Jason, L. A., Furst, J. & Raicu, D. (2023). Predicting Myalgic Encephalomyelitis/Chronic Fatigue Syndrome from Early Symptoms Of COVID-19 Infection. *Psych, 5*(4), 1101–1108. https://doi.org/10.3390/psych5040073

Joseph, P., Pari, R., Miller, S., Warren, A., Stovall, M. C., Squires, J., ... Systrom, D. M. (2022). Neurovascular Dysregulation and Acute Exercise Intolerance in Myalgic Encephalomyelitis/Chronic Fatigue Syndrome: A Randomized, Placebo-Controlled Trial of Pyridostigmine. *Chest, 162*(5), 1116–1126. https://doi.org/10.1016/j.chest.2022.04.146

Kalache, A. & Kickbusch, I. (1997). A global strategy for healthy ageing. *World Health, 50*(4), 4–5. Verfügbar unter https://apps.who.int/iris/handle/10665/330616

Kaplan, Ö., Başer, M. & Özgün, M. T. (2024). The effect of compression stockings on the complaints well-being and sleep quality of pregnant women with restless legs syndrome: a randomized controlled study. *Revista da Associacao Medica Brasileira (1992), 70*(7), e20240145.

Kasper, S., Hofmann, P., Erfurth, A., Frey, R., Högl, B., Jenny, T.,... Popovic, R. (2012). Schlafstörungen bei psychiatrischen Erkrankungen. *CliniCum neuropsy* (Sonderausgabe November 2012). Verfügbar unter https://oegpb.at/wp-content/uploads/2021/04/OGPB-Konsens-Schlafstorungen-2012.pdf

Klinik Bavaria. (o. J.). *Myalgische Enzephalomyelitis/Chronisches Fatigue Syndrom (ME/CFS).* Verfügbar unter https://www.klinik-bavaria.de/medizinische-bereiche/kompetenzzentren/fatigue

Li, X., Wang, B., Yu, N., Yang, L., Nan, C., Sun, Z.,... Zhao, Z. (2022). Gabapentin Alleviates Brain Injury in Intracerebral Hemorrhage Through Suppressing Neuroinflammation and Apoptosis. *Neurochemical Research, 47*(10), 3063–3075. https://doi.org/10.1007/s11064-022-03657-2

Lopez-Vilchez, I., Diaz-Ricart, M., Navarro, V., Torramade, S., Zamorano-Leon, J., Lopez-Farre, A., ... Escolar, G. (2016). Endothelial damage in major depression patients is modulated by SSRI treatment, as demonstrated by circulating biomarkers and an in vitro cell model. *Translational Psychiatry, 6*(9), e886-e. https://doi.org/10.1038/tp.2016.156

Maes, M., Mihaylova, I., Kubera, M., Uytterhoeven, M., Vrydags, N. & Bosmans, E. (2009). Coenzyme Q10 deficiency in myalgic encephalomyelitis/ chronic fatigue syndrome (ME/CFS) is related to fatigue, autonomic and neurocognitive symptoms and is another risk factor explaining the early mortality in ME/CFS due to cardiovascular disorder. *Neuro Endocrinology Letters, 30*(4), 470–476.

Middeke, M. (2007). Chronopathologie der Hypertonie - Klinische Bedeutung und Einfluß auf die Therapieentscheidung. *Journal für Hypertonie - Austrian Journal of Hypertension, 11*(Sonderheft), 6–8. Zugriff am 9. August 2024 unter https://www.kup.at/kup/pdf/6344.pdf

Miwa, K. (2021). Oral Minocycline Therapy Improves Symptoms of Myalgic Encephalomyelitis, Especially in the Initial Disease Stage. *Internal Medicine (Tokyo, Japan), 60*(16), 2577–2584. https://doi.org/10.2169/internalmedicine.6082-20

NICE (National Institute for Health and Care Excellence) (Hrsg.). (2021). *Myalgic encephalomyelitis (or encephalopathy)/chronic fatigue syndrome: diagnosis and management*. Verfügbar unter https://www.nice.org.uk/guidance/ng206/resources/myalgic-encephalomyelitis-or-encephalopathychronic-fatigue-syndrome-diagnosis-and-management-pdf-66143718094021

O'Kelly, B., Vidal, L., McHugh, T., Woo, J., Avramovic, G. & Lambert, J.S. (2022). Safety and efficacy of low dose naltrexone in a long covid cohort; an interventional pre-post study. *Brain, Behaviour & Immunity - Health(24)*, 100485. https://doi.org/10.1016/j.bbih.2022.100485

Paul-Ehrlich-Institut. (2023). *Stellungnahme des Paul-Ehrlich-Instituts zum Thema „Post-Vac-Syndrom" nach COVID-19-Impfung* (Stellungnahme). Langen: Paul-Ehrlich-Institut, Bundesinstitut für Impfstoffe und biomedizinische Arzneimittel. Zugriff am 3. November 2023 unter https://www.pei.de/SharedDocs/Downloads/DE/newsroom/positionen/stellungnahme-postvac.pdf?__blob=publicationFile&v=5

Polo, O., Pesonen, P. & Tuominen, E. (2019). Low-dose naltrexone in the treatment of myalgic encephalomyelitis/chronic fatigue syndrome (ME/CFS). *Fatigue Biomedicine, Health & Behavior, 7*(4), 207–217. https://doi.org/10.1080/21641846.2019.1692770

Raj, S.R., Fedorowski, A. & Sheldon, R.S. (2022). Diagnosis and management of postural orthostatic tachycardia syndrome. *Canadian Medical Association Journal, 194*(10), e378-e385. https://doi.org/10.1503/cmaj.211373

Raj, S.R., Guzman, J.C., Harvey, P., Richer, L., Schondorf, R., Seifert, C. ... Sheldon, R.S. (2020). Canadian cardiovascular society position statement on postural orthostatic tachycardia syndrome (POTS) and related disorders of chronic orthostatic intolerance. *Canadian Journal of Cardiology, 36*(3), 357–372. https://doi.org/10.1016/j.cjca.2019.12.024

Renz-Polster, H. & Scheibenbogen, C. (2022). Post-COVID-Syndrom mit Fatigue und Belastungsintoleranz: Myalgische Enzephalomyelitis bzw. Chronisches Fatigue-Syndrom. *Innere Medizin, 63*(8), 830–839. https://doi.org/10.1007/s00108-022-01369-x

Ruben, M.D., Smith, D.F., FitzGerald, G.A. & Hogenesch, J.B. (2019). Dosing time matters. *Science, 365*(6453), 547–549.

Scheibenbogen, C., Bellmann-Strobl, J., Reißhauer, A., Maier, A., Veauthier, C., Schmidt, D. & Behrends, U. (2023). Myalgische Enzephalomyelitis/ Chronisches Fatigue-Syndrom: Interdisziplinär versorgen. *Deutsches Ärzteblatt, 120*(20), A-908/ B-780.

Scheibenbogen, C., Loebel, M., Freitag, M., Krueger, A., Bauer, S., Antelmann, M., ... Grabowski, P. (2018). Immunoadsorption to remove ß2 adrenergic receptor antibodies in Chronic Fatigue Syndrome CFS/ME. *PLoS ONE, 13*(3), e0193672. https://doi.org/10.1371/journal.pone.0193672

Serafini, A., Lorenzut, S., Gigli, G.L., Merino, G. & Valente, M. (2010). The use of rotigotine in the treatment of restless legs syndrome. *Therapeutic Advances in Neurological Disorders, 3*(4), 241.248. https://doi.org/10.1177/1756285610374679

Seton, K.A., Espejo-Oltra, J.A., Giménz-Orenga, K., Haagmans, R., Ramadan, D.J., Mehlsen, J. & European ME Research Group for Early Career Researchers (Young EMERG) (2024). Advancing Research and Treatment: An Overview of Clinical Trials in Myalgic Encephalomyelitis/Chronic Fatigue Syndrome (ME/CFS) and Future Perspectives. *Journal of Clinical Medicine, 13*(2), 325.

Spence, V.A., Khan, F., Kennedy, G., Abbot, N.C. & Belch, J.F. (2004). Acetylcholine mediated vasodilatation in the microcirculation of patients with chronic fatigue syndrome. *Prostaglandins, Leukotrienes, and Essential Fatty Acids, 70*(4), 403–407. https://doi.org/10.1016/j.plefa.2003.12.016

Steiner, S., Fehrer, A., Hoheisel, F., Schoening, S., Aschenbrenner, A., Babel, N.,... Scheibenbogen,

C. (2023). Understanding, diagnosing, and treating Myalgic encephalomyelitis/chronic fatigue syndrome – State of the art: Report of the 2nd international meeting at the Charité fatigue center. *Autoimmunity Reviews, 22*(11), 103452. https://doi.org/10.1016/j.autrev.2023.103452

Strain, W.D., Sherwood, O., Banerjee, A., Van der Togt, V., Hishmeh, L. & Rossman, J. (2022). The Impact of COVID Vaccination on Symptoms of Long COVID: An International Survey of People with Lived Experience of Long COVID. *Vaccines (Basel), 10*(5), 652. https://doi.org/10.3390/vaccines10050652

Tschopp, R., König, R.S., Rejmer, P. & Paris, D.H. (2023). Health system support among patients with ME/CFS in Switzerland. *Journal of Taibah University Medical Sciences, 18*(4):876–885.

Tölle, M., Freitag, H., Antelmann, M., Hartwig, J., Schuchardt, M., van der Giet, M., ... Scheibenbogen, C. (2020). Myalgic Encephalomyelitis/Chronic Fatigue Syndrome: Efficacy of Repeat Immunoadsorption. *Journal of Clinical Medicine, 9*(8), 2443. https://doi.org/10.3390/jcm9082443

Uniklinikum Würzburg. (o.J.). *Pacing*. Würzburg: Uniklinikum Würzburg. Verfügbar unter https://www.ukw.de/behandlungszentren/fruehdiagnosezentrum-sozialpaediatrisches-zentrum/schulungen/mecfs/informationen-fuer-betroffene/pacing/

Vermeulen, R.C. & Scholte, H.R. (2006). Azithromycin in chronic fatigue syndrome (CFS), an analysis of clinical data. *Journal of Translational Medicine*(4), 34. https://doi.org/10.1186/1479-5876-4-34

Vernino, S., Bourne, K.M., Sziles, L.E., Grubb, B.P., Fedorowski, A., Steward, J.M., ... Raj, S.R. (2021). Postural orthostatic tachycardia syndrome. *Autonomic Neuroscience: Basic & Clinical, 235*, 102828.

Walitt, B., Singh, K., LaMunion, S.R., Hallett, M., Jacobson, S., Chen, K., ... Nath, A. (2024). Deep phenotyping of post-infectious myalgic encephalomyelitis/chronic fatigue syndrome. *Nature communications, 15*(1), 907. https://doi.org/10.1038/s41467-024-45107-3

Weylandt, K., Weingärtner, O., Schebb, N.H., Schunck, W. & Steinhagen-Thiessen, E. (2023). Therapiepotenzial von Omega-3 Fettsäuren. *Deutsches Ärzteblatt, 120*(46), B1658-B1661.

Wirth, K. & Scheibenbogen, C. (2020). A unifying hypothesis of the pathophysiology of Myalgic encephalomyelitis/chronic fatigue syndrome (ME/CFS): recognitions from the finding of autoantibodies against ss2-adrenergic receptors. *Autoimmunity Reviews, 19*(6), 102527. https://doi.org/10.1016/j.autrev.2020.102527

World Health Organization, Regional Office for Europe. (2015). *The Minsk Declaration - The Lifecourse Approach in the Context of Health*. Kopenhagen: WHO.

World Health Organization. (2001). *International Classification of Functioning, Disability and Health*. Geneve: WHO.

Yoon, J., Park, B., Hong, K. & Jung, D. (2023). The effects of Korean Red Ginseng on stress-related neurotransmitters and gene expression: A randomized, double-blind, placebo-controlled trial. *Journal of Ginseng Research, 47*(6), 766–772. https://doi.org/10.1016/j.jgr.2023.08.001

Weiterführende Links

Erläuternde YouTube-Videos der Dt. Gesellschaft für ME/CFS und von LONG COVID Deutschland:

- Was ist Post-Exertionelle Malaise (PEM)? https://www.youtube.com/watch?v=8v1-4_27V-Q
- Was ist Pacing? https://www.youtube.com/watch?v=a6LS4afZSg8

Erläuterungen zum Unterschied zwischen Pacing und GET auf der Homepage der Dt. Gesellschaft für ME/CFS:

- https://www.mecfs.de/pacing-vs-get

8 Die Grundlagen einer interdisziplinären, patientenzentrierten Versorgung von ME/CFS-Patient:innen im Verlauf ihres Lebens

„Die Gesundheit und das Wohlergehen meiner Patientin oder meines Patienten werden mein oberstes Anliegen sein. Ich werde die Autonomie und die Würde meiner Patientin oder meines Patienten respektieren."
(Zitat aus der Deklaration von Genf; Weltärztebund, 2017)

8.1 Die Bedeutsamkeit eines patientenzentrierten Ansatzes

Nach dem Genfer Gelöbnis des Weltärztebundes, das auch von der Bundesärztekammer übernommen wurde, gehört es zu den zentralen Merkmalen des ärztlichen Handelns, die Gesundheit und das Wohlergehen der Patient:innen in den Mittelpunkt zu stellen und hierbei auch die Autonomie und die Würde der Patient:innen zu respektieren. In die Praxis transferiert bedeutet dies nichts anderes als die Verwirklichung eines *patientenzentrierten Ansatzes*, wie er in Kap. 1.1 vorgestellt wurde. Patient:innen werden dabei von ihren Ärzt:innen und Therapeut:innen immer als Individuen, als ganze, einzigartige Personen in ihrem biologischen, psychologischen und sozialen Kontext betrachtet. Von großer Bedeutung sind dabei das ärztliche Selbstverständnis und die Sicht der behandelnden Ärzt:innen auf ihre Patient:innen, die maßgeblich das Arzt-Patient-Verhältnis beeinflussen (Kap. 4 und Kap. 5). Das im Genfer Gelöbnis ausdrücklich genannte Respektieren der Autonomie der Patient:innen zeigt auf, dass die Beteiligung der Erkrankten und ggf. auch die Beteiligung von Familienangehörigen und Freunden am Versorgungsprozess aus Sicht der Ärzt:innen selbstverständlich sein sollte. Hierzu gehört auch die partizipative Entscheidungsfindung, also ein Interaktionsprozess, der das Ziel hat, „unter gleichberechtigter aktiver Beteiligung von Behandler und Patient auf Basis geteilter Informationen zu einer gemeinsam verantworteten Übereinkunft bzgl. des weiteren Vorgehens im Hinblick auf diagnostische und therapeutische Maßnahmen zu kommen" (Härter & Dirmaier, 2021, S. 112). Dazu brauchen Patient:innen und ihre Angehörigen i.d.R. jedoch auch Unterstützung dabei, diese Rolle im eigenen Interesse in vollem Umfang wahrnehmen zu können und dadurch ihre gesundheitliche Situation möglichst positiv zu beeinflussen *(Empowerment)*. In Kapitel 8.6 wird später noch näher erörtert, warum sich die Unterstützung bei ME/CFS-Patient:innen gleichwohl keinesfalls allein auf Empowerment-Maßnahmen beschränken darf und warum es zusätzlich zum Empowerment weitere Unterstützungsangebote geben muss.

Tabelle 8-1 fasst nun die genannten Dimensionen der Patientenzentrierung zusammen. Sie betont dabei förderliche Faktoren wie die Behandler-Patienten-Kommunikation, die Integration von medizinischer und nichtmedizinischer Versorgung, die Zusammenarbeit der Behandelnden, den adäquaten, auf die Bedürfnisse der Patient:innen zugeschnittenen Zugang zur Versorgung sowie die Koordination und Kontinuität der Versorgung. Sehr wichtig sind zusätzlich zu den Maßnahmen der Patientenbeteiligung und -information z.B. auch die

Tabelle 8-1: Dimensionen der Patientenzentrierung. Quelle: Leicht modifiziert nach Härter und Dirmaier (2021).

Dimension	Beschreibung und inhaltlicher Fokus
Grundprinzipien	
Grundlegende Eigenschaften des Behandlers	
Behandler-Patient-Beziehung	
Patient als Individuum	
Förderliche Faktoren	
Behandler-Patienten-Kommunikation	Professionelle verbale und nonverbale Kommunikationsfertigkeiten, die adäquat eingesetzt werden
Integration medizinischer und nichtmedizinischer Versorgung	Anerkennung der Relevanz und Integration nichtmedizinischer Aspekte der Versorgung (z. B. Selbsthilfe) in der Behandlung
Zusammenarbeit und Teamentwicklung	Anerkennung und Förderung effektiver Teams, die sich durch Respekt, Vertrauen, gemeinsame Verantwortung und Werte auszeichnen
Zugang zur Versorgung	Gewährleistung eines adäquaten und auf die Bedürfnisse der Patienten zugeschnittenen Zugangs (z. B. zur ambulanten Psychotherapie)
Koordination und Kontinuität der Versorgung	Förderung einer gut koordinierten Versorgung (z. B. bzgl. Folgeuntersuchung) und Kontinuität (stationäre und ambulante Behandlung)
Handlungen/Maßnahmen	
Patienteninformation	Vermittlung und Bereitstellung von Informationen unter Berücksichtigung der Informationsbedürfnisse und -präferenzen des Patienten
Patientenbeteiligung an Versorgungsprozessen	Aktive Zusammenarbeit und aktive Beteiligung unter Berücksichtigung der Beteiligungspräferenzen des Patienten
Beteiligung von Familienangehörigen und Freunden	Aktive Beteiligung und Unterstützung der Verwandten und Freunde des Patienten in dem Maße, wie Patienten es wünschen
Empowerment des Patienten	Anerkennung und aktive Unterstützung der Fähigkeiten und Verantwortung des Patienten zum Selbstmanagement seiner Krankheit
Physische Unterstützung	Maßnahmen, die die Unterstützung des Patienten auf körperlicher Ebene gewährleisten (z. B. Schmerz- oder Physiotherapie)
Emotionale Unterstützung	Wahrnehmung und Eingehen auf die emotionale Situation des Patienten; psychologische Unterstützung ermöglichen, wenn gewünscht
Patientensicherheit	Rahmenbedingungen für ein qualitativ hochwertiges und sicheres Behandlungssetting

physische und psychische Unterstützung der Patient:innen und ihrer Angehörigen (Härter & Dirmaier, 2021).

In diesem Zusammenhang konnte die APAV-ME/CFS-Studie (s. Kap. 4) zeigen, dass einige Dimensionen der Patientenzentrierung bei ME/CFS eine ganz besonders wichtige Rolle spielen, da sie aus Sicht der Patient:innen erheblichen Einfluss auf die Patientengesundheit haben. Hierzu gehören neben der „Behandler-Patient-Beziehung" die „grundlegenden Eigenschaften des Behandlers" und die Sicht auf den „Patienten als Individuum" sowie die Behandler-Patienten-Kommunikation, die physische und emotionale Unterstützung der Patient:innen und die Koordination sämtlicher ärztlicher und nichtärztlicher Leistungen (s. Kap. 4 und Kap. 5). Bereits zuvor hatten verschiedene andere Studien einen solchen Zusammenhang zwischen einer patientenzentrierten Behandlung und (1) dem Gesundheitszustand sowie (2) dem Gesundheitsverhalten der Patient:innen, (3) dem Wissen über die Erkrankung, (4) dem Wohlbefinden der Patient:innen, (5) der Patientenzufriedenheit und (6) der Adhärenz (= Einhaltung der gemeinsam von Patient:innen und Behandlern gesetzten Therapieziele im Rahmen des Behandlungsprozesses) im Zusammenhang mit anderen Erkrankungen nachweisen können. Die Umsetzung eines patientenzentrierten Ansatzes war zudem (7) mit geringeren Kosten assoziiert und wirkte sich (8) positiv auf das Stresserleben der Behandelnden und (9) ihre Job-Zufriedenheit aus (Zill, Zeh & Scholl, 2021).

Schon die an der Entwicklung der kanadischen Konsensuskriterien (CCC) beteiligten Kliniker haben sich im Jahr 2003 dafür ausgesprochen, ein dem patientenzentrierten Ansatz ähnliches, anpassungsfähiges Instrument für die ME/CFS-Behandlung zu entwickeln, das in der Lage ist, die gesundheitliche Situation der Erkrankten zu stabilisieren bzw. zu verbessern. Dieses sollte nicht nur den aktuellen Gesundheitszustand der Patient:innen berücksichtigen, sondern alle Dimensionen der wechselseitig interagierenden Beeinträchtigungen sowie mögliche mildernde und verschlechternde Faktoren der Krankheitssituation. Hierzu sei ein individuell abgestimmtes Programm nötig, das den Schweregrad der Beeinträchtigungen, die Dynamik der Aktivitätsgrenzen und Veränderungen der Energie-/Aktivitätsrhythmik berücksichtigt. Da sich dies alles von Patient:in zu Patient:in unterscheidet, sei eine Einbeziehung der Patient:innen bei der Erstellung eines solchen Programms nötig. Die hierbei formulierten Ziele sollten stets realistisch sein. Zudem solle das Programm die ME/CFS-Erkrankten in die Lage versetzen, die Komplexität und das Tempo ihrer Aktivitäten selbst zu bestimmen, nach Bedarf Ruhepausen einzubauen und die sensorischen Belastungen zu kontrollieren. Das Ganze solle in einem Rahmen geschehen, der durch gegenseitigen Respekt gekennzeichnet ist und die Autonomie der Patient:innen stärkt. Nach Ansicht von Carruthers et al. (2003) ist dies alles für die physische und psychische Gesundheit der ME/CFS-Erkrankten von entscheidender Bedeutung.

Allerdings ist zu berücksichtigen, dass ein patientenzentrierter Ansatz immer auf eine Langzeitbegleitung durch eine persönliche Behandlerin/einen persönlichen Behandler und auf Kontinuität ausgerichtet sein sollte. Im Mittelpunkt steht dabei die Patientin/der Patient als „ganze Person". Zudem wird bei der Umsetzung ausreichend Personal benötigt, das genügend Zeit für die Bedürfnisse der Patient:innen haben sollte, damit die Arbeitsbelastung pro Kopf nicht zu einer Überforderung führt (Hower et al., 2019). Dies alles funktioniert nur dann, wenn eine patientenzentrierte Arbeitsform auch entsprechend vergütet wird. Nach einem Modellprojekt aus den Niederlanden können Veränderungen im Vergütungsmodell zusammen mit strukturellen und kulturellen Veränderungen zu einer besseren und patientenzentrierteren Versorgung bei gleichzeitig niedrigeren Kosten führen (van Leersum et al., 2019).

Über die Patientenzentrierung im Rahmen der Arzt-Patient-Beziehung hinaus gibt es noch weitere Bereiche, in denen sich ein patientenzentrierter Ansatz langfristig positiv auf die Krankheitssituation bei ME/CFS auswirken kann. Hierzu gehört der Bereich der *Forschung*. So konnte etwa die Studie von Holtzman, Bhatia, Cotler und Jason (2019) durch eine Patientenbeteiligung bzw. durch die Einnahme der Patientenperspektive entscheidende Informationen im Hinblick auf das ME/CFS-Schlüsselsymptom PEM gewinnen, die in einem früheren PEM-Diagnoseinstrument noch nicht berücksichtigt worden waren. Die APAV-ME/CFS-Studie wiederum konnte zeigen, dass im Rahmen der Diagnosefindung bei ME/CFS nach Ansicht der Erkrankten meist ein ineffizientes „Schubladen-Denken" stattfindet, bei dem – insbesondere bei Frauen – „unspezifische" Symptome automatisch als psychisch bedingt eingeordnet würden und keine systemische Betrachtung der vorliegenden Symptome erfolgte. Das Einbeziehen von Patient:innen als Expert:innen ihrer Erkrankung in den Forschungsprozess entspricht auch den Vorstellungen des vom Bundesministerium für Bildung und Forschung (BMBF) initiierten *Forums Gesundheitsforschung*, das anregt, durch eine aktive Patientenbeteiligung die „einzigartige Expertise und Betroffenenperspektive" der Patient:innen partnerschaftlich in die Forschung einzubringen und dabei Planung, Durchführung und Auswertung von Forschungsprojekten sowie Verbreitung und Umsetzung der Ergebnisse in partnerschaftlicher Zusammenarbeit durchzuführen (BMBF, 2023).

8.2 Die Relevanz der interdisziplinären Zusammenarbeit

Aufgrund der vielfältigen Symptomatik und der zahlreichen Co-Erkrankungen können ME/CFS-Patient:innen im Verlauf ihrer „Patientenkarriere" mit einer Vielzahl ärztlicher Fachdisziplinen Kontakt haben. Dies bedeutet andererseits auch, dass Ärzt:innen aller Fachgebiete über Kenntnisse im Bereich ME/CFS verfügen sollten, um das gesamte Krankheitsbild übersehen zu können und nicht nur auf die jeweils ins eigene Fachgebiet passenden Symptome fokussiert zu bleiben.

Nach der APAV-ME/CFS-Studie konsultieren erwachsene ME/CFS-Erkrankte in Deutschland am häufigsten Vertreter:innen der Fachrichtungen Allgemeinmedizin, Innere Medizin, Neurologie und Psychosomatik/Psychiatrie. Bei Kindern ist es neben der Allgemeinmedizin erwartungsgemäß v.a. die Kinderheilkunde. Aber auch Ärzt:innen aus den Bereichen Rheumatologie, Immunologie, Pneumologie, HNO, Augenheilkunde und Schlafmedizin werden recht häufig hinzugezogen. Die Diagnosestellung ME/CFS erfolgt v.a. durch Allgemeinmediziner:innen und Ärzt:innen der Immunologie, Inneren Medizin und Neurologie, deutlich seltener in den Bereichen Psychosomatik/Psychiatrie, Rheumatologie und Pneumologie. Noch immer sind es nur wenige Patient:innen, bei denen die Diagnosestellung in Spezialkliniken und -Ambulanzen wie etwa an der Charité Berlin erfolgt (Tabelle 8-2). Knapp drei Viertel der an der APAV-ME/CFS-Studie teilnehmenden erwachsenen Erkrankten mit ärztlicher ME/CFS-Diagnose hatten im bisherigen Krankheitsverlauf hierzu bereits 6 bis 15 verschiedene Ärzt:innen konsultiert. Bei etwa 8 % waren es sogar mehr als 15 Ärzt:innen (Habermann-Horstmeier & Horstmeier, 2024a).

Die hohe Anzahl an konsultierten Ärzt:innen zeigt, welche große Bedeutung die interdisziplinäre Kommunikation und Zusammenarbeit bei Multisystemerkrankungen wie ME/CFS hat. Nach dem Präsidenten der Sächsischen Landesärztekammer und Vorsitzenden der Bundesärztekammer-Arbeitsgruppe „Zukünftiges Rollenverständnis der Ärzteschaft in einer teamorientierten Patientenversorgung" Erik Bodendieck erfordert „eine ganzheitliche und qualitativ hochwertige Patientenversorgung [...] ein differenziertes Zusammenwirken aller Berufe im Gesundheitswesen" (Bodendieck, 2021). Unter einer solchen Interprofessionalität versteht man einen ständigen Prozess, bei dem Fachleute aus verschiedenen Disziplinen

Tabelle 8-2: (a) Fachdisziplinen der Ärzt:innen, die von erwachsenen Erkrankten mit ärztlicher ME/CFS-Diagnose im Laufe ihrer Krankengeschichte konsultiert wurden, (b) Fachdisziplinen der Ärzt:innen, die bei diesen die Diagnose ME/CFS gestellt haben und (c) Quote der Diagnosestellungen in den konsultierten Fachdisziplinen (Quelle: Habermann-Horstmeier & Horstmeier, 2024a).

Fachdisziplin	(a) … der konsultierten Ärzt:innen		(b) … der Ärzt:innen, die die Diagnose ME/CFS stellten		(c) Diagnosestellungen in den konsultierten Fachdisziplinen (Quote)
	[n]	%	[n]	%	%
Allgemeinmedizin	638	94,6	190	28,2	29,8
Neurologie	563	83,5	94	13,9	16,7
Innere Medizin	501	74,3	95	14,1	19,0
Psychosomatik/Psychiatrie	497	73,7	58	8,6	11,7
Kardiologie	412	63,7	5	0,7	1,2
Rheumatologie	314	46,6	30	4,5	9,6
HNO	307	45,5	1	0,1	0,3
Immunologie	288	42,7	108	16,0	37,5
Lungenheilkunde	229	34,0	8	1,2	3,5
Augenheilkunde	212	31,5	1	0,1	0,5
Schlafmedizin	161	23,9	4	0,6	2,5
Ernährungsmedizin	108	16,0	2	0,3	1,9
Kinderheilkunde	17	2,5	2	0,3	11,8

durch Nachdenken und Gestalten des praktischen Umgangs miteinander eine integrierte und kohärente Antwort auf die Bedürfnisse ihrer Patient:innen und deren Angehörigen gewinnen und dann auch entsprechend handeln (D'Amour & Oandasan, 2005). Auch die Bundesärztekammer weist bei ihren Angaben zur Qualifizierung von Ärztezentren darauf hin, dass die dort geltenden Qualitätskriterien die Kommunikation besonders berücksichtigen sollen – zwischen den behandelnden Ärzt:innen, zwischen Ärzt:innen und anderen Professionen sowie zwischen Ärzt:innen und Patient:innen. Die Patient:innen sollen dabei soweit wie möglich in den Behandlungsprozess integriert und über vorhandene Ergebnisse und Handlungsoptionen informiert werden. Wo es im Behandlungsprozess erforderlich ist, soll eine qualitätsgesicherte, multidisziplinäre Therapieplanung und -steuerung, etwa mit Hilfe von Fallkonferenzen, Morbiditäts- und Mortalitätskonferenzen, telemedizinischen Konsilen, Einholungen von Zweitmeinungen und interdisziplinären Gesprächen erfolgen (Bundesärztekammer, o.J.). Auch bei der Arbeit in Kliniken ist die interdisziplinäre Kommunikation auf Augenhöhe besonders wichtig (Kurz, 2023). Ein Beispiel hierfür ist das *Regensburger Modell*, dessen Hauptziel, eine verbesserte Patientenversorgung, über eine intensivierte Kommunikation zwischen den einzelnen Disziplinen sowie durch Synergieeffekte zwischen den Berufsgruppen ermöglicht werden soll (Mahnke & Loibl, 2021). Allerdings wird eine solche inter- bzw. intraprofessionelle Zusammenarbeit nicht spontan erlernt. Es braucht hierfür neben einem entsprechenden Bewusstsein eine Kultur der Zusammenarbeit, eine Begrenzung der Hierarchien und genügend Zeit und Unterstützung durch Vorgesetzte (Looman et al., 2020).

Für die Behandlung von ME/CFS-Patient:innen gilt es in ganz besonderem Maße, dass die Qualität der in Kap. 1.1 vorgestellten patientenzentrierten Versorgung durch eine enge Zusammenarbeit der an der Diagnostik und Behandlung beteiligten unterschiedlichen medizinischen Fachgebiete und Gesundheitsberufe erheblich verbessert werden kann (Homberg & Witt, 2021). Obwohl also eine solche inter- und intradisziplinäre Zusammenarbeit bei ME/CFS von besonders großer Bedeutung ist, gaben gut 70 % der erwachsenen Erkrankten mit ärztlicher ME/CFS-Diagnose in der APAV-ME/CFS-Studie an, dass es ihrer Kenntnis nach keinerlei Austausch zwischen den sie behandelnden Ärzt:innen unterschiedlicher Fachrichtung sowie zwischen Ärzt:innen und anderen an der ME/CFS-Behandlung beteiligten Gesundheitsfachberufen gab. Zusätzlich meinten noch 6,6 %, dass dies nur selten oder gelegentlich der Fall sei bzw. dass lediglich Arztbriefe ausgetauscht würden, die jedoch wahrscheinlich nur abgeheftet würden. Insgesamt gaben lediglich 7,3 % der Studienteilnehmer:innen an, dass sich ihres Wissens nach die sie behandelnden Ärzt:innen untereinander fachlich austauschen. Noch seltener wurde von einem Austausch zwischen Ärzt:innen und Vertreter:innen anderer, an der Behandlung der ME/CFS beteiligten Gesundheitsfachberufe (z. B. Physiotherapie, Ergotherapie etc.) berichtet (Abbildung 8-1). Die überwiegende Mehrheit der ME/CFS-Erkrankten hielt einen solchen Austausch jedoch für sinnvoll und sehr wichtig. Einige wenige merkten allerdings an, dass ein Austausch für die Patient:innen auch gefährlich sein könne, da die kontaktierten Ärzt:innen dann untereinander ihre (aus Patientensicht) falsche Vorstellung der Psychopathogenese der Erkrankung weitergeben könnten. Dies hätte dann ggf. verheerende Folgen für die ME/CFS-Patient:innen, die damit ihr unterstützendes Netzwerk verlieren könnten. Ein Austausch sei also nur dann sinnvoll, wenn

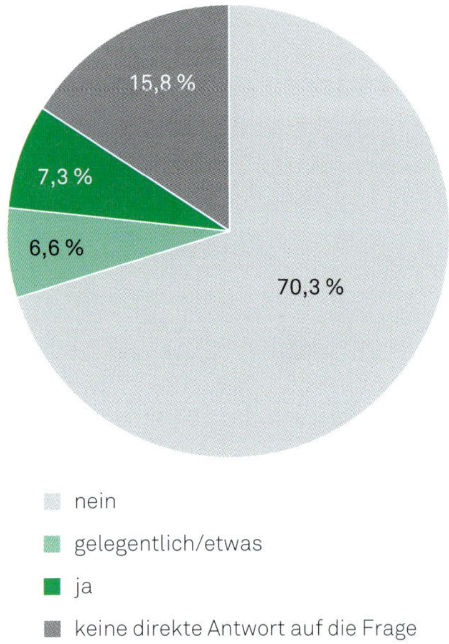

Abbildung 8-1: Quantifizierung der Antworten im Rahmen der APAV-ME/CFS-Studie auf die offene Frage „Gibt es in Ihrem Fall einen Austausch (a) zwischen den behandelnden Ärzt:innen unterschiedlicher Fachrichtung sowie (b) zwischen Ärzt:innen und anderen an der Behandlung der ME/CFS beteiligten Gesundheitsfachberufe (z. B. Physiotherapie, Ergotherapie etc.)?“ Betrachtet wurden hier die Antworten der erwachsenen Erkrankten mit ärztlicher ME/CFS-Diagnose (n = 546). Quelle: Eigene, unveröffentlichte Daten aus der APAV-ME/CFS-Studie.

die kontaktierten Ärzt:innen auch über entsprechende ME/CFS-Kenntnisse verfügten (APAV-ME/CFS-Studie, unveröffentlichte Daten).

8.3 Aufklärung und Sensibilisierung für ME/CFS im Rahmen der ärztlichen Aus- und Fortbildung

„Man muss um jede Kleinigkeit betteln, darf nicht zu kompliziert sein, nicht zu viel verlangen, vorsichtig um alles bitten. Gleichzeitig muss man selbst die komplette Recherchearbeit übernehmen, alle Infos ausgedruckt mitnehmen usw., da die Behandler*innen meist keine Ahnung von ME/CFS haben. Man wird oft nicht ernst genommen, Symptome [werden] heruntergespielt. Am störendsten ist das Nicht-Wissen und Nicht-Glauben. Zudem wird einem schon bei der Praxissuche vermittelt, dass man ein extrem schwieriger Fall sei, den niemand behandeln will („Da diese so betreuungsintensiv sind, nehmen wir keine ME/CFS-Patienten auf" ist nur ein Ausschnitt aus all den Absage-Mails bei der Suche nach betreuenden Ärzt*innen)." (Patientin G37 aus der APAV-ME/CFS-Studie)

Noch immer wird von den Betroffenen die fehlende Anerkennung von ME/CFS als schwere Multisystemerkrankung sowie die mangelnde Aus- und Fortbildung der Ärzt:innen im Hinblick auf ME/CFS beklagt. Ein Teil der Ärzteschaft leugnet nach Angaben der Erkrankten die Existenz von ME/CFS und beharrt auf dem eigenen Wissensstand. Von den Patient:innen mitgebrachtes wissenschaftliches Informationsmaterial werde beiseitegeschoben und ignoriert. Patientenerfahrung werde nicht ernst genommen, ihren Aussagen werde widersprochen. Auch mangele es an der Bereitschaft, sich im Bereich ME/CFS fortzubilden. Dies hat mannigfaltige Auswirkungen auf die gesundheitliche (s. Kap. 4.3) und soziale Situation (s. Kap. 9) der ME/CFS-Erkrankten, v.a. da ihnen dann aufgrund der fehlenden, ärztlich anerkannten Diagnose entsprechende Leistungen verweigert werden. Zudem führt dies dazu, dass Fehldiagnosen gestellt werden, meist im psychiatrischen/psychosomatischen Bereich, was sich wiederum negativ auf die gesundheitliche Situation der Erkrankten auswirkt (s. Tabelle 8-3) (Habermann-Horstmeier & Horstmeier, 2023a, 2023b). In diesem Zusammenhang betonte Speight (2020) in den Take Home Messages seiner interessanten Case Study, dass insbesondere bei schwer und schwerst ME/CFS-Erkrankten ein Missmanagement in Form von „Aktivierungsregimen" zu dauerhaften Schäden oder sogar zum Tod der Patient:innen führen kann. Vor allem die Überweisung an Psychotherapeut:innen, die ME/CFS als psychische Erkrankung sehen, könne den Patient:innen seiner Aussage nach zusätzlichen Schaden zufügen. Die behandelnden Ärzt:innen sollten zudem der Versuchung widerstehen, zu viele Untersuchungen anzuordnen und zu viele weitere Fachleute einzubeziehen. Wichtiger sei das Engagement eines behandelnden Arztes bzw. einer behandelnden Ärztin, der/die bereit ist, die Patient:innen regelmäßig zu Hause zu besu-

Tabelle 8-3: Gründe für das Stellen einer Fehldiagnose bei ME/CFS aus Sicht der Patient:innen. Quelle: Habermann-Horstmeier und Horstmeier (2023b).

Den konsultierten Ärzt*innen ...	fehlt es an Wissen hinsichtlich der Erkrankung ME/CFS.
	fehlt es an Erfahrung im Umgang mit ME/CFS-Erkrankten.
	fehlt es an Fortbildungsbereitschaft.
Die konsultierten Ärzt*innen ...	leugnen die Existenz von ME/CFS.
	beharren auf dem eigenen Wissensstand.
	sind unfähig zu systemischem Denken.
	denken in Schubladen.
	gehen nach „Standardprogramm" vor.
	ignorieren das Patientenwissen.
	missachten mitgebrachtes wissenschaftliches Informationsmaterial.
	stellen psychiatrische Fehldiagnosen.

chen, sie vor einer Reizüberflutung zu schützen, ggf. eine Sondenernährung oder Harnkatheterisierung anzuordnen bzw. durchzuführen und die Patient:innen z.B. bei Schmerzen und Schlafproblemen symptomatisch zu behandeln (s. Kap. 7.3.2). Eine gute Betreuung und Pflege zu Hause sei i.d.R. weitaus besser als die Einweisung in ein meist stark ausgelastetes Allgemeinkrankenhaus. Bei Kindern oder Jugendlichen sei hiermit u.U. sogar eine vollständige Genesung möglich. Die Basis all dessen sei jedoch eine Verbesserung der medizinischen Aus- und Fortbildung in diesem Bereich – insbesondere auch von ärztlichen und psychologischen Psychotherapeut:innen – sowie die Bereitstellung von mehr Ressourcen für ME/CFS-Patient:innen sowohl im medizinischen als auch im sozialen Bereich.

8.3.1 Die Rolle der eigenen Erfahrung

Bei der Aus- und Fortbildung von Ärzt:innen sollte berücksichtigt werden, dass es v.a. die persönlichen Erfahrungen der Mediziner:innen sind, die großen Einfluss auf die Akzeptanz von ME/CFS als schwere Multisystemerkrankung haben, deren Ursachen in Störungen des zellulären Energiestoffwechsels sowie in Regulationsstörungen im neurologisch/endokrinen/immunologischen Bereich liegen (s. Kap. 3). Bereits 2008 wiesen Chew-Graham, Cahill, Dowrick, Wearden und Peters (2008) darauf hin, dass Hausärzt:innen, die oftmals keine oder nur wenig Erfahrung mit der Diagnostik und Behandlung von ME/CFS-Erkrankten haben, ihre Einstellung gegenüber ME/CFS ändern, wenn sie eine Person näher kennen, die daran erkrankt ist. Auch Bowen, Pheby, Charlett und McNulty (2005) beschrieben, dass das Vertrauen größer ist, wenn Ärzt:innen in ihrem sozialen Umfeld bereits eine Person mit ME/CFS kennen oder im letzten Jahr mehrere Patient:innen mit dieser Erkrankung gesehen hatten.

Ärzt:innen, die selbst an Long-COVID erkrankt sind, fühlen sich durch die eigene Erfahrung des Chronisch-Krankseins eher in der Lage, sich in Patient:innen mit chronischen Erkrankungen hineinzuversetzen und sie zu betreuen (Taylor et al., 2021). Bei ME/CFS kommt hinzu, dass auch Ärzt:innen, die selbst erkrankt sind, die Symptomatik aufgrund ihrer eigenen Erfahrung und Wahrnehmung als nicht psychisch bedingt einordnen. Bei der Aus- und Fortbildung von Ärzt:innen zum Thema ME/CFS sollte also berücksichtigt werden, dass Ärzt:innen mit persönlicher ME/CFS-Erfahrung (v.a. durch eigene Erkrankung oder eine Erkrankung im sozialen Umfeld) eher bereit sind, die Krankheit als schwere Multisystemerkrankung anzuerkennen und eine angemessene Behandlung zu empfehlen, während diejenigen ohne persönliche Erfahrung trotz Aufklärung bzw. Fortbildung oft skeptisch bleiben. Als Konsequenz für die Planung von ME/CFS-Fortbildungen für Ärzt:innen lässt sich hieraus ableiten, dass – wenn immer möglich – im Rahmen solcher Fortbildungen auch ein *direkter Kontakt zu ME/CFS-Erkrankten* hergestellt wird oder die Erkrankten zumindest in kurzen Filmausschnitten über ihre Symptomatik und die gesundheitlichen und sozialen Folgen berichten, die sich hieraus ergeben.

8.3.2 Bestätigung durch erfahrene Ärzt:innen

„Nun, es ist ein relativ neuer diagnostischer Begriff, und ich bin mir noch nicht so sicher, ob er in der gesamten Ärzteschaft als Krankheit anerkannt wird." (GP0)
„Wenn jemand anderes sie sehen würde, von dem ich glaube, dass er ein guter Arzt ist und der auch zu der gleichen Diagnose kommt wie ich, wäre ich zuversichtlicher, dass wir Recht haben." (GP15)
Zitate aus einer britischen Hausarzt-Studie (Chew-Graham, Dowrick, Wearden, Richardson & Peters, 2010, aus dem Englischen übersetzt von der Autorin)

Ärzt:innen, die bisher keine eigenen Erfahrungen bzw. keine Erfahrungen in ihrem sozialen Umfeld mit ME/CFS gemacht haben, sind sich oft unsicher hinsichtlich der Existenz und der Ätiologie der Erkrankung sowie ihrer Akzeptanz in der Ärzteschaft. Sie finden es daher hilfreich, wenn sie eine erfahrene, anerkannte Ärztin bzw. einen erfahrenen, anerkannten Arzt konsultieren können, die/der sie bei der Diagnosestellung unterstützt und sie darin bestärkt, dass ME/CFS keine psychische, sondern eine schwere Multisystemerkrankung ist (Chew-Graham, Dowrick, Wearden, Richardson & Peters, 2010). Für die Planung von Fortbildungen zum Thema ME/CFS ergibt sich hieraus als Konsequenz, dass weitere ausgewiesene Expert:innen als Unterstützer:innen und Fürsprecher:innen innerhalb der Ärzteschaft insgesamt, aber auch innerhalb der verschiedenen medizinischen Fachgebiete gewonnen werden sollten, die in den ärztlichen Gremien engagiert sind, die Forschung, Diagnostik und Behandlung von ME/CFS in der Praxis vorantreiben und damit den sich weiterbildenden Ärzt:innen als Vorbild dienen können.

8.3.3 Fachrichtungen der anzusprechenden Ärzt:innen

In Kap. 8.2 wurde bereits angeführt, dass nicht nur Hausärzt:innen, Kinderärzt:innen, Internist:innen, Neurolog:innen oder Psychiater:innen von ME/CFS-Erkrankten aufgesucht werden. Aufgrund des sehr breiten Symptomenspektrums kann sich praktisch jede Ärztin/jeder Arzt, unabhängig von der Fachrichtung und dem Ort der Tätigkeit (Arztpraxis, Krankenhaus, Reha-Einrichtung, Betrieb), irgendwann einmal mit dieser Thematik konfrontiert sehen. Daher sollten in allen ärztlichen Fachrichtungen Fortbildungsveranstaltungen zum Thema ME/CFS angeboten werden, die neben den Grundlagen (s. Kap. 8.3.5) auch besonders auf die speziellen Symptome eingehen, die das jeweilige Fachgebiet betreffen. So sollten z. B. Augenärzt:innen dafür sensibilisiert werden, dass bei Patient:innen, die eine Überempfindlichkeit auf große Helligkeit, Zickzacklinien im Gesichtsfeld sowie andere Aura-Symptome oder Akkomodationsstörungen schildern bzw. bei denen bei der Refraktionsbestimmung aufgrund der Akkomodationsstörung immer wieder unterschiedliche Werte ermittelt werden, nach weiteren Symptomen geschaut wird, die z. B. auf zentralnervöse oder vegetative Störungen im Rahmen einer ME/CFS-Erkrankung hinweisen. Auch HNO-Ärzt:innen werden nicht selten wegen einer vermeintlich chronisch verstopften Nase bzw. chronischen Nasennebenhöhlenproblemen mit heftigem Kopfschmerz konsultiert, die im Rahmen einer ME/CFS-Erkrankung mit Sicca-Symptomatik bzw. mit einer gestörten Aktivität der β-adrenergen und muskarinergen Acetylcholinrezeptoren auftreten können. Urolog:innen sollten hellhörig werden, wenn ihnen Patient:innen z. B. schildern, dass sie nachts in einem regelmäßigen Rhythmus alle zwei Stunden durch einen plötzlich einsetzenden Harndrang aufwachen, oftmals ohne danach größere Urinmengen zu entleeren, und erst wieder nach der Harnentleerung einschlafen können. Auch dies kann auf eine zentralnervös bedingte Regulationsstörung bei der Harnentleerung im Rahmen einer ME/CFS-Erkrankung hindeuten.

8.3.4 Orte der ärztlichen Aus- und Fortbildung

Die Orte der ärztlichen Fortbildung sollten so gewählt werden, dass hierdurch möglichst viele Ärzt:innen aus allen Fachrichtungen erreicht werden. Dies bedeutet, dass zum einen die Möglichkeit zu einer Online-Fortbildung angeboten werden sollte, die das i. d. R. knappe Zeitbudget von Ärzt:innen berücksichtigt und die ggf. unterbrochen und zu einem anderen Zeitpunkt wieder aufgenommen werden kann. Bei Präsenzveranstaltungen sollten diejenigen Orte genutzt werden, die auch sonst hauptsächlich für ärztliche Fort- und Weiterbildungsveranstaltungen in Anspruch genommen werden (Brimmer, Fridinger, Lin & Reeves, 2010). Beispiele hierfür sind Fortbildungsangebote der Bundes-, Landes und Bezirksärztekammern bzw. der Akademien für Ärztliche Fortbildung. Aber auch größere Veranstaltungen, wie etwa die MEDIZIN, eine Kombination aus Fachmesse, Ärztekongress und Fortbildungsprogrammen, sollten hierfür genutzt werden. Darüber hinaus sollten die Grundlagen von ME/CFS auch im Rahmen von CME-zertifizierten Fortbildungsartikeln mit Lernerfolgskontrolle in Zeitschriften aller medizinischen Fachrichtungen (CME = Continuing Medical Education. Kontinuierliche berufsbegleitende, durch die Ärztekammern anerkannte Fortbildungsmaßnahmen für Ärzt:innen).

Um bereits Studierende der Humanmedizin im Rahmen ihres Studiums mit dem Thema ME/CFS vertraut zu machen, sollten alle Universitäten in Deutschland ihre Humanmedizin-Curricula dahingehend ergänzen. Aus neurodidaktischen Gründen (s. Kap. 8.3.5) sollten entsprechende Inhalte gleich an mehreren Stellen verpflichtend in das Curriculum aufgenommen werden. So könnte das Thema ME/CFS z. B. im Bereich der Vermittlung der Fachkompetenz „Klinisches Denken" angesprochen werden, ebenso im Rahmen der „Klinischen Pathophysiologie" sowie der „Systematischen Krankheitslehre". Wichtig ist dabei jeweils ein fallbasierter, interdisziplinärer Ansatz.

8.3.5 Inhalte, Didaktik und Form der ärztlichen Aus- und Fortbildung

Das vermittelte Wissen

Nach Brimmer et al. (2010) sollten die Schwerpunkte der Aus- und Fortbildung von Ärzt:innen im Bereich ME/CFS in der Diagnostik und der Behandlung der Erkrankung liegen. Bei den im deutschsprachigen Raum bisher stattgefundenen live Online-Seminaren (Webinare, s. u.) gingen ausgewiesene Expert:innen aus Deutschland und Österreich im Rahmen von Kurzvorträgen ebenfalls v. a. auf die Symptomatik und Diagnostik von ME/CFS bei Erwachsenen einerseits und Kindern/Jugendlichen andererseits sowie auf aktuelle Behandlungsansätze ein. Inzwischen gibt es auch Vorträge zu den Themen stationäre Schmerztherapie und POTS/Autonome Dysfunktion bei ME/CFS sowie ME/CFS und Long-COVID in der niedergelassenen Praxis. Der APAV-ME/CFS-Studie lässt sich jedoch entnehmen, dass dies aus Sicht der ME/CFS-Erkrankten nicht ausreicht (s. noch unveröffentlichte Daten der APAV-ME/CFS-Studie). Sie halten es für wichtig, zunächst – jeweils evidenzbasiert – in Grundzügen die Ätiologie der Erkrankung zu schildern und dabei auf die hier stattfindenden pathophysiologischen Prozesse und die miteinander interagierenden Organsysteme einzugehen. Im Vordergrund sollte dabei stehen, dass es sich bei ME/CFS um eine neuroimmunologische Multisystemerkrankung und eben nicht um eine psychosomatische Erkrankung handelt, um die Folgen weiterer Falschbehandlungen – etwa im Rahmen einer Aktivierungstherapie – in Zukunft zu verhindern. Erst danach sollte näher auf die Epidemiologie, die typische ME/CFS-Symptomatik und die diagnostischen Kriterien, die Lebenssituation der Betroffenen sowie mögliche präventive und therapeutische Maßnahmen eingegangen werden.

Didaktik der Wissensvermittlung

Um den Lernprozess im Sinne der Neurodidaktik nachhaltig zu gestalten, sollten die Inhalte am Vorwissen der Lernenden anknüpfen (Roth, 2013), sodass neues Wissen durch die Verknüpfung mit bereits bestehendem Wissen leichter generiert werden kann. Bei der Wissensvermittlung sollten verschiedene Sinne angesprochen werden, damit die am Lernen beteiligten Hirnareale funktionell miteinander gekoppelt werden und der Lernvorgang dadurch unterstützt wird. Von großer Relevanz ist auch die Einbeziehung emotionaler Erfahrungen des Lernenden – etwa über die Schilderungen der Krankheitssituation durch ME/CFS-Patient:innen –, da Lern- und Gedächtnisprozesse dann wesentlich effektiver verlaufen (Braun & Scheich, 2020; Damasio, 2013). Maßgeblich für das Erfassen und Verstehen der Lehrinhalte sind die inhaltliche Qualität und die Strukturiertheit der Unterrichtsmaterialien (Köller, 2012; Roth, 2013). Um neuronale Netze immer wieder zu aktivieren und Lerninhalte auf diese Weise nachhaltig im Gehirn zu verankern, sollten sie im Verlauf des Studiums wiederholt in verschiedenen Zusammenhängen angesprochen und daher auch an mehreren Stellen im Curriculum verankert werden (Roth, 2013) (s. a. Kap. 8.3.4.)

Formen der Wissensvermittlung

Da Ärzt:innen und anderes medizinisches Fachpersonal oftmals nicht ausreichend über die Symptomatik, Diagnostik und Behandlung von ME/CFS informiert sind, wurden seit 2021 unter der wissenschaftlichen Leitung von Prof. Carmen Scheibenbogen (Charité Universitätsmedizin Berlin) verschiedene Formen der Wissensvermittlung genutzt, um das ME/CFS- bzw. Long-COVID-Wissen möglichst optimal und an möglichst viele Fachpersonen weiterzugeben. Hierzu gehören z. B. On-demand-Online-Fortbildungen und Live-Webinare. Schon während der COVID-19-Pandemie war das Interesse an Fortbildungen zum Thema Long-COVID aufgrund der hohen Fallzahlen groß. Zudem nutzte die Bevölkerung wegen der räumlichen Einschränkungen deutlich häufiger solche Online-Formate. Der Vorteil der Live-Webinare liegt darin, dass hierdurch ortsunabhängig sehr viele Personen gleichzeitig erreicht werden können. Bei den On-demand-Online-Fortbildungen kommt die zeitliche Unabhängigkeit für den Nutzer/die Nutzerin hinzu. Beides sind gerade für Ärzt:innen wichtige Faktoren, die bei der Fortbildung eine große Rolle spielen. Eine Evaluationsstudie von Froehlich et al. (2023) konnte zeigen, dass es im Bereich ME/CFS noch großen Fortbildungsbedarf gibt und dass Webinare geeignet sind, um medizinisches Fachpersonal über die Symptomatik, Diagnostik und Behandlung von ME/CFS fortzubilden. Allerdings konnten auf diese Weise kaum Ärzt:innen erreicht werden, die bislang noch keinen Kontakt zu ME/CFS-Patient:innen gehabt hatten. Fast 90 % der Teilnehmer:innen hatten schon mindestens einmal eine ME/CFS-Erkrankte/einen ME/CFS-Erkrankten behandelt. Obwohl knapp die Hälfte deshalb bereits an Studien- oder Fortbildungsveranstaltungen zu ME/CFS teilgenommen hatte, gab signifikant weniger als die Hälfte an, zu wissen, wie man ME/CFS diagnostiziert. Zudem waren sich vor dem Webinar viele bei der Behandlung von ME/CFS-Erkrankten unsicher. Solche Fortbildungsangebote zu ME/CFS sollten daher in Zukunft noch weiter ausgebaut werden. Die Foliensätze zu den bisher stattgefundenen Online-Fortbildungen sind allgemein zugänglich, sodass sie von Interessenten für eigene Fortbildungsveranstaltungen genutzt werden können.

Auch sollten die Ergebnisse wissenschaftlicher Studien möglichst Open Access publiziert werden, um Ärzt:innen und anderen Interessent:innen einen leichteren Zugang zu aktuellen ME/CFS-Forschungsergebnissen zu ermöglichen. Darüber hinaus ist die Aufnahme von ME/CFS als neuroimmunologische Multisystemerkrankung in die aktuellen Lehrbücher der verschiedenen medizinischen Fächer anzustreben.

8.3.6 Aufklärung relevanter Gruppen

Außer dem medizinischen Fachpersonal sollten noch weitere Gruppen über ME/CFS und seine Folgen aufgeklärt werden. Hierzu gehören selbstverständlich die betroffenen Patient:innen selbst, also ME/CFS-erkrankte Erwachsene sowie Kinder und Jugendliche mit ME/CFS. Beispiele hierfür sind die YouTube-Aufklärungsvideos der Deutschen Gesellschaft für ME/CFS und von LONG COVID Deutschland, etwa zu den Themen „Was ist PEM?“ und „Was ist Pacing?“. Darüber hinaus gibt es wissenschaftlich fundiertes, regelmäßig aktualisiertes Informationsmaterial auf den Webseiten der beiden Organisationen, aber z. B. auch auf der Seite gesundheitsinformation.de des Instituts für Qualität und Wirtschaftlichkeit im Gesundheitswesen (IQWiG). Das Sozialpädiatrische Zentrum am Universitätsklinikum Würzburg bietet zudem seit 2023 eine Schulungsreihe für betroffene Kinder und Jugendliche, ihre Eltern, Geschwister und Lehrkräfte an. Im Rahmen einer Studie wird hier auch die Machbarkeit und Akzeptanz der entwickelten Schulungsmodule überprüft, sodass das Schulungsprogramm für die jungen Betroffenen, deren Familien und Lehrkräfte kontinuierlich weiterentwickelt werden kann.

Wichtige Adressaten entsprechender Schulungen sind zudem Personen, die mit ME/CFS-Erkrankten beruflich Kontakt haben. Dies sind bei *Kindern und Jugendlichen* u. a. Lehrer:innen und Schulleiter:innen von allgemeinbildenden Schulen und von Berufsschulen, die Arbeitgeber:innen junger Auszubildender, Mitarbeiter:innen der Agentur für Arbeit, aber auch Sozialarbeiter:innen und andere Angestellte der Sozialämter und der sozialpädagogischen Zentren sowie in einigen Fällen auch Richter:innen an Sozial- und Arbeitsgerichten und Rechtsanwält:innen für Sozialrecht, Öffentliches Recht (Schulrecht) oder Arbeitsrecht.

Auch *erwachsene ME/CFS-Erkrankte* sind oftmals damit konfrontiert, dass Mitarbeiter:innen im Gesundheits- und Sozialwesen sowie im beruflichen Umfeld kaum über ME/CFS-Kenntnisse verfügen. Hierzu gehören nicht nur Arbeitgeber:innen und Firmenmitarbeiter:innen, die für die berufliche Reintegration zuständig sind, sondern auch Angestellte der Agentur für Arbeit sowie Beschäftigte im Bereich der Rehabilitation (z. B. in Verwaltung, Beratung, Ergotherapie, Physiotherapie etc.) sowie Mitarbeiter:innen von Pflegediensten, Krankenkassen, Rentenversicherungen oder Sozialämtern. Das Aufklärungsmaterial bzw. die Schulungen zum Thema ME/CFS sollten hier jeweils die Vorkenntnisse der einzelnen Personengruppen berücksichtigen. So können etwa Schulungen von Pflegedienstmitarbeiter:innen, Ergo- oder Physiotherapeut:innen einen gewissen Grad an medizinischem Grundwissen voraussetzen, während dies bei den anderen genannten Personengruppen eher nicht der Fall ist. Auch sollten die ME/CFS-Info-Materialien und Schulungen ihren Schwerpunkt auf diejenigen Bereiche legen, die jeweils für eine bestimmte Berufsgruppe besonders wichtig sind, und darüber hinaus auch auf die Erfahrungen der Patient:innen zurückgreifen.

Weiterhin braucht es auch Aufklärungsmaterialien für die Bereiche Politik und Verwaltung (Gesundheitspolitik, Sozialpolitik, Recht), einschließlich der ärztlichen Selbstverwaltung. Sie sollten ebenfalls in Zusammenarbeit mit ME/CFS-Patient:innen erstellt werden. Adressaten sind hierbei v. a. Personen, die für die Gesetzgebung, die Erstellung und Umsetzung von Vergütungssystemen, für Akkreditierungs- und Zertifizierungsrichtlinien, Qualitätsindikatoren, Versorgungsleitlinien sowie für die Aus- und Weiterbildungscurricula zuständig sind, vgl. Scholl, LaRussa, Hahlweg, Kobrin und Elwyn (2018).

8.3.7 Aufklärung der Bevölkerung

Zur Aufklärung der Bevölkerung eignen sich insbesondere niedrigschwellige Medien, wie etwa Online-Videos mit beispielhaften Fällen sowie Fernseh- und Radiobeiträge, aber auch Bücher von Patient:innen, die neben den typischen Krankheitssymptomen auch das Leben mit ME/CFS schildern. Empfehlenswert sind hier z. B. der Film des Schweizer Fernsehens SRF „ME/CFS – Die heimtückische Krankheit“ (SRF, 2022) und das Buch „Leben mit ‚kaputtem Akku‘. Biografien von Menschen mit Myalgischer Enzephalomyelitis/Chronischem Fatigue Syndrom und Long Covid“ von Johanna Krapf (Krapf, 2022).

8.4 Verbesserungen im Gesundheits- und Sozialsystem

„Es würde enorm helfen, ...
- wenn alle Ärzte wüssten, was für eine schwere Erkrankung ME/CFS ist, was die Symptome sind und welche Off-label-Therapiemöglichkeiten es bereits gibt,
- wenn Ärzte Patienten nicht mehr durch Unwissenheit schaden [würden], indem sie bekanntlich kontraindizierte Therapien einleiten,
- wenn Ärzte für ihre sich genommene Zeit entsprechend entlohnt werden würden,
- wenn Ärzte nach Hause ans Bett kommen würden, Telemedizin oder Videocalls anbieten würden,
- wenn die Barrieren nicht mehr so groß wären (Rollstuhlzugang, Krankenkassenkarte zuschicken für Rezept, [anstatt] im Wartezimmer warten, keine Luftfilter, keine Abdunkelung ...),
- wenn benötigte Medikamente/Hilfsmittel/Laboruntersuchungen/Rezepte ohne jahrelangen Widerstand ausgestellt werden würden ...
- wenn der Patient [alles] aussprechen [dürfte] und der Arzt ihm zuhören [würde],
- wenn es Zimmer in Krankenhäusern [gäbe], die ME/CFS [...] geeignet sind,
- wenn man mit dem Arzt auch schriftlich per Mail kommunizieren [könnte],
- wenn dem Patienten angeboten [würde], sich hinzulegen, um auch während des Arzttermins darauf zu achten, dass es zu keinem Crash kommt,
- wenn der Arzt FFP2-Maske [trüge].

(ME/CFS-Patientin G35 aus der APAV-ME/CFS-Studie, s.a. Kap. 4 und Habermann-Horstmeier & Horstmeier, 2024b)

Neben einem patientenzentrierten Ansatz (Kap. 8.1), der Relevanz der interdisziplinären Zusammenarbeit der an der Behandlung und Versorgung der Erkrankten beteiligten Berufsgruppen (Kap. 8.2) sowie ihrer Aufklärung und Fortbildung (Kap. 8.3) gibt es nach Ansicht der ME/CFS-Patient:innen noch weitere Ansatzpunkte, um die Behandlung und Versorgung der Erkrankten – und damit das Leben der Betroffenen und ihrer Angehörigen – zu verbessern.

8.4.1 Der Nationale Aktionsplan für ME/CFS und das Post-COVID-Syndrom

So betonen die Deutsche Gesellschaft für ME/CFS und Long COVID Deutschland in ihrem *Nationalen Aktionsplan für ME/CFS und das Post-COVID-Syndrom*, dass aktuell v.a. eine zentral koordinierte Zusammenführung von relevantem Wissen und fachlicher Expertise fehle, um darauf aufbauend zielführende Maßnahmen zur Versorgung und Erforschung von ME/CFS und dem Post-COVID-Syndrom national zu steuern, die die hierfür benötigten Ressourcen kosteneffektiv nutzen. Dringend nötig sei dazu eine übergreifende Koordination bzgl. einer flächendeckenden Versorgung und effizienten Therapieentwicklung. In diesem Zusammenhang wurde eine gezielte Agenda zur schnellen Therapieentwicklung von bereits zugelassenen Medikamenten („Drug Repurposing") und der *Aufbau eines Forschungsnetzwerks* (zur Grundlagen-, Diagnostik-, Therapie- und Versorgungsforschung) gezielt für das Post-COVID-Syndrom und ME/CFS vorgeschlagen. Zudem seien weitere Maßnahmen wie eine weitreichende Datenerfassung und eine Aufklärung der Bevölkerung und der mit ME/CFS-Erkrankten konfrontierten Menschen dringend notwendig (Deutsche Gesellschaft für ME/CFS & LONG COVID Deutschland, 2022).

Benötigt werde darüber hinaus ein *Nationales Kompetenznetzwerk für die Diagnostik und Behandlung* postinfektiöser syndromaler Erkrankungen, d.h. ein deutschlandweites Netzwerk von Kompetenzzentren und interdisziplinären Ambulanzen für die gezielte Erforschung und Versorgung von postinfektiösen Syndromen wie ME/CFS. Auch hier soll es das Ziel sein, relevantes Wissen sowie bestehende, auszubauende und neu zu schaffende Versorgungsstrukturen synergetisch zusammenzuführen. Nach Ansicht der Autor:innen sollten in die Arbeit dieser forschenden und der Versorgung dienenden Kompetenzzentren folgende Fachrichtungen eingebunden werden: Endokrinologie, Kardiologie/Angiologie, Klinische Immunologie, Mikrobiologie/Virologie, Neurologie, Pädiatrie (mit entsprechenden Subdisziplinen), Pneumologie und Rheumatologie. Allerdings könne darüber hinaus eine interdisziplinäre Zusammenarbeit mit weiteren Fachbereichen erforderlich werden (Deutsche Gesellschaft für ME/CFS & LONG COVID Deutschland, 2022).

Da bei ME/CFS ein hoher diagnostischer und therapeutischer Aufwand nötig sei, ist nach Ansicht der Autor:innen eine zusätzliche Vergütung der medizinischen Leistungen erforderlich. Hierzu wurden folgende Punkte vorgeschlagen:

- Spezielle Fallpauschalen für auf ME/CFS spezialisierte Hochschulambulanzen
- Haus- und kinderärztliche Chronikerpauschalen
- Disease-Management-Programme
- Besondere Vergütung der telemedizinischen Versorgung
- Vergütung einer aufsuchenden interdisziplinären medizinischen und psychosozialen Versorgung von Schwerstbetroffenen (Deutsche Gesellschaft für ME/CFS & LONG COVID Deutschland, 2022)

Zudem seien breitenwirksame *Aufklärungskampagnen*, etwa über das sich im Aufbau befindende Bundesinstitut für Prävention und Aufklärung in der Medizin (BIPAM) (bisher: Bundeszentrale für gesundheitliche Aufklärung [BZgA]) bzw. das Robert Koch-Institut (RKI) sinnvoll. Hinzu kommen gezielte *Fortbildungsmöglichkeiten* und die Erarbeitung von Informationsmaterialien über die Krankheitsbilder ME/CFS und Long-COVID, insbesondere für die Bereiche der primärärztlichen Versorgung und der Rehabilitationskliniken (s. Kap. 8.3). ME/CFS und Long-COVID sollten in die Nationalen Kompetenzbasierten Lernzielkataloge Medizin und Zahnmedizin (NKLM/NKLZ) aufgenommen und als Lehrinhalte an den medizinischen Fakultäten der Universitäten verankert werden. Auch die Mitarbeiter:innen von öffentlichen Trägern und Sozialversicherungen, besonders aber ihre angestellten und freien Gutachter:innen sollten sich auf dem neuesten Wissensstand über die beiden Krankheitsbilder fortbilden, um in der Lage zu sein, den Betroffenen „eine adäquate Anerkennung und hürdenlose Inanspruchnahme notwendiger Sozialleistungen (volle oder teilweise Erwerbsminderungsrente, Grad der Schwerbehinderung etc.)“ zu gewähren. Aufklärungskampagnen sollten darüber hinaus auch in den Schulen sowie den Schul- und Jugendämtern stattfinden (Deutsche Gesellschaft für ME/CFS & LONG COVID Deutschland, 2022, S. 11 f.).

8.4.2 Leitfaden für Vorhaben zur Erforschung und Versorgung von ME/CFS und Post-COVID-Syndrom

Der Leitfaden für Vorhaben zur Erforschung und Versorgung von ME/CFS und Post-COVID-Syndrom der Deutschen Gesellschaft für ME/CFS und von Long COVID Deutschland vom Januar 2023 setzt Schwerpunkte für die Forschung, Versorgung, Aufklärung und Rehabilitation von Patient:innen mit ME/CFS und dem Post-COVID-Syndrom in seinen verschiedenen Ausprägungen. Sein Ziel ist es, projektausschreibenden, -tragenden und -durchführenden Einrichtungen als Orientierung für die Planung, Gestaltung und Umsetzung gezielter Vorhaben zur Erforschung und Versorgung von ME/CFS und Long-COVID zu dienen (Deutsche Gesellschaft für ME/CFS & Long COVID Deutschland, 2023, S. 6) (Tabelle 8-4).

Forschung

Der Leitfaden geht dabei auf bereits identifizierte relevante Forschungsbereiche der biomedizinischen Grundlagenforschung, auf Anknüpfungspunkte für die Therapieforschung

Tabelle 8-4: Inhaltsübersicht des Leitfadens für Vorhaben zur Erforschung und Versorgung von ME/CFS und Post-COVID-Syndrom der Deutschen Gesellschaft für ME/CFS und von Long COVID Deutschland. Quelle: Deutsche Gesellschaft für ME/CFS und Long COVID Deutschland (2023).

Forschung	Versorgung	Aufklärung	Rehabilitation
Grundlagenforschung	Ambulanzen und Kompetenzzentren	Post-Exertionelle Malaise (PEM)	Bedarfsgerechte Angebote
Therapie- und Diagnostikforschung	Lokale Versorgungsnetzwerke	Flächendeckende Maßnahmen	Kontraindizierte Maßnahmen
Rahmenbedingungen der Forschungsförderung			

und die Prioritäten für die Diagnostikforschung ein. Darüber hinaus führt er noch die bei Fördermaßnahmen zu berücksichtigenden Rahmenbedingungen an. So sollten z. B. bereits beim Prozess der Vergabeprüfung etablierte Patientenorganisationen beteiligt werden (*Patient-Led-Research*). Aus Patientensicht ist es hiernach von zentraler Bedeutung, dass bei allen Forschungsvorhaben die Unterteilung in die verschiedenen Patienten-Subgruppen beim Post-COVID-Syndrom und bei ME/CFS berücksichtigt werden (Deutsche Gesellschaft für ME/CFS & Long COVID Deutschland, 2023).

Versorgung

Der Leitfaden listet Rahmenbedingungen zur Versorgung von ME/CFS- und Long-COVID-Erkrankten auf, die aus Sicht der Patientenorganisationen die Grundlage für die Neuerrichtung von spezialisierten Ambulanzen und Kompetenzzentren für ME/CFS und die verschiedenen Subgruppen des Post-COVID-Syndroms, aber auch für den Ausbau von bestehenden Versorgungsangeboten bilden sollten. Er geht dabei auf die – aufgrund der besonderen Anforderungen dieser Erkrankungen – für ME/CFS und das Post-COVID-Syndrom spezifischen Aspekte der medizinischen Versorgung ein und richtet sich an den Bedürfnissen der Patient:innen und der Versorgenden aus. Hinzu kommt eine Übersicht über zentrale Aspekte zur Schaffung lokaler Versorgungsnetzwerke und zur Verbesserung der wohnortnahen und primärärztlichen Versorgung (Deutsche Gesellschaft für ME/CFS & Long COVID Deutschland, 2023).

Aufklärung

Damit sich in Zukunft die medizinische und soziale Versorgung von ME/CFS- und Post-COVID-Erkrankten am aktuellen wissenschaftlichen Stand zu postinfektiösen Erkrankungen orientiert, ist eine gezielte Aufklärung nötig. Der Leitfaden nennt eine ganze Reihe von Sektoren, in denen solche flächendeckenden, multisektoralen und multimedialen Aufklärungskampagnen zu ME/CFS und den unterschiedlichen Ausprägungen des Post-COVID-Syndroms stattfinden sollen (Tabelle 8-5). Aus den Besonderheiten der PEM lässt sich ableiten, dass ein schonender Umgang mit den eigenen Energieressourcen notwendig ist, um eine Überlastung und damit eine allgemeine Zustandsverschlechterung einschließlich der Verstärkung der bestehenden Symptomatik zu verhindern. Auch das Auftreten neuer Symptome kann auf diese Weise ggf. abgewendet werden. Daher sollte der Fokus solcher Aufklärungsmaßnahmen auf der PEM und dem Pacing als wichtigste Form des Umgangs mit der Erkrankung liegen (Krankheitsmanagement), da beide Begriffe für viele Akteur:innen im Gesundheits- und Sozialwesen noch immer weitgehend unbekannt sind (Deutsche Gesellschaft für ME/CFS & Long COVID Deutschland, 2023).

Tabelle 8-5: Sektoren, in denen Aufklärungskampagnen zu ME/CFS und den unterschiedlichen Ausprägungen des Post-COVID-Syndroms stattfinden sollten. Quelle: Deutsche Gesellschaft für ME/CFS und Long COVID Deutschland (2023), S. 24 f.

Gesundheitswesen und Medizin	Gesundheitsämter
	Kassenärztliche Vereinigungen
	Medizinische Fachgesellschaften
	Landesärztekammern
	Pharmazeutische Industrie
	Stationäre Rehabilitationskliniken
	Ambulante Rehabilitationsangebote
	Rehabilitationssport
	Sportverbände, Sportmedizin und Fitnessstudios
	Physiotherapie im Allgemeinen
	Ergotherapie und Logopädie
	Psychologie und Neuropsychologie
Kostenträger (inkl. der begutachtenden Stellen)	Gesetzliche und private Krankenversicherungsträger
	Gesetzliche und private Unfallversicherungsträger
	Rentenversicherungsträger
	Berufsständische Versorgungswerke
	Bundesagentur für Arbeit
Weitere Berufsgruppen	Schulämter, Lehrerverbände
	Sozial- und Jugendämter, Sozialarbeiterverbände
	Erwachsenenbildung
	Gutachtenwesen und Sozialgerichte
Arbeitgeber- und Arbeitnehmerverbände	

Rehabilitation

Für Post-COVID-Erkrankte gehören Maßnahmen zur stationären und ambulanten Rehabilitation – unabhängig vom Schweregrad der Akutinfektion – zu den wichtigsten Bausteinen der medizinischen Behandlung. Vor dem Hintergrund der unterschiedlichen, oft überlappenden Phänotypen von Post-COVID-Syndrom und ME/CFS müssen auch im Bereich der Rehabilitation die verschiedenen Patientensubgruppen unterschieden und entsprechend ihren individuellen Bedürfnissen behandelt werden. Es gilt somit, bei den angebotenen Reha-Maßnahmen das Krankheitsbild mit der jeweiligen Symptomatik zu berücksichtigen. Vor allem bei ME/CFS-Erkrankten müssen die Angebote individuell angepasst werden, um eine Zustandsverschlechterung zu verhindern (Deutsche Gesellschaft für ME/CFS & Long COVID Deutschland, 2023).

8.4.3 Patienten-Vorschläge aus der APAV-ME/CFS-Studie

Die Teilnehmenden der APAV-ME/CFS-Studie (s. Kap. 4) nannten aus Patientensicht acht überwiegend praxisbezogene Bereiche, in denen über Änderungen im Gesundheits- und Sozialsektor eine Verbesserung der Situation der ME/CFS-Erkrankten erreicht werden könnte (Abbildung 8-2, Habermann-Horstmeier & Horstmeier, 2024b). Ein Teil der von ihnen genannten Punkte wurde bereits im Rahmen des *Nationalen Aktionsplans* und des *Leitfadens für Vorhaben zur Erforschung und Versorgung von ME/CFS und Post-COVID-Syndrom* der Deutschen Gesellschaft für ME/CFS und von Long COVID Deutschland erwähnt.

Reform des Gesundheitssystems

Aufgrund ihrer überwiegend negativen Erfahrungen als ME/CFS-Patient:innen schlugen einige Betroffene allgemeine Reformen des Gesundheitssystems in Deutschland vor, insbesondere eine Reform der ärztlichen Selbstverwaltung sowie einen Weg weg vom Primat des wirtschaftlichen Denkens im Gesundheitssystem hin zu einem patientenzentrierten Vorgehen. Hierzu sollten entsprechende Änderungsimpulse von der Politik ausgehen. Zudem sollten Gutachter:innen von Kostenträgern (Rentenversicherung, Krankenkasse) unabhängig sein. Auch wurde die Einrichtung einer unabhängigen Kontrollbehörde vorgeschlagen, an

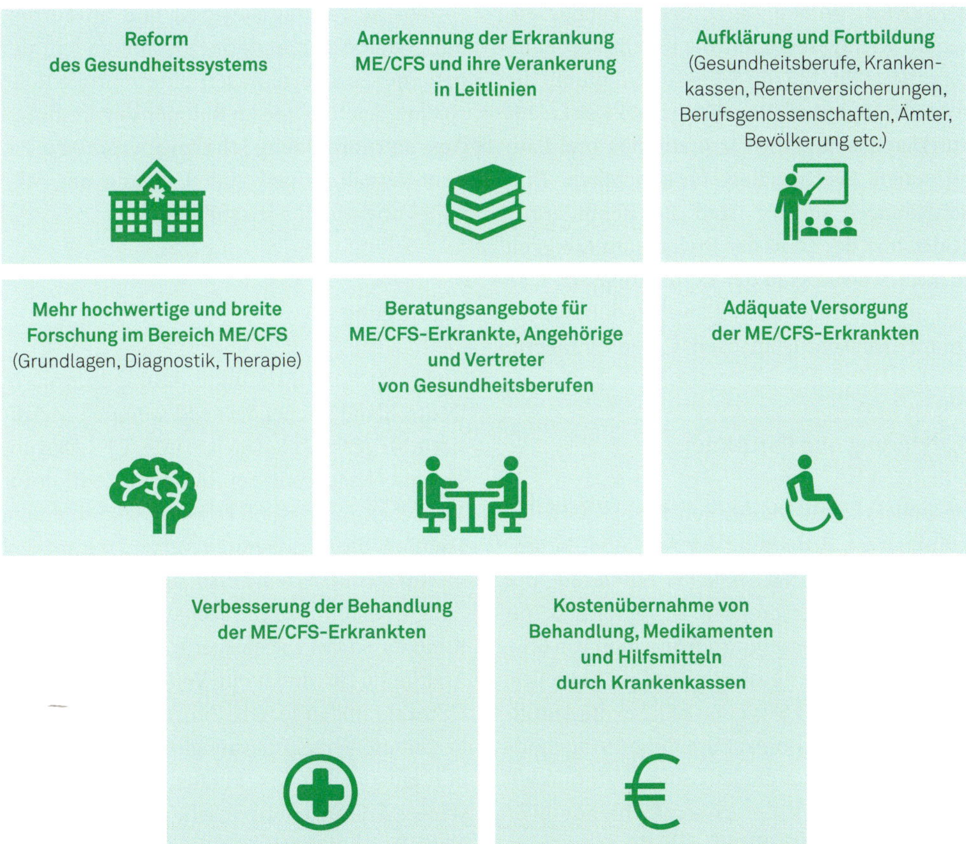
Reform des Gesundheitssystems
Anerkennung der Erkrankung ME/CFS und ihre Verankerung in Leitlinien
Aufklärung und Fortbildung (Gesundheitsberufe, Krankenkassen, Rentenversicherungen, Berufsgenossenschaften, Ämter, Bevölkerung etc.)
Mehr hochwertige und breite Forschung im Bereich ME/CFS (Grundlagen, Diagnostik, Therapie)
Beratungsangebote für ME/CFS-Erkrankte, Angehörige und Vertreter von Gesundheitsberufen
Adäquate Versorgung der ME/CFS-Erkrankten
Verbesserung der Behandlung der ME/CFS-Erkrankten
Kostenübernahme von Behandlung, Medikamenten und Hilfsmitteln durch Krankenkassen
€

Abbildung 8-2: Die von den Proband:innen der APAV-ME/CFS-Studie genannten Ansatzpunkte, um die Behandlung und Versorgung der ME/CFS-Erkrankten zu verbessern.

die sich ME/CFS-Patient:innen bei Fehlbehandlungen wenden können.

Anerkennung der Erkrankung und Verankerung von ME/CFS in Leitlinien

Als zentralen Punkt im Arzt-Patient-Verhältnis sahen die Erkrankten die Anerkennung von ME/CFS als neuroimmunologische Multisystemerkrankung durch die behandelnden niedergelassenen Ärzt:innen, die Ärzt:innen in den Kliniken und Reha-Einrichtungen, aber auch durch die Vertreter:innen der Versorgungsämter, Rentenversicherungen, Krankenkassen etc. Sie schlugen die Gründung einer ärztlichen Fachgesellschaft für ME/CFS vor sowie die Erarbeitung und Umsetzung eigener deutscher ME/CFS-Leitlinien durch diese Fachgesellschaft. Wichtig sei zudem die Beachtung der internationalen ME/CFS-Leitlinien durch die Ärzteschaft und die Erstellung eines Leitfadens zur Diagnosefindung für Ärzt:innen und Patient:innen. Als Grundlage für gerichtliche Entscheidungen sei der Grad der Behinderung (GdB) und der Grad der Erwerbs(un)fähigkeit je nach Schweregrad der Erkrankung ME/CFS z. B. im internationalen Klassifikationssystem für medizinische Diagnosen ICD zu verankern.

Aufklärung und Fortbildung

Besonders häufig wurden von den ME/CFS-Erkrankten die Bedeutung der Aus- und Fortbildung der Ärzt:innen sowie die Aufklärung der Bevölkerung angesprochen. So sollten z. B. Initiativen zur Verbesserung der Situation von ME/CFS-Patient:innen gestartet werden. Aktuelles, fundiertes ME/CFS-Wissen sollte in die Ausbildungscurricula von Ärzt:innen und Angehörigen anderer Gesundheitsberufe übernommen werden. Zudem sollte es verpflichtende ME/CFS-Fortbildungen für niedergelassene sowie für die in Kliniken und Reha-Einrichtungen tätigen Ärzt:innen aller Fachrichtungen, für psychologische Psychotherapeut:innen und Pflegekräfte geben. Auch wurde die Ausbildung von Spezialist:innen für ME/CFS bzw. postinfektiöse Syndrome angeregt. Darüber hinaus sollten in weiteren Bereichen des Gesundheits- und Sozialsystems ME/CFS-Aufklärungs- und Schulungskampagnen gestartet werden, v. a. im Bereich der medizinischen Fachgesellschaften und Ärztekammern, bei den Krankenkassen (insbesondere beim Medizinischen Dienst der Krankenkassen), bei Rentenversicherungen, Berufsgenossenschaften sowie Ämtern und Behörden, die mit der sozialen Versorgung von ME/CFS-Erkrankten zu tun haben. Wichtig sei es zudem, wiederholt Aufklärungskampagnen durchzuführen, welche die Gesellschaft über die Krankheit ME/CFS und ihre gesundheitlichen und sozialen Folgen unterrichten sollen. In den Ausbildungscurricula und im Fortbildungskanon der Ärzt:innen sollte zudem der patientenzentrierte Ansatz eine zentrale Rolle spielen. Auch sollten im Rahmen der ärztlichen Aus- und Fortbildung Schulungen zum Arzt-Patient-Verhältnis und zum Umgang mit ME/CFS-Patient:innen stattfinden.

Versorgung

Viele ME/CFS-Erkrankte schlugen vor, in Deutschland flächendeckend weitere spezialisierte ME/CFS-Anlaufstellen (ME/CFS-Diagnose- und Versorgungszentren oder Zentren für Menschen mit postinfektiösen Syndromen) zu schaffen, die fachübergreifend und mit speziell hierfür qualifiziertem Personal arbeiten sollten. Zudem sollten spezielle Fachabteilungen in den Kliniken sowie spezialisierte niedergelassene Ärzt:innen für eine breite Versorgung der ME/CFS-Erkrankten sorgen. Darüber hinaus sollten besondere Versorgungsmöglichkeiten (einschl. der entsprechenden Finanzierung) für sehr schwer Erkrankte ermöglicht werden, wie z. B. Notfallambulanzen für Schwerstbetroffene, Hausbesuche, Telemedizin etc. Von großer Bedeutung ist hiernach zudem die Entwicklung von auf die Erkrankung zugeschnittenen, auch ambulant durchzuführenden Reha-Maßnahmen bzw. die Einrichtung spezialisierter ME/CFS-Reha-Kliniken mit gut ausgebildetem Personal. Sowohl bei der Art der Räumlichkeiten (Liegemöglichkeiten, abgedunkelter Raum etc.) als auch bei der Organisation des Behandlungsablaufs (keine Wartezeit, Alternativtermin, falls die gesundheitliche Situation zu schlecht ist etc.) sollte die spezielle Situation der ME/CFS-Erkrankten berücksichtigt werden. Dies gelte nicht nur für niedergelassene Ärzt:innen, sondern auch für Krankenhäuser und Reha-Einrichtungen. Zudem wurde vorgeschlagen, diagnostische Untersuchungen generell nur in Tageskliniken mit ruhigem Rückzugsort zum Liegen vor und zwischen den Untersuchungen vorzunehmen. Die auf ME/CFS spezialisierten Praxen sollten die Möglichkeit erhalten, ein „Charité Gütesiegel" zu erwerben, um damit z. B. auf ihrer Internetseite über ihre Fachkenntnis zu informieren. Weiterhin sollten Maßnahmen zur sozialrechtlichen Absicherung der ME/CFS-Patient:innen getroffen werden. Einige wenige ME/CFS-Erkrankte sprachen darüber hinaus auch an, dass es wünschenswert sei, dass sich die behandelnden Ärzt:innen mit den von ihnen konsultierten Alternativmediziner:innen/Heilpraktiker:innen austauschen sollten. In diesem Zusammenhang wurde auch erwähnt, dass eine Verbesserung der gesetzlichen Grundlage der Heilpraktikerausbildung sinnvoll sei.

Beratungsangebote

Die meisten ME/CFS-Erkrankten wünschten sich Unterstützung bei der Suche nach qualifizierten Ärzt:innen und schlugen daher die Erstellung einer allgemein zugänglichen Liste von Ärzt:innen vor, die mit ME/CFS vertraut sind und die Krankheit behandeln können. ME/CFS-Spezialpraxen sollten ihrer Ansicht nach z. B. über die Arztsuche bei der Kassenärztlichen Vereinigung aufzufinden sein. Grundsätzlich wünschten sich die Patient:innen, dass mehr aktuelle, wissenschaftlich fundierte Informationen zu ME/CFS bereitgestellt werden. Zudem schlugen sie vor, allen ME/CFS-Erkrankten ein Beratungsangebot im Hinblick auf deren berufliche Perspektive sowie bzgl. der Erlangung eines Grades der Behinderung (GdB) und der Beantragung einer Erwerbsminderungsrente zu machen. Auch die Möglichkeit zur spezifischen juristischen Beratung und der Aufbau juristischer Beratungsstellen zur Durchsetzung der Rechte von ME/CFS-Erkrankten wurde angesprochen. Einige sahen es auch für sinnvoll an, Beratungs- und Austauschmöglichkeiten für Ärzt:innen bzgl. der Erkrankung ME/CFS einzurichten.

Verbesserung der Behandlung

Um eine bessere medizinische Behandlung der ME/CFS-Erkrankten zu erreichen, braucht es nach Ansicht der Betroffenen mehr Ärzt:innen und medizinisches Personal, die im Hinblick auf ME/CFS gut ausgebildet sind. Sie sollten entsprechend dem patientenzentrierten Ansatz mehr Zeit für ihre Patient:innen haben, ihnen zuhören, sie ernst nehmen, ihnen Respekt und Verständnis entgegenbringen und auf Augenhöhe mit ihnen kommunizieren. Im Mittelpunkt allen medizinischen Handelns sollten nicht finanzielle Aspekte, sondern der kranke Mensch stehen. Auch sollten die Betroffenen (Erkrankte/Angehörige) in den Behandlungsprozess einbezogen werden. Die in die Behandlung involvierten ärztlichen Disziplinen sollten sich während des Behandlungsprozesses untereinander austauschen. Zudem sollte ein Austausch zwischen den konsultierten Ärzt:innen und anderen, an der Therapie bzw. der sozialen Unterstützung der ME/CFS-Erkrankten beteiligten Personen stattfinden.

Viele ME/CFS-Patient:innen waren der Ansicht, dass die Erkrankten mehr und schneller Hilfe benötigen. So sollte z. B. die Zeit bis zur Diagnosestellung deutlich verkürzt werden, u. a. auch dadurch, dass das Auffinden qualifizierter Ärzt:innen erleichtert wird. Auch sollten die konsultierten Ärzt:innen in der Lage und willens seien, die von den Erkrankten benötigten Medikamente, Nahrungsergänzungsmittel und Hilfsmittel sowie physiotherapeutische Behandlungen zu verschreiben, aber auch bei Bedarf Überweisungen an entsprechende Fachkolleg:innen auszustellen. Die Arztpraxen und Kliniken sollten auf die Behandlung von ME/CFS-Erkrankten vorbereitet sein und z. B. dafür sorgen, dass diese keine langen Wartezeiten auf sich nehmen müssen. Bei ME/CFS-Kranken mit schwereren Einschränkungen sollten Hausbesuche und Onlinesprechstunden bzw. eine telemedizinische Behandlung möglich sein. Sinnvoll wäre darüber hinaus auch die elektronische Erfassung der Untersuchungsergebnisse zur Erreichung von Synergieeffekten bei der Behandlung.

Einige ME/CFS-Erkrankte schlugen auch Supervisionsangebote für die behandelnden Ärzt:innen vor und wünschten sich grundsätzlich mehr Anerkennung für die Leistung der Beschäftigten im Gesundheitswesen, da sich dies ihrer Ansicht nach auch positiv auf die Behandlung der Patient:innen auswirke.

Kostenübernahme

Nach Ansicht der ME/CFS-Erkrankten ist es wichtig, insgesamt mehr Geld für das Gesundheits-, Renten- und Sozialsystem zur Verfügung zu stellen, um die gesundheitliche und soziale Situation der ME/CFS-Patient:innen und ihrer Angehörigen zu verbessern. Sie fordern daher u. a., dass

- die Politik v. a. den Krankenkassen ausreichend Geld für diesen Zweck zur Verfügung stellt;
- die im Folgenden genannten Maßnahmen in den Leistungskatalog der gesetzlichen Krankenkassen (GKK) aufgenommen werden;
- den konsultierten Ärzt:innen ein entsprechendes ME/CFS-Budget zur Verfügung gestellt wird;
- die zeitaufwändigen ME/CFS-Untersuchungen ebenso wie evidenzbasierte Behandlungsansätze von Haus- und Fachärzt:innen abgerechnet werden können;
- die Chronikerpauschale auf die Behandlung von ME/CFS angewandt werden kann;
- die GKK auch die Kosten bei Off-Label-Medikamenten, Hilfsmitteln und Nahrungsergänzungsmitteln übernehmen;
- es die Möglichkeit gibt, Antikörpertests und weitere Untersuchung zu anderen relevanten Laborparametern über die GKK abzurechnen;
- auch weitere soziale Maßnahmen möglich sind, z. B. die Befreiung von den Rundfunkgebühren (GEZ) etc.

Forschung

Viele der Erkrankten wünschten sich mehr hochwertige und breit angelegte Forschung zu ME/CFS, etwa in den Bereichen Grundlagenforschung (Erforschung der Ätiologie der Erkrankung), Diagnostik und Therapie. Immer wieder wurde dabei auch das Finden eines diagnostischen Bio-Markers erwähnt. Zudem sollten bessere Voraussetzungen für die Entwicklung von Medikamenten und anderen Therapiemöglichkeiten geschaffen werden. Hierzu braucht es nach Ansicht der ME/CFS-Patient:innen mehr Geld, aber auch mehr Bereitschaft der Forschenden und der Institutionen, die Forschungsgelder vergeben, ME/CFS als ein wichtiges Forschungsthema zu sehen. Insbesondere sollten mehr Zulassungsstudien (Phase-III-Studien im Rahmen der Entwicklung neuer Arzneimittel) durchgeführt werden, sodass eine möglichst frühzeitige Zulassung von Medikamenten möglich wird. Zudem betonten ME/CFS-Erkrankte in diesem Zusammenhang, dass es keine Förderung von Studien mehr geben sollte, die eine GET bei ME/CFS einsetzen.

Aufarbeitung der Vergangenheit

Einige ME/CFS-Erkrankte wünschten sich darüber hinaus eine historische Aufarbeitung der Vorgänge, die dazu führten, dass die Vorstellung einer Psychogenese von ME/CFS zur führenden Denkrichtung wurde und es daraufhin über viele Jahre hin zu Fehlbehandlungen mit all ihren negativen Folgen für die Erkrankten kam. Zudem wurde ein kritisches Hinterfragen der strukturellen Grundlagen und der therapeutischen Möglichkeiten der psychosomatischen Medizin angeregt.

Angesprochen wurde auch die im Vergleich zur Durchschnittsbevölkerung hohe Suizidrate bei ME/CFS-Erkrankten. Auch hier wünschten sich einige Betroffene eine Aufklärung und Aufarbeitung der Hintergründe hierfür.

8.5 Case-Management und Patientenlotsen

ME/CFS-Erkrankte sind in vielerlei Hinsicht auf die Unterstützung und Solidarität ihrer Mitmenschen angewiesen. Je höher der Schweregrad der Erkrankung, desto größer ist auch ihr Unterstützungs- und Hilfebedarf. Personen mit schwersten Einschränkungen benötigen i.d.R. rund um die Uhr verschiedenste Therapie-, Pflege- und Assistenzleistungen. Benötigt werden v.a. folgende Leistungen:

- Vernetzung der behandelnden Ärzt:innen unterschiedlicher Fachgebiete, um eine einheitliche diagnostische und therapeutische Richtung zu gewährleisten
- Vernetzung der behandelnden Ärzt:innen mit Physiotherapeut:innen, weiteren Therapeut:innen (z.B. aus der Psychotherapie), Pflegekräften und sozialen Hilfeleistern, um eine einheitliche therapeutische Richtung und eine umfassende Pflege und Betreuung zu gewährleisten
- Medizinische Pflege bzw. die Kontaktherstellung zu einem Pflegedienst
- Versorgung mit Hilfsmitteln
- Assistenz bei der Körperpflege
- Übernahme von Haushaltsleistungen (z.B. Kochen, Putzen etc.) bzw. die Kontaktherstellung zu einem Pflegedienst, der Haushaltsleistungen anbietet
- Übernahme von alltäglichen Handreichungen bzw. die Ermöglichung von Aktivitäten des täglichen Lebens und von Teilhabe
- Unterstützung bei der Kommunikation (z.B. mit Ämtern, Leistungserbringern etc.), der Terminplanung sowie der Aufrechterhaltung von Kontakten zum sozialen Umfeld
- Unterstützung bei der Mobilität
- Bei Kindern/Jugendlichen: Aufrechterhaltung des Kontakts zu Schule/Hochschule/Ausbildungsplatz; Initiierung von Maßnahmen, um die Teilnahme an der (hoch-)schulischen Ausbildung zu ermöglichen (z.B. Reduzierung der Lernzeiten, Online-Learning, Flexibilität bei Prüfungen etc.)
- Bei Kindern/Jugendlichen: ggf. Übernahme der Kommunikation mit Jugendamt
- Bei Erwachsenen und Jugendlichen in der Ausbildung: Aufrechterhaltung des Kontakts zum Arbeitgeber; Initiierung von Maßnahmen, um den Arbeitsplatz zu erhalten (z.B. Homeoffice, Reduzierung der Arbeitszeit, Liegearbeitsplatz etc.)
- Bereitstellung von Informationen über Versorgungsleistungen
- Assistenz bei Antragstellungen (GdB, Renten- und Krankenkassen, Beihilfe, Sozialhilfe/Bürgergeld, Wohngeld etc.)
- Eventuell Kontaktherstellung zu juristischer Beratungsstelle
- Schulung der Erkrankten bzgl. der Grundlagen von ME/CFS und Pacing, Unterstützung beim Pacing
- Schulung von Personen des sozialen Umfelds bzgl. der Grundlagen von ME/CFS und Pacing
- Schaffung eines Überblicks, welche Leistungen benötigt werden, wer diese anbietet und wer die Kosten hierfür übernimmt

All diese Leistungen sollen selbstverständlich nur *gemeinsam* mit den Erkrankten und ihren

Angehörigen geplant und umgesetzt werden. Dabei darf nichts gegen den Willen und die Vorstellungen der Erkrankten geschehen. Fast alle diese Leistungen werden derzeit überwiegend von Personen des nahen sozialen Umfelds der Erkrankten erbracht (s. Kap. 9.8), ohne dass hierbei ausreichende Unterstützung durch das Gesundheits- und Sozialsystem erfolgt. Meist sind es Eltern oder (Ehe-)Partner, die sich insbesondere bei Schwer- und Schwersterkrankten gezwungen sehen, das eigene Leben hintanzustellen und nicht selten sogar den Beruf aufzugeben, um die Pflege und Betreuung ihrer erkrankten Angehörigen zu übernehmen. Sie berichten immer wieder, dass sie selbst dadurch nach einiger Zeit an ihre gesundheitlichen Grenzen kommen bzw. diese überschreiten (s. Fallvignette in Kap. 6).

Zitate hierzu aus der APAV-ME/CFS-Studie (s.a. Kap. 4):

„Die Familien werden ihrem Schicksal überlassen." (A13)

„Als Mutter ist man hilflos ohne Beratung bzw. Hilfe. Nervlich angeschlagen und selbst müde." (A133)

„Familienkonflikte, Dauerstress, sekundäre Folgen wie Erkrankung der pflegenden Eltern; kein Urlaub, keine gesellschaftliche Teilhabe u.v.m." (A35)

ME/CFS-Erkrankte und ihre Familien brauchen daher über die unmittelbare ärztliche Hilfe hinaus eine ganze Reihe von Unterstützungsmaßnahmen, die möglichst durch eine entsprechend ausgebildete Person gebündelt werden.

8.5.1 Patientenlotsen

Es gibt bereits Versuche, entsprechende Maßnahmen in Deutschland umzusetzen. Hierzu gehört z.B. das Modellprojekt „Patientenlotsen". Nach Osterloh (2019) sind die „Zielgruppen, die durch Patientenlotsen versorgt werden sollten, [...] ‚schwer chronisch kranke und multimorbide Patienten', die zusätzlich in ihrer Selbstmanagementfähigkeit vorübergehend oder dauerhaft eingeschränkt sind. Der Bedarf solle durch einen Arzt festgestellt werden. Zu den Aufgaben der Patientenlotsen sollten unter anderem die Erfassung der Bedarfe der Patienten gehören, die Erarbeitung eines passenden Versorgungsplans gemeinsam mit Patienten und Angehörigen und dessen Abstimmung mit dem behandelnden Arzt, die Organisation und Anpassung des Versorgungsmixes und die Aufrechterhaltung des Kontakts zu den Patienten und Angehörigen" (Braeseke, 2018; Osterloh, 2019). Hiernach sollten Patientenlotsen bei den Leistungserbringern angesiedelt sein, da sie die Fälle kennen und Einblick in die Patientenakten haben müssen. Beispielhaft wurde das Projekt der Gesundheitshelfer:innen in Lippe vorgestellt, wo examinierte Krankenschwestern/-pfleger oder Medizinische Fachangestellte mit Zusatzqualifikation die Aufgaben von Patientenlotsen übernommen haben. In einer Studie zum Versorgungsmanagement durch Patientenlotsen bewerteten die chronisch kranken Patient:innen in der betreuten Gruppe ihre Lebensqualität deutlich höher als nicht betreute Erkrankte (Braeseke et al., 2018). Allerdings deckt das Konzept der Patientenlotsen längst nicht alle Bereiche ab, in denen ME/CFS-Erkrankte mit schweren und schwersten Einschränkungen Hilfe und Unterstützung benötigen. Zudem sind es bislang nur wenige Gebiete in Deutschland, in denen Patientenlotsen zur Verfügung stehen. Die deutschlandweit derzeit 50 Angebote werden noch immer als Projekte im Rahmen des Innovationsfonds gefördert und wurden trotz einer Ankündigung der Politik noch nicht in die Regelversorgung übernommen (Ärztezeitung, 2023).

8.5.2 Selbstmanagement und das LoChro-Projekt

Das an der Universität Freiburg zusammen mit der Katholischen Hochschule Freiburg durchgeführte Projekt *Lokales gestuftes Versorgungs-*

management bei chronisch erkrankten älteren Menschen (LoChro-Projekt) bot multimorbiden Patient:innen ab 65 Jahren mit chronischen Erkrankungen eine individuelle Betreuung durch *Chronic Care Manager* mit 7 bis 16 Kontakten über 12 Monate an. Ziel des Projekts war die Stärkung des Selbstmanagements der Patient:innen bei der Koordination des individuellen Versorgungs- und Unterstützungsnetzwerks. Nach Ende des Studienzeitraums ergaben sich zwar keine Kostenunterschiede zwischen LoChro-Care und üblicher Pflege und Betreuung (Kaier et al., 2023). Im Vergleich zur Kontrollgruppe ließen sich jedoch auch keine positiven Effekte auf die gesundheitliche Situation der Erkrankten nachweisen. Es zeigte sich bei allen eine kontinuierliche Verschlechterung der funktionellen Gesundheit und der depressiven Symptome. Die Autor:innen schlugen daher vor, anstatt des lokal gestuften Versorgungsmanagements ein aktiveres Fallmanagement durch eine direkte Überweisung an (in-)formelle Unterstützungseinrichtungen durchzuführen, früher im Krankheitsverlauf mit dem Fallmanagement zu beginnen sowie spezifische soziodemografische Faktoren bei der Pflegemanagementplanung zu berücksichtigen (Metzner et al., 2023). Die Studie macht deutlich, dass multimorbide Menschen mit schweren chronischen Erkrankungen nicht in erster Linie Maßnahmen zur Stärkung ihres Selbstmanagements benötigen (z. B. Beratungsleistungen), sondern konkrete Hilfen und Unterstützung im Alltag. Viele sind nicht (mehr) in der Lage, sich selbst um die im Rahmen der Beratungen genannten Hilfen zu kümmern, weil ihnen die Energie und ggf. auch die kognitiven Möglichkeiten dazu fehlen. Ersteres gilt in ganz besonderem Maße für ME/CFS-Erkrankte. Beratungen zum Umgang mit der Erkrankung, zur finanziellen Absicherung etc. können bei so schwer erkrankten Menschen nur dann sinnvoll sein, wenn die darauffolgenden Schritte (z. B. Antragstellung, Kontaktaufnahme zur entsprechenden Stelle) ebenfalls von den Fallmanager:innen übernommen werden.

8.5.3 Unterstützungs- und Umfeldprozesse nach den Vorstellungen der Bundesärztekammer

Die Bundesärztekammer geht im Rahmen der Zertifizierung von Ärztezentren auch auf sog. Unterstützungs- und Umfeldprozesse ein. Hierunter versteht sie die im Rahmen des Fall-Managements (Case-Management) nötigen Maßnahmen zur Führung und Begleitung von Patient:innen durch den Behandlungsprozess. Im weiteren Sinne zählt sie auch das Pflegemanagement, die psychologische, physio- und ergotherapeutische Betreuung sowie den Sozialdienst und die Angehörigenbetreuung mit hinzu (Bundesärztekammer, Qualitätskriterien, o. J.).

Ziel des *Fallmanagements* ist es, die belastende Situation der Erkrankung und Behandlung zu erleichtern, und zwar u. a. durch Beratung und die Benennung von Ansprechpartnern, durch ein übergeordnetes Terminmanagement, durch ein pflegerisches Assessment (Messen, Einschätzen, Bewerten von pflegebezogenen oder pflegerelevanten Zuständen) und das Management von Belastungen, Symptomen und Nebenwirkungen sowie die Unterstützung bei sozialen Problemen. Das *Pflegemanagement* – einschließlich der psychologischen, physio- und ergotherapeutischen Betreuung sowie des Sozialdienstes/der Seelsorge – soll die Kernprozesse der Patientenbehandlung unterstützen. Die Bundesärztekammer zählt auch die systematische *Angehörigenbetreuung* mit zu den Unterstützungs- und Umfeldprozessen. Hiernach stehen den Patient:innen und ihren Angehörigen Ansprechpartner:innen zur Verfügung, die sie auf die häusliche Versorgung der Patient:innen vorbereiten, im Umgang mit der Erkrankung der Patient:innen schulen, in Notsituationen psychologisch und/oder seelsorgerisch beraten und unterstützen können.

Abgesehen davon, dass auch hierdurch nicht alle Bereiche abgedeckt werden, in denen ME/CFS-Erkrankte mit schweren und schwersten Einschränkungen Hilfe und Unterstützung benötigen und diese weiterhin von den Angehörigen zu leisten sind, sind die von den Ärztezentren anzubietenden Unterstützungsleistungen nicht auf die Bedürfnisse von ME/CFS-Patient:innen abgestimmt. Zudem wird keine Aussage dazu gemacht, wer die Kosten hierfür übernimmt.

8.5.4 Homecare und Care-Manager

Mittlerweile gibt es auch private Einrichtungen, die Pflegekräfte aus den Bereichen Gesundheits-, Kranken-, Kinderkranken- und Altenpflege zu Spezialist:innen für die Versorgung von schwerkranken Menschen weiterbilden (Beispiel: die *care:manager* der Firma n:aip oder die *Homecare Manager* der Firma GesundHeits GmbH Deutschland). Sie begleiten nach eigenen Aussagen den Übergang von der Klinik in die ambulante Versorgung zu Hause oder in eine Pflegeeinrichtung, regeln organisatorische Fragen, koordinieren die Abstimmung mit den Krankenkassen und vernetzen alle an der Versorgung der Patient:innen beteiligten Personen und Institutionen (z. B. Hausärzt:innen, Pflegedienste, Krankenkassen und Angehörige etc.). Darüber hinaus kümmern sie sich um die Versorgung mit Hilfsmitteln und anderen Medizinprodukten sowie um deren Anwendung und schulen die Patient:innen und ihre Angehörigen in ihrer fachgerechten Anwendung. Zudem beobachten und dokumentieren sie den Behandlungsverlauf, sodass zeitnah auf mögliche Komplikationen reagiert werden kann. Nach den Online-Angaben der Firma GesundHeits GmbH Deutschland ist es ihr Ziel, die Lebensqualität und die Selbstständigkeit der Patient:innen zu fördern, Komplikationen zu vermeiden und den chronisch kranken Menschen die bestmögliche Teilhabe am Leben zu ermöglichen. Homecare Management und care:management versteht sich dabei als ergänzende Dienstleistung zu pflegerischer oder sozialdienstlicher Betreuung. Die von ihnen angebotene Unterstützung umfasst ausschließlich Leistungen der gesetzlichen Krankenversicherung. Auch hier gilt wieder, dass das Angebot nicht auf die Bedürfnisse von meist jüngeren ME/CFS-Patient:innen, sondern auf alte Menschen mit chronischen Erkrankungen oder Demenz abgestimmt ist. Es fehlt z. B. die überaus wichtige Unterstützung bei den Aktivitäten des täglichen Lebens sowie hinsichtlich der Mobilität und Kommunikation.

8.6 Welche Unterstützungs- und Hilfsangebote brauchen Menschen mit ME/CFS?

Medizinische Versorgung orientiert sich in erster Linie am gesundheitlichen Nutzen für die Patient:innen. Bislang scheint es jedoch nicht klar zu sein, was genau zur medizinischen Versorgung im weiteren Sinne – einschließlich Diagnostik und Therapie – von ME/CFS-Erkrankten gehören sollte. Eine kanadische Studie zur Verbesserung der Qualität der Versorgung von Long-COVID-Patient:innen, die auch auf die Situation von ME/CFS-Erkrankten übertragen werden kann, zeigt, dass hierzu eine „Quality Care" nötig ist, bei der die qualitativ hochwertige Pflege und Versorgung auf Wissen basiert, die zudem klar definiert, unterstützend, interprofessionell und intermodal ist, die den Bedürfnissen der Betroffenen entspricht (d. h. hierfür relevant ist) sowie sich jeweils dem Krankheitsverlauf und den Fähigkeiten der Erkrankten und ihrer Angehörigen anpasst (Brehon et al., 2023). (Mit dem Adjektiv „intermodal" bezeichnen die Autor:innen eine Versorgung, bei der – entsprechend der Krankheitssituation – unterschiedliche Ansätze zum Tragen kommen können.) Verknüpft man dies mit den Erkenntnissen aus der APAV-ME/CFS-Studie, stellt sich nun die Frage: Was brauchen ME/CFS-Kranke, um zumindest in einigen Bereichen wieder am Leben teilhaben zu können (Abbildung 8-3)?

- Einige ME/CFS-Erkrankte sprechen davon, dass es ihrer Ansicht nach einer grundsätzlichen Reform des Gesundheits- und Sozialsystems bedarf. Die vorgeschlagenen Maßnahmen zur *Verbesserung des Gesundheits- und Sozialsystems* reichen von einer generellen Reform bis hin zu konkreten Maßnahmen wie der Kostenübernahme von Behandlung, Medikamenten und Hilfsmitteln durch die gesetzlichen Krankenkassen (Kap. 8.4).

- Befragt zu ihrer eigenen Situation, sagen ME/CFS-Kranke immer wieder, dass die Patientin/der Patient – anders als dies heute meist der Fall ist – grundsätzlich im Zentrum einer patientengerechten Versorgung stehen sollte (*patientenzentrierter Ansatz*, s. Kap. 8.1). Diese Aussage bezieht sich nicht nur auf den eigentlichen medizinischen Bereich mit Diagnostik, Therapie und Rehabilitation, sondern auch auf die Versorgung im engeren Sinne (z. B. auf Assistenzleistungen).
- Ein solcher patientenzentrierter Ansatz sollte prinzipiell den ganzen Menschen sehen, sich mit seinen Maßnahmen an den jeweiligen Verhältnissen orientieren und sich im Verlauf des Lebens immer wieder an die aktuelle Gesundheitssituation und die möglicherweise geänderten sozialen Gegebenheiten anpassen können (verhältnisassoziierter Lebenslaufansatz *[Life Course Approach]*).
- ME/CFS-Erkrankte betonen zudem immer wieder, wie wichtig für sie die Anerkennung von ME/CFS als schwere Multisystemerkrankung durch die Ärzteschaft und die für sie zuständigen Personen innerhalb des Gesundheits- und Sozialsystems ist. Sie fordern daher die *Aufklärung und Fortbildung* der von ihnen konsultierten Ärzt:innen, weiterer Therapeut:innen, Gutachter:innen, Sachbearbeiter:innen etc. hinsichtlich der Schwere der Erkrankung ME/CFS und ihrer Ätiologie. Ihrer Ansicht nach sollen Fortbildungskurse und -medien mit definierten Inhalten entwickelt werden, die auf das jeweilige Zielpublikum ausgerichtet sind (z. B. mit Hilfe von Fallvignetten, in denen Beispielfälle die zu vermittelnden Inhalte veranschaulichen). Die Inhalte sollten gemeinsam mit unterschiedlich schwer erkrankten ME/CFS-Patient:innen partizipativ und im Sinne der Patientenzentriertheit entwickelt werden. Wenn immer möglich, sollten Patient:innen persönlich an solchen Schulungen teilnehmen und ihre Situation schildern bzw. es sollten Filme vorgeführt werden, in denen ME/CFS-Erkrankte ihre Situation darlegen. Betroffene wünschen sich jedoch nicht nur eine *Sensibilisierung* der Personen, die mit der Erkrankung ME/CFS beruflich zu tun haben, sondern auch eine breite, sensibilisierende Öffentlichkeitskampagne, über die die Gesellschaft und die Politik dazu aktiviert werden sollen, sich für eine Verbesserung der gesundheitlichen und sozialen Bedingungen von ME/CFS-Erkrankten einzusetzen (Kap. 8.3).
- Da bei ME/CFS eine ganze Reihe von Personen an der Diagnostik und Therapie, der Versorgung und Unterstützung der Erkrankten beteiligt ist, gehört auch der *interdisziplinäre Austausch* einschließlich der *interdisziplinären Zusammenarbeit* aller beteiligten Professionen (z. B. Haus- und Fachärzt:innen, Psycho- und Physiotherapeut:innen, Sozialarbeiter:innen etc.) zu den wichtigen Punkten einer patientengerechten Versorgung bei ME/CFS (Kap. 8.2).
- Darüber hinaus sollten unter Einbeziehung der Erkrankten, im Rahmen eines partizipativen, patientenzentrierten Verfahrens passgenaue Hilfsmittel für ME/CFS-Erkrankte mit unterschiedlich schweren Einschränkungen entwickelt werden. Hierzu könnten z. B. speziell auf die Bedürfnisse von ME/CFS-Patient:innen eingerichtete Liegearbeitsplätze gehören oder Pflegeroboter, die das selbstständige Aufsetzen, Duschen bzw. den selbstständigen Toilettengang für ME/CFS-Erkrankte mit schweren/schwersten Einschränkungen ermöglichen. Aber auch Assistenzroboter sind denkbar, die ME/CFS-Erkrankten mit mittelschweren Einschränkungen bei den Aktivitäten des täglichen Lebens assistieren (z. B. ein Buch ganz oben aus dem Regal holen, einen schweren

Topf anreichen). Es sollte dabei nicht nur um größere Geräte, wie etwa einen leichten E-Rollstuhl gehen, der auch für ME/CFS-Erkrankte selbstständig zu handhaben ist, sondern auch um kleine Hilfsmittel, die das tägliche Leben erleichtern (z.B. Hilfen, die das einfache Öffnen von Schranktüren mit schwergängigen Magnetschnäppern oder das Öffnen von Dosen bzw. Flaschen ermöglichen). Die Entwicklung solcher Hilfsmittel könnte durch das Knüpfen von direkten Kontakten zwischen Patientenorganisationen und den verschiedenen Hochschulen für Technik bzw. Informationstechnik (IT) angeregt und dann etwa im Rahmen studentischer Projekte umgesetzt werden. Erfolgversprechende Projekte könnten dann durch Forschungsförderung bis hin zur Marktreife gebracht werden.

- Anders als bei vielen bestehenden Unterstützungsangeboten für Menschen mit chronischen Erkrankungen geht es bei ME/CFS-Erkrankten nicht in erster Linie darum, die Kranken und ihre Angehörigen in die Lage zu versetzen, sich selbst zu helfen und Eigenverantwortung für die eigene Gesundheit zu übernehmen *(Empowerment-Ansatz)*. Es geht vielmehr darum, ihnen nicht nur In-

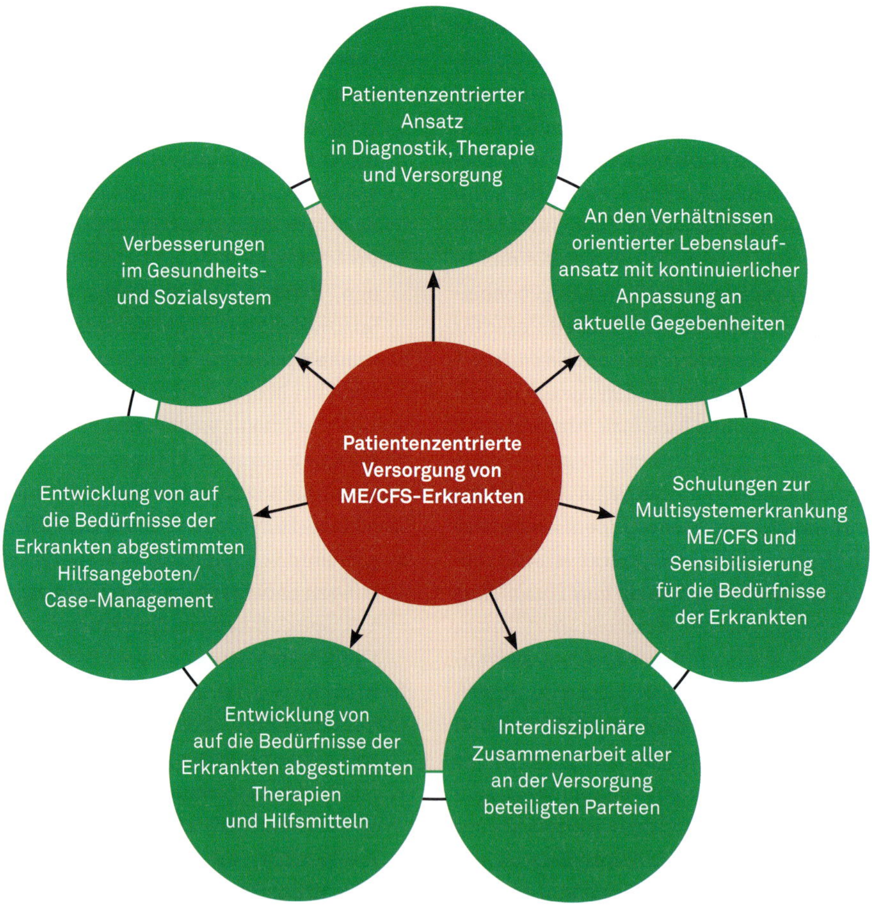

Abbildung 8-3: Was brauchen ME/CFS-Erkrankte, um wieder mehr am Leben teilhaben zu können? Ansatzpunkte zur Versorgung von ME/CFS-Erkrankten aus Sicht der Teilnehmenden der APAV-ME/CFS-Studie. Quelle: Eigene Abbildung.

formationen zur Verfügung zu stellen, sondern sie darüber hinaus z.B. durch ein gemeinsam mit Patientenvertreter:innen neu zu entwickelndes, auf ME/CFS zugeschnittenes *Case-Management* direkt zu unterstützen und ihnen zu helfen, gerade weil sie eben nicht mehr in der Lage sind, sich selbst zu helfen (Bundesverband Managed Care e.V., o.J.). Es kann in einer Gesellschaft, in der das *Solidaritätsprinzip* als grundlegendstes Prinzip der Sozialpolitik gilt, nicht sein, dass eine angemessene Betreuung der ME/CFS-Erkrankten nur über die (Selbst-)Ausbeutung der Angehörigen möglich ist (The Lancet Public Health, 2024). Grundsätzlich sollten in diesem verbesserten Gesundheits- und Sozialsystem nicht finanzielle Aspekte, sondern das Wohl der Erkrankten im Mittelpunkt stehen. Wie ein solches Case-Management aussehen sollte, wurde bereits beschrieben.

- Darüber hinaus sollten die z.T. erheblichen negativen gesundheitlichen und sozialen Folgen inadequater Reha-Maßnahmen *(v.a. der Graded Exercise Therapy, GET)* bei ME/CFS-Erkrankten allgemein anerkannt werden. Die Opfer solcher Maßnahmen sollten unbürokratisch aus einem dafür einzurichtenden Fonds entschädigt werden.

8.7 Richtlinie des Gemeinsamen Bundesausschusses zur Versorgung von Long-COVID und ME/CFS

Der Gemeinsame Bundesausschuss (G-BA), das höchste Gremium der Selbstverwaltung im Gesundheitswesen Deutschlands, beschloss am 21. Dezember 2023 eine Richtlinie über eine berufsgruppenübergreifende, koordinierte und strukturierte Versorgung für Versicherte mit Verdacht auf Long-COVID und Erkrankungen, die eine ähnliche Ursache oder Krankheitsausprägung aufweisen (Gemeinsamer Bundesausschuss, 2023). Die am 9. Mai 2024 in Kraft getretene Richtlinie ist für ME/CFS-Erkrankte von großer Bedeutung, da sie in § 2 festlegt, dass auch Patient:innen hiervon erfasst werden, bei denen eine diagnostizierte Erkrankung besteht, die eine ähnliche Ursache oder eine ähnliche Krankheitsausprägung wie Long-COVID aufweisen, oder der Verdacht hierauf vorliegt: „In diesem Sinne werden von der Richtlinie auch Patientinnen und Patienten aller Altersgruppen erfasst, die 1. infolge einer Infektion post-akut eine der Long-COVID-Erkrankung ähnliche Symptomatik aufweisen oder 2. eine ME/CFS aufweisen." (Gemeinsamer Bundesausschuss, 2023, § 2)

8.7.1 Inhalte der Richtlinie

Die Richtlinie definiert die Versorgung bei Post- bzw. Long-COVID (einschl. anderer postinfektiöser Erkrankungen) und ME/CFS und beschreibt dann entsprechende Versorgungspfade, über die die Erkrankten in Zukunft schneller eine an ihre Bedürfnisse angepasste Behandlung erhalten können. Dabei soll sie die Rahmenbedingungen einer interdisziplinären und sektorübergreifenden Zusammenarbeit und indikationsbezogenen, strukturierten Diagnostik festlegen. Dies soll dann jeweils nach den Grundsätzen einer biopsychosozialen Behandlung sowie nach dem aktuellen Kenntnisstand umgesetzt werden.

Das Ziel, eine verbesserte, bedarfsgerechte und zeitnahe Versorgung der in § 2 definierten Patient:innen zu erreichen, soll über folgende konkrete Unterziele verwirklicht werden:

> „1. eine zeitnahe und niedrigschwellige Erreichbarkeit eines zentralen ärztlichen Ansprechpartners, der die leitliniengerechte, bei Bedarf multimodale Versorgung ermöglicht und die patientenindividuell notwendige Koordination der Versorgungsangebote übernimmt, gestützt durch telemedizinische Verfahren,
> 2. eine bei Bedarf interdisziplinäre Diagnostik und Therapie,

3. die Zuordnung nach Schwere der Erkrankung (gemessen an der Einschränkung der Alltagsaktivität und Teilhabe),
4. die Versorgung auf der Grundlage eines individualisierten, strukturierten und aktuellen Behandlungsplans,
5. eine Stärkung der strukturierten Zusammenarbeit von Leistungserbringerinnen und Leistungserbringern,
6. die Unterstützung der Patientinnen und Patienten beim Zugang zu klinischen Studien zur Verbesserung der Versorgungsmöglichkeiten,
7. die Ermöglichung einer gezielten, zeitnahen Überleitung in eine Versorgung außerhalb dieser Richtlinie,
8. grundsätzlich im Rahmen des Leistungsumfangs der gesetzlichen Krankenversicherung auch vorzusehende Angebote zur Verbesserung des Krankheitsverlaufs, der Leistungsfähigkeit und der Lebensqualität der Patientinnen und Patienten, wie zum Beispiel durch Linderung von Symptomen und Abwendung einer Verschlechterung des Verlaufs unter Beachtung der postexertionellen Malaise (PEM)."

(Gemeinsamer Bundesausschuss, 2023, S. 1–2)

Dabei soll die Diagnosestellung leitlinienbasiert bzw. nach aktuellem Stand der medizinisch-wissenschaftlichen Erkenntnisse auf Basis einer symptomorientierten differenzialdiagnostischen Abklärung oder als Ausschlussdiagnose erfolgen. Bereits bei hinreichender Wahrscheinlichkeit für das Vorliegen einer in § 2 genannten Erkrankung soll zeitnah mit einer Behandlung begonnen werden. Eine hinreichende Wahrscheinlichkeit setzt hiernach eine behandlungswürdige Einschränkung der Alltagsfunktionen und der Lebensqualität sowie einen negativen Einfluss auf Sozial-, Arbeits- oder Schulleben voraus, die nicht hinreichend durch andere Erkrankungen erklärbar sind.

Nach § 3 soll die Versorgung der Patient:innen im Rahmen der vertragsärztlichen Versorgung erfolgen. In Abhängigkeit von der Art, der Schwere und der Komplexität der Erkrankung kann dies als haus- oder fachärztliche Versorgung oder in spezialisierten Ambulanzen geschehen. Zentrale Aspekte der Versorgung sind dabei die Behandlungskoordination und der Behandlungsplan. Hierbei ist es Aufgabe der Patient:innen, sich mit den behandelnden Ärzt:innen auf deren koordinierende Funktion im Rahmen der Versorgung zu verständigen. Die Koordination der Versorgung umfasst eine Reihe von Aufgaben (§ 4). So soll (1) die koordinierene Ärztin/der koordinierende Arzt die Rolle der zentralen Ansprechperson im Versorgungsprozess übernehmen. In Abhängigkeit von den gemeinsam mit der Patientin/dem Patienten festgelegten Behandlungszielen und dem vorliegenden Schweregrad soll sie/er (2) die Steuerung der Behandlung in medizinischen Fragen zu Diagnostik- und Therapieoptionen übernehmen. Dabei sollen auch psychosoziale Aspekte berücksichtigt werden. Auf der Basis der Ergebnisse des Basis-Assessments soll (3-4) ein Behandlungsplan erstellt werden. Er geht auf die individuell erforderlichen diagnostischen, therapeutischen und pflegerischen Maßnahmen sowohl in somatischer als auch in psychischer Hinsicht ein und berücksichtigt dabei eine mögliche bzw. bereits vorliegende Belastungsintoleranz mit PEM. Eine weitere Aufgabe ist (5-7) die Vermittlung von aus medizinischen Gründen dringend erforderlichen Behandlungsterminen bei anderen Leistungserbringer:innen, die Vernetzung mit diesen Ärzt:innen sowie die Berücksichtigung ihrer Vorschläge bei der Anpassung und Aktualisierung des Behandlungsplans. Ärzt:innen koordinierender Funktion sollen (8) die wesentlichen Behandlungsdaten, Befunde und Berichte aus der ambulanten und stationären Versorgung zusammenführen, bewerten, dokumentieren und aufbewahren, (9) notwendige Überweisungen und weitere Leistungen veranlassen und (10) falls erforderlich, relevante Bezugspersonen einbeziehen. Sie sollen (11) zudem die Rolle der Ansprechperson für andere Leistungserbringer:innen sowie kooperierende Einrichtungen/Organisationen (z. B. Selbsthilfeorganisationen, Jugendämter, Arbeitgeber, Kindertagesstätten, Schulen, Ausbildungsstätten, Universitäten) übernehmen, aber auch (12) mit weiteren Gesundheitsprofessionen und flankierenden Diensten, insbesondere ambulanten Pflegediensten zur häuslichen Krankenpflege, Heilmittelerbringer:innen und Rehabilitationseinrichtungen zusammenarbeiten. Koordinierende Ärzt:innen sollen (13) darüber hinaus auch die Aufgabe haben, ein unterstützendes Selbstmanagement (ggf. auch in Gruppen) bedarfsgerecht zu begleiten und Informationen über Angebote zur Stärkung der Gesundheitskompetenz, zur Krankheitsbewältigung und dem bestmöglichen Erhalt bzw. der Wiederherstellung der Arbeits- Ausbildungs- oder Schulfähigkeit der Patient:innen bereitzustellen. Hinzu kommt (14) die Weitergabe von Hinweisen auf Schulungsangebote und sonstige Informationsquellen (z. B. Flyer, Webseiten) für Betroffene, Sorgeberechtigte, andere Leistungserbringende sowie kooperierende Einrichtungen.

Wichtig für ME/CFS-Erkrankte ist darüber hinaus auch § 8, der sich mit der Verordnung weiterer Leistungen (z. B. der Verordnung von Leistungen zur medizinischen Rehabilitation, der Anordnung der Hilfeleistung anderer Personen, der Verordnung von Arznei-, Verband-, Heil- und Hilfsmitteln, von Krankentransporten sowie Krankenhausbehandlungen oder Behandlungen in Vorsorge- oder Rehabilitationseinrichtungen, der Verordnung von digitalen Gesundheitsanwendungen, von häuslicher Krankenpflege und außerklinischer Intensivpflege, von Soziotherapie und ggf. von spezialisierter ambulanter Palliativversorgung) beschäftigt (s. dazu auch BMG & BMG Initiative LONG COVID, 2024). Die Richtlinie betont explizit, dass bei der Prüfung der Erforderlichkeit einer solchen Verordnung „insbesondere auch die erkrankungsspezifischen Besonderheiten zu berücksichtigen [sind]. Beispielsweise ist bei dem Vorliegen einer Belastungsintoleranz mit PEM auf die Einhaltung der individuellen Leistungsgrenzen zu achten. Bei allen Verordnungen sollten Besonderheiten wie PEM, ausgeprägte Reizempfindlichkeit oder eingeschränkte Mobilität ausdrücklich vermerkt werden. Im Falle von PEM sollte die Möglichkeit der aufsuchenden und telemedizinischen Umsetzung der Verordnung geprüft werden." (Gemeinsamer Bundesausschuss, 2023, § 8)

8.7.2 Entsprechen die Inhalte der Richtlinie den Bedürfnissen der ME/CFS-Erkrankten?

Die hier vorgestellte Richtlinie des Gemeinsamen Bundesausschusses soll die Rahmenbedingungen für die Versorgung von Long-COVID- und ME/CFS-Patient:innen innerhalb des bestehenden Gesundheits- und Sozialsystems regeln. Es handelt sich dabei also nicht – wie von einigen ME/CFS-Erkrankten gewünscht – um eine grundsätzliche *Reform* dieser Strukturen.

Die zentrale Voraussetzung für eine adäquate Versorgung der ME/CFS-Erkrankten ist nach deren Ansicht die *Anerkennung von ME/CFS als schwere Multisystemerkrankung* durch die Ärzteschaft und durch andere, für sie innerhalb des Gesundheits- und Sozialsystems zuständige Personen, sowie ihre *Aufklärung und Fortbildung*. Die Richtlinie gibt jedoch nur eine Empfehlung dazu ab, dass sich die an der Versorgung von ME/CFS-Erkrankten teilnehmenden Ärzt:innen „über die Erkrankungen und deren koordinierte Versorgung insbesondere interdisziplinär strukturiert austauschen sollen (wie z. B. in Fortbildungen, Netzwerken oder sonstigen Formaten)" (Gemeinsamer Bundesausschuss, § 3, Abs. 5). Es besteht somit keine Verpflichtung hierzu. Zudem werden zu den potenziellen Leistungserbringer:innen explizit auch ärztliche und psychologische Psychotherapeut:innen gezählt (§ 3, Abs. 3), was unter den Patient:innen – angesichts der fehlenden Verpflichtung zur Fortbildung in diesem Bereich – wahrscheinlich die Befürchtung aufkommen lässt, dass alte Vorstellungen einer Psychogenese der Erkrankung weiterhin bestehen bleiben und vertreten werden. Diese Befürchtung wird bestärkt durch die Aussage, dass bei vorliegender spezifischer Indikation „die Beratung und Anleitung zu Methoden der therapeutisch begleiteten körperlichen Aktivierung" (Gemeinsamer Bundesausschuss, § 5, Abs. 1) als Therapieoption genannt wird. Darüber hinaus definiert die Richtlinie nicht, was sie unter einer biopsychosozialen Behandlung versteht, die nach aktuellem medizinischem Kenntnisstand sichergestellt werden soll (§ 1, Abs. 2).

Ein von den Erkrankten gewünschtes *patientenzentriertes Vorgehen* lässt sich an einigen Stellen nur erahnen, etwa wenn es heißt: „Die Patientin oder der Patient verständigt sich mit der behandelnden Ärztin oder dem behandelnden Arzt auf dessen koordinierende Funktion." (Gemeinsamer Bundesausschuss, § 4, Abs. 1), wenn von „gemeinsam festgelegten Behandlungszielen" (Gemeinsamer Bundesausschuss, § 4, Abs. 2) gesprochen wird bzw. gesagt wird, dass „der Behandlungsplan sowie die Behandlungsziele [...] mit der Patientin und dem Patienten abzustimmen und ihnen in Textform zugänglich zu machen [sind]" (Gemeinsamer Bundesausschuss, § 4, Abs. 3) oder die „Einbeziehung relevanter Bezugspersonen, sofern erforderlich" erwähnt wird (Gemeinsamer Bundesausschuss, § 4, Abs. 2). Die Richtlinie vertritt vielmehr an vielen Stellen ein eher traditionelles ärztliches Selbstverständnis, das eine asymmetrische Arzt-Patient-Beziehung vorsieht, bei der es Aufgabe der Ärzt:innen ist, die Erkrankung und den Umgang hiermit zu definieren, sie zu behandeln und den Patient:innen und ihren Angehörigen Informationsmaterialien zur Unterstützung des Selbstmanagements und der Stärkung der Gesundheitskompetenz, zur Krankheitsbewältigung und zur Wiederherstellung der Arbeits-, Ausbildungs- oder Schulfähigkeit zur Verfügung zu stellen (§ 4, Abs. 2).

Für ME/CFS-Patient:innen ist es darüber hinaus wichtig, dass sich die zu ergreifenden Maßnahmen an den jeweiligen Verhältnissen orientieren und sich im Verlauf des Lebens immer wieder an die aktuelle Gesundheitssituation und die möglicherweise geänderten sozialen Gegebenheiten anpassen *(verhältnisassoziierter Lebenslaufansatz)*. In § 5, Abs. 1 der hier betrachteten Richtlinie heißt es, dass in der hausärztlichen Versorgung im Rahmen der Diagnostik und Behandlung auch die *Lebensumstände* der Patient:innen berücksichtigt werden sollen. Dies sollte ggf. bei wesentlich veränderter Symptomatik auch wiederholt geschehen (§ 5, Abs. 1). Zudem ist von einer möglichen Verbesserung bzw. Verschlechterung im Krankheitsverlauf (§ 1, Abs. 3) sowie von einer Verlaufskontrolle die Rede (§ 4, Abs. 3). Allerdings geht die Richtlinie nicht dezidiert darauf ein, dass sich bei den ME/CFS-Patient:innen die gesundheitlichen und sozialen Faktoren immer wieder ändern können, die im Krankheitsverlauf bzw. im Verlauf eines Lebens mit ME/CFS im Vordergrund stehen und Einfluss auf die Art der Versorgung nehmen.

Der auch von den meisten Patient:innen gewünschte interdisziplinärer Austausch sowie die interdisziplinäre Zusammenarbeit innerhalb der Ärzteschaft und zwischen Ärzt:innen und anderen beteiligten Disziplinen wird in der Richtlinie des Gemeinsamen Bundesausschusses mehrfach erwähnt. Sie spricht bereits in § 1, Abs. 2 von den *Rahmenbedingungen einer interdisziplinären und sektorenübergreifenden Zusammenarbeit* und nennt als Ziele der Richtlinie eine bei Bedarf interdisziplinäre Diagnostik und Therapie sowie die Stärkung der strukturierten Zusammenarbeit von Leistungserbringer:innen (§ 1, Abs. 2 und 3). In § 3, Abs. 5 empfiehlt sie den adressierten Leistungserbringer:innen, sich über die Erkrankungen und deren koordinierte Versorgung insbesondere interdisziplinär strukturiert auszutauschen. Dabei sollen v. a. bei Kindern und Jugendlichen auch weiterführende Informationen, beispielsweise zum Sozial- oder Schulleben berücksichtigt werden (§ 6, Abs. 1). Eine interdisziplinäre Versorgung durch mindestens zwei oder mehr Fachdisziplinen solle hiernach dann erfolgen, wenn die Patientin oder der Patient wegen Art, Schwere oder Komplexität der Erkrankung einer solchen Versorgung bedarf (§ 6, Abs. 4). Zudem wird die ggf. mögliche Zusammenarbeit mit weiteren Gesundheitsprofessionen und flankierenden Diensten, insbesondere mit ambulanten Pflegediensten zur häuslichen Krankenpflege, mit Heilmittelerbringer:innen und Rehabilitationseinrichtungen für ME/CFS- und Long-COVID-Patient:innen angesprochen (§ 4, Abs. 2). Bislang ist jedoch unklar, wie genau die Leistungen der koordinierenden Ärzt:innen und anderer, am Verfahren teilnehmender Personen vergütet werden. Es wird nur mitgeteilt, dass die Versorgung der Patient:innen im Rahmen des vertragsärztlichen Verfahrens erfolgen soll. Angesichts der Mangelsituation im deutschen Gesundheitswesen – insbesondere auch im Hinblick auf die hausärztliche Versorgung, v.a. auf dem Land – wird es sich erst herausstellen müssen, ob flächendeckend genügend Ärzt:innen bereit und zeitlich in der Lage sind, diese Aufgaben noch zusätzlich zu übernehmen. Zudem werden durch die Ansiedelung der Koordination der Versorgungsangebote im ärztlichen Bereich und die Art der Kostenübernahme ganz wesentliche Anteile der Versorgung von ME/CFS-Patient:innen hiervon nicht abgedeckt, die dann weiterhin im familiären Rahmen erbracht werden müssen (z.B. Unterstützung bei den Aktivitäten des täglichen Lebens sowie hinsichtlich der Mobilität und Kommunikation).

Aus Patientensicht ist es erfreulich, dass eine Verordnung von Leistungen zur medizinischen Rehabilitation, zur Hilfeleistung anderer Personen (z.B. beauftragte nichtärztliche Praxisassistent:innen), von Arznei-, Verband-, Heil- und Hilfsmitteln, von Krankentransporten/Krankenhausbehandlungen oder Behandlungen in Vorsorge- oder Rehabilitationseinrichtungen, von digitalen Gesundheitsanwendungen, häuslicher Krankenpflege und außerklinischer Intensivpflege, von Soziotherapie und ggf. von spezialisierter ambulanter Palliativversorgung erfolgen soll, wenn diese zur Versorgung der Patient:innen erforderlich sind. Besonders begrüßenswert ist, dass bei der Prüfung der Erforderlichkeit einer solchen Verordnung insbesondere auch die erkrankungsspezifischen Besonderheiten zu berücksichtigen sind. So muss z.B. bei einer Belastungsintoleranz mit PEM auf die Einhaltung der individuellen Leistungsgrenzen geachtet werden. Auch andere Besonderheiten wie ausgeprägte Reizempfindlichkeit oder eingeschränkte Mobilität sollen ausdrücklich vermerkt werden. Im Falle von PEM soll die Möglichkeit der aufsuchenden und telemedizinischen Umsetzung der Verordnung geprüft werden (§ 8, Abs. 1). Wünschenswert wäre hier natürlich nicht nur die Prüfung der Erforderlichkeit bzw. Umsetzbarkeit dieser Leistungen. Es sollte bei ME/CFS-Patient:innen bereits aufgrund der Definition der Erkrankung von vornherein von einer solchen Erforderlichkeit ausgegangen werden, sodass z.B. regelmäßige Arztkontakte online oder aufsuchend in der Wohnung der Patientin/des Patienten stattfinden können. Zudem wird in der Richtlinie nicht darauf eingegangen, dass die hier genannten Leistungen passgenau für ME/CFS-Erkrankte sein müssen, was oftmals nicht der Fall ist.

Es ist zudem davon auszugehen, dass die in der Richtlinie beschriebene *Behandlungskoordination* (§ 4, Abs. 1) durch koordinierende Ärzt:innen in der Rolle der zentralen Ansprechperson im Versorgungsprozess (§ 4, Abs. 2) nur in Teilen dem entspricht, was ME/CFS-Patient:innen benötigen. An mehreren Stellen wird das *Empowerment* der Patient:innen angesprochen, etwa wenn wie in § 4, Abs. 2 von der „bedarfsgerechte[n] Begleitung eines unterstützenden Selbstmanagements (ggf. auch in Gruppen) sowie [von] Information über Angebote zur Stärkung der Gesundheitskompetenz, zur Krankheitsbewältigung und dem bestmöglichen Erhalt bzw. Wiederherstellung der Arbeits-Ausbildungs- oder Schulfähigkeit" die Rede ist. Auch in § 5, Abs. 2 wird von der „Beratung zu Selbst- und Leistungsmanagement [...], z.B. bei Vorliegen von PEM die Beratung zum Pacing, die Beratung zu Methoden der Krankheitsbewältigung und Stressreduktion" gesprochen. Hier wäre es jedoch wichtig herauszustellen, „dass nicht jeder Patient eine aktive Rolle einnehmen kann oder möchte" (Bundesverband Managed Care e.V., o.J.). Dies gilt insbesondere für ME/CFS-Patient:innen, deren Energiereserven auch bereits bei Personen mit milden bis moderaten Einschränkungen stark begrenzt sind. Insbesondere bei der Versorgung von Personen mit moderaten bis schwersten Einschränkungen sollten daher nicht Maßnahmen des Empowerments an erster Stelle stehen, sondern ein den individuellen Einschränkungen und Bedürfnissen entsprechend abgestuftes, auf ME/CFS zugeschnittenes Hilfsangebot, das im Rahmen eines *Case Managements* (s. Kap. 8.5) stattfindet und koordiniert wird. Es ist allerdings fraglich, ob Ärzt:innen generell gewillt und zeitlich dazu in der Lage sind, diese Aufgabe in vollem Umfang, ggf. zum Teil auch als Delegationsleistung, zu übernehmen. Zudem ist ein Teil der von den ME/CFS-Patient:innen benötigten Leistungen bislang nicht im Rahmen des Leistungsumfangs der gesetzlichen Krankenversicherungen abrechenbar (Habermann-Horstmeier & Horstmeier, 2024b).

Literaturverzeichnis

Ärztezeitung. (2023, November). *Verbände: Ampel soll Angebot der Patientenlotsen regelhaft machen*. Springer. Verfügbar unter https://www.aerztezeitung.de/Politik/Verbaende-Ampel-soll-Angebot-der-Patientenlotsen-regelhaft-machen-444455.html

Brehon, K., Miciak, M., Hung, P., Chen, S.P., Perreault, K., Hudon, A., Wieler, M., Hunter, S., Hoddinott, L., Hall, M., Churchill, K., Brown, D.A., Brown, C.A., Bostick, G., Skolnik, K., Lam, G., Weatherald, J. & Gross, D.P. (2023). „None of us are lying": an interpretive description of the search for legitimacy and the journey to access quality health services by individuals living with Long COVID. *BMC health services research, 23*(1), 1396.

Bundesministerium für Bildung und Forschung (BMBF). (2023). *Patientenbeteiligung: Erklärung und Beispielsammlung des „Forums Gesundheitsforschung"*. Von https://www.gesundheitsforschung-bmbf.de/de/patientenbeteiligung-erklarung-und-beispielsammlung-des-forums-gesundheitsforschung-16235.php abgerufen

Bodendieck, E. (2021, November). Wege für interdisziplinäre und teamorientierte Patientenversorgung gesucht. *Deutsches Ärzteblatt*. Deutscher Ärzteverlag. Verfügbar unter https://www.aerzteblatt.de/nachrichten/128588/Wege-fuer-interdisziplinaere-und-teamorientierte-Patientenversorgung-gesucht

Bowen, J., Pheby, D.F., Charlett, A. & McNulty, C. (2005). Chronic Fatigue Syndrome: A survey of GPs' attitudes and knowledge. *Family Practice, 22*(4), 389–393. https://doi.org/10.1093/fampra/cmi019

Braeseke, G., Huster, S., Pflug, C., Rieckhoff, S., Ströttchen, J., Nolting, H. & Meyer-Rötz, S.H. (2018). *Studie zum Versorgungsmanagement durch Patientenlotsen*. IGES Institut. Zugriff am 22. Dezember 2023 unter https://www.iges.com/sites/igesgroup/iges.de/myzms/content/e6/e1621/e10211/e22175/e23322/e23323/e23325/attr_objs23366/IGES_Versorgungsmanagement_durch_Patientenlotsen_042018_ger.pdf

Braun, A.K. & Scheich, H. (2020). Lernen in der Kindheit optimiert das Gehirn. In U. Herrmann, *Neurodidaktik. Grundlagen für die Neuropsychologie des Lernens* (3. Aufl.), S. 48–66. Beltz Verlag.

Brimmer, D.J., Fridinger, F., Lin, J.S. & Reeves, W.C. (2010). U.S. healthcare providers' knowledge, attitudes, beliefs, and perceptions concerning Chronic Fatigue Syndrome. *BMC Family Practice, 11*, 28.

Bundesärztekammer. (o.J.). *Muster eines Kriterienkatalogs für die Qualitätsmerkmale eines krankheitsorientierten Zentrums: Kategorie 4 Qualitätskriterien*. Zugriff am 28. Oktober 2023 unter https://www.bundesaerztekammer.de/themen/aerzte/qualitaetssicherung/zentren-und-zertifizierung/muster-qualitaetsmerkmale/kategorie-4-interdisziplinaere-und-professionelle-kooperation-und-kommunikation

Bundesministerium für Gesundheit (BMG) & BMG Initiative LONG COVID. (2024). *Long COVID – Arzneimittel: Maßnahmen zur Verbesserung der Versorgung von Long COVID-Erkrankten - Eine Ausarbeitung der Expertengruppe Long COVID Off-Label-Use im Auftrag des Bundesministeriums für Gesundheit (BMG)*. Verfügbar unter https://www.bfarm.de/DE/Arzneimittel/Zulassung/Zulassungsrelevante-Themen/Expertengruppe-Long-COVID-Off-Label-Use/_node.html. Letzter Zugriff am 26. Oktober 2024.

Bundesverband Managed Care e.V. (o.J.). *Positionspapier der Arbeitsgruppe Patienten-Empowerment*. Bundesverband Managed Care e.V. Verfügbar unter https://www.bmcev.de/wp-content/uploads/Positionspapier-AG-Patienten-Empowerment-4.pdf

Carruthers, B.M., Jain, A.K., De Meirleir, K.L., Peterson, D.L., Klimas, N.G., Lerner, A.M. (2003). Myalgic Encephalomyelitis/Chronic Fatigue Syndrome: Clinical Working Case Definition, Diagnostic and Treatment Protocols. *Journal of Chronic Fatigue Syndrome, 11*(1), 7–115. https://doi.org/10.1300/J092v11n01_02

Chew-Graham, C.A., Cahill, G., Dowrick, C., Wearden, A. & Peters, S. (2008). Use of multiple sources of evidence about CFS/ME in primary care consultations. *Annals of Family Medicine, 6*(4), 340–348. https://doi.org/10.1370/afm.867

Chew-Graham, C., Dowrick, C., Wearden, A., Richardson, V. & Peters, S. (2010). Making the diagnosis of Chronic Fatigue Syndrome/Myalgic Encephalitis in primary care: a qualitative study. *BMC Family Practice, 11*, 16. https://doi.org/10.1186/1471-2296-11-16

D'Amour, D. & Oandasan, I. (2005). Interprofessionality as the field of interprofessional practice and interprofessional education: an emerging concept. *Journal of Interprofessional Care, 19*(1), 8–20. https://doi.org/10.1080/13561820500081604

Damasio, A. (2013). *Selbst ist der Mensch. Körper, Geist und die Entstehung des menschlichen Bewusstseins* (2. Aufl. Ausg.). Pantheon Verlag.

Deutsche Gesellschaft für ME/CFS & LONG COVID Deutschland. (2022). *Nationaler Aktionsplan für ME/CFS und das Post-COVID-Syndrom. Zentrale Koordination, Forschungsförderung zu Krankheitsmechanismen und Therapieentwicklung, Schaffung eines nationalen Kompetenznetzwerkes mit flächendeckender Versorgung und Aufklärung*. Verfügbar unter https://www.longcoviddeutschland.org/wp-content/uploads/2022/02/aktionsplan.pdf

Deutsche Gesellschaft für ME/CFS & LONG COVID Deutschland. (2023). *Leitfaden für Vorhaben zur erforschung und Versorgung von ME/CFS und Post-COVID-Syndrom*. Verfügbar unter https://www.mecfs.de/leitfaden/

Froehlich, L., Niedrich, J., Hattesohl, D.R., Behrends, U., Kedor, C., Haas, J.-P., ... Scheibenbogen, C. (2023). Evaluation of a webinar to increase health professionals' knowledge about Myalgic Encephalomyelitis/Chronic Fatigue Syndrome (ME/CFS). *Healthcare, 11*(15), 2186. https://doi.org/10.3390/healthcare11152186

Gemeinsamer Bundesausschuss. (2023). *Beschluss des Gemeinsamen Bundesausschusses über die Richtlinie über eine berufsgruppenübergreifende, koordinierte und strukturierte Versorgung für Versicherte mit Verdacht auf Long-COVID und Erkrankungen, die eine ähnliche Ursache oder Krankheitsausprägung aufweisen*. Gemeinsamer Bundesausschuss. Zugriff am 26. Januar 2024 unter https://www.g-ba.de/downloads/39-261-6374/2023-12-21_LongCOV-RL_Erstfassung.pdf

Habermann-Horstmeier, L. & Horstmeier, L.M. (2023a). Auswirkungen der Qualität der Arzt-Patient-Beziehung auf die Gesundheit von erwachsenen ME/CFS-Erkrankten. *MMW - Fortschritte der Medizin, 165*(Suppl 5), 16–27. https://doi.org/10.1007/s15006-023-2894-z

Habermann-Horstmeier, L. & Horstmeier, L.M. (2023b). Systemisches Denken, subjektive Befunde und das diagnostische Schubladendenken bei ME/CFS - eine vorwiegend qualitative Public-Health-Studie aus Patientensicht. *Deutsche Medizinische Wochenschrift*, 1–18. https://doi.org/10.1055/a-2197-6479

Habermann-Horstmeier, L. & Horstmeier, L.M. (2024a). Welche medizinischen Fachdisziplinen werden von ME/CFS-Erkrankten aufgesucht? Eine Public-Health-Studie zur Notwendigkeit einer besseren ärztlichen Aus- und Fortbildung. *Das Gesundheitswesen, 86*(10), 625–632. https://doi.org/10.1055/a-2323-9507

Habermann-Horstmeier, L. & Horstmeier, L.M. (2024b). In welchen Bereichen der medizinischen Versorgung sehen ME/CFS-Erkrankte Verbesserungsbedarf? Ergebnisse der Arzt-Patient-Verhältnis (APAV)-ME/CFS-Studie im Vergleich zur Richtlinie des Gemeinsamen Bundesausschusses (G-BA). *Prävention und Gesundheitsförderung*. Eingegangen: 17. Juni 2024; angenommen: 15. August 2024. https://doi.org/10.1007/s11553-024-01153-9

Härter, M. & Dirmaier, J. (2021). Patientenbeteiligung und partizipative Entscheidungsfindung in der Integrativen Medizin. In B. Brinkhaus & T. Esch, *Integrative Medizin und Gesundheit* (S. 109–124). Medizinisch Wissenschaftliche Verlagsgesellschaft.

Holtzman, C.S., Bhatia, S., Cotler, J. & Jason, L.A. (2019). Assessment of Post-Exertional Malaise (PEM) in Patients with Myalgic Encephalomyelitis (ME) and Chronic Fatigue Syndrome (CFS): A Patient-Driven Survey. *Diagnostics (Basel, Switzerland), 9*(1), 26. https://doi.org/10.3390/diagnostics9010026

Homberg, A. & Witt, C.M. (2021). Stärkung der Interprofessionalisierung und der vernetzten Zusammenarbeit im Kontext der Integrativen Medizin. In B. Brinkhaus & T. Esch, *Integrative Medizin und Gesundheit* (S. 71–81). Medizinische Wissenschaftliche Verlagsgesellschaft.

Hower, K. I., Vennedey, V., Hillen, H. A., Kuntz, L., Stock, S., Pfaff, H. & Ansmann, L. (2019). Implementation of patient-centred care: which organisational determinants matter from decision maker's perspective? Results from a qualitative interview study across various health and social care organisations. *BMJ open, 9*(4), e027591. https://doi.org/10.1136/bmjopen-2018-027591

Kaier, K., Metzner, G., Horstmeier, L., Bitzer, E. M., Heimbach, B., Kiekert, J., ... Farin-Glattacker, E. (2023). The economic impact of a local, collaborative, stepped, and personalized care management for older people with chronic diseases: results from the randomized comparative effectiveness LoChro-trial. *BMC health service research, 23*(1), 1422. https://doi.org/10.1186/s12913-023-10401-1

Köller, O. (2012). What works best in school? Hatties Befunde zu Effekten von Schul- und Unterrichtsvariablen auf Schulleistungen. *Psychologie in Erziehung und Unterricht, 59*(1), 72–78. https://doi.org/10.2378/peu2012.art06d

Krapf, J. (2022). *Leben mit „kaputtem Akku". Biografien von Menschen mit Myalgischer Enzephalomyelitis/Chronischem Fatigue Syndrom und Long Covid.* Mabuse Verlag.

Kurz, C. (2023). Interprofessionelles Arbeiten in Krankenhäusern. Neues Stationskonzept: Prozesse innovativ überdenken. *Deutsches Ärzteblatt, 120*(35–36), S. B-1217 - B-1219. Zugriff am 28. Oktober 2023 unter https://www.aerzteblatt.de/archiv/233736/Neues-Stationskonzept-Prozesse-innovativ-ueberdenken

Looman, N., Fluit, C., van Wijngaarden, M., de Groot, E., Dielissen, P., van Asselt, D., ... Scherpbier-de Haan, N. (2020). Chances for learning intraprofessional collaboration between residents in hospitals. *Medical Education, 54*(12), 1085–1203. https://doi.org/10.1111/medu.14279

Mahnke, A. & Loibl, J. (2021). Interprofessionell arbeiten: Das Regensburger Modell. *Pflege Zeitschrift, 74*(6), 18–21. https://doi.org/10.1007/s41906-021-1045-3

Metzner, G., Horstmeier, L. M., Bengel, J., Bitzer, E. M., Dreher, E., Frank, F., ... Farin-Glattacker, E. (2023). Local, collaborative, stepped, and personalized care management for older people with chronic Diseases–results from the randomized controlled LoChro-trial. *BMC Geriatrics, 23*(92), 1–13. https://doi.org/10.1186/s12877-023-03797-2

Osterloh, F. (2019). Patientenlotsen: Hilfe im Versorgungsdschungel. *Deutsches Ärzteblatt, 116*(12), A-566.

Roth, G. (2013). Welchen Nutzen haben die Erkenntnisse der Hirnforschung für die Pädagogik? *Zeitschrift für Pädagogische Psychologie, 27*(3), 123–133. https://doi.org/10.1024/1010-0652/a000096

Scholl, I., LaRussa, A., Hahlweg, P., Kobrin, S. & Elwyn, G. (2018). Organizational- and system-level characteristics that influence implementation of shared decision-making and strategies to address them - a scoping review. *Implementation Science : IS, 13*(1), 40. https://doi.org/10.1186/s13012-018-0731-z

Speight, N. (2020). Severe ME in Children. *Healthcare, 8*(3), 211. https://doi.org/10.3390/healthcare8030211

SRF (Produzent). (2022). *ME/CFS - Die heimtückische Krankheit* [Reportage]. Zürich. Zugriff am 7. September 2023 unter https://www.srf.ch/play/tv/reporter/video/mecfs---die-heimtueckische-krankheit?urn=urn:srf:video:e0b93a13-30eb-48cd-b0e4-178e9abafa57

Taylor, A. K., Kingstone, T., Briggs, T. A., O'Donnell, C. A., Atherton, H., Blane, D. N. & Chew-Graham, C. A. (2021). ‚Reluctant pioneer': A qualitative study of doctors' experiences as patients with long COVID. *Health Expect, 24*(3), 833–842. https://doi.org/10.1111/hex.13223

The Lancet Public Health (2024). Unpaid carers: a silent workforce. *The Lancet Public Health, 9*(1), E1. https://doi.org/10.1016/S2468-2667(23)00311-0

van Leersum, N., Bennemeer, P., Otten, M., Visser, S., Klink, A. & Kremer, J. A. (2019). Cure for increasing health care costs: The Bernhoven case as driver of new standards of appropriate care. *Health Policy, 123*(3), 306–311. https://doi.org/10.1016/j.healthpol.2019.01.002

Weltärztebund. (2017). *Offizielle deutsche Übersetzung der Deklaration von Genf. Das ärztliche Gelöbnis.* Verfügbar unter: https://www.bundesaerztekammer.de/fileadmin/user_upload/BAEK/Themen/Internationales/Bundesaerztekammer_Deklaration_von_Genf_04.pdf

Zill, J. M., Zeh, S. & Scholl, I. (2021). Patientenzentrierte Versorgung. In B. Brinkhaus & T. Esch (Hrsg.), *Integrative Medizin und Gesundheit* (S. 47–59). Medizinisch Wissenschaftliche Verlagsgesellschaft.

Weiterführende Links

Online-Fortbildungen (on demand) für Ärzt:innen:
- https://www.mecfs.de/informationen-fuer-aerztinnen-und-aerzte/on-demand-fortbildung/

Themen dieser Online-Fortbildungen:
- ME/CFS und Post-COVID: Definitionen, Epidemiologie und Diagnostik
- ME/CFS und Post-COVID: Therapieoptionen und Pathogenese
- Stationäre Schmerztherapie bei ME/CFS
- POTS & Autonome Dysfunktion
- ME/CFS und Long-COVID in der niedergelassenen Praxis

Online- Aufklärungsvideos:
- Was ist Post-Exertionelle Malaise (PEM)? https://youtu.be/8v1-4_27V-Q
- Was ist Pacing? https://youtu.be/a6LS4afZSg8

Informationen zu ME/CFS auf gesundheitsinformation.de:
- https://www.gesundheitsinformation.de/mecfs-myalgische-enzephalomyelitis-chronisches-fatigue-syndrom.html#Rehabilitation

Uniklinik Würzburg ME/CFS: Neue Schulungsreihe für betroffene Kinder und Jugendliche:
- https://www.ukw.de/behandlungszentren/fraunhofer-translationszentrum-tzkme/aktuelle-meldungen/aktuelle-meldungen-detailansicht/news/mecfs-neue-schulungsreihe-fuer-betroffene-kinder-und-jugendliche-im-rahmen-einer-studie-1/

Zu Homecare und Care-Managern:
- care:manager der Firma n:aip: https://www.naip.de/
- Homecare Manager der Firma GesundHeits GmbH Deutschland: https://www.gesundheitsgmbh.de/homecare/

9 Leben mit ME/CFS

„Unnötige Leiden und Schmerzen über viele Jahre, ‚verlorene Kindheit', soziale Isolierung, Verlust der Teilhabe, gefährdeter Schulabschluss und Ausbildungsweg, nachhaltige Verschlechterung der Gesundheit; irreversible Schäden wegen fehlender/falscher Behandlung; Familienkonflikte; Dauerstress, sekundäre Folgen wie Erkrankung der pflegenden Eltern; kein Urlaub, keine gesellschaftliche Teilhabe u.v.m." (ANG35, Angehörige eines ME/CFS-Erkrankten aus der APAV-ME/CFS-Studie zu den Folgen einer ME/CFS-Erkrankung)

Das Leben mit ME/CFS beschrieb eine Patientin, die aufgrund ihrer moderat ausgeprägten Symptomatik bereits seit mehreren Jahren hausgebunden leben musste, folgendermaßen: „Jeder Tag gleicht dem anderen, nur die Symptome und Beschwerden ändern sich" (persönliche Mitteilung). Die Schwere der Symptomatik und die aufgrund der fehlenden kausalen Therapiemöglichkeiten bislang meist lebenslange Dauer der Erkrankung führen dazu, dass ME/CFS das ganze Leben und die Lebensqualität bestimmt (Vyas, Muirhead, Singh, Ephgrave & Finlay, 2022).

9.1 Leben mit unzureichender Versorgung

„Nun begann eine jahrelange Ärzte-Odyssee. In den ersten Jahren habe ich dreimal meine hausärztliche Betreuung wechseln müssen. Ich bin auf Unverständnis gestoßen, bin beschimpft, belächelt oder weggeschickt worden. Man gab mir das Gefühl, ein Hypochonder, Ärztehopper oder Simulant zu sein. [...] Während der Reha wurden alle Äußerungen zu körperlichen Beschwerden ausschließlich einer möglichen psychischen Ursache zugeordnet und man glaubte mir und meinem Krankheitsempfinden nicht. Gegen Ende der Reha hatte ich nicht mehr den Mut und die Kraft, gegen alle Widerstände auf das Vorhandensein meiner körperlichen Symptome zu bestehen. Dies hätte ohnehin die psychosomatische Diagnose weiter verfestigt und mich arbeitsunwillig oder krankheitsuneinsichtig aussehen lassen. Ich fing sogar an, mir selbst einzureden, dass ich psychisch krank sein müsse. Hinzu kam ein deutlich spürbarer Druck seitens der Rehaeinrichtung, nach der Entlassung wieder arbeiten zu gehen. Ich habe also von da an meine körperlichen Symptome aus Angst vor möglichen Fehldeutungen meistens lieber verschwiegen." (B., männlich, Anfang 50 J.; fatigatio.de, o.J.-b)

„Mein Vertrauen in meinen Körper, aber auch in staatliche, gesellschaftliche Systeme ist stark erschüttert. Zusätzlich zu den Einschränkungen durch die Krankheit wurde ich wiederholt und über Jahre hinweg systematisch verletzt, zurückgewiesen, als Sozialschmarotzer beschimpft, „herumgereicht" von einer Zuständigkeit zur nächsten, von drei Gutachtern und in einer Reha auf das Übelste diffamiert. Man ist existenziell abhängig von Bewertungen und Beurteilungen durch Menschen, die manchmal nicht die erforderlichen Kenntnisse besitzen und zusätzlich menschlich eine Katastrophe sind. Das verursacht Hilflosigkeit, Angst und das Gefühl von Eingesperrtsein ohne Ausweg. Nach meiner Erfahrung spielt die Würde des Menschen in der Auseinandersetzung mit dem Gutachter- und Rentensystem oft keine Rolle. Viele Menschen arbeiteten dafür, meine Leistungsanträge abzuwehren. Das hat mich sehr wütend gemacht, aber auch traurig und zusätzlich erschöpft. Allerdings begegnete ich auch drei oder vier sehr hilfreichen und respektvollen Menschen in dieser Zeit.“ (ME/CFS-Patientin P9)

In den vorangegangenen Kapiteln wurde von den Erkrankten eindrücklich beschrieben, wie unzureichend und mangelhaft die gesundheitliche, pflegerische, soziale und finanzielle Versorgung der ME/CFS-Erkrankten derzeit noch immer ist, s. dazu auch Hoffmann et al. (2024). Es wurde gezeigt, dass dies in den meisten Fällen zu einer weiteren Verschlechterung ihrer gesamten Lebenssituation führt (s. Kap. 4.3 und Kap. 8.6) (Habermann-Horstmeier & Horstmeier, 2023). Für viele Erkrankte ist es zunächst *das* zentrale Problem, eine behandelnde Ärztin/einen behandelnden Arzt zu finden, die/der sich mit der Erkrankung auskennt und die Diagnose ME/CFS stellen kann. Auch Scheibenbogen et al. (2023) betonen in diesem Zusammenhang, dass schon die Klärung und Anerkennung der Diagnose ME/CFS für die Patient:innen und ihre Angehörigen eine wertvolle Unterstützung darstellt. Es gibt jedoch in Deutschland noch immer keine Liste der Ärzt:innen, die sich auf ME/CFS spezialisiert bzw. die sich in diesem Bereich fortgebildet haben. Die meisten fortgebildeten Ärzt:innen lehnen es ab, ihren Namen auf eine solche Liste zu setzen, da sie zurecht befürchten, dann von ME/CFS-Patient:innen überrannt zu werden. Die Situation kann sich erst dann bessern, wenn es genügend Ärzt:innen mit ME/CFS-Kenntnissen gibt und deren Arbeit dann auch adäquat vergütet wird.

Zudem ist es für ME/CFS-Erkrankte von großer Bedeutung, dass die Diagnose ME/CFS dann auch von anderen konsultierten Ärzt:innen sowie von den Sozialversicherungen, Sozialämtern etc. akzeptiert wird, sodass z. B. ein der Schwere des Krankheitsbildes adäquater Grad der Behinderung (GdB) bzw. ein Pflegegrad festgestellt werden kann, der ihre Einschränkungen in vollem Umfang berücksichtigt. Nur so haben sie Anspruch auf die von ihnen benötigten Unterstützungsmaßnahmen, wie etwa einen behindertengerechten Arbeitsplatz, einen besonderen Kündigungsschutz, eine Berufs- bzw. Erwerbsunfähigkeitsrente, wohnumfeldverbessernde Maßnahmen bei Behinderung, einen Zuschuss für einen barrierereduzierenden Umbau und/oder die Versorgung mit den von ihnen benötigten Hilfsmitteln (s. Kap. 9.2 bis Kap. 9.5). Die Diagnose sollte so umfassend gestellt sein, dass sie auch die zentralen Symptome der Erkrankung mit aufführt (z. B. POTS, Restless Legs, Sicca-Symptomatik), sodass dann auch die erforderlichen symptomatischen Therapeutika über die Gesetzlichen Krankenkassen abgerechnet werden können (s. Kap. 7.3.2). Dann wäre es auch möglich, ggf. eine Unterstützung bei der Pflege (s. Kap. 9.8) oder eine Anleitung zum Umgang mit der Erkrankung (Pacing, s. Kap. 7.2.2) zu verordnen. Ob die Richtlinie des Gemeinsamen Bundesausschusses zur Versorgung von Long-COVID- und ME/CFS-Patient:innen vom Dezember 2023 dies alles in absehbarer Zeit ermöglichen wird, ist derzeit noch nicht erkennbar (s. Kap. 8.7.1). Es wäre auf jeden Fall ein wichtiger Schritt hin zu einer besseren Versorgung von ME/CFS-Erkrankten, auch wenn die Richtlinie noch viele Aspekte nicht berücksichtigt, die für Menschen mit ME/CFS von großer Bedeutung sind (s. Kap. 8.7.2). Auf diese Weise könnten den Erkrankten auch die meist langwierigen Gerichtsverfahren erspart bleiben, die oft genug ohne Erfolg bleiben, da die sozialrechtlichen Gutachter:innen die Diagnose ME/CFS nicht anerkennen bzw. von einer psychiatrischen/psychosomatischen Erkrankung ausgehen. Letzteres ermöglicht den Erkrankten zwar u. U. einen Anspruch auf Unterstützung, der jedoch meist mit Auflagen verbunden ist, die den Zustand der Betroffenen weiter verschlechtern, wie eine psychosomatische Reha oder eine Aktivierungstherapie (Hoffmann et al., 2024).

9.2 Beruf und finanzielle Absicherung

„Seit Krankheitsbeginn habe ich zweimal jeweils für längere Zeit mit aller Kraft und mit Wiedereingliederung versucht, wieder zu arbeiten – mit stark verminderter Arbeitszeit und zweistündiger Mittagpause, in der ich mich dann zu Hause hinlegen konnte, um die zweite Tageshälfte zu überstehen. In beiden Fällen musste ich jedoch nach Bagatell-Infekten wieder krankgeschrieben werden." (B., männlich, Anfang 50 J.; fatigatio.de, o.J.-b)

Nach einer Schweizer Studie aus dem Jahr 2023 wirkt sich ME/CFS bei fast 90 % der Erkrankten in erheblichem Maße auf die Arbeitsfähigkeit aus. Alle Studienteilnehmer:innen gaben zudem an, dass die Krankheit zu einer deutlichen Verringerung ihres Aktivitätsniveaus führt, was sich entweder am Arbeitsplatz oder zu Hause bzw. an beiden Orten bemerkbar macht. Knapp 96 % der Erkrankten beschrieben hierbei einen Rückgang ihres Aktivitätsniveaus um ≥ 50 % im Vergleich zur Zeit vor der Erkrankung. Etwas mehr als die Hälfte der Befragten war so schwer betroffen, dass sie ans Haus oder ans Bett gefesselt waren. Dem entsprechend gaben nur 4,2 % an, in Vollzeit zu arbeiten, 32,9 % arbeiteten in Teilzeit, 55,1 % waren nicht erwerbstätig und 7,8 % der Befragten befanden sich bereits im Ruhestand (Tschopp, König, Rejmer & Paris, 2023).

9.2.1 Von der Berufstätigkeit zur Rente

Bei vielen Menschen mit ME/CFS besteht jedoch weiterhin der Wunsch, wieder berufstätig zu sein. Dies ist allerdings nur einem kleinen Teil der Erkrankten möglich. In der Regel sind es Personen mit milden bis moderaten Einschränkungen, die in bestimmten Berufen arbeiten, bei denen die Art der Aufgaben, der Arbeitsort oder die Arbeitszeit den Möglichkeiten der Betroffenen entsprechend variabel gestaltet werden können (z. B. in Form von Homeoffice). Dabei ist es wichtig, Pausen nach Bedarf machen zu können. Problematisch ist es meist

Fallvignette ME/CFS-Patientin P3

Patientin P3, 27 J., aktueller Bell-Score: 40, zuvor Zeiten mit Bettlägerigkeit, Rollstuhl für längere Strecken nötig (s. Abbildung 9-1)

- Berufliche Auswirkungen der Erkrankung:
  - Aufgrund häufiger Krankheit (mehr als 50 % während Ausbildung) keine Übernahme durch Ausbildungsbetrieb
  - Ausübung des erlernten Berufes nur maximal 3 Stunden/Tag möglich
- Wirtschaftliche Auswirkungen der Erkrankung:
  - Erwerbsminderungsrente, die nicht üppig ist und mit der sie gerade so über die Runden komme
  - Finanzielle Unterstützung durch die Eltern notwendig
  - Große Anschaffungen und teure Therapien (Blutwäsche, Infusionen, spezielle Röntgenbilder, Kieferoperationen, alternative Ärzte) kann sie sich aus eigener Kraft nicht leisten
- Soziale Auswirkungen der Erkrankung:
  - Vereinsamung, abgeschottet von der Außenwelt
  - Ausgrenzung
  - Frust
  - Depressionen
  - Hilflosigkeit
  - Zukunftsängste
  - Schuldgefühle
  - Trauer
- Folgen für Angehörige:
  - Große emotionale, seelische sowie körperliche Belastung
  - Finanzielle Belastung
  - Pflege zeitintensiv
  - Fühlen sich im Stich gelassen, nicht gehört und nicht verstanden, keinerlei Unterstützung, kein Verständnis

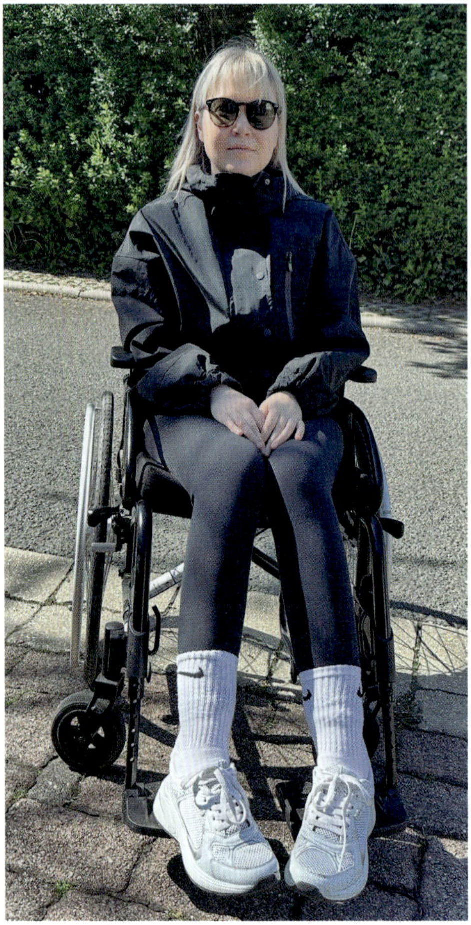

Abbildung 9-1: ME/CFS-Patientin P3 ist außer Haus für längere Strecken auf einen Rollstuhl angewiesen und trägt eine Sonnenbrille zur Verhinderung einer sensorischen Überlastung (s. Fallvignette S. 257).

in Berufen, die nur vor Ort im Betrieb ausgeübt werden können oder die mit einer hohen körperlichen bzw. psychischen Belastung einhergehen. Die Möglichkeit eines Liegearbeitsplatzes kommt beispielsweise nur für Personen infrage, die am PC arbeiten. Aufgrund der Variabilität der Symptomatik und der Schwere der Symptome kommt es auch bei Personen, die ihren Beruf noch (in Teil- oder Vollzeit) ausüben, häufig vor, dass sie sich krankmelden müssen, teilweise für mehrere Wochen. Das Institut für Qualität und Wirtschaftlichkeit im Gesundheitswesen (IQWiG) (IQWiG, 2023) empfiehlt daher, mit dem Arbeitgeber, den Vorgesetzten und Kolleg:innen über die Erkrankung zu sprechen und die damit verbundenen Einschränkungen zu erklären, um bei ihnen mehr Verständnis für die eigene Lage zu wecken. Nur selten gelingt ein Wechsel in einen Tätigkeitsbereich, der sich mit einer milden Form von ME/CFS besser vereinbaren lässt. Die Vorstellung, dass berufliche Selbstständigkeit hier vielleicht eine Lösung sein könnte, stellt sich – aufgrund der meist fehlenden finanziellen Absicherung – im Nachhinein oft als Fehleinschätzung heraus. Arbeitsagenturen bieten in solchen Fällen Beratung zur beruflichen Neuorientierung an. Sinnvoll ist dies i. d. R. jedoch nur dann, wenn die Berater:innen zuvor zum Thema ME/CFS und den damit verbundenen Folgen geschult wurden.

Bei häufiger und längerfristiger Krankschreibung werden im Allgemeinen Maßnahmen zur beruflichen Wiedereingliederung im Rahmen des *Betrieblichen Eingliederungsmanagements (BEM)* durchgeführt. Es handelt sich um ein gesetzliches Verfahren, das in Deutschland Arbeitgeber:innen dazu verpflichtet, den Ursachen der Fehlzeiten von Mitarbeitenden nachzugehen, wenn diese länger als sechs Wochen krank waren. Zudem soll nach Möglichkeiten gesucht werden, in Zukunft die Arbeitsunfähigkeitszeiten bei den betroffenen Personen zu verringern bzw. diese gar nicht erst entstehen zu lassen. Das Verfahren wird nur dann in Gang gesetzt, wenn die betroffenen Mitarbeitenden auch zustimmen. Üblicherweise wird dann eine *stufenweise Wiedereingliederung* gestartet, deren Ziel es ist, die Mitarbeitenden langsam wieder an ihre berufliche Tätigkeit heranzuführen. Dieses Verfahren hat sich bei vielen Erkrankungen bewährt, bei denen es nach der Genesung möglich ist, durch Training langsam wieder an den Grad der früheren Leistungsfähigkeit heranzukommen. Bei ME/CFS ist dies aufgrund der pathophysiologischen Gegebenheiten jedoch schwierig. Zudem besteht die Gefahr der Post-Exertional Malaise (PEM), wenn die Erkrankten „mit aller Kraft“ (s. Zitat zu Beginn des Kapitels) versuchen, ihre Leistung zu steigern, um ihre Arbeitsstelle nicht zu verlieren.

Die Erkrankten haben allerdings einen Anspruch auf einen *behindertengerechten Arbeitsplatz* (§ 164 Abs. 4 SGB IX). Dies gilt für alle Personen mit einem festgestellten GdB von ≥ 50 (Schwerbehinderung) bzw. unterhalb eines Behinderungsgrades von 50 bei einem GdB von mindestens 30, wenn durch die Bundesagentur für Arbeit eine Gleichstellung attestiert wurde. Da ME/CFS-Erkrankte oftmals aufgrund der fehlenden ärztlichen Anerkennung ihrer Erkrankung trotz ihrer erheblichen gesundheitlichen Beeinträchtigungen keinen oder nur einen niedrigen GdB nachweisen können, haben sie meist auch Probleme damit, einen behindertengerechten Arbeitsplatz zu bekommen. Arbeitgeber können hierfür nötige Mittel über die Integrationsämter oder die Bundesagentur für Arbeit beantragen. Beispiele hierfür sind spezielle Bürotische bzw. -stühle, wie etwa ein Liegendarbeitsplatz oder Computersysteme für sehbehinderte Menschen, aber auch der Einbau einer behindertengerechten Toilette und ein barrierefreier Zugang zum Arbeitsplatz für Personen im Rollstuhl.

Schwerbehinderte Menschen (Personen mit GdB ≥ 50 und gleichgestellte Personen) haben zudem nach § 168 SGB IX ergänzend zum allgemeinen *Kündigungsschutz* einen besonderen Kündigungsschutz. Hiernach ist eine Kündigung bei schwerbehinderten Menschen nur dann gültig, wenn das Integrationsamt zustimmt. Dabei muss in jedem Einzelfall durch den Arbeitgeber und das Integrationsamt geprüft werden, ob die Kündigung gerechtfertigt ist.

Viele ME/CFS-Erkrankte stehen jedoch aufgrund ihrer gesundheitlichen Situation irgendwann vor der Frage, ob sie weiterhin arbeiten können oder sich langsam mit dem Gedanken vertraut machen müssen, ihre bisherigen Berufspläne aufzugeben. In einem solchen Fall besteht eine *Berufs- bzw. Erwerbsunfähigkeit*. Berufsunfähige Personen können zwar nicht mehr ihren gegenwärtigen Beruf, aber vielleicht noch eine andere berufliche Tätigkeit ausüben, während erwerbsunfähige Personen aufgrund ihrer gesundheitlichen Situation so stark eingeschränkt sind, dass sie gar nicht mehr am Berufsleben teilnehmen können. ME/CFS-Erkrankte, die aus gesundheitlichen Gründen gar nicht mehr oder nur noch eingeschränkt arbeiten können, können eine *Erwerbsminderungsrente* beantragen, die jedoch meist mit deutlichen finanziellen Einbußen einhergeht (IQWiG, 2023). Auch hier sollten die Betroffenen zuvor unbedingt die Beratungsangebote der Rentenversicherungen in Anspruch nehmen.

„Ich wollte nie eine IV-Rente haben, wollte unbedingt arbeiten gehen, doch nun war ich mit der Tatsache konfrontiert, dass ich, so sehr ich mir auch wünsche, weiter im Berufsleben zu stehen, für einmal klein beigeben musste. Das schmerzte." (Krapf, 2022, S. 52 f.)

(Ein Anspruch auf eine IV-Rente [Invalidenrente] besteht in der Schweiz dann, wenn nach beruflichen Eingliederungsmaßnahmen und nach Ablauf einer einjährigen Wartezeit eine Erwerbsunfähigkeit von mindestens 40 % vorliegt.)

9.2.2 Ökonomische Folgen der Erkrankung

„Eine fehlende, gesicherte Diagnose hat ein Anzweifeln durch andere Ärzte und Versicherungen zur Folge und führt dazu, dass ich, als Patientin, jegliche wirtschaftliche Sicherheit und Unterstützung verliere – sozial und finanziell." (APAV-ME/CFS-Studie: Patientin J15)

„Bis heute bin ich nicht genesen, bin arbeitsunfähig und musste nun schweren Herzens einen Antrag auf Erwerbsminderungsrente sowie Schwerbehinderung stellen. Ich habe mich seit Ausbruch der Erkrankung nicht einen einzigen Tag in der Lage gefühlt, arbeiten zu gehen. Mittlerweile erhalte ich seit über einem Jahr kein Geld, (noch) keine Rente und auch kein Hartz IV, da meine Frau arbeitet. Bei Behörden erlebe ich eine ständige

Abwehr und Nicht-Anerkennung der Erkrankung. Es wird stets versucht, Ansprüche geschickt abzulehnen und das Vorhandensein der Erkrankung zu negieren." (B., männlich, Anfang 50 J.; fatigatio.de, o.J.-b)

Die stark eingeschränkte oder völlig eingebüßte Arbeitsfähigkeit führt i.d.R. bei den Erkrankten zu einem Karrierestopp bzw. bei jungen Leuten zur Unmöglichkeit, eine berufliche Karriere zu starten. Dies alles wirkt sich nicht nur auf das Selbstwertgefühl der Erkrankten aus, sondern hat auch soziale und erhebliche finanzielle Folgen für die Betroffenen. Nicht selten führt es zu einer Abhängigkeit von Personen aus dem familiären Umfeld, die hier einspringen und dadurch selbst wiederum in finanzielle Schwierigkeiten geraten können. Meist werden zuerst finanzielle Rücklagen aufgebraucht, der Lebensstandard sinkt und damit oftmals auch die Lebensqualität der ganzen Familie.

Gleichzeitig entstehen z.T. erhebliche zusätzliche Kosten, etwa wenn die Krankenkassen die Kosten der Off-Label-verordneten symptomatischen Arzneimittel und der frei verkäuflichen Vitamin- und Mineralstoffpräparate, Nahrungsergänzungsmittel etc. nicht ersetzt. Auch die meist nötigen Anpassungen im Wohnumfeld sind i.d.R. mit hohen Kosten verbunden (s. Kap. 9.3). Zwar übernehmen die Pflegekassen die Kosten für wohnumfeldverbessernde Maßnahmen bei Behinderung einmalig in einer Höhe von bis zu 4.000 Euro. Allerdings sind die Ausgaben für solche Maßnahmen i.d.R. deutlich höher. Zudem erhalten nur Personen mit bereits vorhandenem Pflegegrad den Zuschuss. Auch hier ist es wieder so, dass die oftmals fehlende ärztliche Anerkennung der Erkrankung dazu führt, dass ein GdB abgelehnt wird (bzw. der GdB < 50 ist). Ein GdB ≥ 50 ist jedoch Voraussetzung für die Beantragung eines Pflegegrades. Ähnlich sieht es bei der Hilfsmittelverordnung aus (z.B. von elektrischen Rollstühlen oder Gehhilfen, Aufstehhilfen, Badewannenliftern, Duschsitzen, Stützgriffen, Trinkhilfen, Pflegebetten etc.). Sie werden von den Krankenversicherungen nur dann zur Verfügung gestellt, wenn eine Verordnung durch eine Ärztin/einen Arzt erfolgt ist. Bei einer Rollstuhl-Verordnung muss hierfür z.B. eine *erhebliche oder volle Beeinträchtigung des Gehens* vorliegen. Ob eine solche Beeinträchtigung vorliegt, entscheiden dann die Kassen in einem Prüfverfahren, meist anhand des GdB und/oder Pflegegrades der erkrankten Person. Daher müssen Hilfsmittel von den Betroffenen oftmals noch ganz oder

Fallvignette ME/CFS-Patient P8

Patient P8, 51 J., männlich, Lehrer, Schwere der Erkrankung: Bell-Score 40 (nach Eigeneinschätzung), Jahr des Krankheitsbeginns: 2020

Beginn und zeitlicher Verlauf der Erkrankung: *Beginn mit Influenza (leichter Verlauf). Danach keine vollständige Genesung: Allgemeines grippales Gefühl, Kurzatmigkeit, Muskelschmerzen, subfebrile Temperatur. Im Verlauf des ersten halben Jahres Verschlechterung durch wiederholte Überlastung. Innerhalb des ersten Jahres stellte sich mehr und mehr eine Orthostase-Intoleranz als führendes Symptom heraus (nie formal als POTS diagnostiziert, obwohl ich die Kriterien erfülle). Seither findet mein Leben vorwiegend im Liegen statt. Danach Stabilisierung auf dem heutigen Niveau mit den üblichen Schwankungen. Weitere Symptome: Schwindel, Konzentrationsprobleme, natürlich PEM*

Berufliche/wirtschaftliche/soziale Folgen: *Arbeitsunfähig seit ca. ½ Jahr nach Beginn, später Dienstunfähigkeit festgestellt. Dadurch starke berufliche/wirtschaftliche/soziale Folgen: Einkommens-Einbußen. Als Geschiedener mit ehemals höherem Einkommen muss ich Versorgungsausgleich leisten und natürlich nach wie vor Unterhalt für die Kinder zahlen. Das hat zur Folge, dass ich meine kleine 3-Zimmer-Mietwohnung nur noch mit Unterstützung meiner Eltern halten kann. Sonst müsste ich in eine kleinere Wohnung umziehen und hätte kein Zimmer mehr für die Kinder, die regelmäßig zu Besuch sind.*

teilweise privat finanziert werden. Hinzu können noch Kosten kommen, die dadurch entstehen, dass es viel zu wenige Ärzt:innen gibt, die im Bereich ME/CFS ausgebildet sind. Um fachgerecht behandelt zu werden, müssen die Patient:innen dann nicht selten – trotz der Belastung – lange Reisen zurücklegen, für die zusätzlich zu den Reisekosten noch Kosten für eine Übernachtung anfallen können (Cullinan, Ní Chomhrai, Kindlon, Black & Casey, 2020; IQWiG, 2023).

„Ich habe für zahlreiche diagnostische Untersuchungen und Behandlungen enorme Summen ausgegeben, sodass nun unser Geld fast aufgebraucht ist. Meine Krankenkasse war mir leider keine Hilfe, sie hat in all den Jahren sämtliche Anträge auf Behandlungskostenübernahme abgelehnt, auch wenn sich nachher herausstellte, dass die Untersuchungen zielführend für die weitere Diagnostik und Behandlung waren. Wie ich später schmerzlich feststellen musste, ist eine rückwirkende Kostenübernahme durch die Krankenkasse grundsätzlich ausgeschlossen." (B., männlich, Anfang 50 J.; fatigatio.de, o.J.-b)
„Finanziell hat uns das ebenfalls sehr erschüttert. Mein Einkommen fehlte teilweise, nach dem Auslaufen von Krankengeld und ALG nach etwa drei Jahren völlig. Vor allem in den folgenden 6 Jahren, zwei erwachsene Kinder in Schule/Ausbildung brauchten unsere finanzielle Unterstützung. Das Vollzeit-Gehalt meines Mannes allein reichte nicht einfach so für 4 Personen. Es war oft sehr knapp, wir hatten schlaflose Nächte, sparten bei Lebensmitteln, konnten keinerlei Kulturangebote mehr wahrnehmen, mussten Kredite aufnehmen wg. eines defekten Haushaltsgerätes oder einer Autoreparatur etc. und diese dann wieder abzahlen …" (ME/CFS-Patientin P9)

9.3 Wohnen

„Seither beschränkt sich mein Lebensradius auf ein kleines Zimmer im Haus meiner Eltern beziehungsweise auf das Bett darin. In den schlimmsten Zeiten konnte ich nicht mehr gehen, konnte kaum, rund 15 Tage lang sogar gar nicht mehr sprechen, und mich im Bett zu drehen war die Anstrengung des Tages." (Krapf, 2022, S. 63)

Gesunden Menschen ist es oftmals nicht klar, welche große Bedeutung die Wohnung und das Wohnumfeld für Menschen mit ME/CFS haben. Dies gilt natürlich in ganz besonderem Maße für ME/CFS-Erkrankte, die hausgebunden leben müssen. Aber auch Personen mit milden bis moderaten Einschränkungen sind gezwungen, einen großen Teil ihrer Zeit zu Hause zu verbringen, um sich auszuruhen. Auch sie benötigen Orte und Beziehungen, an und in denen „ihre Bedürfnisse und all ihre Ressourcen wahrgenommen werden und sie stets ein Gefühl von Sicherheit erfahren" (von Allmen, 2018, S. 58). Ein solcher Ort ist für ME/CFS-Erkrankte die Wohnung, das Zuhause. Allerdings sind Wohnungen i.d.R. nicht von vornherein an die Bedürfnisse der Erkrankten angepasst. Zudem können die Bedürfnisse in Abhängigkeit von der jeweils vorherrschenden Symptomatik und vom Schweregrad der Erkrankung auch sehr unterschiedlich sein. Bei Personen mit Überempfindlichkeiten gegenüber Licht und Lärm ist eine weitgehende Isolierung gegenüber äußeren Reizen wichtig. Insbesondere in hellhörigen Mietwohnungen im Innenstadtbereich mit Nachbarn, die wenig Rücksicht auf andere nehmen, ist dies jedoch oft nur schwer umzusetzen. Erkrankte, die überempfindlich auf Berührung reagieren, benötigen eine besonders weiche Umgebung (Matratze, Kissen, Decke, Bettwäsche, aber auch Kleidung, die nicht drückt, kratzt oder reibt). Für andere, nicht so schwer Betroffene spielt dagegen die Ausstattung der Wohnung und des Wohnumfelds, der wohnungsbezogene Wahrnehmungsraum (die „Aussicht" auf Balkon, Terrasse, Garten) eine große Rolle, die sich im Sinne einer *Healing Architecture* (Schmitt-Sausen, 2017) bei einer möglichst naturnahen Gestaltung (z.B. auch einer Begrünung im Wohnbereich) positiv auf das Wohlbefinden und das seelische Gleichgewicht der Menschen auswirken können (Bratman et al., 2019).

In Kap. 9.2.2 wurde bereits kurz darauf eingegangen, dass die Pflegekassen einmalig die Kosten für wohnumfeldverbessernde Maßnahmen bei Behinderung in einer Höhe von bis zu 4.000 Euro übernehmen, wenn die betroffene Person einen Pflegegrad nachweisen kann (Bundessministerium für Gesundheit, 2023). Hierzu gehören beispielsweise Maßnahmen, um Schwellen und Stolperfallen innerhalb der Wohnung sowie an allen Zu- und Ausgängen zu beseitigen und um in jedem Raum Bewegungsflächen zu schaffen, die das Wenden und Rangieren mit einem Rollstuhl oder einer Gehhilfe ermöglichen. Auch der Einbau einer behindertengerechten Dusche bzw. einer behindertengerechten Badewanne mit Einstieg oder Tür, eines Badewannenlifters etc. können hilfreich sein.

Außer dem Zuschuss durch die Pflegekassen gibt es in Deutschland auch die Unterstützung durch die Kreditanstalt für Wiederaufbau (KfW), nämlich in Form der *KfW-Förderung - Zuschuss für barrierereduzierenden Umbau*, wobei beide Fördermaßnahmen nicht in jedem Fall miteinander kombiniert werden können (KfW, 2024). Dies gilt z. B. für den Umbau zu einem barrierefreien Badezimmer. Werden jedoch zwei Einzelmaßnahmen zum Barriereabbau umgesetzt, können beide Förderarten parallel zueinander beantragt werden. Der KfW-Investitionszuschuss 455-B „Barrierereduzierung" kann beispielsweise zum Einbau einer bodengleichen Dusche oder eines Treppenlifts, zum Abbau von Barrieren auf Wegen zu Gebäuden, Garagen oder Sitzplätzen im unmittelbaren Wohnumfeld sowie zu Entsorgungseinrichtungen oder auch zum Umbau, Anlegen oder zur Überdachung von Stellflächen für Rollatoren, Rollstühle oder Elektromobile genutzt werden. Bei Einzelmaßnahmen beträgt der Zuschusssatz derzeit (2024) 10 % der förderfähigen Investitionskosten pro Antrag (maximal 25.000 Euro pro Wohneinheit = Förderhöchstbetrag), wenn mindestens 2.000 Euro für förderfähige Maßnahmen investiert werden. Der Zuschuss muss vor Beginn des Vorhabens beantragt werden. Für die umzusetzenden Maßnahmen gelten technische Mindestanforderungen. Grundsätzlich gilt, dass KfW-Mittel früh im Jahr beantragt werden sollten, da diese immer schnell ausgeschöpft sind (Röder, 2024). Sowohl bei der KfW-Förderung als auch bei der Unterstützungsleistung durch die Pflegekassen handelt es sich um einen Zuschuss, d. h. ein Großteil der Umbau-Kosten muss durch den ME/CFS-Erkrankten selbst oder durch seine Angehörigen getragen werden. Dies gilt in besonderem Maße natürlich auch für die durch die KfW alternativ hierzu angebotenen Kredite. Wegen der prekären finanziellen Situation, in der sich die Betroffenen oftmals befinden, ist es ihnen jedoch vielfach gar nicht möglich, entsprechende Summen aufzubringen.

Besonders schwierig ist die Wohnsituation für ME/CFS-Erkrankte, die auf eine Gehhilfe oder einen Rollstuhl angewiesen sind und in einem mehrstöckigen Mietshaus ohne Aufzug leben. Wollen sie die Wohnung verlassen, sind sie immer wieder auf die Hilfe anderer Menschen angewiesen. Im eigenen Haus bietet sich, sofern dies räumlich möglich ist und entsprechende finanzielle Mittel vorhanden sind, die Installation eines Treppenliftes an (Fördermöglichkeiten s. o.). In der Wohnung selbst sollten die Dinge, die häufig in Gebrauch sind, so platziert sein, dass sie von den Erkrankten ohne fremde Hilfe erreicht werden können. Das heißt, sie sollten etwa auf der individuellen Arbeitshöhe untergebracht sein – nicht zu tief, dass man sich bücken muss, und nicht zu hoch, dass man im Stehen nicht mehr heranreicht (beides wäre für viele Erkrankte mit großen Anstrengungen verbunden). Für Rollstuhlfahrer muss die Arbeitshöhe entsprechend niedriger gewählt werden. Zu den Dingen, die in Verlauf des Tages gebraucht werden, gehören neben Nahrungsmitteln und Getränken auch Küchenutensilien, die benötigten Hygieneartikel, aber auch Medikamente sowie ggf. Ohrstöpsel bzw. Kopfhörer, Schlafmaske, eine zusätzliche Decke oder bei Erkrankten mit moderaten bis schweren Einschränkungen auch ein Laptop oder Bücher. Da ME/CFS-Erkrankte oft Schwierigkeiten haben, schwerere Bücher oder ein Laptop im Liegen längere Zeit zu halten, benötigen sie einen Buch- bzw. Leseständer. Eine Alternative hierzu sind eBooks, die man sich auch vorlesen lassen kann. Die Wohnung sollte zudem mit unterstützenden Hilfsmitteln ausgestattet werden, die es den Erkrankten erlauben, in Abhängigkeit von der Art und dem Grad der Einschränkungen möglichst viel an Selbstständigkeit zu erhalten. Beispiele hierfür sind leichtgängige Magnetschnäpper an Schranktüren, elektrische Gurtwickler für Rollläden oder Jalousien, die das Abdunkeln ermöglichen, elektrische Fenster- und Türöffner. Bislang sind in Deutschland noch keine Pflege- oder Assistenzroboter auf dem Markt, die ME/CFS-Erkrankte dabei unterstützen könnten, innerhalb der eigenen Wohnung ein möglichst selbstbestimmtes Leben zu führen.

Ein großes, in Zukunft noch stärker ins Gewicht fallendes Problem ist zudem der Klimawandel mit immer häufigeren und längeren Hitzephasen. Für hausgebunden lebende Menschen mit ME/CFS ist dies eine besondere Herausforderung. Näheres hierzu und zum klimaangepassten Wohnen siehe Kap. 9.13.

9.4 Aktivitäten des täglichen Lebens und Freizeitgestaltung

„Wenn ich meine Kräfte spare und mich vorausschauend verhalte, schaffe ich es, mich eine halbe bis eineinhalb Stunden am Tag zu belasten. Ich kann je nach Tagesform z. B. einen Arztbesuch am Tag machen, ein kurzes Treffen mit anderen oder einen kleinen Spaziergang in Verbindung mit einem kleinen Einkauf. Oft weiß ich, wo Bänke stehen, auf die ich mich dann zwischendurch setzen kann, um wieder Kraft zu schöpfen. Im Vorfeld ist hierzu eine Kräftesammlung sowie im Nachhinein eine Schonung erforderlich. Das ist jedoch erfahrungsgemäß kein Garant für die Verhinderung der Symptomverschlechterung im Anschluss. Leichtere Hausarbeiten kann ich nur in kleine Schritte aufgeteilt leisten – unterbrochen durch Ruhephasen. Jeden Mittag muss ich mich für ein bis zwei Stunden hinlegen, um Kraft für die zweite Tageshälfte zu sammeln. Wegen zahlreicher Nahrungsmittelunverträglichkeiten bin ich zudem sehr eingeschränkt in meiner Ernährung." (B., männlich, Anfang 50 J.; fatigatio.de, o.J.-b)

Nach der bereits oben zitierten Schweizer Studie von Tschopp, König, Rejmer und Paris (2023) wirkt sich ME/CFS auf alle Aktivitäten des Lebens aus, so etwa auch auf Hobbys und Freizeitgestaltung (98,2 % kreuzten dies an) sowie die Ausübung der Hausarbeit (92,3 %). Niemand gab an, den Freizeitaktivitäten und Hobbys wie vor der Krankheit nachgehen zu können und nur 3 % berichteten, dass sie die anfallende Hausarbeit wie zuvor erledigen konnten. Viele ME/CFS-Erkrankte betonten, am Tag nur eine Aktivität durchführen zu können. So sprach eine 31-jährige Frau davon, dass sie je nachdem, wie es ihr ginge, ein bis drei Stunden lang eine bestimmte Aktivität durchführen könne (z. B. Duschen, Einkaufen, Putzen oder sich mit anderen Menschen austauschen), während eine 38-jährige Frau angab, dass sie nur 15 Minuten pro Aktivität schaffe und sich danach ausruhen müsse. Eine andere Frau (41 J.) berichtete davon, dass sie nun nur noch über 30–40 % der früheren Energie verfüge (Abbildung 9-2). Sie müsse daher jeden Tag entscheiden, wofür sie sie verwenden wolle. Wenn sie arbeite, könne sie keine anderen Dinge tun. Wenn sie soziale Kontakte habe, könne sie an diesem Tag nicht arbeiten. Andere ME/CFS-Erkrankte erzählten, dass ihnen im Haushalt und bei der Körperpflege selbst für geringfügige Tätigkeiten die Energie fehle. So schafften sie es z. B. nicht, eine gefüllte Blumenvase oder einen vollen Kochtopf auf den Tisch zu stellen, den Geschirrspüler auszuräumen, einen Aktenordner aus dem Regal zu nehmen oder den Föhn kurze Zeit zu halten, um die Haare zu trocknen. Wieder andere berichteten, dass sie zeitweise nicht einmal fähig sind, die Haare zu kämmen, weil sie nicht genug Kraft hätten, um den Kamm zu halten. Auch könnten einige Erkrankte nicht allein duschen, weil ihnen die Handbrause infolge ihrer

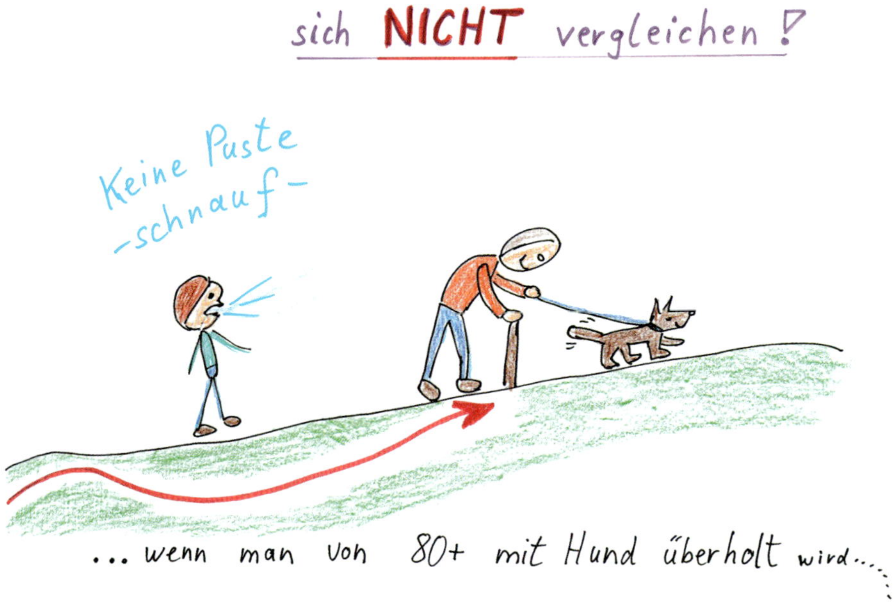
sich NICHT vergleichen!
Keine Puste
-schnauf-
... wenn man von 80+ mit Hund überholt wird...

Abbildung 9-2: Illustration der Kraft- und Energielosigkeit bei ME/CFS. Zeichnung einer 54-jährigen ME/CFS-Patientin (Bell-Score: 20–30), die sie im Januar 2024 im Rahmen einer neurologischen Reha-Maßnahme angefertigt hat.

Kraftlosigkeit aus der Hand rutscht (persönliche Mitteilungen).

Je nach dem Schweregrad und der Ausprägung der Erkrankung bzw. je nach Erkrankungsphase können sich die Aktivitäten, die noch möglich sind, bei einer Person immer wieder ändern. Dabei können nicht nur körperliche, sondern auch soziale oder emotionale Aktivitäten (s. Kap. 9.7) zu einer Überlastung, einem Crash führen. ME/CFS-Erkrankte berichten davon, wie schwierig es für sie zu verkraften ist, dass sie nicht mehr in den Urlaub fahren und ihren Hobbys nicht mehr nachgehen können. Auch für mild bis moderat Erkrankte bedeutet es keine Erholung, sondern i.d.R. eine große Anstrengung, in den Urlaub zu fahren. Ihre Energielosigkeit und ihre weiteren Einschränkungen führen u.a. dazu, dass sie ihre Hobbys aufgeben müssen, weil sie z.B. nicht mehr tanzen, singen oder pfeifen können, ihr Instrument nicht mehr spielen können, keine Hand- oder Bastelarbeiten mehr machen können. Es bedeutet, dass es für sie unmöglich ist, Fußball zu spielen, zu schwimmen oder zu joggen, zu gärtnern (das Gärtnern kann sehr schwierig werden, weil die Betroffenen u.a. nicht mehr in der Lage sind, allein aus Hocke aufzustehen) oder für Freunde zu kochen/backen, feiern zu gehen oder ein Konzert, eine Theateraufführung oder eine Kinoveranstaltung zu besuchen. Personen mit einer erhöhten sensorischen Empfindlichkeit gegenüber Licht können die Sonne nicht mehr genießen. Viele hausgebunden lebende ME/CFS-Erkrankte vermissen zudem die Möglichkeit, Natur zu erleben. Andere haben Schwierigkeiten damit, beim Lesen das Buch zu halten bzw. sich auf den Inhalt zu konzentrieren. Die meisten vermissen es sehr, aufgrund von Unverträglichkeiten und/oder Schluckproblemen sowie infolge des Energiemangels nicht mehr mit Freunden etwas essen oder trinken gehen zu können. Anderen ist es unmöglich, sich mit Freunden/Angehörigen auszutauschen, weil ihre Stimme aufgrund des Energiemangels regelmäßig versagt, sie sich schlecht auf das Gespräch konzentrieren können und/oder das Gespräch sie emotional zu stark beansprucht. Dies sind nur einige Beispiele für die massiv eingeschränkte Teilhabe am täglichen Leben, selbst bei ME/CFS-Erkrankten mit milden bis moderaten Einschränkungen. Erkrankten mit schweren bis schwersten Einschränkungen ist es kaum noch oder gar nicht mehr möglich, in irgendeiner Form am Alltag teilzunehmen.

„Ihre Augen sind meistens geschlossen, weil es sie zu sehr anstrengt, sie offenzuhalten. Ihre Hypersensibilität gegenüber Licht und Schall erfordert es, die Augen mit einem Tuch abzudecken und tagsüber grundsätzlich die Ohren mit Ohropax zu verschließen. Die Kommunikation ist bis auf Ausnahmen auf ein Mindestmaß beschränkt und erfolgt von ihrer Seite aus weitgehend per Zeichen. Wir Pflegenden vermeiden Reden in normaler Lautstärke, da auch das strapazierend für sie ist. [...] Beschäftigungsmöglichkeiten sind auf Null reduziert. Auch Lesen, Fernsehen, Radio- oder Musikhören sind nicht möglich. Ihr bleibt nur das stille Liegen im Bett. Die Spannung zwischen ihrem Lebenswillen und dem Stillhalten müssen macht ihren Zustand schwer erträglich. Der Nachtschlaf ist stark gestört. (Angehörige von U., weiblich, Anfang 40J.; fatigatio.de, o.J.-a)

9.5 Mobilität

Vor allem die allgemeine Kraft- und Energielosigkeit, aber auch andere Symptome wie eine ausgeprägte orthostatische Hypotonie oder Schmerzen in den Muskeln und Gelenken können mit dazu beitragen, dass ME/CFS-Erkrankte nicht mehr in der Lage sind, längere Strecken zu Fuß zu laufen oder Treppen zu steigen. Sie sind dann immer mehr auf die Hilfe anderer Personen angewiesen – etwa beim Einkaufen – und können die eigene Wohnung kaum noch oder gar nicht mehr verlassen. Einen ersten Schritt zur Unterstützung von Menschen mit Behinderung und chronisch kranken Menschen (z.B. ME/CFS-Erkrankten) bei den Aktivitäten des täglichen Lebens, der Freizeitgestaltung und Mobilität machte im Dezember 2024 z.B. das Bundesland Baden-Württemberg, das beschloss, dass auch ehrenamtliche Helfer:innen, die sich als Einzelhelfende engagieren, Unterstützungsleistungen für Pflegebedürftige erbringen können (Voraussetzung: Pflegegrad 1 oder höher), für die der Entlastungsbetrag der Pflegeversicherung (ab 2025: 131 €/Monat) eingesetzt werden kann. Die Einzelhelfenden sollen helfen, soziale Kontakte aufrechtzuerhalten, zu Arztbesuchen begleiten, bei der Haushaltsführung unterstützen, die Freizeit gemeinsam mit der/dem Pflegebedürftigen gestalten, einkaufen etc.

Wie viele ME/CFS-Erkrankte Mobilitätshilfen wie Gehstöcke, Rollatoren oder einen Rollstuhl nutzen, um zumindest ein wenig am sozialen Leben teilhaben zu können, wurde bislang noch nicht erforscht. Nach Ritter (2024)[2] benötigen knapp 38 % der dort untersuchten 611 erwachsenen ME/CFS-Erkrankten einen rollstuhlgerechten Zugang. Es überrascht dabei kaum, dass nur 52 % der Studienteilnehmenden über einen anerkannten GdB verfügten. Vor allem jüngere Menschen zögern den Zeitpunkt der Nutzung von Mobilitätshilfen oft hinaus. Sie tun sich schwer anzuerkennen, dass sie auch hier Unterstützung benötigen, was durch die Nutzung des Hilfsmittels nun für alle offensichtlich wäre und möglicherweise auch Einfluss auf das Selbstwertgefühl der Betroffenen hätte (s. Kap. 9.9).

Für viele Menschen sind Rollstuhl, Rollator, Gehstöcke und andere Gehhilfen nicht nur Fortbewegungsmittel, sie stehen auch als Symbol für das Vorliegen einer Behinderung bzw. sind Signale an die Umwelt, dass man ggf. Hilfe benötigt. Allerdings ist die weit verbreitete Vorstellung falsch, dass Rollstühle nur von Menschen mit Lähmungen genutzt werden. Einige ME/CFS-Erkrankte befürchten jedoch Unverständnis seitens der Umwelt, wenn sie außerhalb des Hauses einen Rollstuhl nutzen,

2 Diese Quelle ist im Internet nicht frei verfügbar. Sie kann entweder über die Autorin oder direkt bei der Fachhochschule Potsdam angefordert werden.

obwohl sie aufstehen können, um z.B. etwas einzukaufen oder andere Dinge zu erledigen.

Um ME/CFS-Erkrankten einen möglichst hohen Grad an Selbstständigkeit zu ermöglichen, sollte der Rollstuhl nicht nur mit besonders weichen Sitzkissen (mit Rückenlehne) und weichen Armlehnenpolstern, sondern auch mit einem Elektroantrieb ausgestattet, möglichst leicht sowie möglichst leicht zu handhaben sein. Manuelle Rollstühle sind für diesen Zweck ungeeignet, da den Erkrankten die Kraft in den Armen fehlt, um den Rollstuhl selbstständig fortzubewegen, sodass sie auch hier wieder auf die Hilfe aus ihrem sozialen Umfeld oder eine Assistenzkraft angewiesen wären. Probleme kann es dann geben, wenn die Wohnung nicht rollstuhlgerecht ist (z.B. zu enge Türen, Türschwellen, fehlender Raum zum Wenden etc.), über keinen ebenerdigen Ausgang verfügt oder im Haus kein Aufzug vorhanden ist. Dies gilt auch für aufzusuchende Gebäude (z.B. Arztpraxen, Behörden, Banken, Kaufhäuser), die nicht über einen behindertengerechten Zugang verfügen.

Für ME/CFS-Erkrankte mit und ohne Rollstuhl wäre es zudem hilfreich, wenn sie Behindertenparkplätze nutzen dürften, da sie dann i.d.R. nur kurze Strecken zwischen Auto und Gebäude selbstständig zurücklegen müssen. Allerdings dürfen auf ausgewiesenen Behindertenparkplätzen nur Personen parken, die über den „Parkausweis für Personen mit Behinderungen in der Europäischen Union" verfügen. Voraussetzung, um diesen blauen Parkausweis zu beantragen, ist ein Schwerbehindertenausweis mit den Merkzeichen aG (außergewöhnlich gehbehindert) oder Bl (blind). Ein solcher Parkausweis ist personenbezogen und nicht auf ein bestimmtes Auto eingetragen. Die noch immer weit verbreitete, fehlende ärztliche Anerkennung der Erkrankung ME/CFS führt jedoch oftmals dazu, dass ein Grad der Behinderung (GdB) abgelehnt bzw. ein zu niedriger GdB festgestellt wird. Die Chancen, dass bei ME/CFS-Erkrankten eine außergewöhnliche Gehbehinderung attestiert wird, sind nochmals deutlich geringer. Voraussetzung ist hier, dass bei Personen mit einem GdB von mindestens 80 die Fortbewegung außerhalb eines Autos auf Dauer nur mit fremder Hilfe oder unter großer Anstrengung möglich ist.

In der Regel wird hierbei nicht berücksichtigt, dass z.B. bereits die im Rahmen eines Arztbesuches zurückzulegenden Wege bei vielen Erkrankten zu einer Erschöpfung ihrer Energiereserven und zu einer Verschlechterung des Allgemeinzustands beitragen. Ursache hierfür ist dann jedoch meist nicht nur die fehlende Muskelkraft. Hinzu kommen Probleme bei der Energiebereitstellung für die Verarbeitung der mannigfachen Sinneseindrücke und sozialen Wahrnehmungen während des zurückgelegten Weges. In der Arztpraxis kommen dann oftmals noch längere Wartezeiten hinzu, die in einer ungeeigneten Umgebung verbracht werden müssen, z.B. weil keine Liegemöglichkeit vorhanden ist bzw. nicht zur Verfügung gestellt wird. Auch dies kann zu einer weiteren Verschlechterung der Situation führen.

Zudem berichten ME/CFS-Erkrankte immer wieder, dass ihre behandelnden Ärzt:innen sie nicht dabei unterstützen, wenn sie ihre Hilfe bei der Beantragung eines GdB bzw. eines Pflegegrades benötigen oder die Verordnung von Hilfsmitteln (z.B. von elektrischen Rollstühlen oder Gehhilfen) ansprechen. Zudem werde der Nutzen solcher Hilfsmittel von den behandelnden Ärzt:innen und in den Kliniken immer wieder infrage gestellt.

„Der Arzt wurde laut und aggressiv, als ich davon berichtete, dass ich einen Hilfsmittelantrag auf einen Rollstuhl gestellt habe. Hiermit möchte ich wieder ein wenig am Leben teilhaben. Der Arzt drohte mir, er würde die Krankenkasse anrufen, um mitzuteilen, ich wäre nicht richtig im Kopf. Dies würde nur zur Immobilität führen. Als guter Arzt sei er dazu verpflichtet, Schaden von mir abzuwenden." (Patientin I51 aus der APAV-ME/CFS-Studie)
„Meine Frage nach Unterstützung durch einen Rollstuhl hat sie brutal abgeschmettert mit den Worten: ‚Wollen Sie Ihrer Familie wirklich zumu

ten, Sie durchs Dorf zu wuchten? Und außerdem kommen Sie mir so ja gar nicht mehr auf die Beine.'" (Patientin J22 aus der APAV-ME/CFS-Studie)
„Reha hat es absolut verschlechtert. [...] dort [wurde] trotz Rollstuhlpflichtigkeit nicht auf die Crashes Rücksicht genommen [...]. Selbst der Fahrdienst innerhalb des Krankenhauses wurde teilweise verwehrt, da ich ja ‚nichts hätte' im Vergleich zu den wirklich kranken Menschen mit Rheuma." (Patientin G32 aus der APAV-ME/CFS-Studie)
„Eine Mitpatientin hatte schlimme Crashes und POTS, und dann nahm man ihr trotzdem teilweise den Rollator weg." (Patientin H9 aus der APAV-ME/CFS-Studie)

9.6 Partnerschaft, Sexualität und Familiengründung

„Dort gibt es so absurde Konstrukte und Vorwürfe wie sekundärer Krankheitsgewinn, was einfach absurd ist, wenn man bedenkt, was ME/CFS-Betroffene alles verlieren, die Chance auf Familiengründung, auf Arbeit, auf Teilhabe, auf soziale Absicherung, auf Licht und draußen sein, auf Berührung, auf jegliche Grundelemente, die das Leben ausmachen." (Patientin G1 aus der APAV-ME/CFS-Studie)

Nach der bereits mehrfach zitierten Schweizer Studie von Tschopp et al. (2023) wirkt sich ME/CFS auf alle Aktivitäten des Lebens aus, hierzu gehören auch Auswirkungen auf das Familienleben (bei 87%) und das Eheleben (bei 77,5%). Je früher im Lebensverlauf die Erkrankung beginnt und je schwerer sie ist, desto gravierender sind i.d.R. die Auswirkungen auf Familiengründung, Partnerschaft und Familienleben.

9.6.1 Partnerschaft und Familiengründung

Die Chancen, eine passende Partnerin/einen passenden Partner kennenzulernen, sind bei ME/CFS-Erkrankten deutlich niedriger als bei gesunden Personen. Dies gilt insbesondere auch für Jugendliche und junge Erwachsene mit ME/CFS (s. Kap. 9.11). Es fehlen zum einen die infrage kommenden Begegnungsräume (außer im virtuellen Raum), da viele Erkrankte hausgebunden leben und nicht in der Lage sind, zu arbeiten bzw. Schule oder Universität zu besuchen. Zudem passen sie als schwer chronisch kranke Menschen, deren Krankheit eine ungünstige Prognose hat und bei der v.a. im Erwachsenenalter kaum Chancen auf Heilung bestehen, für viele gesunde Menschen nicht in das Raster eines potenziellen Lebenspartners. Dies gilt insbesondere für ME/CFS-Erkrankte mit schwereren Verlaufsformen. Zudem muss sich die gesunde Partnerin/der gesunde Partner bewusst sein, dass der kranke Partner/die kranke Partnerin auf unbestimmte Zeit auf Hilfe und Unterstützung, ggf. auch auf Pflege angewiesen bleibt. Er oder sie muss bereit sein, dies zu akzeptieren und ggf. auch selbst kürzer zu treten. Je nach dem Schweregrad der Erkrankung bedeutet dies z.B., dass keine gemeinsamen Urlaube möglich sind und kein gemeinsames Ausüben von Hobbys, kein gemeinsames Essengehen oder gemeinsames Feiern etc. Dadurch fehlen in der Partnerschaft auch die schönen Erinnerungen an solche gemeinsamen Erlebnisse. Nicht jedem ME/CFS-Erkrankten fällt es zudem leicht, dem gesunden Partner/der gesunden Partnerin genügend Freiraum zu lassen, damit diese:r hierauf nicht völlig verzichten muss (z.B. eigener Freundeskreis, Ausüben der eigenen Hobbys).

Für viele junge Frauen und Männer gehört zu einer Lebenspartnerschaft auch die Gründung einer Familie mit Kindern, was jedoch v.a. für schwerer betroffene Frauen oft unmöglich scheint. Es gibt noch keine belastbaren Untersuchungen dazu, wie häufig Schwangerschaften bei Frauen mit ME/CFS vorkommen, doch scheint es keine Seltenheit zu sein. Eine kleinere Befragungsstudie von Chu, Valencia, Garvert und Montoya (2019) weist darauf hin, dass Frauen mit ME/CFS während einer Schwangerschaft sowohl eine Verbesserung als auch eine Verschlechterung ihrer Krankheitssituation oder überhaupt keine Veränderung verspüren können. Da die Teilnehmerinnen dieser Studie (nur) die zu weit gefassten und zu wenig trennscharfen Fukuda-Kriterien erfüllen mussten, ist es durchaus möglich, dass dies Einfluss auf das Studienergebnis hatte. Andere berichten von einem möglicherweise positiven Einfluss von Schwangerschaft und Stillzeit auf das Krankheitsgeschehen mit einem heftigen Crash nach dem Abstillen (persönliche Mitteilung).

9.6.2 Sexualität

„Einige Erkrankte schreiben uns auch, dass ihnen allgemein die Kraft und Energie dafür fehlt. Bei denjenigen, wo es die Sexualität noch gibt, ist es sehr viel weniger geworden und muss meist auch ‚geplant' werden, um genug Kraft dafür zu haben." (ME/CFS-Portal, 2021a)

ME/CFS ist eine chronische Erkrankung, die alle Lebensbereiche massiv beeinflusst. Hierzu gehört auch die Sexualität. Schon seit Längerem wird vermutet, dass ME/CFS bei Frauen zu einem verminderten sexuellen Verlangen führt (Blazquez, Alegre & Ruiz, 2009).

Bei Long-COVID-Patientinnen zeigten sich in einer Online-Befragung im Vergleich zu nicht an SARS-CoV-2 erkrankten Frauen deutlich niedrigere Werte im Hinblick auf sexuelle Erregung, Lubrikation und Orgasmus sowie höhere Werte im Hinblick auf Schmerzen beim Sexualakt (Seehuus, Fertig, Handy, Clifton & Stanton, 2024).

Bei den meisten Betroffenen besteht trotz Krankheit weiterhin das Bedürfnis nach Nähe und Geborgenheit, aber auch danach, Zärtlichkeit zu spüren und begehrt zu werden. Vor allem die *Kraft- und Energielosigkeit* führt insbesondere bei ME/CFS-Erkrankten mit moderaten bis schwersten Einschränkungen dazu, dass das Sexualleben deutlich reduziert wird oder gar nicht mehr möglich ist. Vor allem bei schwer bzw. schwerst eingeschränkten Personen kann eine *Überempfindlichkeit* auf Berührungsreize ein weiterer Grund hierfür sein. Personen mit Temperaturregulationsstörungen berichten davon, dass sich der mit sexuellen Handlungen einhergehende Flush und das dabei entstehende *Hitzeempfinden* negativ auf das Krankheitsgeschehen auswirken können. Dies gilt insbesondere bei höheren Außentemperaturen. Viele ME/CFS-Patient:innen leiden zudem an *chronischen Schmerzen*. Diese können das Bedürfnis nach Sexualität generell beeinträchtigen. Zudem können auch *starke Schmerzen bei den Bewegungen* während der sexuellen Handlungen zu einer Einschränkung des Sexuallebens führen. Frauen mit ME/CFS und einer *Sicca-Symptomatik* berichten darüber hinaus von trockenen Schleimhäuten im Genitalbereich, was zu heftigen Schmerzen beim Sexualakt führen kann. Eine Beeinträchtigung des Verlangens nach Sexualität kann auch als Medikamentennebenwirkung auftreten. All dies kann dann Einfluss auf die Lebensqualität der Erkrankten, aber auch auf die Lebensqualität des Partners/der Partnerin, auf die Partnerschaft insgesamt (s. Kap. 9.6.1) sowie auf das Zusammenleben in der Familie (s. Kap. 9.6.3) haben.

9.6.3 Familienleben

„Aufgrund meiner Erkrankung kann ich grundsätzlich keine Ausflüge mit den Kindern machen, die Kleinen nicht selbst in den Kindergarten bringen und abholen. Spielen können wir hauptsächlich auf dem Sofa. Gemeinschaftliches Essen am Esstisch ist nicht immer möglich, weil ich oft nicht für längere Zeit am Tisch sitzen kann." (ME/CFS-Portal, 2021b)

Je nach Art der Symptomatik und dem Schweregrad der Erkrankung ist auch das Familienleben von ME/CFS-Erkrankten in unterschiedlichem Maße betroffen. So müssen die bisher von der/dem Erkrankten übernommenen Aufgaben innerhalb der Familie nun überwiegend von der gesunden Partnerin/dem gesunden Partner ausgeführt werden. Hinzu kommt oft noch die Pflege der erkrankten Partnerin/des erkrankten Partners (s. Kap. 9.8). Mangels anderer Alternativen sind es meist die (Ehe-)Partner oder Eltern, die diese Aufgabe übernehmen (s. Kap. 9.8.1), aber nicht alle sind hierzu bereit.

„Da war ich bereits 3 Jahre schwer krank, mein Job stand auf dem Spiel, meine Familie und Freundeskreis hatten sich weitestgehend zurückgezogen. Heißt, ich stand schwerkrank völlig ohne Halt und Absicherung da." (Patientin I73 aus der APAV-ME/CFS-Studie)
„Für meine Familie war dies ebenfalls eine sehr schwere Zeit, sie mussten ihren Alltag weiterleben und konnten außer tätiger Unterstützung im Alltag nichts tun, wussten ebenfalls über Jahre nichts über die Ursachen. Sie sahen meinem Leiden jahrelang hilflos zu, das war sehr schwierig." (ME/CFS-Patientin P9)

Hinzu kommt, dass Ärzt:innen durch das Leugnen der Existenz von ME/CFS oder durch die Einordnung der Symptome in den psychosomatischen Bereich mit dazu beitragen, dass auch die Angehörigen unsicher werden, sodass sie die Diagnose und die Legitimität der Krankenrolle der Patient:innen anzweifeln.

„Eine Ärztin gab sich als Spezialistin für CFS aus, brachte meine Familie gegen mich auf, die von da an versuchte, mich zu aktivieren und mir Hilfe verweigerte, damit ich nicht ‚noch mehr abbaue'. Wegen der Aktivierungsversuche erlitt ich eine jahrelang anhaltende Zustandsverschlechterung." (Patientin J105 aus der APAV-ME/CFS-Studie)
„Meine Herkunftsfamilie hat bis heute z. T. große Probleme, dieses „Nichtkönnen" zu akzeptieren. Immer wieder taucht der Verdacht auf, dass ich nur nicht genug will und mich anstrenge." (ME/CFS-Patientin P9)

Für viele ME/CFS-Erkrankte mit eigener Familie ist es schwer zu verkraften, dass sie nun diese nicht mehr in ausreichendem Maße unterstützen und für die Kinder da sein können, sondern auf unbestimmte Zeit selbst auf Hilfe und Unterstützung angewiesen sind. Dies wirkt sich oftmals auch negativ auf die Partnerschaft, aber auch auf die Beziehung zu den Kindern aus. Nicht selten müssen Kinder schon früh in eine Erwachsenenrolle hineinschlüpfen. Es wird von ihnen erwartet, dass sie in vielen Situationen Rücksicht nehmen. Zudem haben sie während der schlechteren Phasen meist keinen Ansprechpartner. Insbesondere bei kleineren Kindern muss dann eine ausreichende Betreuung sichergestellt sein. So muss z. B. jemand da sein, der die Kinder zur Kita und wieder zurückbringt und sie am Abend und an den Wochenenden zu Hause versorgt. Wenn diese Aufgaben nicht von der Partnerin/vom Partner oder einem anderen Angehörigen übernommen werden können, ist eine externe Kinderbetreuung nötig, was zusätzliche Kosten verursacht (Cullinan, Ní Chomhrai, Kindlon, Black & Casey, 2020).

Insbesondere jüngeren Erkrankten ohne eigene Familie bleibt infolge ihrer Hilfsbedürftigkeit – nicht zuletzt auch aus finanziellen Gründen – oft nichts anderes übrig, als weiter im Elternhaus zu verbleiben oder wieder dorthin zurückzukehren. Anders als von den Erkrankten gewollt, ist die Abhängigkeit von den Eltern nun wieder größer als je zuvor, was für viele nicht einfach zu verkraften ist.

„Ganz oft wurde ich als Mensch nicht mehr wahrgenommen. Es wurde über meinem Kopf hinweg nur mit meinen Eltern geredet. Sehr erniedrigend so ein Verhalten." (Patientin J40 aus der APAV-ME/CFS-Studie)
„Zitat eines Arztes: ‚Machen Sie Sport, und außerdem, wie lange wollen Sie Ihren Eltern auf der Tasche liegen?'" (Patientin G59 aus der APAV-ME/CFS-Studie)

Für die Eltern wiederum ist es schwer, ihr erwachsenes Kind so hilfsbedürftig und hilflos zu sehen. Auch wenn sie die Betreuung und Pflege als selbstverständlich ansehen, ist es i. d. R. doch auch eine Belastung (s. Kap. 9.8.2). Meist wird das eigene Leben dadurch vollkommen auf den Kopf gestellt. Im Mittelpunkt steht nun die/der Erkrankte. Für die Betreuenden bzw.

pflegenden Angehörigen von ME/CFS-Patient:innen mit schweren/schwersten Einschränkungen sind Freizeitaktivitäten kaum noch möglich. Oft müssen die Angehörigen dann auch ihre beruflichen Aktivitäten einschränken oder ganz einstellen, was wiederum erhebliche finanzielle Auswirkungen haben kann. Zudem kommt es bei den pflegenden Angehörigen aufgrund von Überlastung nicht selten ebenfalls zu gesundheitlichen Einschränkungen.

„Ohne die zeitliche und finanzielle Unterstützung durch meine Eltern würde ich sicherlich durch das Sozialsystem fallen und auf der Straße sein." (Patient B3 aus der APAV-ME/CFS-Studie)
„Js Krankheit hat uns überfahren wie eine Walze. Sie wurde einfach immer schlimmer, doch wir konnten und wollten nicht glauben, dass unsere Tochter von Tag zu Tag schwächer wurde. Wir waren total überfordert, J einigermaßen adäquat zu pflegen und ihre Betreuung, unser eigenes Leben sowie unsere Bedürfnisse unter einen Hut zu bringen. Gerade erst hatte ich mich an den Gedanken gewöhnt, dass es im Haus ruhiger wurde, weil alle drei Kinder ihre eigenen Wege gehen – und dann, plötzlich, ist alles anders und J. kann nicht mal mehr allein die Toilette aufsuchen." (Mutter der erkrankten J.) (Krapf, 2022, S. 150)

9.7 Soziales Netzwerk und soziale Isolation

„Auch für Freunde und Verwandte ist es nicht leicht, mit mir und meiner unbekannten Erkrankung umzugehen. Hinzu kommt, dass ich nicht immer möchte, dass andere wegen mir Rücksicht nehmen müssen. Dies führt bei mir dann manchmal doch zu Überlastungen oder zu Rückzug." (B., männlich, Anfang 50 J.; fatigatio.de, o.J.-b)
„Oft fehlt von außen die Akzeptanz für die Einschränkungen. Das trennt von anderen. Und macht mir das Akzeptieren schwer." (ME/CFS-Patientin P9)

In der bereits mehrfach zitierten Schweizer Studie gaben 98,2% der befragten ME/CFS-Erkrankten an, dass sich die Krankheit auf ihr Sozial- und Freundschaftsleben auswirkt. Nur eine von 160 Personen (= 0,6%) berichtete, dass das auf sie nicht zutrifft (Tschopp, König, Rejmer & Paris, 2023). Obwohl von den Erkrankten oft herbeigesehnt, gehören soziale Kontakte (persönliche Gespräche, Diskussionen, Telefonate, Besuche von Freund:innen und Verwandten etc.) zu den Aktionen, die die Betroffenen besonders schnell an ihre Grenzen bringen. Dies gilt insbesondere für – im positiven wie im negativen Sinne – emotional aufgeladene Kontakte, insbesondere auch für Arztgespräche, Gespräche mit Gutachter:innen etc.

„Dabei ist U. von sich aus eigentlich sehr kommunikativ, kontaktfreudig, initiativ und lebenshungrig. Deshalb macht sie manchmal eine Ausnahme und überschreitet bewusst ihre Grenzen, indem sie doch ein paar Sätze mit uns Eltern oder ihren sie besuchenden Brüdern spricht, sich Neffen oder Nichte lächelnd zuwendet oder Post von Freunden selbst liest – allesamt Aktivitäten, die sie überanstrengen. Die Zustandsverschlechterung, die dadurch unvermeidlich eintritt, nimmt sie in Kauf, um einmal ein bisschen am Leben teilhaben zu können. (Manchmal auch mit Reue: ‚Wie konnte ich nur!')" (Angehörige von U., weiblich, Anfang 40 J.; fatigatio.de, o.J.-a)

Zu den Gründen, warum soziale Kontakte für ME/CFS-Erkrankte besonders kräftezehrend sein können, gehört u.a., dass der Vorgang des Sprechens selbst anstrengend ist. Aber auch die Konzentration auf das Gespräch verbraucht Energie. Hinzu kommt, dass die durch die sozialen Kontakte ausgelösten Emotionen mit vegetativen Reaktionen einhergehen, die durch eine Dysregulation der Signalwege von ß-adrenergen und muskarinergen Rezeptoren des autonomen Nervensystems beeinflusst werden, wodurch weitere, ME/CFS-typische pathophysiologische Wege kaskadenartig in Gang gesetzt werden können (s. Kap. 3).

Die meisten Freunde und Verwandten haben zunächst große Probleme damit, nachvollziehen zu können, wie groß die Einschränkungen durch die Erkrankung sind und in wie vielen Bereichen des täglichen Lebens sie zum Tragen kommen (Abbildung 9-3). Auch nach wiederholten Erläuterungen und nach dem Lesen von Aufklärungsmaterialien tun sich viele noch schwer damit, sich in das Leben von ME/CFS-Erkrankten hineinversetzen zu können. Es gelingt i.d.R. nur den Personen im unmittelbaren Lebensumfeld der Betroffenen, die die Einschränkungen Tag für Tag miterleben.

„Dadurch sind verloren gegangen: mein Familienleben, mein sehr erfüllender Beruf, Kollegen, Kontakte zu Mitmenschen, Hobbys wie Singen, Wandern, Gartenarbeit, aber auch spielen und gemeinsam feiern. Mir fehlen massiv positive Erlebnisse und Rückmeldungen. Oft fühle ich mich als Klotz am Bein für Mitmenschen." (ME/CFS-Patientin P9)

„Ich habe aber durchaus die Erfahrung gemacht, dass die Leute, wenn ich von J. erzähle, interessiert sind und mit sehr viel Betroffenheit reagieren: ‚Ach so, aha, das tut uns leid …' Wenn ich allerdings irgendetwas Spezifisches erwähne, etwa, dass ich sie waschen muss, dann merke ich, dass sie eigentlich gar keine Vorstellungen haben, wie es bei uns läuft. ‚Was, du musst sie waschen?', höre ich dann, obwohl ich gerade gesagt habe, J. könne nicht mehr aufstehen. Ich glaube, das kann sich schlicht niemand vorstellen." (Mutter der erkrankten J.) (Krapf, 2022, S. 160)

Dies ist auch ein Grund dafür, dass Ärzt:innen so große Probleme damit haben, die Lebenssituation der Erkrankten nachzuempfinden. Auch ihnen gelingt dies deutlich besser, wenn sie in ihrem eigenen sozialen Umfeld ME/CFS-

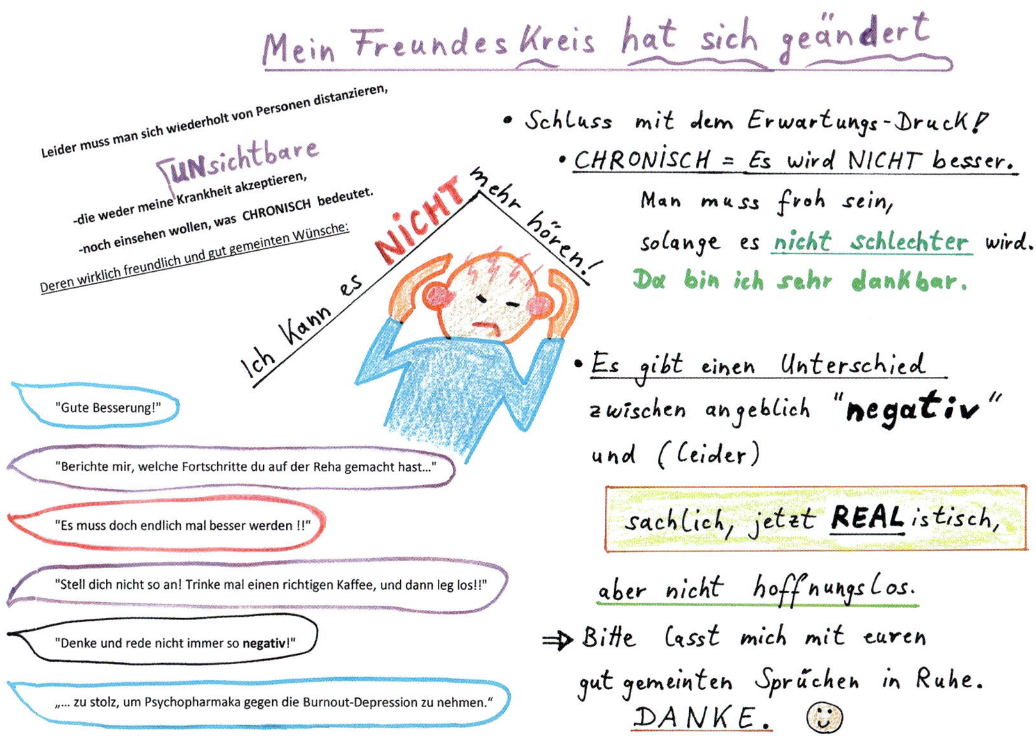

Abbildung 9-3: Illustration der Auswirkungen der Erkrankung auf den Freundeskreis einer 54-jährigen ME/CFS-Patientin (Bell-Score: 20–30), die die Zeichnung im Januar 2024 im Rahmen einer neurologischen Reha-Maßnahme angefertigt hat.

Erkrankte erleben bzw. wenn sie selbst an ME/CFS erkrankt sind (s. Kap. 8.3.1).

Je nach der Art der Symptomatik und dem Grad der krankheitsbedingten Einschränkungen können die noch vorhandenen Kommunikationsmöglichkeiten mit der Umwelt jedoch sehr unterschiedlich sein und dem entsprechend auch die Dimension der sozialen Isolation. Während Erkrankte mit milden Einschränkungen oftmals ihr ursprüngliches soziales Netzwerk noch weitgehend aufrechterhalten können, sind Betroffene mit schwersten Einschränkungen fast vollständig isoliert. Wie gut ME/CFS-Erkrankte hiermit umgehen können, hängt außer von der Dauer der Erkrankung nicht zuletzt auch von der Persönlichkeit des betroffenen Menschen ab, insbesondere von seiner Fähigkeit, schwierige Lebenssituationen ohne dauerhafte Beeinträchtigung zu überstehen *(Resilienz)*.

„Doch dank meiner Fantasie kann auch ich in die Ferne fliegen oder auf Gipfel klettern, kann dank der vielen Bilder, die mir von überall her zugeschickt werden, an den schönen Erlebnissen meiner Kolleg:innen und Freund:innen teilhaben. Ich musste sie allerdings zuerst davon überzeugen, dass sie mich mit ihren tollen Fotos von Sonnenuntergängen und Stränden nicht verletzen oder neidisch machen, sondern mir eine große Freude bereiten, indem sie meine Fantasie bereichern." (Krapf, 2022, S. 45)

9.8 Pflegebedürftigkeit, Abhängigkeit und Scham

ME/CFS ist eine Erkrankung, die vielfach im Jugend- und jungen Erwachsenenalter beginnt. In diesem Alter finden normalerweise der Ablöseprozess vom Elternhaus und die ersten Schritte hin zu einem selbstbestimmten Leben mit dem Start einer beruflichen Karriere bzw. der Gründung einer eigenen Familie statt (s. Kap. 9.6 und Kap. 9.11). Umso schwieriger ist es für die Erkrankten, in vielerlei Hinsicht nun wieder von den Eltern, von der Partnerin/dem Partner oder anderen pflegenden Personen abhängig zu sein. Dies gilt in ganz besonderem Maße im Hinblick auf die Pflegebedürftigkeit vieler ME/CFS-Erkrankter mit schweren und schwersten Einschränkungen.

„Sie [d. h. die Abhängigkeit] ist manchmal schwer zu ertragen, vor allem natürlich für J. selbst, die sich ja eigentlich am liebsten von uns abnabeln würde. Und nun ist das Gegenteil der Fall: Sie braucht uns für jede noch so kleine Handreichung, ja, wir können uns nicht einmal mehr aus ihrer Intimsphäre heraushalten, aber ich versuche mich natürlich möglichst nicht in ihre privaten Angelegenheiten einzumischen." (Mutter der erkrankten J.) (Krapf, 2022, S. 150)

9.8.1 Pflegebedürftigkeit

Schwer bzw. schwerst erkrankte ME/CFS-Patient:innen sind i.d.R. völlig bzw. größtenteils bettlägerig. Viele sind zudem extrem empfindlich gegenüber Licht, Geräuschen oder Berührung und auf Unterstützung bei der Ernährung und Körperhygiene angewiesen. Einige sind nicht mehr in der Lage zu schlucken, sodass sie über eine Sonde oder intravenös ernährt bzw. mit Flüssigkeit versorgt werden müssen (Scheibenbogen et al., 2023).

„Toilettengänge sind nicht mehr möglich, sondern werden über einen ‚Schieber' erledigt. Das ist für sie immer eine enorme Anstrengung, die meist ihre Kräfte übersteigt. Häufig hören wir geflüsterte Sätze wie ‚Ich kann nicht mehr' oder ‚Das war zu viel!' – auch in anderen Zusammenhängen. Seit mehr als sechseinhalb Jahren reicht auch ihre Kraft nicht mehr zum Kauen und Schlucken, sodass sie per Magensonde ernährt werden muss. Nur ganz selten ist sie in der Lage, einmal pürierte Nahrung zu essen, obwohl sie das manchmal am liebsten tun würde, wenn sie den angenehmen Duft riecht." (Angehörige von U., weiblich, Anfang 40) (fatigatio.de, o.J.-a)

Auch für die behandelnden Ärzt:innen stellt die Versorgung und Therapie dieser Patient:innen eine große Herausforderung dar. Sinnvoll sind regelmäßige Hausbesuche zur Überwachung des Krankheitszustands und zur symptomatischen Behandlung von Schmerzen, Schlaf- und Kreislaufstörungen, Übelkeit und sekundärer Depression (Scheibenbogen et al., 2023).

Von vielen Betroffenen wird der Beginn der Pflegebedürftigkeit als ein kritisches Lebensereignis angesehen. Für schwerstkranke Alleinlebende ist der Verbleib in der eigenen Wohnung dann oft nicht mehr möglich, auch weil der Umfang professioneller Pflegeangebote meist nicht ausreicht. Zudem ist die Kostenübernahme durch die Pflegekassen nicht immer gewährleistet. Junge Menschen, die sich gerade erst ein eigenes Zuhause eingerichtet haben, sehen sich aufgrund ihrer Pflegebedürftigkeit gezwungen, wieder ins Elternhaus zurückzukehren. Vielfach fühlen sich die Eltern, insbesondere jedoch die Mütter dann verpflichtet, die Pflege zu übernehmen und ihre eigenen Interessen und Bedürfnisse sowie die berufliche Karriere hintanzustellen. Dies gilt meist auch für die (Ehe-) Partner von Erkrankten, die ebenfalls vielmals einen großen Teil der Pflege übernehmen.

„Externe Hauspflegedienste wie etwa die Spitex [Schweizer Organisation für professionelle Pflege und Unterstützung zu Hause; Anm. d. Autorin] haben wir nie beigezogen. Ich kann mir nicht vorstellen, wie J. vor allem während der ärgsten Monate damit zurechtgekommen wäre, dass sich mehrere Pflegepersonen um sie kümmern. Kommt dazu, dass wir die Unterstützung vor allem auf Abruf benötigt hätten. Außerdem sind wir irgendwie zu sehr in einem Schockzustand gefangen gewesen, um die Pflege zu organisieren, und haben einfach Tag für Tag weitergemacht. [...] Am Anfang war ich total überfordert mit der Betreuung, denn ich hatte ja keine Ahnung, wie man eine bettlägerige Person pflegt. Wie kann ich J.s Haare waschen, wenn sie sich nicht aufsetzen kann? Und als ich sie mal füttern musste, weil sie zu schwach war, um den Löffel zu halten, hat mir das halt schon wahnsinnig wehgetan!“ (Mutter der erkrankten J.) (Krapf, 2022, S. 150 f.)

Je länger die Pflegebedürftigkeit andauert, desto größer ist die Belastung durch das Gepflegtwerden-Müssen bei den Erkrankten. Zudem können Konflikte in der häuslichen Pflege als Folge dessen auftreten, dass sich die Pflegenden der von den Therapeut:innen vertretenen These der psychosomatischen Genese der Erkrankung anschließen, was die Beziehung zwischen Pflegenden und Patient:innen extrem belasten kann. Mögliche Folgen all dessen sind eine sekundäre Depressivität bis hin zur Suizidalität (s. Kap. 9.10). Aber auch bei den Pflegenden kann die Übernahme der Pflege im Laufe der Zeit Stress, das Gefühl der Überforderung und einen Burnout hervorrufen. Dies gilt insbesondere vor dem Hintergrund, dass kein Ende dieser für beide Seiten stark belastenden Situation absehbar ist. Die Aufnahme in eine Pflegeeinrichtung stellt i. d. R. noch keine Alternative dar, da entsprechende Einrichtungen in Deutschland nicht auf die Pflege der vielfach jüngeren ME/CFS-Patient:innen mit einem sehr hohen und speziellen Pflegeaufwand sowie dem Bedarf an besonderen räumlichen Bedingungen (s. Kap. 9.3) eingestellt sind. Zu wünschen wäre die Gründung von Pflege-Wohngemeinschaften (Pflege-WGs), in denen alleinstehende ME/CFS-Kranke mit schweren/schwersten Einschränkungen bzw. ME/CFS-Erkrankte, deren Angehörige die Betreuung und Pflege nicht leisten können, rund um die Uhr durch Assistenz- und Pflegekräfte betreut und gepflegt werden.

9.8.2 Soziale Abhängigkeit

Für die meisten schwer an ME/CFS Erkrankten ist die zunehmende Abhängigkeit von anderen Menschen – seien es betreuende bzw. pflegende Familienangehörige, Freunde oder auch professionelle Pflegekräfte – als Folge ihrer Pflegebedürftigkeit ein großes Problem. Dies gilt v. a. dann, wenn selbst einfache Handlungen nur noch mit Unterstützung oder gar nicht mehr möglich sind. Insbesondere Personen, die bislang großen Wert auf Selbstständigkeit und Unabhängigkeit von anderen Menschen gelegt haben, können sich oft nur schwer an den Gedanken gewöhnen, nun von anderen abhängig zu sein und selbst bei Kleinigkeiten immer wieder um Unterstützung bitten zu müssen. Die Abhängigkeit von der Unterstützung durch andere macht den Verlust der eigenen Autonomie für alle erst sichtbar (Waldschmidt, 2012). Zwar zeigt sich diese Abhängigkeit insbesondere im Hinblick auf die Pflege, aber i. d. R. sind alle Bereiche des täglichen Lebens betroffen, so etwa die Finanzen und die Versorgung mit Wohnung, Nahrung, Kleidung und anderen Dingen des täglichen Bedarfs. Eine ganz besondere Abhängigkeit besteht zwischen den ME/CFS-Patient:innen und ihren Ärzt:innen.

„Man ist in höchstem Maße abhängig von diesen Ärzten und deren negatives Verhalten macht alles nur noch schlimmer." (Patientin H54 aus der APAV-ME/CFS-Studie)

Da die Schwersterkrankten i. d. R. weitgehend sozial isoliert leben müssen, besteht hier oftmals auch eine Abhängigkeit in Bezug auf die Zuneigung und psychische Unterstützung durch die Pflegepersonen.

„Meiner Familie bin ich unendlich dankbar, weil sie mich ernst nimmt und mich auch nach dieser langen Zeit mit viel Geduld, Liebe und Verständnis begleitet und unterstützt. Trotzdem war und ist meine Erkrankung eine enorme Belastung für sie. Zum Glück sind meine Kinder nun erwachsen und schon ausgezogen. Aber damals war es für sie und uns alle eine sehr schwierige Situation. Als meine Frau vor nicht allzu langer Zeit einmal eine Woche in Urlaub fuhr und ich auf mich selbst angewiesen war, habe ich feststellen müssen, dass ich allein nicht in der Lage bin, auch nur die grundlegendsten Dinge im Haushalt zu regeln und mich adäquat zu versorgen. Es kostete mich einfach viel zu viel Kraft. Wenn ich also alleinstehend wäre, würde ich im Alltag nicht zurechtkommen. Das hat mich sehr erschreckt." (B., männlich, Anfang 50 J.; fatigatio.de, o. J.-b)

Auch kann es als problematisch erlebt werden, wenn Pflegende und Gepflegte unterschiedliche Vorstellungen über ihre neue Rolle innerhalb der Familie haben. Es kann auf beiden Seiten verschiedene Auffassungen bzgl. der Kranken- bzw. Patientenrolle der/des Erkrankten geben. So erwartet die Umgebung beispielsweise von der/dem Erkrankten, dass sie/er alles tut, um möglichst rasch gesund zu werden. Ärzt:innen erwarten gleichzeitig, dass ihre Therapieanweisungen gewissenhaft befolgt werden *(Compliance)* (Pschyrembel online, o. J.). ME/CFS-Patient:innen können diese Erwartungen oftmals nicht erfüllen, insbesondere dann, wenn sie bereits die Erfahrung gemacht haben, dass die Therapieanweisungen der Ärzt:innen ihnen mehr schaden als nutzen. Angehörige und andere Personen im sozialen Umfeld können diese *(intelligente) Non-Compliance* so interpretieren, dass die Patientin/der Patient sich weigert, die zu seiner Gesundung nötigen Maßnahmen umzusetzen. Das kann wiederum zu Konflikten zwischen den Patient:innen und ihrem sozialen Umfeld, insbesondere jedoch zwischen Gepflegten und Pflegepersonen führen.

Konflikte gibt es in diesem Zusammenhang auch immer wieder, wenn stark bemutternde Pflegende bestimmen wollen, wieviel an Aktivität im Rahmen des *Pacings* eben noch akzeptabel (und damit nicht PEM-auslösend) ist und was bereits zu viel ist. Sich in solchen Situationen gegenüber der/dem Pflegenden durchzusetzen, kostet die ME/CFS-Erkrankten viel Energie, über die sie gerade in solchen Grenzsituationen nicht verfügen. Hier ist es besonders wichtig, sich bereits zuvor grundsätzlich zu einigen und dann in diesen Situationen darauf zu verweisen.

Die Pflege eines Partners/einer Partnerin kann zudem erhebliche Auswirkungen auf die Partnerschaft haben (s. a. Kap. 9.6). Nach Karrasch und Reichert (2011) kann es bei der gesunden Partnerin/beim gesunden Partner mit der Zeit zu einer Abnahme der Ehezufriedenheit kommen, während die Einschätzung der Zufriedenheit mit der Partnerschaft beim Gepflegten vielfach weitgehend konstant bleibt. Die pflegenden Personen sehen die Partnerschaftsentwicklung hier also deutlich negativer als ihre Partner:innen. Ein zentraler Grund hierfür ist für die Pflegenden die durch die Gepflegten geäußerte Kritik an ihnen, die sie als eine Form der Undankbarkeit empfinden. Weitere Gründe sind häufigere Streitigkeiten, gefolgt von einer Unzufriedenheit mit den miteinander geführten Gesprächen und mit dem Mangel an ausgetauschter Zärtlichkeit. Letzteres wird als schwindende emotionale und körperliche Intimität infolge fehlender Reziprozität beschrieben. Bleiben entsprechende Änderungswünsche der Pflegenden unerfüllt, wird von einigen Personen auch eine Trennung in Erwägung gezogen. Bei den hier untersuchten Paaren handelt es sich allerdings um ältere Menschen mit einer chronischen Erkrankung eines der Partner:innen. Ob dies analog auch für eine Partnerschaft bei jüngeren Menschen gilt, von denen eine Person an ME/CFS erkrankt ist, wurde bislang nicht untersucht. Es ist jedoch anzunehmen, dass in einer solchen Situation sicherlich auch die Art der vorliegenden Symptome und die Schwere der Erkrankung sowie die Resilienz der/des Erkrankten einen deutlichen Einfluss auf die partnerschaftliche Beziehung haben können. Eine große Rolle spielt hier auch die Überforderungstendenz seitens der Pflegenden im Zusammenhang mit internalisierten sozialen Normen und empfundenen persönlichen ethischen Verpflichtungen (Mattern, 2001). Neben der Erwartung von Dankbarkeit für die Pflege und für das Zurückstellen der eigenen Bedürfnisse und Interessen könnten hier noch weitere Faktoren Einfluss auf die Qualität der partnerschaftlichen Beziehung haben, wie etwa Änderungen in der Persönlichkeit der/des Erkrankten im Verlauf der Krankheit, die Unfähigkeit, über die mit der Krankheit und Pflege einhergehenden Probleme zu sprechen, aber u. U. auch Ekel, Abneigung und emotionale Distanzierung beim Pflegenden gegenüber der pflegebedürftigen Person. Hinzu kommen meist auch Hilflosigkeit und Trauer auf Seiten der Pflegenden, aber auch Verzweiflung, Hoffnungslosigkeit und Ohnmacht auf beiden Seiten (s. dazu auch Fallvignette in Kap. 9.2), was im Laufe der Zeit einen erheblichen Einfluss auf das Verhältnis von Pflegenden und Gepflegten haben kann. All dies kann auch eine Partnerschaft so stark beeinflussen, dass die Aufrechterhaltung einer Beziehung auf Augenhöhe dann nicht mehr möglich scheint.

9.8.3 Scham

Pflegehandlungen betreffen in vielen Fällen auch den schambesetzten Intimbereich. Bei den meisten Menschen sind unterstützende Handlungen bei intimen Dingen – wie dem Toilettengang bzw. dem Waschen im Genitalbereich – mit starken Schamgefühlen verbunden, die für die Erkrankten, aber auch für die Pflegenden oft nur schwer zu ertragen sind (Gröning, 2013). Scham tritt nicht selten aber auch in anderer Hinsicht auf, etwa wenn zuvor selbstverständliche Dinge nicht mehr gewusst werden (bei ME/CFS z. B. infolge eines Brainfogs).

„Schwierigkeit, den Brainfog und die damit einhergehenden Einschränkungen zu benennen. Meine Angst und Scham, an Demenz erkrankt zu sein, führte zu Stress und Sprachlosigkeit gegenüber meinen Ärzten." (Patientin J18 aus der APAV-ME/CFS-Studie)

Auch in Bezug auf den eigenen Körper können Schamgefühle auftreten. Das Körperbild ist Teil der eigenen Identität und kann durch gesundheitliche Einschränkungen und Behinderungen so stark in Mitleidenschaft gezogen werden, dass sich die betroffenen Menschen – so, wie sie jetzt sind, mit ihren starken Einschränkungen – vor anderen Menschen schämen. Hinzu kann die Scham kommen, andere Menschen immer wieder um Hilfe bitten zu müssen (Habermann-Horstmeier, 2022). Aber auch den Mitmenschen zeigen zu müssen, dass man infolge der Einschränkungen bestimmte Tätigkeiten nicht mehr ausüben kann, kann schambesetzt sein (z. B. nicht mehr laufen zu können und auf den Rollstuhl angewiesen zu sein).

„Es war und ist ein Prozess, der mir als Patientin viel Kraft, Eigenverantwortung, zunehmendes Selbstbewusstsein und auch immer wieder Überwindung des eigenen Schamgefühls abverlangt. Immer wieder um Hilfe zu bitten und sich auch den Anderen in desolaten Zuständen zuzumuten/zu zeigen." (Patientin I1 aus der APAV-ME/CFS-Studie:)

9.9 Selbstbewusstsein und Selbstwertgefühl

„Ich bin von meinem Naturell her ein starker Mensch, und das muss man auch sein, um nicht an ME/CFS zu zerbrechen. Es ist eine sehr anspruchsvolle Krankheit, und zwar in jeder Hinsicht: gesundheitlich wegen der zahlreichen diffusen Symptome und der fehlenden Behandlungsmöglichkeiten; beruflich, da viele Betroffene ihr Arbeitspensum reduzieren müssen oder gar ihren Job verlieren; finanziell, da die IV [Invalidenversicherung in der Schweiz; Anm. d. Red.] so tut, als ob es die Krankheit nicht gäbe; indem sich viele Freunde und Freundinnen nicht mehr blicken lassen oder man es nicht mehr schafft, sich um sie zu kümmern; psychisch, da sich der ganze Lebensentwurf in nichts auflöst und man keinerlei Unterstützung erhält, weder von den sozialen Institutionen noch von den Versicherungen noch von der Gesellschaft noch von der Ärzteschaft. ME/CFS-Betroffene müssen an allen Fronten kämpfen, obwohl sie doch eigentlich total geschwächt sind." (Krapf, 2022, S. 141 f.)

Als Selbstwertgefühl bezeichnet man die subjektive Einschätzung einer Person über sich selbst. Es beinhaltet meist das Gefühl, „gut genug" zu sein (Rosenberg, 1965, S. 31) sowie die Akzeptanz der eigenen Person bzw. der eigenen Fähigkeiten und den Respekt vor sich selbst (Orth & Robins, 2014). Der hiermit verwandte Begriff des Selbstbewusstseins wird z. B. vom Duden als „das Überzeugtsein von seinen Fähigkeiten, von seinem Wert als Person, das sich besonders in selbstsicherem Auftreten ausdrückt" (Dudenredaktion, o. J.), beschrieben. Nach Waite und Lazarte Elliot (2021) kann ein geringes Selbstwertgefühl bei Menschen mit chronischen Krankheiten zu einer Selbststigmatisierung, zur Anwendung maladaptiver Bewältigungsstrategien und zur Entstehung psychiatrischer Komorbiditäten führen.

Eine ganze Reihe von Teilnehmer:innen der ME/CFS-Studie betonte, dass sie vor der Erkrankung aktive, selbstbewusste, durchsetzungsfähige Menschen mit einem dementsprechend hohen Selbstwertgefühl waren. Die Erkrankung änderte dies meist von einem Tag auf den anderen. Insbesondere Personen, die sich zuvor v. a. über den Erfolg in ihrem Beruf definiert hatten, fielen nun in ein tiefes Loch. Auch andere Dinge waren nun nicht mehr oder nur sehr eingeschränkt möglich (s. Kap. 9.4). Waite und Lazarte Elliot (2021) berichteten davon, dass viele der von ihnen interviewten Student:innen mit ME/CFS vor ihrer Erkrankung sehr aktiv waren und es ihnen schwerfiel, sich an die neue Situation zu gewöhnen. Dies lag v. a. daran, dass sie nun aufgrund des unberechenbaren Energieniveaus nicht mehr in der Lage waren, gerade auch die Aktivitäten auszuführen, die zuvor zu ihrer Selbstdefinition, zu ihrem Selbstkonzept beigetragen hatten. Bei denjenigen, die bisher in allem die/der Beste waren, war die Identität als akademische Leistungsträger:innen verlorengegangen. Bei anderen standen eher die sozialen Aktivitäten im Vordergrund. Hier hatte die Krankheit zu einem fast vollständigen Verlust des sozialen Lebens geführt. Die Betroffenen hatten damit das Gefühl, einen wichtigen Teil von sich selbst verloren zu haben.

„Mein Leben und das meiner Familie wurde vollkommen auf den Kopf gestellt. Nichts hatte mehr Bestand: Alltag, Gewissheiten, Erfahrungswerte, Unabhängigkeit, ein freies Leben. Ich bin gefangen in einem Körper, der völlig gesund wirkt und doch nur etwa 20 % des gewohnten Leistungsvermögens in jeglicher Hinsicht hat. Oft stelle ich mir die Frage, was einem solchen Leben Sinn verleihen kann. Ich war immer ein sehr aktiver und offener Mensch. Mein Inneres empfindet immer noch so, ich kann dies nur nicht leben. Ich bin einfach aus meinem Leben geschleudert worden." (ME/CFS-Patientin P9)

All dies hatte Auswirkungen auf sie selbst, auf ihr Selbstbewusstsein und ihr Selbstwertgefühl, aber auch auf ihre Familie (s. Kap. 9.6) und ihr gesamtes soziales Umfeld (s. Kap. 9.7). Vor allem diejenigen ME/CFS-Patient:innen, deren Ärzt:innen die Erkrankung völlig negierten bzw. sie als psychosomatische/psychiatrische Krankheit einordneten, erlebten, dass ihre eigene Wahrnehmung infrage gestellt wurde und berichteten immer wieder auch von Zweifel, Skepsis und Unverständnis in der eigenen Familie und im sozialen Umfeld (s. a. Kap. 4.3.1):

„Man wird einfach nicht ernst genommen und fühlt sich wie ein Hypochonder. Irgendwann zweifeln sogar die Angehörigen und man selbst an sich." (Patientin J14 aus der APAV-ME/CFS-Studie)
„Irgendwann zweifelt man an sich selbst. Vielleicht bildet man sich das alles nur ein und muss sich einfach noch mehr anstrengen." (Patientin G18 aus der APAV-ME/CFS-Studie)
„Und mir wurde auch in meiner Selbsteinschätzung, Selbstwahrnehmung nach all den Jahren ein Schaden zugefügt. Ich sollte alle meine Symptome als psychisch ansehen. Und ich habe sooo hart in der Psychotherapie an mir gearbeitet. Wie gestört muss ich denn sein, dass so viele Jahre Psychotherapie nicht helfen? – war immer wieder mein schmerzvoller Gedanke." (Patientin H27 aus der APAV-ME/CFS-Studie)

Andere erzählten dagegen von der Unterstützung durch ihre Familie und ihre Freunde auch in solchen Situationen (s. a. Kap. 9.6 und Kap. 9.7).

„Wenn ich in der Vergangenheit krank war, hatte ich eigentlich immer ein gutes Gespür dafür, was mit mir und meinem Körper nicht stimmte. So blieb auch dieses Mal trotz aller Widerstände weiterhin das Gefühl, dass ich körperlich erkrankt war. Ich fühlte mich nicht ausgebrannt wie bei einem Burnout oder motivationslos und niedergeschlagen wie bei einer Depression. Mein soziales Umfeld hatte ebenfalls nicht den Eindruck, dass ich psychisch erkrankt sei." (Krapf, 2022, S. 141 f.)

Bei schweren chronischen Krankheiten wie ME/CFS teilen viele Betroffene das Leben in zwei Abschnitte, in „Vorher" und „Nachher". Um mit einer so belastenden Diagnose zurechtzukommen und das „Nachher" bestmöglich zu gestalten, ist es wichtig, vom „Vorher" Abschied zu nehmen. Am besten kommen die Erkrankten zurecht, die über die Fähigkeit verfügen, sich im Sinne eines *Copings* gedanklich, emotional und im Verhalten auf die veränderte Situation einzustellen und ihr Leben möglichst selbstbestimmt unter den veränderten Umständen neu zu gestalten (Deutsche Hirnstiftung, 2023). Als Coping bezeichnet man hier also eine Bewältigungsstrategie im Rahmen des Umgangs mit der alle Lebensbereiche beeinflussenden ME/CFS-Erkrankung.

„Bei einer schweren Diagnose zieht es uns natürlich erstmal völlig den Boden unter den Füßen weg, wir fühlen uns hilflos und ausgeliefert. Das Wichtigste ist dann, wieder Herrin/Herr der Lage zu werden und trotz bzw. mit der Krankheit selbstbestimmt sein Leben zu gestalten" (Deutsche Hirnstiftung, 2023)

Auch viele der Studierenden mit ME/CFS in der Studie von Waite und Lazarte Elliot (2021) berichteten, dass sie sich an ihre neuen, geringeren Fähigkeiten hätten anpassen müssen, indem sie sich beispielsweise keine so hohen akademischen Standards mehr setzten und sich mit Menschen anfreundeten, die nicht so hohe Erwartungen an sie hätten. Dadurch seien sie insgesamt glücklicher und könnten ihre Krankheit besser akzeptieren. Dies steigere auch ihr Selbstwertgefühl.

ME/CFS-Erkrankte erleben jedoch immer wieder, dass insbesondere Ärzt:innen es nicht anerkennen, dass ihre Patient:innen im Verlauf der Erkrankung bewusst oder unbewusst über solche Copingstrategien gelernt haben, mit der nun stark veränderten Situation umzugehen und mit der Krankheit zu leben.

„Der Neurologe, der auch als Psychiater tätig ist, hat darauf gedrungen, dass meine Ehe unglücklich sein muss, er glaubte nicht an eine liebevolle Beziehung zur Familie und unterstellte mir Realitätsferne und psychische Überlastung. Er wollte nicht verstehen, dass ich trotz der Erkrankung noch ein fröhlicher Mensch sein konnte.“ (Patientin J62 aus der APAV-ME/CFS-Studie)

Allerdings bedeutet dies nicht, dass Personen, die gelernt haben, entsprechende Coping-Strategien anzuwenden und mit der Erkrankung zu leben, sich mit ihrer gegenwärtigen Situation abfinden. Viele von ihnen sind z. B. in der Selbsthilfe aktiv und unterstützen mit ihrer Arbeit andere ME/CFS-Erkrankte, klären die Bevölkerung auf und setzen sich für eine bessere Forschung ein (Kap. 9.12). Dies geschieht nicht zuletzt auch deshalb, weil sie dadurch einen Beitrag zu einer zukünftig besseren Therapie und Versorgung leisten möchten.

9.10 Einsamkeit, Ängste, Verlustempfinden, Depression und Suizidalität

„Ich bin manchmal traurig, weil ich mein Leben nicht mehr leben kann (was ich als normale Reaktion einordne und nicht als Zeichen einer Depression). Ich vertrage Antidepressiva nicht, wegen den Nebenwirkungen, davon geht es mir schlechter. All diese Dinge von mir zu fordern, die ich nicht leisten kann und [die] meinen Zustand so sehr verschlechtern würden, aber mir gleichzeitig wirkliche Hilfe vorzuenthalten, das finde ich unmenschlich. Es ist für mich schwer zu ertragen, in einer hilflosen Situation so unmenschlich behandelt zu werden.“ (Patientin H33 aus der APAV-ME/CFS-Studie)

Die mit der Erkrankung i. d. R. einhergehende soziale Isolation (s. Kap. 9.7) löst bei den Betroffenen vielfach Gefühle der Einsamkeit aus. Andere berichten von Ängsten, z. B. vor einer weiteren Verschlechterung ihrer gesundheitlichen und sozialen Situation, was dann nicht selten auch zu einer reaktiven depressiven Verstimmung führen kann. Verschiedene Studien berichten zudem von häufigeren Selbstmordgedanken und einem erhöhten Suizidrisiko. Allerdings ist hier die Studienlage noch recht schwach (s. Kap. 2.4.3).

9.10.1 Einsamkeit

„Dabei macht ME/CFS sehr einsam … und abhängig … was soll man daran wollen?!“ (Patientin J135 aus der APAV-ME/CFS-Studie)
„Man fühlt sich allein gelassen, man wird auch so schon einsam mit der Erkrankung. Wenn einem dann nicht mal die Ärzte glauben oder helfen, ist das schwer zu ertragen.“ (Patientin G18 aus der APAV-ME/CFS-Studie)

Insbesondere Einschränkungen der körperlichen Bewegungsfreiheit, aber auch Probleme der Sinnesfunktionen und der Kommunikationsfähigkeit erschweren es den betroffenen ME/CFS-Erkrankten oder machen es ihnen sogar unmöglich, sozial zu interagieren, sodass es nach und nach zum Verlust sozialer Kontakte kommt. Dabei korreliert der Grad der Einschränkungen häufig mit dem Grad der gefühlten Einsamkeit. Aber auch eine reaktive Depression (s. Kap. 9.10.2) kann das Gefühl der Einsamkeit erhöhen, wenn sich die betroffene Person selbst noch weiter aus ihrem sozialen Umfeld zurückzieht oder aufgrund der Erkrankung von anderen gemieden wird. Das Einsamkeitsrisiko ist bei alleinlebenden Personen besonders hoch. Nach Boulazreg und Rokach (2020) gehören Stress und das Grübeln über die finanziellen Auswirkungen der Erkrankung (z. B. über einen möglichen Verlust der Arbeit und über die anfallenden Behandlungskosten) zu den wichtigsten Faktoren, die mit dem Gefühl der Einsamkeit bei ME/CFS-Patient:innen einhergehen. Hinzu komme oftmals die Angst, nie ein normales Leben führen und eine Familie gründen zu können, sowie die verminderte Autonomie in Kombination mit der zunehmenden Abhängigkeit von einer Pflegeperson. Auch die Stigmatisierung durch die Erkrankung trage über die Skepsis und Ablehnung im Bekanntenkreis und durch Autoritätspersonen (wie Lehrer:innen und Arbeitgeber:innen), eventuell sogar durch Familienmitglieder, zum Gefühl der Einsamkeit bei. Insgesamt betrachtet seien ME/CFS-Erkrankte anfälliger für Stress und für negative Emotionswellen. Die weit verbreitete soziale Isolation und die oftmals damit einhergehende Einsamkeit könne bei ihnen zu einer Verschlechterung der Fatigue und einer Zunahme der Schwere der Symptomatik führen. Dies alles könne dann auch zu einem erhöhten Risiko für die Entstehung einer reaktiven Depression beitragen (s. Kap. 9.10.2). Präventiv schlagen die beiden Autoren – wenn immer möglich – die Teilnahme an einer Selbsthilfegruppe und die Intensivierung der Kontakte zur Familie, zu Freunden und Bekannten vor. Dies ist jedoch v.a. bei ME/CFS-Erkrankten mit schwersten Beeinträchtigungen nur schwer oder gar nicht umzusetzen. Hier sind, neben einer guten Betreuung und Versorgung, die Unterstützung durch die Familie und das Zeigen von Empathie besonders wichtig.

9.10.2 Verlustempfinden, Ängste und Depressivität

„Bei mir wurde eine Double Depression und eine ängstlich vermeidende Persönlichkeitsstörung diagnostiziert. Da ich in einem Körper gefangen bin, der nur zu 30 % funktioniert (manchmal weniger), habe ich Tage, an denen ich traurig bin, weil ich viel verloren habe (Arbeitsstelle, Freunde, Geld, schöne Wohnung an meinem Wunschort, Selbstständigkeit). Außerdem macht es einem Angst, wenn man sich nicht mehr selbst versorgen kann. Diese Merkmale meiner schweren Erkrankung wurden, denke ich, zum Anlass genommen diese falschen Diagnosen zu stellen. Das hätte vermieden werden können, wenn die Ärzte mir besser zugehört hätten und meine vielen schweren körperlichen Symptome nicht komplett ignoriert hätten.“ (Patientin H23 aus der APAV-ME/CFS-Studie)

„Diese erhebliche (finanzielle!) Unsicherheit und die fehlende Perspektive, verbunden mit einer starken Hoffnungslosigkeit, führen zu zusätzlichen Ängsten und Depressionen. Der gesundheitliche Zustand ist dadurch wesentlich schlechter als er sein müsste.“ (Patient B3 aus der APAV-ME/CFS-Studie)

Zusätzlich zur Einsamkeit kommt es bei Menschen mit ME/CFS auch zu Verlustempfinden und Ängsten, die die Lebensqualität der Betroffenen erheblich beeinträchtigen können. Hierzu gehören z. B. die Angst, Furcht oder Sorge,

- nicht mehr gesund zu werden,
- nie ein „normales“ Leben führen zu können,
- nie eine eigene Familie gründen zu können,
- nicht mehr für die Familie da sein zu können,
- den Arbeitsplatz zu verlieren/keine Ausbildung machen zu können,
- finanzielle Probleme zu bekommen,
- die Erwartungen der anderen nicht mehr erfüllen zu können,
- dass die Abhängigkeit von anderen Menschen weiter zunimmt,
- immer mehr Dinge nicht mehr machen zu können,
- noch mehr Nahrungsmittel nicht mehr essen zu können,
- die Schmerzen nicht mehr aushalten zu können,
- dass Arzttermine die gesundheitliche Situation weiter verschlechtern,
- frühzeitig zu versterben.

„Wenn ich total über meiner Belastungsgrenze vom Arzt komme u[nd] solche Sprüche bekommen habe, habe ich unsagbare Wut, Verzweiflung, Hoffnungslosigkeit, Traurigkeit in mir. Dies kostet so viel Kraft, dass ich in 'nen Crash komme. Ich versuche, mich im Alltag immer psychisch positiv zu halten, zu pacen und meine Situation so gut es geht anzunehmen, und so ein Arzt schafft es mit seinen unbedachten Aussagen, alles auf einen Schlag niederzubrennen, was ich versuche aufrechtzuerhalten oder aufgebaut habe." (Patientin I48 aus der APAV-ME/CFS-Studie)

Viele Erkrankte berichten, dass sie Angst davor haben, weitere Arzttermine in Anspruch zu nehmen, da ihre bisherigen Erfahrungen mit Ärzt:innen überwiegend negativ waren und sich ihre gesundheitliche Situation durch die Besuche bisher immer weiter verschlechtert hat (Habermann-Horstmeier & Horstmeier, 2023). Andere geben an, dass sie Angst vor der Zunahme der Schmerzen haben, aber auch Angst, dass die Krankheit weiter voranschreitet, die Symptomatik weiter zunimmt und das alles vielleicht irgendwann nicht mehr zu ertragen ist. Die mit der Erkrankung einhergehenden Einschränkungen und Behinderungen haben i. d. R. erhebliche Änderungen im alltäglichen Leben der Betroffenen zur Folge. Die meisten Dinge, die vorher selbstverständlich waren, sind nun nur noch mit großer Anstrengung, mit Hilfe anderer Personen oder gar nicht mehr möglich. Für Menschen mit ME/CFS bedeutet das, dass sie vielfach nicht mehr tun können, was sie möchten. Ihr Leben wird zunehmend fremdbestimmt. Viele Betroffene leben daher mit der Angst vor der zunehmenden Abhängigkeit von anderen Menschen infolge der körperlichen Einschränkungen sowie mit der Angst, immer weniger Einfluss darauf zu haben, was mit ihnen geschieht. Sie stellen sich vor, was passieren würde, wenn die intensive Betreuung durch die Angehörigen irgendwann einmal nicht mehr möglich bzw. wenn eine ambulante 24-Stunden-Betreuung durch einen Pflegedienst in der eigenen Wohnung aus finanziellen oder räumlichen Gründen nicht mehr realisierbar ist. Gleichzeitig ist ihnen bewusst, dass es bislang in Deutschland keine Krankenhäuser, Reha- und Pflegeeinrichtungen gibt, die auf die sehr speziellen Bedürfnisse von ME/CFS-Erkrankten mit schweren/schwersten Einschränkungen eingestellt sind (z. B. auf Personen mit schwersten Überempfindlichkeiten gegenüber Sinnesreizen oder Personen mit schwersten Nahrungsmittelunverträglichkeiten). Es ist verständlich, dass dies massive Ängste auslösen kann und u. U. sogar Suizidgedanken aufkommen lässt (s. Kap. 9.10.3).

„Ich habe Angst, dass ich es irgendwann überhaupt nicht mehr zum Arzt schaffe oder grundlos in die Psychiatrie abgeschoben werde." (Patientin I70 aus der APAV-ME/CFS-Studie)

All das kann mit weiteren Verlustängsten und der Trauer um die verlorenen Eigenschaften und Fähigkeiten verbunden sein. Boulazreg und Rokach (2020) sprechen in diesem Zusammenhang von einer typischen Co-Morbidität von Angst und Depression bei ME/CFS-Erkrankten. Allerdings handelt es sich bei der hier auftretenden Angst, der Furcht oder Sorge i. d. R. um durchaus begründete Emotionen und Gefühle und keinesfalls um eine pathologische Angststörung, die durch eine unbegründete, ständige Angst und Besorgnis gekennzeichnet ist. Selbstverständlich kann es in seltenen Fällen auch eine Co-Morbidität von ME/CFS und einer Angststörung geben. Allerdings wird Letztere dann nicht durch die i. d. R. begründete Angst, Furcht oder Sorge im Hinblick auf die aktuelle und zukünftige gesundheitliche und soziale Situation der Betroffenen hervorgerufen. Korrekt diagnostizierte depressive Episoden sind bei ME/CFS-Erkrankten überwiegend reaktiver Natur. Auslöser ist hier die Erkrankung, die als extreme Belastungssituation empfunden wird. Einsamkeit, Verlustempfinden, Ängste und Sorgen sowie die Aussichtslosigkeit der Situation werden als überfordernd erlebt und führen zu einem Rückzug und einer Verstärkung der sozialen Isolation. Typische Symptome sind dann eine gedrückte, negative Stimmung über einen längeren Zeitraum, ein allgemeiner Antriebs- und Interessenverlust sowie der Verlust der Fähigkeit, Freude zu empfinden. Dinge, die vorher Spaß gemacht haben, bereiten jetzt keine Freude mehr. In Kap. 6.3.5 wurde bereits besprochen, dass sich im Rahmen der Diagnostik Depression und ME/CFS relativ einfach voneinander unterscheiden lassen. ME/CFS-Erkrankte berichten häufig, dass sie Dinge tun möchten, aber aufgrund ihrer physischen Kraft- und Energielosigkeit nicht dazu in der Lage sind. Menschen mit einer Depression mangelt es dagegen an Initiative und Motivation, Dinge in Angriff zu nehmen (Antriebsmangel).

Zur Behandlung einer *reaktiven Depression* werden i. d. R. verschiedene Psychotherapieformen (z. B. kognitive Verhaltenstherapie) und/ oder Antidepressiva eingesetzt. Auch präventiv kann eine psychotherapeutische Begleitung hilfreich sein.

„Zur Verarbeitung meiner Krankheitssituation nehme ich in größeren Abständen eine psychotherapeutische Begleitung wahr, die mir sehr hilft, die Krankheit und die Folgen für mich und meinen Alltag zu verarbeiten." (B., männlich, Anfang 50 J.; fatigatio.de, o.J.-b)

9.10.3 Suizidalität

„Klar gibt es auch Momente, an denen ich denke, ich würde am liebsten sterben, aber sie dauern Gott sei Dank meist nur einige Minuten. Und natürlich kann ich mit diesem ständigen Auf und Ab in meinem Leben, dem kaum vorhersehbaren Wechsel von guten und schlechten Phasen nicht immer gleich gut umgehen." (Krapf, 2022, S. 45)

Verschiedene Studien zeigen, dass bei ME/ CFS-Erkrankten deutlich häufiger Selbstmordgedanken auftreten als in der Durchschnittsbevölkerung (Jason, Corradi, Gress, Williams & Torres-Harding, 2006; Ortiz, 2015) (s. Kap. 2.4.3), was angesichts der Schwere der Erkrankung und der fehlenden Aussicht auf Heilung durchaus nachvollziehbar ist. Die meisten Studien, in denen die Suizidprävalenz bei ME/CFS untersucht wurde, gehen davon aus, dass auch das Risiko, an Suizid zu versterben, bei erwachsenen ME/CFS-Patient:innen erhöht ist. Selbstmordgedanken sind häufiger bei älteren weiblichen ME/CFS-Erkrankten, während vollendete Suizide häufiger bei älteren männlichen Erkrankten vorkommen (Chu, Elliott, Stein & Jason, 2021; Ortiz, 2015). Nach Johnson, Cotler, Terman und Jason (2022) sind v. a. ME/CFS-Erkrankte mit starken funktionellen Beeinträchtigungen, aber ohne zusätzliche Co-Morbiditäten suizidgefährdet, die durch ihre Ärzt:innen und ihr soziales Umfeld keine Anerkennung der Schwere ihrer Erkrankung und keine ausreichende Unterstützung erfahren. Chu, Elliott, Stein und Jason (2021) betonen, dass das Fehlen einer kausalen Therapie sowie die Schwere der Symptome und der hieraus resultierenden Funktionseinschränkungen es dem sozialen Umfeld erschweren, mit der Suizidalität bei ME/CFS-Patient:innen umzugehen. Hinzu kommt, dass suizidale ME/CFS-Patient:innen sich scheuen, psychiatrische Hilfe in Anspruch zu nehmen, da sie aufgrund der jahrzehntelangen Fehlzuordnung von ME/CFS als psychiatrische/psychosomatische Erkrankung negative Erfahrungen mit ärztlichen und psychologischen Psychotherapeut:innen gemacht haben und nun das Vertrauen zu ihnen fehlt. Es ist erschreckend, dass viele Patient:innen, die Suizid begangen haben, bei ihrem letzten Arztbesuch Suizidgedanken geäußert oder bedenkliches Verhalten an den Tag gelegt hatten. Die meisten Ärzt:innen gaben bei späteren Interviews an, dass sie die Aussagen der Patient:innen jedoch zurückgewiesen oder heruntergespielt hatten (Weber, Michail, Thompson & Fiedorowicz, 2017).

Nach Chu et al. (2021) gibt es u. a. folgende Haupt-Risikofaktoren für Suizidalität bei ME/ CFS:

- Die Schwere der chronischen Erkrankung
- Die geringe Lebensqualität bei stark eingeschränkter Funktionsfähigkeit

- Der Mangel an unterstützenden Beziehungen sowie der Verlust des Gefühls der Zugehörigkeit und die damit einhergehende soziale Isolation und Einsamkeit
- Instabile, herausfordernde soziale Umstände (z. B. Armut, Arbeitslosigkeit)
- Eine unzureichende Versorgung durch Gesundheitsdienstleister

Meist ist es eine Kombination verschiedener psychosozialer Aspekte, die schließlich zu dem Gedanken führen, nicht mehr leben zu wollen. Nicht selten ist es eine Art Teufelskreis, bei dem sich die Symptome gegenseitig verstärken, sodass sich die gesundheitliche Situation der Betroffenen verschlechtert. Eine verschlechterte Gesundheitssituation kann wiederum Ängste, Scham, Autonomieverlust, Abhängigkeit und Isolation verstärken. Dies alles kann darin münden, dass Menschen mit ME/CFS keinen Sinn mehr in ihrem Leben sehen. Suizidal gefährdet sind nicht nur ME/CFS-Erkrankte, die schon seit Längerem an ME/CFS leiden und für sich keine Perspektive mehr in ihrem Leben sehen, sondern auch solche, die ihrer Umwelt nicht zur Last fallen wollen.

Aus den genannten Risikofaktoren ergeben sich deutliche Ansatzpunkte für eine Suizidprävention bei ME/CFS. An erster Stelle steht eine gute gesundheitliche Versorgung der ME/CFS-Erkrankten auf der Basis der Anerkennung von ME/CFS als schwere Multisystemerkrankung durch die Ärzteschaft und durch die für sie zuständigen Personen innerhalb des Gesundheits- und Sozialsystems, ergänzt durch ein speziell auf ME/CFS zugeschnittenes Case-Management, das die Patient:innen auch im Alltag unterstützt und ihnen hilft (s. Kap. 8.6). Zur ärztlichen Behandlung gehört auch eine adäquate symptomatische Therapie der Schmerzen und anderer Symptome, die bei ME/CFS zu Funktionseinschränkungen führen. Das Case-Management sollte insbesondere bei suizidgefährdeten Personen auch Maßnahmen beinhalten, die für eine gute soziale Einbettung der Erkrankten sorgen. Ein in vielen Fällen essenzielles Hilfsmittel wäre hier z. B. ein E-Rollstuhl, der eine selbstständige Fortbewegung im Sozialraum ermöglicht. Wichtig ist darüber hinaus, über die Anerkennung von ME/CFS als schwere Multisystemerkrankung auch die Voraussetzungen für eine finanzielle Absicherung der Erkrankten innerhalb des Sozialsystems zu schaffen. Zudem braucht es spezielle Fortbildungen für Ärzt:innen und therapeutisch tätige Psycholog:innen zur Suizidprävention und zur Akutbehandlung suizidgefährdeter ME/CFS-Erkrankter, sodass gefährdete Personen eher identifiziert und drohende Suizide verhindert werden können. In der Regel ist jedoch eine notfallmäßige psychiatrische Versorgung in einer Akutklinik – anders als immer wieder angegeben – nicht sinnvoll, da die psychiatrischen Kliniken meist nicht auf die Bedürfnisse von ME/CFS-Erkrankten eingestellt sind, sodass sich die gesundheitliche Situation der Betroffenen dort weiter verschlechtert. Benötigt wird auch hier eine ambulante, aufsuchende, ggf. auch virtuell oder asynchron stattfindende, evidenzbasierte Behandlung durch psychiatrisch/psychotherapeutisch tätige Ärzt:innen/Psycholog:innen und andere Spezialist:innen (Sozialarbeiter:innen, Physio- und Ergotherapeut:innen, Schmerztherapeut:innen etc.). Die Interventionen sollten jeweils an die gesundheitliche und soziale Situation der einzelnen Patient:innen angepasst werden.

9.11 Besonderheiten im Kindes- und Jugendalter

In Kap. 2.4 wurde bereits darauf hingewiesen, dass es in der Gruppe der 10- bis 19-Jährigen einen ersten Gipfel bei den ME/CFS-Neuerkrankungen gibt (Inzidenz, s. Kap. 2.4.2) (Bakken et al., 2014). Die Gesamtzahl aller zu einem Untersuchungszeitpunkt betrachteten an ME/CFS Erkrankten nimmt in dieser Gruppe mit dem Alter deutlich zu (Prävalenz, s. Kap. 4.2.1); (Jason et al., 2020). Leider gibt es in Deutschland bislang nur eine spezialisierte Ambulanz für die Diagnostik und Therapie von ME/CFS bei Kindern und Jugendlichen, das *MRI Chronische Fatigue Centrum (MCFC)* für junge Menschen am Klinikum rechts der Isar der Technischen Universität München (TUM), Standort Schwabing. In einem Interview mit der Professorin Dr. med. Uta Behrends (Stiftung Kinderklinik München Schwabing, o. J.) weist diese darauf hin, dass nur diejenigen Kinder, Jugendlichen und jungen Erwachsenen die Ambulanz aufsuchen können, die den Weg in die Klinik und zurück nach Hause mit Unterstützung bewältigen können. Schwer und sehr schwer Erkrankte werden zu Hause versorgt. Die meisten Erkrankten sind nur eingeschränkt oder gar nicht in der Lage, am Regelunterricht in der Schule teilzunehmen oder einer Ausbildung nachzugehen. Sie benötigen aufgrund ihrer erheblichen Einschränkungen umfassende Unterstützung im Alltag.

Bei jüngeren Kindern kann die Diagnosestellung dadurch erschwert sein, dass sie ihre Beschwerden noch nicht so genau schildern können. Wie auch bei Erwachsenen ist die Diagnosefindung bei haus- oder bettgebundenen Kindern/Jugendlichen, die keine medizinische Einrichtung aufsuchen können, besonders schwierig.

Die Prognose für die sich bei Kindern und Jugendlichen manchmal schleichend oder episodisch manifestierende Erkrankung ist im Kindes- und Jugendalter grundsätzlich besser als im Erwachsenenalter. Man geht derzeit davon aus, dass ein Teil der Kinder und Jugendlichen mit ME/CFS trotz des langwierigen Verlaufs bei konsequenter, symptomorientierter Versorgung vollständig genesen kann (Speight, 2020). Auch hier steht ein beharrlich durchgeführtes Energiemanagement (Pacing; s. Kap. 7.2.2) an erster Stelle, um Überlastungen mit nachfolgender PEM zu vermeiden. Hinzu können Maßnahmen zur Schlafhygiene, Kreislaufübungen sowie Lärm- und Lichtschutzmaßnahmen kommen, aber auch die Verordnung von Hilfsmitteln (z. B. Kompressionsstrümpfe mit An- und Ausziehhilfe, schalldämpfende Kopfhörer, Rollstuhl, Schulroboter) und symptomatischen Arzneimitteln (schmerzlindernde, schlaffördernde oder kreislaufstabilisierende Medikamente) (Stiftung Kinderklinik München Schwabing, o. J.).

9.11.1 Schulzeit

Ein großes Problem ist die *Beschulung* der erkrankten Kinder und Jugendlichen. Ihnen fehlt i. d. R. die Energie, um am Präsenzunterricht uneingeschränkt teilzunehmen. Zudem schwankt die Beschulbarkeit, sodass es zu langen Fehlzeiten und unregelmäßigem Schulbesuch kommt. Lehrer:innen, Schulleitung, Schulamt, Schulgesundheitsfachkräfte und Mitschüler:innen sowie ggf. auch deren Eltern sollten daher so früh wie möglich über das Vorliegen der Erkrankung, die Symptomatik von ME/CFS und über die Auswirkungen der Symptome auf die Möglichkeit zum Schulbesuch und auf die Lernfähigkeit informiert werden (Renz-Polster, Broxtermann & Behrends, 2022). Den beteiligten Personen muss klar sein, dass eine gute Beziehung zwischen Schule, Schüler:innen, Familie und behandelndem Arzt/behandelnder Ärztin von großer Bedeutung für den Krankheitsverlauf ist. Da mehrere ME/CFS-Symptome (z. B. Brainfog, Gedächtnisprobleme, Kopfschmerzen) auch die Lernfähigkeit der erkrankten Schüler:innen stark beeinträchtigen, benötigen sie einen individuellen, immer wieder an die aktuelle Situation angepassten Stundenplan, der ihre Möglichkeiten berücksichtigt. Dies gilt insbesondere auch für den Sportunterricht, da sich die Symptomatik nach körperlicher Anstrengung i. d. R. verschlimmert. In manchen Fällen sollte – zumindest vorübergehend – Hausunterricht in Erwägung gezogen werden (Renz-Polster, Broxtermann & Behrends, 2022). Auch bei der Bewertung der Leistungen müssen die Möglichkeiten des kranken Kindes/Jugendlichen berücksichtigt werden (fatigatio.de, o. J.-c).

Für die von ME/CFS betroffenen Kinder/Jugendlichen selbst ist jedoch nicht nur das Lernen wichtig, sondern auch die Möglichkeit, in der Schule Gleichaltrige zu treffen. Es ist leicht nachvollziehbar, dass die haus- bzw. bettgebundenen Kinder/Jugendlichen oft ihren Freundeskreis vermissen und sich zu Hause isoliert fühlen. Isolation, Einsamkeit, Verlustempfinden, Schmerzen und oftmals auch die fehlende Hoffnung auf Besserung oder Heilung, all das kann erheblichen Einfluss auf die psychische und physische Gesundheit der jungen Erkrankten haben. Dies gilt insbesondere für die sehr schwer erkrankten, bettlägerigen Kinder und Jugendlichen (Krabbe, Bjorbaekmo, Memgshoel, Sveen & Groven, 2024). Um eine bestmögliche Beschulung zu erreichen und gleichzeitig soziale Kontakte aufrecht zu erhalten, können u.a. *Schulroboter* (z.B. AV1) als Avatare für kranke Kinder/Jugendliche eingesetzt werden. Diese können dann von zu Hause aus über das Internet auf den Roboter zugreifen. Ein Licht am Roboter zeigt bei AV1 an, dass der Gesundheitszustand der/des Erkrankten die Teilnahme am Unterricht zulässt. Auf diese Weise können die Kinder/Jugendlichen weiterhin am Klassenleben teilhaben (Bennewitz, 2024). Je nach den gegebenen Voraussetzungen können auch andere Formen eines virtuellen Klassenzimmers eingesetzt werden. Hierbei ist es wichtig, dass die behandelnden Ärzt:innen die individuell immer wieder aufs Neue an die gesundheitliche Situation anzupassenden Wege der Beschulung durch ärztliche Atteste unterstützen, den Kontakt zur Schule bzw. den Lehrenden in dieser Zeit aufrecht erhalten und begleitend und helfend zur Verfügung stehen. Ein Infoblatt mit Informationen und Tipps für Lehrkräfte der Elterninitiative ME/CFS-kranke Kinder & Jugendliche e.V. findet sich im unter https://www.mecfs-kinder-muc.de/wp-content/uploads/2020/09/Infoblatt-fuer-Lehrer-9-2020.pdf.

Bislang noch wenig beachtet wird in diesem Zusammenhang, dass die Erkrankung bei den Jugendlichen i.d.R. erheblichen Einfluss auf die Pubertät als Zeit der Selbstfindung hat. Die Gründe für mögliche Probleme bei diesem Prozess des Erwachsenwerdens liegen in der meist fehlenden Peer Group, in der wieder zunehmenden Abhängigkeit von den Eltern sowie den fehlenden Möglichkeiten, erste Partnerschaften zu erfahren. Aber auch die notgedrungene Auseinandersetzung mit einer schweren, u.U. sogar lebensbedrohenden Erkrankung mit nur geringer Hoffnung auf eine vollständige Genesung, kann auf diesen Prozess Einfluss nehmen.

9.11.2 Die Rolle der Eltern

„Meine [erkrankten] Töchter haben lange Zeit durchgehalten und sich zur Schule, Ausbildung und Arbeit geschleppt, obwohl sie schon [...] die vielfältigen Symptome hatten und sich nach der Arbeit hingelegt haben und vor Erschöpfung eingeschlafen sind. Im Nachhinein macht man sich als Eltern viele Vorwürfe, sich [nicht] gegen die Ärzte, das Gesundheitswesen, das Schulwesen, unser Leistungssystem durchgesetzt zu haben." (AN67, Teilnehmerin der APAV-ME/CFS-Studie)

Familien mit ME/CFS-Kindern sind in besonderem Maße belastet. Sie leiden meist unter einem erheblichen psychischen Druck. Für viele ist es sehr schwer, die eigenen Kinder so stark leiden zu sehen, ihnen nicht wirklich helfen zu können. Extrem belastend ist zudem zu wissen, wenn – insbesondere bei schwerer Erkrankung – nur geringe Aussichten bestehen, dass das eigene Kind einmal ein normales Erwachsenenleben wird führen können. Hinzu kommt, dass die Eltern sich aufgrund eigener und durch die Umwelt vorgegebener Normen sowie aufgrund des Mangels an geeigneten Alternativen für die Pflege ihres erkrankten Kindes zuständig fühlen. Sie behalten somit weiterhin die volle Verantwortung für ihr Kind und übernehmen zudem die anfallenden Pflege- und Versorgungsaufgaben. Immer wieder wird davon berichtet, dass es dann sehr leicht zur Überforderung kommen kann. Dies gilt v.a. dann, wenn die Eltern Vollzeit arbeiten oder noch Geschwisterkinder bzw. andere Angehörige zu betreuen sind (s.a. Kap. 9.8.1).

Viele Eltern empfinden es oft als Spagat, einerseits alles zu tun, um die Gesundheit ihres Kindes so gut wie möglich wieder herzustellen, andererseits aber auch währenddessen die schulische Laufbahn ihres Kindes zu fördern, da sie einen guten Schulabschluss als Basisvoraussetzung für ein späteres selbstständiges Leben sehen. Besonders dramatisch kann die Situation werden, wenn Eltern und erkrankte Kinder/Jugendliche keine Unterstützung durch die behandelnden Ärzt:innen und/oder durch die Schule erhalten. Wenn ein erkranktes, schulpflichtiges Kind aufgrund von ME/CFS nicht mehr zur Schule gehen kann und kein entsprechendes ärztliches Attest vorliegt, schaltet sich i.d.R. das Jugendamt ein. Den Eltern bleibt dann meist nichts anderes übrig, als die Online-Beschulung vor Gericht einzuklagen. Auch das ist vielfach schwierig, weil sowohl die Mitarbeiter:innen beim Jugendamt als auch Gutachter:innen und Rechtsvertreter:innen das Krankheitsbild nicht kennen oder es nach wie vor als psychisch bedingt einordnen.

„Man ist dann als Elternteil in einer Maschinerie gefangen aus Schulamt, Jugendamt und Gerichten." (Mutter einer 19-jährigen Tochter mit ME/CFS; Schneider, 2022)

Aus Unkenntnis wird den Eltern, in aller Regel der Mutter, dann nicht selten ein *Münchhausen-by-proxy-Syndrom (MbP)* unterstellt. Dieses Syndrom ist klinisch dadurch gekennzeichnet, dass die betreuende Person (meist die Mutter) Krankheitssymptome bei einem Kind provoziert, die einen Kontakt zu einem Arzt rechtfertigen. Nicht nur in Großbritannien wurde bereits darüber berichtet, dass Eltern von an ME/CFS erkrankten Kindern Kindesmissbrauch vorgeworfen wurden (Wheeler, 2015) und Fälle von Inobhutnahmen aufgrund dieser Anschuldigungen vorkamen, obwohl die Unter-

Tabelle 9-1: Vergleich verschiedener charakteristischer Faktoren bei ME/CFS und dem Münchhausen-by-proxy-Syndrom. Quelle: Rowe et al. (2017); ins Deutsche übersetzt von der Autorin.

	ME/CFS im Kindes- und Jugendalter	**Münchhausen-by-proxy-Syndrom**
Prävalenz	Annäherungsweise 100–500/100.000	Sehr selten, annäherungsweise 0,4–2/100.000
Alter und Altersspanne	Meist 10 bis 17 Jahre, Altersspanne zwischen 2 und 17 Jahren	Durchschnittsalter: 4 Jahre; > 50 % der Patient:innen sind unter 2 Jahre alt; extrem selten in der Adoleszenz
Symptome	Konsistentes Symptomenmuster: Verringerung der Aktivität, Verschlechterung der Symptome nach Belastung, Fatigue und Ausdauerverlust, nicht erholsamer Schlaf, kognitive Probleme, orthostatische Intoleranz und Kopfschmerzen. Eine Vorgeschichte mit mehreren Operationen ist ungewöhnlich.	Keine konsistenten Symptome. Am häufigsten wird über Apnoe/Zyanose, Anorexie/Ernährungsprobleme, Durchfall, Krampfanfälle, Asthma, Allergien, Fieber, Verhaltensprobleme und andere, manchmal seltsame Symptome berichtet. Häufig Operationen in der Vorgeschichte.
Klinische Anzeichen	Zeitweise auffällige Gesichtsblässe, Akrozyanose, häufig Gelenkhypermobilität, bei längerem Stehen kann der Blutdruck sinken oder die Herzfrequenz ansteigen.	Keine konsistenten klinischen Symptome, viele Patient:innen haben mehrere Operationsnarben

	ME/CFS im Kindes- und Jugendalter	Münchhausen-by-proxy-Syndrom
Orthostatische Intoleranz (OI)	Viele Patient:innen haben POTS oder neural vermittelte Synkopen (NMH)	Nicht bekannt
Blutwerte	Die Routine-Blutwerte sind i.d.R. normal	Die Routine-Blutwerte können bizarre Anomalien aufweisen
Bildgebung im Bereich des zentralen Nervensystems	Die ZNS-Bildgebung kann eine pathologische Gehirndurchblutung und/oder einen pathologischen Gehirnmetabolismus zeigen	Nicht bekannt
Multiple Arztkontakte	Häufig	Häufig
Krankenhaus-einweisungen	Krankenhauseinweisungen ungewöhnlich	Sehr häufig Krankenhaus-einweisungen
Medizinisches Wissen	Eltern wissen oft sehr viel über ME/CFS	Eltern/der Täter kann über medizinische Kenntnisse verfügen
Schulabwesenheit	Häufig; es ist die häufigste medizinische Ursache für längeres Fehlen in der Schule	Die meisten Patient:innen sind im Vorschulalter; bei Patient:innen im Schulalter ist es häufig
Abwesenheit der Eltern	Ist schädlich; Patient:innen erholen sich nicht, die Krankheit verschlimmert sich oft	Den Patient:innen geht es besser/sie erholen sich, wenn sie von einem Elternteil/Täter getrennt werden
Mortalität	Extrem niedrig	Ungefähr 10 % bei den Patient:innen und 25 % bei den Geschwistern von Patient:innen

scheidungskriterien nach Rowe et al. (2017) zeigen (Tabelle 9-1), dass erhebliche Unterschiede zwischen ME/CFS und MbP bestehen, sodass eine Differentialdiagnose i.d.R. sehr leicht möglich ist.

Ein Infoblatt mit Informationen und Tipps für Eltern der Elterninitiative ME/CFS-kranke Kinder & Jugendliche e.V. findet sich unter https://www.mecfs-kinder-muc.de/wp-content/uploads/2020/09/Infoblatt-fuer-Eltern-9-2020.pdf.

9.11.3 Berufliche Ausbildung und Studium

Studium

Viele der in Kap. 9.11 genannten Probleme gelten auch für junge *Studierende*. Auch sie müssen möglichst frühzeitig Kontakt zur Hochschule bzw. den Lehrenden an ihrer Hochschule aufnehmen und sollten diese über das Vorliegen der Erkrankung, die Symptomatik von ME/CFS und über die Auswirkungen der Symptome auf die Möglichkeit zum Hochschulbesuch und auf die Lernfähigkeit informieren.

Aufgabe der Hochschulen ist es, dafür zu sorgen, dass die Studierenden mit einer Behinderung oder chronischen Erkrankung wie ME/CFS in ihrem Studium nicht benachteiligt werden. Sie sollen die Hochschulangebote möglichst ohne fremde Hilfe in Anspruch nehmen können. In der Regel bieten Hochschulen individuelle Beratungen für Studierende mit Behinderungen oder chronischen Erkrankungen an. Sie beraten auch Personen, die ein Studium aufnehmen möchten. Für ME/CFS-Erkrankte mit moderaten bis schwereren Einschränkungen sind Präsenz-Studiengänge meist ungeeignet, da dort i. d. R. E-Learning-Angebote nur ergänzend zur Präsenz angeboten werden. Reine Fernstudiengänge werden überwiegend von privaten, kostenpflichtigen Hochschulen angeboten und sind noch immer auf bestimmte Themenfelder begrenzt. Zu den Ausnahmen gehört die staatliche FernUniversität in Hagen.

Studierende mit Behinderung oder chronischer Krankheit haben ein Anrecht auf einen Nachteilsausgleich gegenüber Studierenden ohne Behinderung/chronische Krankheit. Dies gilt etwa für die Gestaltung des Studiums (z. B. Änderung von zeitlichen Vorgaben für Studienverlauf oder Praktika), aber auch für den Prüfungsablauf (Verlängerung der Schreibzeit, mündliche statt schriftliche oder schriftliche statt mündliche Prüfung etc.). Auch kann ein Anspruch auf technische Hilfsmittel oder persönliche Assistenzleistungen bestehen, über die ein Nachteil während des Studiums oder während einer Prüfung ausgeglichen werden kann (einfach teilhaben, 2019).

Berufliche Ausbildung

ME/CFS-erkrankte Jugendliche, die bereits eine berufliche Ausbildung begonnen haben, sollten möglichst frühzeitig im Verlauf ihrer Erkrankung sowohl mit der Berufsschule als auch mit dem Arbeitgeber Kontakt aufnehmen. Auch hier ist es wichtig, die Ansprechpartner:innen in der Schule und an der Arbeitsstätte über die Symptomatik von ME/CFS und die Auswirkungen der Erkrankung auf die Möglichkeit zum Schulbesuch sowie auf die Arbeits- und Lernfähigkeit zu informieren. Es gelten hier die in Kap. 9.2.1 gemachten Aussagen zur Regelung der Arbeitszeiten und ggf. zu einer Anpassung des Arbeitsplatzes sowie die Aussagen in Kap. 9.11.1 zur bestmöglichen Beschulung der Auszubildenden mit ME/CFS. Bei jugendlichen ME/CFS-Erkrankten mit einer schwereren Symptomatik ist es leider trotz Unterstützung durch Arbeitgeber und Berufsschule meist nicht möglich, die Ausbildung fortzusetzen. In diesem Fall sollte der Kontakt zum Arbeitgeber trotzdem aufrechterhalten werden, um in einer Besserungsphase ggf. die Ausbildung wieder aufnehmen zu können. Bei einer Ausbildung in einem körperlich anstrengenden Beruf sollte darüber nachgedacht werden, ob ggf. eine körperlich weniger anstrengende berufliche Alternative infrage käme.

9.12 Die Rolle der Selbsthilfe

Nach der Deutschen Arbeitsgemeinschaft Selbsthilfegruppen e. V. (DAG SHG) sind Selbsthilfegruppen „freiwillige, meist lose Zusammenschlüsse von Menschen, deren Aktivitäten sich auf die gemeinsame Bewältigung von Krankheiten, psychischen oder sozialen Problemen richten, von denen sie – entweder selber oder als Angehörige – betroffen sind" (DAG SHG, 1987). Die Selbsthilfegruppen haben zum Ziel, dadurch die persönlichen Lebensumstände der Teilnehmenden zu verändern und auch in ihr soziales und politisches Umfeld hineinzuwirken. Durch das regelmäßige gemeinsame Gespräch und die gegenseitige Hilfe soll die äußere (soziale, gesellschaftliche) und die innere (persönliche, psychische) Isolation der Mitglieder aufgehoben werden. Selbsthilfegruppen, deren Ziel die Prävention und Rehabilitation von Erkrankungen ist, können durch die Krankenkassen gefördert werden. Auch sie orientieren sich dabei an der Definition der DAG SHG und betonen, dass es sich bei diesen gesundheitsbezogenen Selbsthilfegruppen um freiwillige Zusammenschlüsse von betroffenen Menschen handelt, „deren Aktivitäten sich auf die gemeinsame Bewältigung von Krankheiten, Krankheitsfolgen und/oder auch psychischen Problemen richten, von denen sie entweder selbst oder als Angehörige betroffen sind. Sie werden nicht von professionellen Mitarbeiterinnen und Mitarbeitern (z. B. Ärztinnen und Ärzten, anderen Gesundheits- oder Sozialberufen) geleitet", allerdings werden gelegentlich Expert:innen zu bestimmten Fragestellungen zu Rate gezogen (GKV-Spitzenverband, 2022, S. 9).

ME/CFS-Erkrankte berichten immer wieder, dass ihnen der Austausch mit anderen Betroffenen im Rahmen einer Selbsthilfegruppe sehr geholfen hat (fatigatio.de, o. J.-b). Es hilft vielen Betroffenen zu erfahren, dass es viele Menschen gibt, die ebenfalls an ME/CFS erkrankt sind, dass sie nicht allein dastehen und andere Erkrankte ähnlich schlechte Erfahrungen im Gesundheits- und Sozialsystem mit Ärzt:innen und Kliniken, Gutachter:innen etc. gemacht haben. Hier treffen sie auf Verständnis für ihre Situation. Mitglieder von ME/CFS-Selbsthilfegruppen suchen dort jedoch auch Informationen über aktuelle Forschungsergebnisse (z. B. zur Ätiologie, Diagnostik und Therapie von ME/CFS) sowie Informationen zur Versorgung von ME/CFS-Erkrankten.

Allerdings gibt es im deutschsprachigen Raum noch immer zu wenig ME/CFS-Selbsthilfegruppen. Insbesondere auf dem Land ist das Selbsthilfe-Netz nicht flächendeckend. Hier können Online-Selbsthilfegruppen ggf. ein Ersatz sein. Zu den wichtigsten Selbsthilfegruppen für ME/CFS-Erkrankte und ihre Angehörigen im deutschsprachigen Raum gehören

- Deutsche Gesellschaft für ME/CFS e. V. (https://www.mecfs.de/)
- Fatigatio e. V. – Bundesverband ME/CFS (https://www.fatigatio.de/)
- Lost Voices Stiftung (https://lost-voices-stiftung.org/)
- #Millions Missing Deutschland (https://www.millionsmissing.de/#gsc.tab=0)
- ME-CFS Portal: Online-Selbsthilfegruppe mit regionalen Facebook-Gruppen für jedes Bundesland (https://www.me-cfs.net/)
- Münchner Elterninitiative ME/CFS kranke Kinder und Jugendliche (https://www.mecfs-kinder-muc.de/)
- ME-Hilfe: Verein für die Unterstützung von ME/CFS-, Long-Covid-, Post-Covid- und Post-Vac-Betroffenen (https://me-hilfe.de/)
- ME/CFS-Freiburg – Initiative zur Anerkennung, sozialen Sicherung, Behandlung und Erforschung im ME/CFS Netzwerk Baden-Württemberg (https://mecfs-freiburg.de/)
- Schweizerische Gesellschaft für ME/CFS (https://sgme.ch/)
- Österreichische Gesellschaft für ME/CFS (https://mecfs.at/)

Im Internet findet man immer wieder die Mitteilung, dass auch Ärzt:innen, Gesundheitsämter und Krankenkassen auf ME/CFS-Selbsthilfegruppen in der Nähe hinweisen können. Leider sieht die Praxis meist anders aus. Oftmals verfügen diese Stellen nicht über die entsprechenden Informationen. Auch in der Datenbank NAKOS (Nationale Kontakt- und Informationsstelle zur Anregung und Unterstützung von Selbsthilfegruppen; https://www.nakos.de/adressen) ist nur Fatigatio e. V. als ME/CFS-Selbsthilfegruppe gelistet.

Im Folgenden werden drei bundesweit agierende ME/CFS-Selbsthilfegruppen anhand ihrer unterschiedlichen Ziele beispielhaft vorgestellt:

Deutsche Gesellschaft für ME/CFS

Die Deutsche Gesellschaft für ME/CFS e. V. ist nach eigenen Aussagen eine demokratische Plattform, die für die Rechte und Bedürfnisse von ME/CFS-Kranken eintritt, indem sie u. a. die Expertise von Erkrankten und Angehörigen mit der Expertise eines erfahrenen Ärztlichen

Beirats verknüpft. Ihr Ziel ist (1) die Anerkennung von ME/CFS als schwere, körperliche Erkrankung, (2) die Aufklärung der Öffentlichkeit und medizinischer Fachkreise über ME/CFS und die Situation der Betroffenen, (3) der Ausbau der medizinischen und sozialen Versorgung von ME/CFS-Erkrankten und ihren Angehörigen sowie (4) der Ausbau der biomedizinischen und klinischen Forschung einschließlich der Verbesserung der Lehre in diesem Bereich. Um dies zu erreichen, (5) vertritt die Dt. Gesellschaft für ME/CFS die Belange von ME/CFS-Betroffenen gegenüber der Gesundheits- und der Forschungspolitik. Zudem (6) informiert sie ME/CFS-Betroffene sachgerecht auf Grundlage der aktuellsten wissenschaftlichen Studienlage und (7) vernetzt sich international mit anderen ME/CFS-Organisationen. Um die ME/CFS-Forschung zu stärken, unterstützt die Dt. Gesellschaft für ME/CFS Forschungsprojekte. Zudem fördert sie die Veröffentlichung von Arbeiten zum Thema ME/CFS im Open-Access-Format. Sie stellt umfangreiche Informationen zum Thema ME/CFS für Ärzt:innen als akkreditierte On-Demand-Fortbildung zur Verfügung und bietet Erkrankten, ihren Angehörigen und anderen Interessierten auf ihrer Website wissenschaftlich fundierte Informationen zu ME/CFS und ihrer Symptomatik (Post-Exertional Malaise, Orthostatische Intoleranz, Brainfog und Fatigue) sowie zum aktuellen Forschungsstand und zur Geschichte der Krankheit ME/CFS. Anders als Fatigatio unterhält die Dt. Gesellschaft für ME/CFS keine Regionalgruppen als Orte des Austauschs mit Ansprechpartner:innen vor Ort, und anders als die ME-Hilfe baut sie selbst keine Strukturen auf, um den Erkrankten konkret vor Ort zu helfen.

Fatigatio e.V.

Fatigatio e.V. ist nach eigenen Aussagen eine unabhängige Organisation von Patient:innen für Patient:innen, die auf ehrenamtlicher Basis Hilfe zur Selbsthilfe leistet. Sie betont, dass die Mitglieder daher die Situation der Erkrankten aus eigener Erfahrung kennen. Zu ihren Zielen gehört (1) die Anerkennung von ME/CFS in Deutschland als schwere organische neuro-immunologische Multisystemerkrankung, (2) die Etablierung einer flächendeckenden Infrastruktur mit kompetentem Fachpersonal und der Einrichtung von spezialisierten Behandlungszentren für ME/CFS, (3) die Sicherstellung einer adäquaten sozialen Absicherung für Betroffene, (4) das Recht auf adäquate Bildung und Teilhabe für junge Betroffene mit ME/CFS sowie (5) die Bereitstellung öffentlicher Gelder für die biomedizinische Erforschung der Krankheit ME/CFS und die Entwicklung einer ursächlichen Therapie. Hierzu leistet Fatigatio e.V. Öffentlichkeitsarbeit, vertritt die Belange der ME/CFS-Erkrankten im politischen Bereich, beteiligt sich an der Erstellung medizinischer Leitlinien, hält partnerschaftlichen Kontakt zu anderen Patientenorganisationen und organisiert Fördermittel zur Finanzierung von ME/CFS-Projekten. Anders als die Dt. Gesellschaft für ME/CFS gibt es bei Fatigatio e.V. Regionalgruppen (RG), die dem Erfahrungsaustausch unter den Mitgliedern dienen. Solche Regionalgruppen existieren derzeit in Aachen, Berlin, Frankfurt/Main, Fulda/Osthessen, Greifswald, Ludwigsburg, Ludwigshafen, Münster, Regensburg, Stuttgart-Böblingen und Mecklenburg-Vorpommern. Hinzu kommt die virtuelle Gruppe Youngster im Fatigatio e.V. Auf ihrer Internetseite gibt z.B. die RG Frankfurt/Main an, dass neben dem persönlichen Austausch in der Gruppe auch aktuelle Informationen zum Krankheitsbild, zu Therapieansätzen, Behandlungsversuchen, Erwerbsunfähigkeit, Schwerbehinderung und Pflege diskutiert und weitergegeben werden. Die RG Fulda-Osthessen betont auf ihrer Website, wie wichtig es ihren Mitgliedern ist, sich untereinander zu vernetzen und auszutauschen. Zudem werden hier v.a. aktuelle Informationen zum Krankheitsbild und zum Alltags- und Krankheitsmanagement bei ME/CFS weitergegeben.

ME-Hilfe

Ziel des gemeinnützigen Vereins ME-Hilfe ist es, die Lage von Menschen mit ME bzw. ME/CFS, Long-/Post-COVID und Post-VAC-Betroffenen nachhaltig zu verbessern. (Post-VAC-Betroffene sind Patient:innen, die nach einer Impfung an ME/CFS erkrankten.) Dazu baut der Verein derzeit Strukturen auf, um hierbei zukünftig ein kompetenter Ansprechpartner zu sein. Geplant sind unterstützende Hilfen in den Bereichen (1) Unterstützendes Einzelwohnen – Hilfe für gute Wohnbedingungen zu Hause, (2) Notfalltelefon/Hilfe im Crash, (3) Nachbarschaftshilfe – Aufbau und Pflege eines Freiwilligennetzwerks sowie (4) Hilfe für Angehörige – Unterstützung und Betreuung für Angehörige. Hinzu kommen (5) die Kooperation mit Ärzt:innen und Patientenorganisationen sowie (6) der Aufbau/Unterhalt von Plattformen für den Austausch auf Social Media (s. dazu https://www.facebook.com/people/ME-Hilfe/100090217750476/).

9.13 Leben mit ME/CFS in Zeiten großer ökologischer und gesellschaftlicher Umbrüche

Wir leben heute in einer Zeit großer ökologischer und gesellschaftlicher Umbrüche. Alte und chronisch kranke Menschen sowie Menschen mit Behinderungen sind hinsichtlich der sich ändernden ökologischen und anthropogen beeinflussten Umwelt, aber auch in Bezug auf den sozialen Wandel deutlich vulnerabler als andere Menschen. Zweifellos gehören auch ME/CFS-Erkrankte aufgrund der Symptomatik, der Dauer und der Schwere ihrer Erkrankung sowie des Angewiesen-Seins auf die Hilfe und Unterstützung der Gesellschaft in diese Gruppe. Allerdings fehlt bei vielen Erkrankten und ihren Angehörigen – ebenso wie bei der Bevölkerung insgesamt – bislang das Bewusstsein dafür, welchen großen Einfluss diese ökologischen und gesellschaftlichen Umbrüche auf die Gesundheit insbesondere der vulnerablen Bevölkerungsgruppen bereits haben und v. a. in Zukunft noch haben werden.

9.13.1 Hitzewellen

Bereits seit einigen Jahren ist bekannt, dass Hitzeperioden – v. a. dann, wenn sie mit einer großen Schwüle einhergehen – zu einer Übersterblichkeit bei alten und chronisch kranken Menschen sowie bei Menschen mit Behinderung führen (RKI, 2023). Erheblichen Einfluss auf die gesundheitliche Situation dieser Bevölkerungsgruppen haben v. a. die immer häufiger auftretenden Hitzewellen sowie die zunehmende Anzahl an Tropennächten pro Jahr. Dies gilt in besonderem Maße für Personen, die in Bereichen dichter, innerstädtischer Bebauung leben. Hier kann die Minimaltemperatur nachts um bis zu 10 Grad Celsius über der des Stadtrandes liegen (Schröder & Moebus, 2021).

Man geht inzwischen davon aus, dass sich insbesondere in Städten die noch weiter zunehmende Feinstaub- und Hitzebelastung negativ auf die Krankheitsentstehung und die Krankheitsprogression bei Autoimmunerkrankungen auswirken kann (Adami et al., 2022; Santacroce, Dellaripa, Costenbader, Collins & Feldman, 2023; Zhao et al., 2022). ME/CFS-Patient:innen gehören darüber hinaus v. a. aufgrund der Temperaturregulationsprobleme sowie infolge ihrer erheblich reduzierten körperlichen Fitness zu den am stärksten von Hitze bedrohten Bevölkerungsgruppen (Grewe, 2024). Beides schränkt ihre *Akklimatisationsfähigkeit*, ihre Möglichkeit einer adäquaten thermoregulatorischen Antwort auf eine Hitzebelastung in signifikantem Maße ein (Cramer, Gagnon, Laitano & Crandall, 2022).

„Wetterwechsel, und vor allem Wärme und Hitze oder gar Schwüle [machen mir] wirklich furchtbar zu schaffen […]. Mit das Schlimmste für mich. Ich kann seit der schweren Stufe der Erkrankung nicht mehr schwitzen. Ich glühe dann ohne Ende, mein Herz-Kreislaufsystem schafft es kaum noch, vor allem seit wir diese irren Hitzesommer haben, und ich vegetiere wirklich mit spezieller Kühlkleidung, Klimaanlage und Kühlakkus vor mich hin." (ME/CFS-Patientin mit der ID-Nummer P2, 59 J., Beginn der Erkrankung: 2003)

Zudem können eine Reihe von Medikamenten die Thermoregulation von ME/CFS-Patient:innen negativ beeinflussen. So führt beispielsweise das atypische Neuroleptikum *Clozapin* häufig zu einer benignen Hyperthermie und zu einer Störung der Schweiß- und Temperaturregulation. Auch der serotonerge 5-HT2- und dopaminerge D2-Rezeptoren-Blocker *Risperidon* vermindert die Schweißproduktion. Darüber hinaus beeinflussen u.a. verschiedene Antidepressiva wie der selektive Serotonin-Wiederaufnahme-Hemmer (SSRI) Citalopram, mehrere Antiepileptika (z.B. Topiramat), Benzodiazepine und Opioide (z.B. Lorazepam, Tilidin), dopaminerge Medikamente (z.B. L-Dopa) und Schilddrüsenhormone (L-Thyroxin) die zentrale Thermoregulation. Triptane, Sympathomimetika und Betablocker können über eine Verminderung der Hautdurchblutung die Temperaturregulation beeinflussen. Eine Einnahme von Diuretika, ACE-Hemmern, Sartanen und Abführmitteln kann zu einem Elektrolytverlust führen und über eine Stoffwechselstörung zu einer Dekompensation des Herz-Kreislauf-Systems im Rahmen einer Hitzesituation beitragen (Tabelle 9-2) (Schoierer, Wershofen, Deering & Mertes, o.J.).

Da bei ME/CFS-Patient:innen weder die Temperaturregulationsstörung noch die reduzierte körperliche Fitness ad hoc beeinflusst werden können, gehört es zu den wichtigsten Hitzeschutzmaßnahmen bei ME/CFS, die Anwendung bzw. die Dosierung der hitzerelevanten Arzneimittel zu Beginn einer Hitzewelle durch die behandelnden Ärzt:innen überprüfen und ggf. anpassen zu lassen. Langfristig wirkende primärpräventive *Mitigationsmaßnahmen*, die den weiteren Anstieg der globalen Durchschnittstemperatur in Grenzen halten sollen, richten sich naturgemäß nicht nur an ME/CFS-

Tabelle 9-2: Medikamente, deren Anwendung bei Hitzephasen das Gesundheitsrisiko erhöhen können. Quelle: Zitiert nach dem LMU-Hitzemaßnahmenplan für stationäre Einrichtungen der Altenpflege (Schoierer, Wershofen, Deering & Mertes, o.J., S. 65 ff.).

Wirkung/Nebenwirkung der Medikamente	Beispiele
Verminderung der Schweißproduktion	Antipsychotika wie Clozapin oder Risperidon
Beeinflussung der Thermoregulation	Antidepressiva wie Citalopram
	Antiepileptika wie Topiramat
	Schilddrüsenhormone (L-Thyroxin)
	Benzodiazepine und Opioide wie Lorazepam und Tilidin
	Dopaminerge Medikamente wie Levodopa
Verminderung der Hautdurchblutung	Triptane gegen Migräne
	Sympathomimetika wie Pseudoephedrin
	Beta-Blocker wie Propranolol, Bisoprolol, Metoprolol
Förderung eines Elektrolytverlustes (Folge: Dekompensation des Stoffwechsels/Herz-Kreislauf-Systems)	Direutika, ACE-Hemmer, Sartane wie Furosemid, Spironolacton, Ramipril, Valsartan
	Abführmittel wie Dulcolax® und Laxoberal®

Erkrankte und andere besonders vulnerable Gruppen, sondern sind bevölkerungsbezogene Maßnahmen (Beispiel: Umstellung der Heizungen auf erneuerbare Energien) (Habermann-Horstmeier L.,2023). Zu den *Adaptationsmaßnahmen*, d.h. den Maßnahmen zur Anpassung an bereits bestehende Klimawandelfolgen, gehört neben den baulichen Maßnahmen (z.B. Dämmung der Wände, Anbringen von Schattenspendern, Wand- und Dachbegrünung, Begrünung des Wohnumfelds) auch das thermoregulatorische Verhalten (Grewe, 2024). Bei ME/CFS-Erkrankten können die Möglichkeiten für ein adäquates thermoregulatorisches Verhalten aufgrund von Bettlägerigkeit eingeschränkt sein, sodass die betroffenen Erkrankten auch hierbei auf die Hilfe anderer Personen angewiesen sind. Beispiele für ein adäquates thermoregulatives Verhalten sind das Aufsuchen kühlerer Räumlichkeiten oder das Anlegen kühlender Arm- und Beinwickel. Aber auch adäquate Bekleidung, kühlende Fußbäder, ausreichendes Trinken, richtiges Lüften in den frühen Morgenstunden und die anschließende Verschattung des Zimmers etc. gehören in diesen Maßnahmenbereich.

9.13.2 Neuartige Krankheitserreger und neue Umwelt-Chemikalien

Neuartige Krankheitserreger

Die COVID-19-Pandemie hat gezeigt, dass globalisierte Wirtschaftskontakte, weltweites touristisches Reisen, der Handel mit Wildtieren und die Ausdehnung der menschlichen Wohnbereiche bis an die Grenzen bislang unerschlossener Gebiete dazu führen, dass wir immer häufiger in Kontakt zu fremden Tier- und Pflanzenarten kommen. Neuartige Krankheitserreger können so auf den Menschen überspringen und sich über globalisierte Handelskontakte und Ferntourismus extrem schnell ausbreiten. Auf diese Erreger ist unser Immunsystem aus evolutionärer Sicht nicht eingestellt. Für die Zukunft wird daher eine weitere Zunahme von Pandemien durch bereits bekannte und durch neue Krankheitserreger erwartet (IPBES, 2020).

Die chronische Aktivierung und Dysregulation des Immunsystems bei ME/CFS-Erkrankten kann über ein geschwächtes Immunsystem zu einer größeren Anfälligkeit für solche Infektionskrankheiten führen, da die Erreger nicht effektiv bekämpft werden können. Bereits heute berichtet knapp die Hälfte der erwachsenen Erkrankten mit ärztlicher ME/CFS-Diagnose von einer erhöhten Infektanfälligkeit (Habermann-Horstmeier & Horstmeier, 2024). ME/CFS-Patient:innen, die zu einer übermäßigen Immunantwort neigen, können zudem insbesondere bei neuartigen Krankheitserregern heftige Immunreaktionen zeigen. In beiden Fällen kann es auf diese Weise zu einer Verschlechterung der ME/CFS-Symptomatik kommen. Es ist daher sinnvoll, dass ME/CFS-Erkrankte beim Erscheinen neuartiger Infektionserreger besonders vorsichtig agieren (z.B. soziale Kontakte beschränken, insbesondere in Arztpraxen FFP2-Masken tragen, Hygienemaßnahmen einhalten etc.). Sobald vorhanden, empfiehlt sich eine Impfung (s. dazu auch Kap. 7.2.1).

Neue chemische Stoffe

Die Industrialisierung aller Wirtschaftszweige hat inzwischen weltweit zu einer erheblichen Verschmutzung von Luft, Wasser und Böden sowie zu einer massiven Beeinflussung des Klimas geführt (s.o.). In den letzten Jahrzehnten wurden immer mehr neue chemische Stoffe produziert, die dann über die Umwelt in die Nahrung, das Trinkwasser und die Atemluft gelangten. Einige dieser Substanzen sind extrem langlebig und reichern sich im Boden und in Nahrungsmitteln, aber auch im menschlichen Körper an. Hierzu gehören z.B. *per- und polyfluorierte Chemikalien (PFAS)*, die nicht natürlich vorkommen und erst seit den späten 1940er Jahren hergestellt und eingesetzt werden (BMUV, o.J.) sowie hormonal wirksame

Substanzen *(endokrine Disruptoren)*, die insbesondere dann zu Gesundheitsschäden führen, wenn sie in sehr geringen Mengen aufgenommen werden (BAG, 2018). All diese Substanzen können die menschliche Gesundheit gefährden, da unser Immunsystem sie nicht kennt und aus evolutionärer Sicht nicht hierauf eingestellt ist. Seit Jahren wird registriert, dass die Zahl der Menschen zunimmt, die allergisch auf bestimmte Nahrungsmittel reagieren. Hinzu kommen pseudoallergische Reaktionen, bei denen nach dem Genuss bestimmter natürlicher oder stark verarbeiteter Nahrungsmittel Entzündungsbotenstoffe wie Histamin oder Serotonin ohne vorherige Sensibilisierung freigesetzt werden und zu heftigen Symptomen führen können (Katelaris & Beggs, 2018). Besonders gefährdet sind die gut 60 % der ME/CFS-Erkrankten, die bereits jetzt über multiple Unverträglichkeiten bei Nahrungsmitteln, Medikamenten und anderen chemischen Substanzen berichten (Habermann-Horstmeier & Horstmeier, 2024). Um das Risiko für weitere Allergien bzw. Unverträglichkeiten zu verringern, sollten die Betroffenen z.B. auf stark verarbeitete Nahrungsmittel (insbesondere auf solche, die Konservierungsmittel enthalten) verzichten und stattdessen unverarbeitete regionale Produkte aus biologischem Anbau verwenden sowie nur Pflegemittel und Kosmetika nutzen, die möglichst keine synthetisch hergestellten, gesundheitsschädigenden chemischen Substanzen enthalten. Auch aus Kunststoffen hergestellte Utensilien des täglichen Lebens sowie Kunststoffverpackungen sollten gemieden werden.

9.13.3 Notfallsituationen

Mit dem Klimawandel gehen immer häufiger auch Katastrophensituationen einher (z.B. Wald- und Flächenbrände oder Überschwemmungen), die auch die Wohngebiete betreffen und dann für die Bewohner:innen zu Notfallsituationen werden. ME/CFS-Erkrankte sind in solchen Situationen besonders gefährdet, insbesondere dann, wenn sie bettlägerig oder in ihrer Mobilität stark eingeschränkt sind. Hinzu kommen ihre speziellen Bedürfnisse hinsichtlich der Ernährung, dem Schutz vor Sinnesreizen, der Versorgung mit Arzneimitteln etc.

Daher ist es besonders wichtig, bereits im Vorfeld mit dem örtlichen Katastrophenschutz Kontakt aufzunehmen, der für die Erarbeitung von Evakuierungsplänen für besonders vulnerable Bevölkerungsgruppen zuständig ist. Hierbei sollte auch geklärt werden, wie die Notunterkünfte auf die besonderen Bedürfnisse von ME/CFS-Erkrankten vorbereitet werden können und wie ein barrierefreier Zugang (etwa die Beförderungsmöglichkeiten oder die Toiletten in den Notunterkünften) ermöglicht werden kann (Lebenshilfe Nordrhein-Westfalen, o.J.). Die ME/CFS-Erkrankten selbst sollten für solche Fälle ggf. ein speziell auf ihre Bedürfnisse zugeschnittenes Notfallpaket bereithalten, das die benötigten Medikamente und Hilfsmittel zum Schutz vor Sinnesreizen, benötigte Nahrungsmittel etc. enthält. Eine weitere zentrale Maßnahme im Rahmen des Katastrophenschutzes ist die Aufklärung der Erkrankten und ihrer Familienangehörigen bzw. Pflegekräfte über das richtige Verhalten bei Extremereignissen (Schulungen, Üben des Verhaltens im Notfall). Mögliche Hilfen wären hier zudem ein barrierefreies Warnsystem, die Installation eines Hausnotruf-Knopfs in Reichweite der/des Erkrankten und bei alleinlebenden Personen die Einbettung der ME/CFS-Erkrankten in ein Nachbarschaftshilfe-System.

Literaturverzeichnis

Adami, G., Pontalti, M., Cattani, G., Rossini, M., Viapiana, O., Orsolini, G., ... Fassio, A. (2022). Association between long-term exposure to air pollution and immune-mediated diseases: a population-based cohort study. *RMD Open, 8*(1), e002055. https://doi.org/10.1136/rmdopen-2021-002055

Bakken, I.J., Tveito, K., Gunnes, N., Ghaderi, S., Stoltenberg, C., Trogstad, L., ... Magnus, P. (2014). Two age peaks in the incidence of chronic fatigue syndrome/myalgic encephalomyelitis: a population-based registry study from Norway 2008–2012. *BMC Medicine, 12*, 167. https://doi.org/10.1186/s12916-014-0167-5

Bennewitz, M. (2024). *Die Zukunft ist jetzt: Roboteravatar für kranke Kinder im Klassenzimmer* (Universität Bonn, Institut für Informatik). Verfügbar unter https://www.informatik.uni-bonn.de/de/aktuelles/news-folder/roboter-avatar-im-klassenzimmer-bennewitz-2024

Blazquez, A., Alegre, J. & Ruiz, E. (2009). Women with chronic fatigue syndrome and sexual dysfunction: past, present, and future. *Journal of Sex & Marital Therapy, 35*(5), 347–359. https://doi.org/10.1080/00926230903065179

Bundesministerium für Umwelt, Naturschutz, nukleare Sicherheit und Verbraucherschutz (BMUV). (o. J.). *Per- und polyfluorierte Chemikalien (PFAS)*. BMUV. Verfügbar unter https://www.bmuv.de/FQ148

Boulazreg, S. & Rokach, A. (2020). The Lonely, Isolating, and Alienating Implications of Myalgic Encephalomyelitis/Chronic Fatigue Syndrome. *Healthcare (Basel, Switzerland), 8*(4), 413. https://doi.org/10.3390/healthcare8040413

Bratman, G.N., Anderson, C.B., Berman, M.G., Cochran, B., de Vries, S., Flanders, J., … Daily, G.C. (2019). Nature and mental health: An ecosystem service perspective. *Science Advances, 5*(7), eaax0903. https://doi.org/10.1126/sciadv.aax0903

Bundesamt für Gesundheit BAG. (2018, August). *Endocrine Disruptoren*. Verfügbar unter https://www.bag.admin.ch/dam/bag/de/dokumente/chem/themen-a-z/factsheet-endokrine-disruptoren.pdf.download.pdf/2017-id-factsheet_endokrine-disruptoren.pdf

Bundesministerium für Gesundheit (BMG). (2023, September 19). *Wohnumfeldverbessernde Maßnahmen*. BMG. Verfügbar unter https://www.bundesgesundheitsministerium.de/pflege-zu-hause/zuschuesse-zur-wohnungsanpassung.html

Chu, L., Elliott, M., Stein, E. & Jason, L.A. (2021). Identifying and Managing Suicidality in Myalgic Encephalomyelitis/Chronic Fatigue Syndrome. *Healthcare (Basel, Switzerland), 9*(6), 629. https://doi.org/10.3390/healthcare9060629

Chu, L., Valencia, I.J., Garvert, D.W. & Montoya, J.G. (2019). Onset Patterns and Course of Myalgic Encephalomyelitis/Chronic Fatigue Syndrome. *Frontiers in Pediatrics, 7*, 12. https://doi.org/10.3389/fped.2019.00012

Cramer, M.N., Gagnon, D., Laitano, O. & Crandall, C.G. (2022). Human temperature regulation under heat stress in health, disease, and injury. *Physiological Reviews, 102*(4), 1907–1989. https://doi.org/10.1152/physrev.00047.2021

Cullinan, J., Ní Chomhrai, O., Kindlon, T., Black, L. & Casey, B. (2020). Understanding the economic impact of myalgic encephalomyelitis/chronic fatigue syndrome in Ireland: a qualitative study. *HRB Open Research, 3*, 88. https://doi.org/10.12688/hrbopenres.13181.1

DAG SHG – Deutsche Arbeitsgemeinschaft Selbsthilfegruppen e.V. (Hrsg.). (1987). *Selbsthilfegruppen-Unterstützung. Ein Orientierungsrahmen*. Gießen.

Deutsche Hirnstiftung. (2023, September). *Wenn eine schwere Diagnose das Leben plötzlich in ein „Vorher" und ein „Nachher" teilt – wie Mut fassen?* Deutsche Hirnstiftung e.V. Verfügbar unter https://hirnstiftung.org/2023/09/coping-veranstaltung/

Dudenredaktion (Hrsg.). (o. J.). *Selbstbewusstsein*. Duden online. Zugriff unter https://www.duden.de/rechtschreibung/Selbstbewusstsein

einfach teilhaben. (2019). *Nachteilsausgleiche*. Verfügbar unter https://www.einfach-teilhaben.de/DE/AS/Themen/AusbildungStudium/StudierenBehinderungenKrankheiten/Nachteilsausgleiche/nachteilsausgleiche_node.html;jsessionid=03DC9CD1842E67777529802501BEBA3A.internet972

fatigatio.de. (o. J.-a). *Aus dem Leben einer Schwerstbetroffenen – Ulrike, Anfang 40*. Fatigatio e.V. Bundesverband ME/CFS. Verfügbar unter https://www.fatigatio.de/me/cfs/leben-mit-me/cfs/bericht-einer-schwerstbetroffenen

fatigatio.de. (o. J.-b). fatigatio.de. *Aus dem Leben eines moderat Betroffenen – Bruno, Anfang 50*. Fatigatio e.V. Bundesverband ME/CFS. Verfügbar unter https://www.fatigatio.de/me/cfs/leben-mit-me/cfs/bericht-eines-moderat-betroffenen

fatigatio.de (o. J.-c). *ME/CFS bei Kindern und Jugendlichen. Schulbesuch und Ausbildung*. Fatigatio e.V. Bundesverband ME/CFS. Zugriff am 27. Februar 2024 unter https://www.fatigatio.de/me/cfs/kinder-jugend

GKV-Spitzenverband. (2022). *Leitfaden zur Selbsthilfeförderung. Grundsätze des GKV-Spitzenverbandes zur Förderung der Selbsthilfe gemäß § 20h SGB V vom 10. März 2000 in der Fassung vom 21. Oktober 2022*. GKV-Spitzenverband. Zugriff am 18. November 2024 unter https://www.gkv-spitzenverband.de/media/dokumente/krankenversicherung_1/praevention__selbsthilfe__beratung/selb sthilfe/Leitfaden_Selbsthilfeforderung_ab_2023_barrierefrei.pdf

Grewe, H.A. (2024). Physiologische Veränderungen bei Hitze. In H.A. Grewe & B. Blättner, *Vor Hitze schützen. Ein Handbuch für Pflege- und Gesundheitseinrichtungen* (S. 25–40). Kohlhammer.

Gröning, K. (2013). Alter und Scham. *Soziale Passagen, 1*(5), 51–58. https://doi.org/10.1007/s12592-013-0123-9

Habermann-Horstmeier, L. (2022). Behinderung im Alter. In P.C. Langer, J. Drewes & D. Schaarenberg, *Altern mit Stigma. Gesellschaftliche und psychosoziale Perspektiven des Älterwerdens in stigmatisierenden Lebenskontexten* (S. 61–103). Springer VS. https://doi.org/10.1007/978-3-658-37216-3_3

Habermann-Horstmeier, L. (2023). Anpassung der städtischen Infrastruktur an den Klimawandel. Eine Public-Health-Maßnahme. *ASU - Arbeitsmedizin Sozialmedizin Umweltmedizin, 58*(8), 484–488. https://doi.org/10.17147/asu-1-295567

Habermann-Horstmeier, L. & Horstmeier, L.M. (2023). Auswirkungen der Qualität der Arzt-Patient-Beziehung auf die Gesundheit von erwachsenen ME/CFS-Erkrankten. *MMW - Fortschritte der Medizin, 165*(S), 16–27. https://doi.org/10.1007/s15006-023-2894-z

Habermann-Horstmeier, L. & Horstmeier, L.M. (2024). Wahrnehmung von Genderaspekten in der Beziehung zwischen Ärzt:innen und Patient:innen bei myalgischer Enzephalomyelitis/chronischem Fatigue-Syndrom (ME/CFS). Eine qualitative und quantitative Public-Health-Studie aus Sicht der Patientinnen. *Prävention und Gesundheitsförderung.* https://doi.org/10.1007/s11553-023-01098-5

Hoffmann, K., Hainzl, A., Stingl, M., Kurz, K., Biesenbach, B., Thonhofer, K. & Untersmayr-Eisenhuber, E. (2024). *Zusatzkapitel: Myalgische Enzephalomyelitis/Chronisches Fatigue Syndrom (ME/CFS).* Karl Landsteiner Privatuniversität für Gesundheitswissenschaften. Zugriff am 8. Februar 2024 unter https://www.kl.ac.at/de/allgemeine-gesundheitsstudien/long-covid-leitlinie/betroffene-mecfs

IPBES. (2020). *IPBES Workshop on biodiversity and pandemics. Executive Summary.* Intergovernmental Platform on Biodiversity and Ecosystem Services (IPBES). Verfügbar unter https://files.ipbes.net/ipbes-web-prod-public-files/2020-11/201104_IPBES_Workshop_on_Diversity_and_Pandemics_Executive_Summary_Digital_Version.pdf

Institut für Qualität und Wirtschaftlichkeit im Gesundheitswesen (IQWiG) (Hrsg.). (2023, Mai). *ME/CFS: Unterstützung im Alltag.* Zugriff am 1. Februar 2024 unter https://www.gesundheitsinformation.de/mecfs-unterstuetzung-im-alltag.html

Institut für Qualität und Wirtschaftlichkeit im Gesundheitswesen (IQWiG) (Hrsg.). (2023). *Myalgische Enzephalomyelitis/Chronic Fatigue Syndrome (ME/CFS). Abschlussbericht.* IQWiG-Berichte-Nr. 1539, Projekt: N21-01, Version: 1.0. Verfügbar unter https://www.iqwig.de/download/n21-01_me-cfs-aktueller-kenntnisstand_abschlussbericht_v1-0.pdf

Jason, L.A., Corradi, K., Gress, S., Williams, S. & Torres-Harding, S. (2006). Causes of Death among Patients with Chronic Fatigue Syndrome. *Health Care for Women International, 27*(7), 615–626. https://doi.org/10.1080/07399330600803766

Jason, L.A., Katz, B.Z., Sunnquist, M., Torres, C., Cotler, J. & Bhatia, S. (2020). The prevalence of pediatric Myalgic Encephalomyelitis/Chronic Fatigue Syndrome in a community-based sample. *Child Youth Care Forum, 49*(4), 563–579. https://doi.org/10.1007/s10566-019-09543-3

Johnson, M.L., Cotler, J., Terman, J.M. & Jason, L.A. (2022). Risk factors for suicide in chronic fatigue syndrome. *Death Studies, 46*(3), 738–744. https://doi.org/10.1080/07481187.2020.1776789

Karrasch, R.-M. & Reichert, M. (2011). Auswirkungen der Pflege eines Partners auf Partnerschaft und Sexualität. *Zeitschrift für Familienforschung, 23*(1), 102–116. Verfügbar unter https://nbn-resolving.org/urn:nbn:de:0168-ssoar-376478 https://doi.org/10.20377/jfr-236

Katelaris, C.H. & Beggs, P.J. (2018). Climate change: allergens and allergic diseases. *Internal Medicine Journal, 48*(2), 129–134. https://doi.org/10.1111/imj.13699

KfW. (2024). *Barrierereduzierung – Investitionszuschuss. Für den Abbau von Barrieren und mehr Wohnkomfort.* kfw. Verfügbar unter https://www.kfw.de/inlandsfoerderung/Privatpersonen/Bestandsimmobilie/F%C3%B6rderprodukte/Altersgerecht-Umbauen-Investitionszuschuss-(455)/

Krabbe, S.H., Bjorbaekmo, W.S., Memgshoel, A.M., Sveen, U. & Groven, K.S. (2024). A suffering body, hidden away from others: The experience of being long-term bedridden with severe myalgic encephalomyelitis/chronic fatigue syndrome in childhood and adolescence. *Nursing Inquiry, 31*(3), e12625. https://doi.org/10.1111/nin.12625

Krapf, J. (2022). *Leben mit „kaputtem Akku". Biografien von Menschen mit Myalgischer Enzephalomyelitis/Chronischem Fatigue Syndrom und Long Covid.* Mabuse Verlag.

Lebenshilfe Nordrhein-Westfalen. (o. J.). *Verbesserungen bei barrierefreiem Katastrophenschutz.* Hürth: Lebenshilfe Nordrhein Westfalen e. V. Verfügbar unter https://www.lebenshilfe-nrw.de/de/landesverband/Meldungen/Recht/Verbesse rungen-beim-barrierefreien-Katastrophenschutz.php

Mattern, R. (2001). *Chronisch kranke Menschen und ihre Familien. Darstellung der Situation und ihrer Bewältigung am Beispiel Multiple Sklerose.* Staatsinstitut für Familienforschung an der Universität Bamberg. Zugriff am 21. Februar 21 2024 unter https://www.ifb.bayern.de/imperia/md/content/stmas/ifb/materialien/mat_2001_1.pdf

ME/CFS-Portal. (2021a). *Sexualität und ME/CFS* (Blogbeitrag ME/CFS-Portal). Verfügbar unter https://www.me-cfs.net/blog/item/117-sexuali taet-und-me-cfs-2

ME/CFS-Portal. (2021b). *Über Schwangerschaft und Elternrolle.* (Blogbeitrag ME/CFS-Portal). Verfügbar unter https://www.me-cfs.net/blog/item/87-ueber-schwangerschaft-und-elternrolle

Orth, U. & Robins, R. W. (2014). The development of self-esteem. *Current Directions in Psychological Science, 23*(5), 381–387. https://doi.org/10.1177/09 63721414547414

Ortiz, J. J. J. (2015). *Depresión y Desesperanza en Personas Enfermas de Encefalomielitis Miálgica/Síndrome de Fatiga Crónica: Factores de Riesgo y de Protección* (Tesis doctorales UVa). Universidad de Valladolid, Valladolid.

Pschyrembel online. (o. J.). *Patientenrolle.* Verfügbar unter https://www.pschyrembel.de/Patientenrol le/K0C8B

Renz-Polster, H., Broxtermann, W. & Behrends, U. (2022). Chronische Erschöpfung bedeutet nicht, einfach nur müde zu sein. *Pädiatrie, 34*(3), 26–33. https://doi.org/10.1007/s15014-022-4043-z

Ritter, M. (2024). *Unterstützung und soziale Problemlagen bei Myalgische Enzephalomyeltis/Chronisches Fatiguesyndrom.* Fachhochschule Potsdam, Fachbereich Sozial- und Bildungswissenschaften.

Robert Koch-Institut (RKI) (Hrsg.). (2023). *Hitze und Übersterblichkeit in Deutschland.* Robert Koch-Institut. Verfügbar unter https://www.rki.de/DE/Content/GesundAZ/H/Hitzefolgekrankheiten/Bericht_Hitzemortalitaet.html

Röder, L. (2024). *KfW-Förderung – Zuschuss für barrierereduzierenden Umbau.* Zugriff am 2. Februar 2024 unter https://www.pflege.de/barrierefreies-wohnen/kfw-zuschuss/

Rosenberg, M. (1965). *Society and the adolescent self-image.* Princeton University Press. https://doi.org/10.1515/9781400876136

Rowe, P. C., Underhill, R. A., Friedman, K. J., Gurwitt, A., Medow, M. S., Schwartz, M. S., … Rowe, K. S. (2017). Myalgic Encephalomyelitis/Chronic Fatigue Syndrome Diagnosis and Management in Young People: A Primer. *Frontiers in Pediatrics, 5*, 121. https://doi.org/10.3389/fped.2017.00121

Santacroce, L., Dellaripa, P. F., Costenbader, K. H., Collins, J. & Feldman, C. H. (2023, Januar). Association of Area-Level Heat and Social Vulnerability With Recurrent Hospitalizations Among Individuals With Rheumatic Conditions. *Arthitis Care & Research, 75*(1), 22–33. https://doi.org/10.1002/acr.25015

Scheibenbogen, C., Bellmann-Strobl, J., Reißhauer, A., Maier, A., Veauthier, C., Schmidt, D. & Behrends, U. (2023). Myalgische Enzephalomyelitis/Chronisches Fatigue-Syndrom: Interdisziplinär versorgen. *Deutsches Ärzteblatt, 120*(20), A-908/B-780.

Schmitt-Sausen, N. (2017). Heilende Architektur: Der Krankheit Raum geben. *Deutsches Ärzteblatt, 114*(13), A626. Verfügbar unter https://www.aerz teblatt.de/archiv/187401/Heilende-Architektur-Der-Krankheit-Raum-geben

Schneider, C. (2022, Oktober). *Tückische Krankheit ME/CFS: Das alltägliche Leiden einer 19-jährigen Westerheimerin.* Verfügbar unter https://www.schwaebische.de/regional/ulm-alb-donau/wes terheim/wenn-der-akku-von-koerper-und-geist-viel-zu-schnell-leer-ist-6865

Schoierer, J., Wershofen, B., Deering, K. & Mertes, H. (o. J.). *Hitzemaßnahmenplan für stationäre Einrichtungen der Altenpflege – Empfehlungen aus der Praxis für die Praxis.* Institut und Poliklinik für Arbeits-, Sozial- und Umweltmedizin, AG Globale Umwelt-Gesundheit & Institut für Didaktik und Ausbildungsforschung in der Medizin, Klinikum der LMU. Zugriff am 18. November 2024 unter https://cdn.lmu-klinikum.de/da989c21135511 3f/9e5343110616/LMU_Klinikum-Hitzemass nahmenplan_ONLINE.pdf

Schröder, S. & Moebus, S. (2021). Klimasensible Stadtplanung und Stadtentwicklung. In C. Günster, J. Klauber, B.P. Robra, C. Schmucker & A. Schneider, *Versorgungs-Report Klima und Gesundheit* (S. 205–218). Medizinische Verlagsgesellschaft. https://doi.org/10.32745/9783954666270-15

Seehuus, M., Fertig, M., Handy, A.B., Clifton, J. & Stanton, A.M. (2024). The impact of COVID-19 and long COVID on sexual function in cisgender women. *Journal of Sexual Medicine, 21*(2), 129–144. https://doi.org/10.1093/jsxmed/qdad155

Speight, N. (2020). Severe ME in Children. *Healthcare (Basel, Switzerland), 8*(3), 211. https://doi.org/10.3390/healthcare8030211

Stiftung Kinderklinik München Schwabing. (o.J.). *Häppchenweise Leben – ME/CFS bei Kindern und Jugendlichen, Interview mit Professorin Dr. med. Uta Behrends*. Zugriff am 25. Februar 2024 unter https://www.stiftung-kinderklinik-schwabing.de/aktuelles/detail/haeppchenweise-leben-me-cfs-bei-kindern-und-jugendlichen

Tschopp, R., König, R.S., Rejmer, P. & Paris, D.H. (2023). Myalgic encephalomyelitis/chronic fatigue syndrome (ME/CFS): A preliminary survey among patients in Switzerland. *Heliyon, 9*(5), e15595. https://doi.org/10.1016/j.heliyon.2023.e15595

von Allmen, S. (2018). *Emotionale Entwicklung und Herausforderndes Verhalten - eine Wechselwirkung bei Menschen mit kognitiver Beeinträchtigung* (Bachelor-Arbeit). Luzern: Hochschule Luzern, Ausbildungsgang Sozialpädagogik.

Vyas, J., Muirhead, N., Singh, R., Ephgrave, R. & Finlay, A.Y. (2022). Impact of myalgic encephalomyelitis/chronic fatigue syndrome (ME/CFS) on the quality of life of people with ME/CFS and their partners and family members: an online crosssectional survey. *BMJ Open, 12*(5), e058128. https://doi.org/10.1136/bmjopen-2021-058128

Waite, F. & Lazarte Elliot, D. (2021). Feeling like ‚a damaged battery': exploring the lived experiences of UK university students with ME/CFS. *Fatigue: Biomedicine, Health & Behavior, 9*(3), 159–174. https://doi.org/10.1080/21641846.2021.1969800

Waldschmidt, A. (2012). *Selbstbestimmung als Konstruktion: Alltagstheorien behinderter Frauen und Männer* (2., korrigierte Aufl.). Verlag für Sozialwissenschaften.

Weber, A.N., Michail, M., Thompson, A. & Fiedorowicz, J.G. (2017). Psychiatric Emergencies. *Medical Clinics of North America, 101*(3), 553–571. https://doi.org/10.1016/j.mcna.2016.12.006

Wheeler, C. (2015, Juni). *M.E. Parents Fury at Child Abuse Claims*. Verfügbar unter https://meassociation.org.uk/2015/06/m-e-parents-fury-at-child-abuse-claims-sunday-express-21-june-2015/

Zhao, N., Al-Aly, Z., Zheng, B., van Donkelaar, A., Martin, R.V., Pineau, C.A. & Bernatsky, S. (2022). Fine particulate matter components and interstitial lung disease in rheumatoid arthritis. *European Respiratory Journal, 60*(1), 2102149. https://doi.org/10.1183/13993003.02149-2021

Weiterführende Links

Sozialgesetzbuch (SGB) Neuntes Buch – Rehabilitation und Teilhabe von Menschen mit Behinderungen. (2016). *Bundesministerium der Justiz (BMJ)*. Verfügbar unter https://www.gesetze-im-internet.de/sgb_9_2018/

Materialien

Werkzeugkasten für die ME/CFS-Diagnose – verfügbare Kriterien, Fragebögen, Tests

Der folgende Praxisleitfaden für die Versorgung von ME/CFS-Betroffenen „Care for ME/CFS“ der Österreichischen Gesellschaft für ME/CFS listet die derzeit verfügbaren Kriterienkataloge, Fragebögen und Tests auf, die im Rahmen der ME/CFS-Diagnostik eine Rolle spielen können, und nennt die entsprechenden Quellen (Hainzl et al., 2024).

Quelle des Werkzeugkastens: Hainzl A., Rohrhofer J., Schweighardt J., Hermisson, J., Hoffmann, K., Komenda-Lett, M., Schlaff, Gl, Schulz, C., Stingl, M., Thonhofer, K. & Untersmayr, E. (2024). *Care for ME/CFS – Praxisleitfaden für die Versorgung von ME/CFS-Betroffenen (Myalgische Enzephalomyelitis/Chronisches Fatigue-Syndrom).* Medizinische Universität Wien/Österreichische Gesellschaft für ME/CFS, Wien. S. 12. Abgedruckt mit freundlicher Genehmigung der Autor:innen des Werkzeugkastens.

Kanadische Konsensus Kriterien (CCC) (Carruthers et al., 2003) Munich Berlin Symptom Questionnaire (MBSQ) (Peo et al., 2024)	ME/CFS-Diagnose
Bell-Skala (Bell, 1995) FUNCAP55 (Sommerfelt et al., 2024)	ME/CFS-Schweregrad
DePaul Symptom Questionnaire (DSQ) – PEM Screening (Cotler et al., 2018) Handgrip-Test Two-day cardiopulmonary exercise test (2-day CPET, ausschließlich angewandt im Rahmen von Studien)	Post-Exertional Malaise (PEM)
COMPASS-31 (Sletten et al., 2012)	Autonome Dysfunktion
MCAS-Diagnosekriterien (Weiler et al., 2019; Jennings et al., 2022) Gastrointestinal-Biopsien	Mastzellaktivierung
hEDS-Diagnosekriterien (Deutsche Ehlers-Danlos Initiative e.V., o.J.)	Hypermobiles Ehlers-Danlos-Syndrom

Schellong-Test Kipptisch-Untersuchung Puls/(24h-)Blutdruck/Herzfrequenz Messungen (teilweise Differentialdiagnostik) Elektrokardiogramm (EKG, Differentialdiagnostik) Langzeit/Holter-Elektrokardiogramm (Langzeit/Holter-EKG, Differentialdiagnostik)	POTS
Hautstanzbiopsie Small Fiber Neuropathy-Symptoms Inventory Questionnaire (SFN-SIQ) (Brouwer et al., 2015) Sudometrie (Sudoscan®) Quantitative sensorische Testung (QST) Nervenleitgschwindigkeitsmessung (NLG, Differentialdiagnostik)	Small Fiber Neuropathie (SFN)
Metabolische labordiagnostische Marker	Mitochondriopathien
Endokrinologische labordiagnostische Marker	Diverse endokrino-logische Erkrankungen
Immunologische labordiagnostische Marker	Mastzell-Erkrankungen, Immundefekte, Autoimmun-erkrankungen
Röntgen Computertomographie (CT) bzw. Positronen-Emissions-Tomographie (PET)-CT Magnetresonanztomographie (MRT) Elektroenzephalographie (EEG) Herzultraschall Lumbalpunktion	Differentialdiagnostik

Diagnosebogen Kanadische Konsensuskriterien (CCC) mit Auswertung

Die Kanadischen Konsensuskriterien (CCC) dienen zur Abklärung der Symptomatik bei Verdacht auf ME/CFS und zur umfassenden Diagnostik.

Quelle des Diagnosebogens Kanadische Konsensuskriterien (CCC): Nach der deutschen Übersetzung der Kanadischen Konsensus-Kriterien für die Diagnose CFS/ME der Charité Berlin (Charité Fatigue Centrum, o. J.-a) auf der Basis der Angaben von Carruthers, B. M., Jain, A. K., De Meirleir, K. L., Peterson, D. L., Klimas, N. G., Martin Lerner, A., Bested, A. C., Flor-Henry, P., Joshi, P., Peter Powles, A. C., Sherkey, J. A. & van de Sande, M. I. (2003). Myalgic encephalomyelitis/Chronic fatigue syndrome: Clinical Working Case Definition, Diagnostic and Treatment Protocols. *Journal of Chronic Fatigue Syndrome, 11*(1), 7–115. Abgedruckt mit freundlicher Genehmigung von Prof. Dr. med. Uta Behrends, der Taylor & Francis Group sowie Prof. Dr. Kenny De Meirleir.

Patientendaten	
Name:	
Vorname:	
Geburtsdatum:	
Datum:	

1. Erschöpfung/Fatigue und Zustandsverschlechterung nach Belastung

- ☐ Deutliches Ausmaß einer neu aufgetretenen, anderweitig nicht erklärbaren, andauernden körperlichen oder mentalen Erschöpfung (Kraft- und Energielosigkeit), die zu einer erheblichen Reduktion des Aktivitätsniveaus führt
- ☐ Erschöpfung (Kraft- und Energielosigkeit), Verstärkung des schweren Krankheitsgefühls und/oder Schmerzen nach Belastung mit einer verzögerten Erholungsphase (meist mehr als 24 Stunden, kann Tage dauern)
- ☐ Die Symptome können durch jede Art von körperlicher oder mentaler Anstrengung oder Stress verschlechtert werden

2. Schlafstörungen

- ☐ Einschlafstörungen
- ☐ Durchschlafstörungen
- ☐ Veränderter Tag-Nacht-Rhythmus
- ☐ Schlaf führt zu keiner Erholung

3. Schmerzen

- ☐ Gelenkschmerzen
- ☐ Muskelschmerzen
- ☐ Kopfschmerzen

4. Neurologische/Kognitive Manifestationen

- ☐ Beeinträchtigung der Konzentrationsfähigkeit und des Kurzzeitgedächtnisses
- ☐ Schwierigkeiten mit der Informationsverarbeitung
- ☐ Wortfindungsstörungen
- ☐ Lesestörungen
- ☐ Wahrnehmungs- und Sinnesstörungen
- ☐ Desorientierung oder Verwirrung
- ☐ Bewegungskoordinationsstörungen
- ☐ Es kommt zu Überlastungserscheinungen (Verschlechterung der Krankheitssituation/ggf. Ängste) durch: zu viele Informationen, zu viele Sinneseindrücke (z.B. Licht, Lärm) und/oder zu viel Stress

5. Autonome Manifestationen

- ☐ Schnelle Lagewechsel (v.a. vom Liegen zum Stehen) führen zu Schwindel und/oder „Schwarzwerden vor den Augen"
- ☐ Bei Lagewechsel tritt Herzrasen auf (POTS)
- ☐ Schwindel und Benommenheit
- ☐ Extreme Blässe
- ☐ Darmstörungen (diffuse Schmerzen, Brennen, Blähungen)
- ☐ Blasenstörungen
- ☐ Palpitation (Herzklopfen)
- ☐ Atemnot bei leichter Belastung

6. Neuroendokrine Manifestationen

- ☐ Anpassung der Köpertemperatur gestört
- ☐ Schwitzen, fiebriges Gefühl
- ☐ Hitze oder Kälte wird nicht gut vertragen
- ☐ Kalte Extremitäten (kalte Hände oder Füße)
- ☐ Gewichtszunahme oder abnormaler Appetit
- ☐ Gewichtsabnahme
- ☐ Stress ist schlechter zu verarbeiten/Stress führt zu einer Verstärkung der Erschöpfung und emotionaler Unsicherheit

7. Immunologische Manifestationen

- ☐ Schmerzhafte Lymphknoten
- ☐ Wiederkehrende Halsschmerzen
- ☐ Neue Allergien/Bereits bestehende Allergien haben sich verändert
- ☐ Grippeähnliche Symptome oder allgemeines Krankheitsgefühl
- ☐ Überempfindlichkeit, Unverträglichkeit von Nahrungsmitteln, Medikamenten, Chemikalien

Auswertung

Die Erkrankung muss für mindestens 6 Monaten bestehen, um ME/CFS von einer postinfektiösen Fatigue abzugrenzen. Für die Diagnose ME/CFS müssen die folgenden Kriterien erfüllt sein:

1) Alle drei Kriterien der Fatigue, d.h. der Zustandsverschlechterung nach Belastung (postexertionelle Malaise = PEM*)
2) mindestens ein Symptom im Bereich der Schlafstörungen**
3) mindestens ein Symptom im Bereich Schmerzen**
4) zwei oder mehr Symptome bei neurologischen/kognitiven Manifestationen sowie
5) ein oder mehrere Symptome von mindestens zwei Kategorien aus den Bereichen (5) autonome Manifestationen, (6) neuroendokrine Manifestationen und (7) immunologische Manifestationen.

Erläuterungen

*Die Zustandsverschlechterung tritt nach leichter körperlicher oder mentaler Belastung auf, ist ausgeprägt und hält meist für mehr als 14 Stunden an (Cotler et al., 2018). Während Sport eine Fatigue bei vielen Erkrankungen bessert, führt er bei ME/CFS zu einer Zustandsverschlechterung.

**Es gibt eine kleine Gruppe von Patient:innen, die keine Schlafstörungen oder Schmerzen hat. Wenn die Erkrankung mit einer Infektion begonnen hat, sollte die Diagnose ME/CFS trotzdem in Erwägung gezogen werden.

Screening auf Post-Exertional Malaise (PEM)

Mit Hilfe der Fragebögen zum Screening auf Post-Exertional Malaise (PEM) bei Erwachsenen bzw. Kindern und Jugendlichen kann das Vorliegen des für ME/CFS charakteristischen Kernmerkmals PEM bestimmt werden.

Quelle des Screenings auf Post-Exertional Malaise (PEM): Nach der deutschen Übersetzung und Adaption durch Prof. Dr. med. Uta Behrends (Behrends, 2021) basierend auf den Daten von Cotler, J., Holtzman, C., Dudun, C. & Jason, L. A. (2018). A Brief Questionnaire to Assess Post-Exertional Malaise. *Diagnostics (Basel), 8*(3), 66. Hinweise zum Copyright: Die Beschriftungen innerhalb der Tabelle wurden ins Deutsche übersetzt. Abgedruckt mit freundlicher Genehmigung von Prof. Dr. med. Uta Behrends und gemäß Creative Commons Lizenz CC BY 4.0: https://creativecommons.org/licenses/by/4.0/.

Fragebogen für Erwachsene (≥ 18 Jahre)	
Name:	
Vorname:	
Geburtsdatum:	
Ausfülldatum:	Ausfülldauer (in min):

Symptomatik während der letzten 6 Monate **(Bitte kreuzen Sie jeweils die auf Sie zutreffende Aussage an.)**			
	0 = Symptom liegt nicht vor	Häufigkeit 1 = manchmal 2 = etwa ½ der Zeit 3 = meistens 4 = immer	Schwere 1 = mild 2 = moderat 3 = schwer 4 = sehr schwer
1 Ein schweres Gefühl des Erschlagenseins nach Beginn körperlicher Betätigung	0 ☐	1 ☐ 2 ☐ 3 ☐ 4 ☐	1 ☐ 2 ☐ 3 ☐ 4 ☐
2 Nach alltäglichen Aktivitäten: am nächsten Tag Schmerzen oder Erschöpfung	0 ☐	1 ☐ 2 ☐ 3 ☐ 4 ☐	1 ☐ 2 ☐ 3 ☐ 4 ☐
3 Geistig ermüdet nach geringster (körperlicher oder mentaler) Anstrengung	0 ☐	1 ☐ 2 ☐ 3 ☐ 4 ☐	1 ☐ 2 ☐ 3 ☐ 4 ☐
4 Körperlich ermüdet nach geringster körperlicher Betätigung	0 ☐	1 ☐ 2 ☐ 3 ☐ 4 ☐	1 ☐ 2 ☐ 3 ☐ 4 ☐

5 Körperlich ausgelaugt oder Krankheitsgefühl nach alltäglichen Aktivitäten	0 ☐	1 ☐ 2 ☐ 3 ☐ 4 ☐	1 ☐ 2 ☐ 3 ☐ 4 ☐
6 Angenommen, die Teilnahme an Freizeitaktivitäten, Sport oder Ausflügen mit Freunden hätte Sie erschöpft: Würden Sie sich innerhalb von einer oder zwei Stunden nach Ende der Aktivität erholen?		Ja ☐	Nein ☐
7 Nehmen Sie eine Zunahme Ihres Energiemangels/Ihrer Erschöpfung wahr, nachdem Sie sich minimal körperlich angestrengt haben?		Ja ☐	Nein ☐
8 Nehmen Sie eine Zunahme Ihres Energiemangels/Ihrer Erschöpfung wahr, nachdem Sie sich minimal geistig angestrengt haben?		Ja ☐	Nein ☐
9 Falls Sie sich nach Aktivitäten schlechter fühlen: Wie lange dauert es, bis die vermehrten Beschwerden wieder abgeklungen sind?	☐ < 1 Std.	☐ 2-3 Std.	☐ 4-10 Std.
	☐ 11–13 Std.	☐ 14–23 Std.	☐ > 24 Std.
10 Vermeiden Sie Anstrengungen, weil diese Ihre Symptome verschlechtern?		Ja ☐	Nein ☐

Auswertung

☐ PEM-Screening positiv, d.h. mindestens einer der Punkte 1 bis 5 ist mit Häufigkeit und Schweregrad von ≥ 2 angegeben.

☐ PEM-Screening negativ, d.h. keiner der Punkte 1 bis 5 ist mit Häufigkeit und Schweregrad von ≥ 2 angegeben.

Folgende Punkte weisen auf ein ME/CFS hin:

☐ Ja-Antwort auf Frage 7

☐ Ja-Antwort auf Frage 8

☐ Eine Dauer von mindestens 14 bis 23 Stunden bei Frage 9

Die Aussagekraft der Punkte 6 und 10 ist derzeit noch unklar. Sie liefern aber zusätzliche klinische Informationen.

Bell-Score, Messinstrument zur Schwere der ME/CFS-Erkrankung

Mit Hilfe der von Dr. David Bell entwickelten Bell-Skala kann der Grad der Einschränkung und der körperlichen Beschwerden bei ME/CFS systematisch bestimmt werden (100 = keine Beschwerden; 0 = vollständige Bettlägerigkeit).

Quelle des Bell-Scores: Nach der deutschen Übersetzung der Charité Berlin (Charité Fatigue Centrum, o. J.-c) aus *The Doctor's Guide To Chronic Fatigue Syndrome* by David S. Bell, copyright © 1994. Abgedruckt mit freundlicher Genehmigung von Prof. Dr. med. Uta Behrends und der Da Capo Press, eines Imprints der Hachette Book Group, Inc.

Patientendaten	
Name:	
Geburtsdatum:	
Ausfülldatum:	
Diese Punkteskala dient als Messinstrument für die Schwere der durch die Erkrankung ME/CFS hervorgerufenen Einschränkungen. Bitte kreuzen Sie die Zahl an, die am besten auf Sie zutrifft.	

☐	100	Keine Symptome in Ruhe; keine Symptome in Ruhe und bei körperlicher Belastung; insgesamt ein normales Aktivitätsniveau; ohne Schwierigkeiten in der Lage, Vollzeit zu arbeiten
☐	90	Keine Symptome in Ruhe; leichte Symptome bei körperlicher und geistiger Belastung; insgesamt ein normales Aktivitätsniveau; ohne Schwierigkeiten in der Lage, Vollzeit zu arbeiten
☐	80	Leichte Symptome in Ruhe; die Symptome verstärken sich durch Belastung; nur bei Tätigkeiten, die anstrengend sind, ist eine geringfügige Leistungseinschränkung spürbar; mit Schwierigkeiten in der Lage, an Arbeitsplätzen, die Kraftanstrengungen erfordern, Vollzeit zu arbeiten
☐	70	Leichte Symptome in Ruhe; deutliche Begrenzungen in den täglichen Aktivitäten spürbar; der funktionelle Zustand beträgt insgesamt etwa 90 % der Norm – mit Ausnahme von Tätigkeiten, die einer Kraftanstrengung bedürfen; mit Schwierigkeiten in der Lage, Vollzeit zu arbeiten
☐	60	Leichte Symptome in Ruhe; deutliche Begrenzungen in den täglichen Aktivitäten spürbar; der funktionelle Zustand beträgt insgesamt etwa 70 %–90 % der Norm; Unfähig, einer Vollzeitbeschäftigung nachzugehen, wenn dort körperliche Arbeit gefordert wird; aber in der Lage, Vollzeit zu arbeiten, wenn es um leichte Arbeiten geht und die Arbeitszeit flexibel gehandhabt werden kann
☐	50	Mittelschwere Symptome in Ruhe; mittelschwere bis schwere Symptome bei körperlicher Belastung oder Aktivität; der funktionelle Zustand ist auf 70 % der Norm reduziert; unfähig, anstrengende Arbeiten durchzuführen, aber in der Lage, leichte Arbeiten oder Schreibtischarbeit für 4–5 Stunden täglich durchzuführen, wobei Ruhepausen benötigt werden

☐	40	Mittelschwere Symptome in Ruhe; mittelschwere bis schwere Symptome bei Belastung oder Aktivität; der funktionelle Zustand ist auf 50 %–70 % der Norm reduziert; unfähig, anstrengende Arbeiten durchzuführen, aber in der Lage, leichte Arbeiten oder Schreibtischarbeit für 3-4 Stunden täglich durchzuführen, wobei Ruhepausen benötigt werden
☐	30	Mittelschwere bis schwere Symptome in Ruhe; schwere Symptome bei jeglicher Belastung oder Aktivität; der funktionelle Zustand ist auf 50 % der Norm reduziert; in der Regel ans Haus gefesselt; unfähig, anstrengende Arbeiten durchzuführen, aber in der Lage, leichte Arbeiten oder Schreibtischarbeit für 2–3 Stunden täglich durchzuführen, wobei Ruhepausen benötigt werden
☐	20	Mittelschwere bis schwere Symptome in Ruhe; schwere Symptome bei jeglicher Belastung oder Aktivität; der funktionelle Zustand ist auf 30 %-50 % der Norm reduziert; bis auf seltene Ausnahmen unfähig, das Haus zu verlassen; den größten Teil des Tages ans Bett gefesselt; unfähig, sich mehr als eine Stunde am Tag zu konzentrieren
☐	10	Schwere Symptome in Ruhe; die meiste Zeit bettlägerig; ein Verlassen des Hauses ist nicht möglich; deutliche kognitive Symptome, die eine Konzentration verhindern
☐	0	Ständig schwere Symptome; immer ans Bett gefesselt; unfähig zu einfachsten Pflegemaßnahmen

Passiver Stehtest – Protokoll

Mit Hilfe des Protokollbogens zum Passiven Steh-Test kann eine orthostatische Dysregulation, ein häufiges Symptom bei ME/CFS, festgestellt werden.

Quelle des Protokolls für den passiven Stehtest: Nach der deutschen Übersetzung der Charité Berlin (Charité Fatigue Centrum, o. J.-b); siehe auch Vernino, S., Bourne, K. M., Stiles, L. E., Grubb, B. P., Fedorowski, A., Stewart, J. M., Arnold, A. C., Pace, L. A., Axelsson, J., Boris, J. R., Moak, J. P., Goodman, B. P., Chémali, K. R., Chung, T. H., Goldstein, D. S., Diedrich, A., Miglis, M. G., Cortez, M. M., Miller, A. J., Freeman, R., ... Raj, S. R. (2021). Postural orthostatic tachycardia syndrome (POTS): State of the science and clinical care from a 2019 National Institutes of Health Expert Consensus Meeting - Part 1. *Autonomic neuroscience : basic & clinical, 235*, 102828. Abgedruckt mit freundlicher Genehmigung von Prof. Dr. med. Uta Behrends.

Patientendaten	
Datum:	Uhrzeit:
Name:	Geburtsdatum:
RR/Puls-relevante Medikamente:	
Sie stehen an eine Wand angelehnt, die Füße ca. 10 cm von der Wand entfernt (idealerweise morgens ohne Medikamenteneinnahme und barfuß).	

	Puls	**Blutdruck (systolisch/ diastolisch)**	**Evtl. Symptome**
Im Liegen			
1 min			
2 min			
3 min			
4 min			
5 min			
Durchschnitt			
Im Stehen			
1 min			
2 min			
3 min			
4 min			
5 min			
6 min			
7 min			
8 min			
9 min			
10 min			

Auswertung

Definition der lageabhängigen (posturale) Tachykardie (POTS G90.80) nach Vernino et al. (2021):

- Puls > 120 im Stehen oder > 30 Anstieg zum Durchschnitt im Liegen, anhaltend*
- keine orthostatische Hypotonie: systolischer Abfall um mehr als 20 mmHg oder auf unter 90 mmHg oder diastolisch um mehr als 10 mmHg
- Orthostatische Symptome** bei der Untersuchung und in der Anamnese für mind. 3 Monate
- Keine anderen Erkrankungen, die nach Vernino et al. (2021) eine Sinustachykardie bedingen

Erläuterungen

* Der Begriff „anhaltend“ ist bislang unscharf definiert, es sollte zumindest länger als 1 Minute auftreten.

** Symptome beim Aufstehen, die sich im Liegen bessern: Schwindel, Benommenheit, Schwäche, u. a. nach Vernino et al. (2021).

Literatur

Behrends, U. (2021). *Screening auf Post-Exertionelle-Malaise (PEM).* Verfügbar unter: https://csh.depaul.edu/about/centers-and-institutes/ccr/myalgic-encephalomyelitis-cfs/Documents/DSQ-PEM_German.pdf

Bell, D.S. (1995). *The Doctor's Guide To Chronic Fatigue Syndrome: Understanding, Treating, And Living With CFIDS* (Reprint Edition). Da Capo Press.

Brouwer, B.A., Bakkers, M., Hoeijmakers, J.G., Faber, C.G. & Merkies, I.S. (2015). Improving assessment in small fiber neuropathy. *Journal of the peripheral nervous system: JPNS, 20*(3), 333–340. https://doi.org/10.1111/jns.12128

Carruthers, B.M., Jain, A.K., De Meirleir, K.L., Peterson, D.L., Klimas, N.G., Lerner, A.M., ... van de Sande, M.I. (2003). Myalgic Encephalomyelitis/Chronic Fatigue Syndrome: Clinical Working Case Definition, Diagnostic and Treatment Protocols. *Journal Of Chronic Fatigue Syndrome, 11*(1), 7–115. https://doi.org/10.1300/J092v11n01_02

Charité Fatigue Centrum (o.J.-a). *Kanadische Kriterien für die Diagnose CFS/ME.* Verfügbar unter: https://cfc.charite.de/fileadmin/user_upload/microsites/kompetenzzentren/cfc/ZZ_alte_Dateien/Landing_Page/Kanadische_Kriterien_mitAuswertung.pdf

Charité Fatigue Centrum (o.J.-b). *Passiver Steh Test Protokoll.* Verfügbar unter: https://cfc.charite.de/fileadmin/user_upload/microsites/kompetenzzentren/cfc/Fatigue_Centrum_LK/PDF_Dokumente/Passiver_Steh_Test_Protokoll_deutsch.pdf

Charité Fatigue Centrum (o.J.-c). *Bell-Score (1995).* Verfügbar unter: https://cfc.charite.de/fileadmin/user_upload/microsites/kompetenzzentren/cfc/ZZ_alte_Dateien/Landing_Page/Kanadische_Kriterien_mitAuswertung.pdf

Cotler, J., Holtzman, C., Dudun, C. & Jason, L.A. (2018). A Brief Questionnaire to Assess Post-Exertional Malaise. *Diagnostics (Basel), 8*(3). https://doi.org/10.3390/diagnostics8030066

Deutsche Ehlers-Danlos Initiative e.V. (o.J.). *Diagnosekriterien für das hypermobile Ehlers-Danlos Syndrom (hEDS).* Verfügbar unter: https://www.ehlers-danlos.com/wp-content/uploads/2020/11/heds-diagnostic-checklist-german.pdf

Hainzl, A., Rohrhofer, J., Schweighardt, J., Hermisson, J., Hoffmann, K., Komenda-Lett, M., Schlaff, G., Schulz, C., Stingl, M., Thonhofer, K. & Untersmayr, E. (2024). *Care for ME/CFS – Praxisleitfaden für die Versorgung von ME/CFS-Betroffenen (Myalgische Enzephalomyelitis/Chronisches Fatigue-Syndrom).* Medizinische Universität Wien/Österreichische Gesellschaft für ME/CFS, Wien

Jennings, S.V., Finnerty, C.C., Hobart, J.S., Martín-Martínez, M., Sinclair, K.A., Slee, V.M., Agopian, J., Akin, C., Álvarez-Twose, I., Bonadonna, P., Bowman, A.S., Brockow, K., Bumbea, H., de Haro, C., Fok, J.S., Hartmann, K., Hegmann, N., Hermine, O., Kalisiak, M., Katelaris, C.H., ... Valent, P. (2022). Mast Cell Diseases in Practice and Research: Issues and Perspectives Raised by Patients and Their Recommendations to the Scientific Community and Beyond. The journal of allergy and clinical immunology. *In practice, 10*(8), 2039–2051

Peo, L.C., Wiehler, K., Paulick, J., Gerrer, K., Leone, A., Viereck, A., Haegele, M., Stojanov, S., Warlitz, C., Augustin, S., Alberer, M., Hattesohl, D.B. R., Froehlich, L., Scheibenbogen, C., Jason, L.A., Mihatsch, L.L., Pricoco, R. & Behrends, U. (2024). Pediatric and adult patients with ME/CFS following COVID-19: A structured approach to diagnosis using the Munich Berlin Symptom Questionnaire (MBSQ). *European journal of pediatrics, 183*(3), 1265–1276.

Sletten, D.M., Suarez, G.A., Low, P.A., Mandrekar, J. & Singer, W. (2012). COMPASS 31: a refined and abbreviated Composite Autonomic Symptom Score. *Mayo Clinic proceedings, 87*(12), 1196–1201. https://doi.org/10.1016/j.mayocp.2012.10.013

Sommerfelt, K., Schei, T., Seton, K.A. & Carding, S.R. (2024). Assessing Functional Capacity in Myalgic Encephalopathy/Chronic Fatigue Syndrome: A Patient-Informed Questionnaire. *Journal of clinical medicine, 13*(12), 3486. https://doi.org/10.3390/jcm13123486

Vernino, S., Bourne, K.M., Stiles, L.E., Grubb, B.P., Fedorowski, A., Stewart, J.M., Arnold, A.C., Pace, L.A., Axelsson, J., Boris, J.R., Moak, J.P., Goodman, B.P., Chémali, K.R., Chung, T.H., Goldstein, D.S., Diedrich, A., Miglis, M.G., Cortez, M.M., Miller, A.J., Freeman, R., ... Raj, S.R. (2021). Postural orthostatic tachycardia syndrome (POTS): State of the science and clinical care from a 2019 National Institutes of Health Expert Consensus Meeting - Part 1. *Autonomic neuroscience : basic & clinical, 235*, 102828.

Weiler, C.R., Austen, K.F., Akin, C., Barkoff, M.S., Bernstein, J.A., Bonadonna, P., Butterfield, J.H., Carter, M., Fox, C.C., Maitland, A., Pongdee, T., Mustafa, S.S., Ravi, A., Tobin, M.C., Vliagoftis, H. & Schwartz, L.B. (2019). AAAAI Mast Cell Disorders Committee Work Group Report: Mast cell activation syndrome (MCAS) diagnosis and management. *The Journal of allergy and clinical immunology, 144*(4), 883–896.

Glossar

2DayCPET

Beim 2DayCPET (Two-day cardiopulmonary exercise test) handelt es sich um einen Herz-Lungen-Belastungstest an zwei aufeinanderfolgenden Tagen. Er kann bei ME/CFS-Erkrankten zu einer Symptomenverschlechterung und ggf. zur Auslösung eines Crashs führen und sollte deshalb bei Personen mit Verdacht auf ME/CFS nicht angewandt werden.

Abgestufte Bewegungstherapie

Die fälschliche Einordnung von ME/CFS als psychosomatische Erkrankung führte in der Vergangenheit dazu, dass im Rahmen der Behandlung u. a. die abgestufte Bewegungstherapie (Graded Exercise Therapy, GET) als therapeutische Maßnahme eingesetzt wurde. Mittlerweile ist klar, dass sie bei ME/CFS nicht zur Genesung beiträgt bzw. die Krankheitssituation sogar erheblich verschlimmern kann.

Aktivitäten des täglichen Lebens (ADL)

Als Aktivitäten des täglichen Lebens (ADL) bezeichnet man wiederkehrende Tätigkeiten, die zur Erfüllung der physischen und psychischen menschlichen Grundbedürfnisse nötig sind. Sie umzusetzen kann für (chronisch) kranke und/oder alte Menschen schwierig oder sogar unmöglich sein.

Akustische Filter

Akustische Filter lassen Anteile eines Eingangssignals in Abhängigkeit von deren Frequenz entweder passieren oder dämpfen sie mehr oder weniger stark und verändern damit das Ausgangssignal. Da Musik, Effekte und Geräusche in Radiosendungen für ME/CFS-Erkrankte überfordernd sein können, stellte der Westdeutsche Rundfunk (WDR) z.B. am 20.11.2022 auch eine akustisch reduzierte Fassung des Features „Long Covid und ME/CFS“ zur Verfügung (https://www1.wdr.de/mediathek/audio/wdr5/wdr5-dok5-das-feature/audio-long-covid-und-mecfs---akustisch-reduzierte-fassung-100.html).

Anamnese

Als Anamnese bezeichnet man eine systematische Befragung eines Patienten/einer Patientin *(Eigenanamnese)* oder einer dritten Person *(Fremdanamnese)* durch einen Arzt/eine Ärztin, um den Gesundheitszustand der erkrankten Person zu erfassen. Gefragt wird v. a. nach den aktuellen Beschwerden (Symptomen), der gesundheitlichen Vorgeschichte, genetischen Dispositionen und den Lebensumständen sowie nach der Einnahme von Medikamenten.

Antikörper

Antikörper oder Immunglobuline sind Eiweiße, die im Rahmen des Immunsystems von bestimmten weißen Blutkörperchen, den Plasmazellen, als Reaktion auf den Kontakt mit bestimmten Stoffen (= Antigene) gebildet werden. Antikörper binden relativ spezifisch nach dem Schlüssel-Schloss-Prinzip an das Antigen, um z. B. das Antigen zu neutralisieren oder das → *Komplementsystem* zu aktivieren.

Assistierende Technologien

Zu den Assistierenden Technologien oder Unterstützungstechnologien gehören z. B. Hilfsmittel für Menschen mit Behinderungen wie Rollstühle, Lifter, Alltagshilfen, aber auch herkömmliche Produkte, die speziell für Menschen mit Behinderungen an deren Möglichkeiten angepasst werden bzw. barrierefrei zugänglich sind.

Ätiologie

Als Ätiologie bezeichnet man die Lehre von den Ursachen der Erkrankungen und ihren auslösenden Faktoren. Die meisten Erkrankungen können nicht einer einzelnen, bestimmten Ursache zugeordnet werden (monokausal), sondern entstehen durch eine Kette von Ereignissen (multikausal).

Autoantikörper (AAk)

Autoantikörper (AAk) sind → *Antikörper*, die an ein körpereigenes Antigen anbinden, d.h. an körpereigene Substanzen bzw. Strukturen. Ihr Vorkommen ist charakteristisch für Autoimmunerkrankungen, sie sind jedoch auch bei anderen Erkrankungen nachweisbar. Autoantikörper können zur Zerstörung der körpereigenen Zellen und Gewebestrukturen führen.

Autoimmunität

Unter Autoimmunität versteht man eine pathologische Immunantwort auf körpereigene Antigene. Der Organismus ist dann unfähig, eigene Zellen, Gewebe und Moleküle als „körpereigen" zu erkennen. Dies geht mit der Bildung von → *Autoantikörpern* einher und kann zur Entstehung einer Autoimmunerkrankung führen.

Basalganglien

Als Basalganglien werden mehrere unterhalb der Großhirnrinde liegende Kerngebiete bezeichnet. Zu ihnen gehören u. a. Nucleus caudatus, Nucleus lentiformis, Putamen und Pallidum. Sie spielen z. B. bei der Regelung von Spontaneität, Affekten, Initiative, Willenskraft, Antrieb und schrittweisem Planen eine Rolle.

Bell-Score

Die durch den US-amerikanischen Arzt David S. Bell entwickelte Bell-Skala dient als Maßstab für den Grad der bei einer Person vorliegenden Behinderungen und Einschränkungen aufgrund der ME/CFS-Symptomatik. Der Schweregrad der Erkrankung wird mit Hilfe einer Punkteskala bestimmt (0 = mit schwersten Symptomen ans Bett gefesselt, 100 = keine Symptome, normales Aktivitätsniveau).

Biomarker

Als Biomarker bezeichnet man messbare Parameter biologischer Prozesse, die eine diagnostische oder prognostische Aussagekraft haben und deshalb als Indikatoren für das Vorhandensein einer bestimmten Erkrankung oder den Erkrankungsverlauf herangezogen werden. Meist sind es bestimmte Moleküle oder Zellen, deren Anwesenheit oder abnorme Konzentration in einer Körperflüssigkeit auf die Krankheit hinweisen (z. B. → *Autoantikörper*).

Biopsychosozialer Ansatz

Der hier vertretene biopsychosoziale Ansatz sieht die Patientin/den Patienten als ganze Person in ihrem biologischen, psychologischen, sozialen und ökologischen Kontext. Er geht davon aus, dass der Mensch als biologisches Wesen ständig in vielfältiger Weise mit seiner ökologischen, anthropogenen und sozialen Umwelt interagiert. Die Basis ist dabei immer der biologische Körper, der nicht nur (epi-)genetische und physiologische Vorgänge steuert und umsetzt, sondern diese auch mit Emotionen und Gefühlen verknüpft, Bewusstsein erzeugt und Gedanken etc. hervorruft. Gemeint ist hier ausdrücklich nicht das im Zusammenhang mit ME/CFS immer wieder als „biopsychosoziales Modell" bezeichnete Leitbild im Bereich der Psychosomatik, bei dem die Psyche jeweils im Zentrum der Entstehung und Aufrechterhaltung der Erkrankung steht.

Blut-Hirn-Schranke (BHS)

Die durch eng miteinander verknüpfte Endothelzellen, Perizyten und Astrozyten gebildete Blut-Hirn-Schranke (BHS) stellt eine physiologische Barriere zwischen den Flüssigkeitsräumen des Blutkreislaufs und dem Zentralnervensystem dar. Sie ermöglicht es, für das Nervengewebe eigene Milieubedingungen aufrechtzuerhalten *(→ Homöostase)* und schützt das Gehirn vor im Blut zirkulierenden Krankheitserregern, Toxinen und Botenstoffen, erlaubt jedoch den Austausch von Nährstoffen und Stoffwechselprodukten.

Brainfog

Zu den typischen neurokognitiven Symptomen *(→ Kognition)* bei ME/CFS gehört der Brainfog, also das Gefühl, keinen klaren Gedanken mehr fassen zu können, oft kombiniert mit einer allgemeinen mentalen Erschöpfung, Konzentrationsproblemen, Wortfindungsstörungen, Vergesslichkeit und/oder Orientierungsschwierigkeiten.

Burden of Disease

Die in einer Gesellschaft durch eine Erkrankung verursachte Krankheitslast (Burden of Disease) wird i. d. R. durch die Zahl der verlorenen Lebensjahre durch vorzeitigen Tod kombiniert mit dem Verlust an Lebenszeit durch Behinderung *(→ DALY, disability-adjusted life years oder disease-adjusted life years lost)* angegeben.

Case-Management/Care-Management

Als Case-Management oder Care-Management bezeichnet man zentral koordinierte interdisziplinäre Maßnahmen zur Begleitung und Unterstützung von Patient:innen während des Behandlungsprozesses (und darüber hinaus), einschließlich des Pflegemanagements, der psychologischen, physio- und ergotherapeutischen Betreuung sowie des Sozialdienstes und der Angehörigenbetreuung. Besonders wichtig für ME/CFS-Patient:innen *(→ ME/CFS)* sind darüber hinaus unterstützende Assistenzleistungen im Hinblick auf die → *Aktivitäten des täglichen Lebens*.

CFIDS

CFIDS ist die Abkürzung für Chronic fatigue and immune dysfunction syndrome. Der Begriff wurde v.a. in den 1990er Jahren in den USA für → *ME/CFS* verwendet.

Chronikerpauschale

Eine Chronikerpauschale darf in Deutschland von Vertragsärzt:innen nur bei Patient:innen abgerechnet werden, bei denen mindestens eine lang andauernde, lebensverändernde Erkrankung mit der Notwendigkeit einer kontinuierlichen ärztlichen Behandlung und Betreuung vorliegt.

Cognitive Behavioural Therapy (CBT)

Siehe *Kognitive Verhaltenstherapie*

COVID-19/SARS-CoV-2

COVID-19 ist eine durch eine Infektion mit dem Betacoronavirus SARS-CoV-2 (severe acute respiratory syndrome coronavirus type 2) verursachte Infektionskrankheit.

Crash

ME/CFS-Kranke bezeichnen eine ausgeprägte → *postexertionelle Malaise (PEM)* oft als Crash (Zusammenbruch).

DALY

Die Krankheitslast *(→ Burden of Disease)* wird i.d.R. durch die Zahl der durch vorzeitigen Tod verlorenen Lebensjahre kombiniert mit dem Verlust an Lebenszeit durch Behinderung in Form von DALYs *(disability-adjusted life years* oder *disease-adjusted life years lost)* angegeben.

Differentialdiagnose

Die Differentialdiagnostik dient dem Ausschluss anderer möglicherweise infrage kommender Erkrankungsursachen. Erkrankungen mit einer Symptomatik, die der Symptomatik der eigentlichen Verdachtsdiagnose ähnelt, müssen vom behandelnden Arzt/der behandelnden Ärztin ebenfalls als mögliche Ursachen der Patientenbeschwerden in Betracht gezogen werden. Man bezeichnet diese Erkrankungen auch als *Differentialdiagnosen (DD)*.

Disease-Management-Programm (DMP)

Disease-Management-Programme (DMP; Chronikerprogramme) sind zentral organisierte Behandlungsprogramme für chronisch kranke Menschen. Sie stützen sich auf die Erkenntnisse der → *evidenzbasierten* Medizin und sollen u.a. über eine koordinierte Zusammenarbeit von Haus- und Fachärzt:innen, Krankenhäusern, Apotheken und Reha-Einrichtungen die Entstehung von Folgeerkrankungen verhindern. Auf diese Weise sollen mittel- bis langfristig die Leistungsausgaben der Krankenkassen gesenkt werden.

DNA

Die Desoxyribonukleinsäure (DNA) ist der Träger der Erbinformation. Sie besteht aus dem Zucker Desoxyribose, Phosphaten und vier verschiedenen Nukleinsäure-Basen, die in Form einer Doppelhelix angeordnet sind. Funktionell zusammengehörende DNA-Abschnitte, die Gene, tragen die jeweils für eine bestimmte Zellfunktion notwendigen Informationen.

Dysfunktion

Als Dysfunktion bezeichnet man eine Funktionsstörung oder Fehlfunktion. Im Bereich der Medizin versteht man hierunter meist eine Störung einer Organfunktion (z.B. kardiovaskuläre Dysfunktion = Funktionsstörung des Herz-Kreislauf-Systems).

Empowerment

Unter Empowerment versteht man einerseits den Prozess der „Selbstermächtigung“ oder „Befähigung“, andererseits aber auch die professionelle Unterstützung bei diesem Prozess. Das Ziel von Empowerment ist, dass Menschen das Gefühl von Macht- und Einflusslosigkeit überwinden, dabei ihre eigenen Ressourcen erfahren und diese nutzen lernen. Während dieses Prozesses sollen sie dabei unterstützt werden, ihre eigenen Interessen in vollem Umfang wahrzunehmen und dadurch ihre gesundheitliche Situation möglichst positiv zu beeinflussen.

Endemisches Vorkommen

Bei einem endemischen Vorkommen einer Infektionskrankheit ist diese in einer definierten Population über viele Jahre mit einer stabilen Rate präsent.

Endokrine Störung

Endokrine Störungen sind Funktionsstörungen im Bereich der endokrinen Drüsen bzw. Hormondrüsen (z.B. Hypophyse, Schilddrüse, Nebennieren). Die meisten endokrinen Drüsenzellen geben die von ihnen gebildeten Hormone an das Blut ab und regulieren auf diese Weise bestimmte Körperfunktionen.

Endotheliale Dysfunktion
Unter einer endothelialen Dysfunktion versteht man eine Funktionsstörung des Endothels. Das Endothel ist eine dünne Schicht aus speziellen Zellen, die das Innere von Blutgefäßen auskleiden. Gestört sein können die Regulation der Gefäßweite, die Durchlässigkeit (Permeabilität) der Gefäßwand, aber z.B. auch der Einfluss des Endothels auf die Hemmung der Verklumpung der Blutplättchen (Thrombozytenaggregationshemmung).

Energiestoffwechsel
Zum Stoffwechsel gehören alle chemischen Umwandlungen von Stoffen im Organismus, wie z.B. die Umwandlung von Nahrungsmitteln in vom Körper benötigte Zwischen- und Endprodukte. Sie werden zum Aufbau, Abbau und Ersatz bzw. Erhalt der Körpersubstanz (Baustoffwechsel) und zur Energiegewinnung für die Aufrechterhaltung der Körperfunktionen (Energiestoffwechsel) benötigt. Mit Energiestoffwechsel bezeichnet man somit den Teil des Stoffwechsels (Metabolismus), der der Energiegewinnung dient.

Epidemie
Als Epidemie bezeichnet man die Zunahme an neuen Erkrankungsfällen innerhalb eines bestimmten Zeitraums in einer definierten Region bei einer bestimmten Infektionskrankheit über den zu erwartenden Schwellenwert hinaus.

Epigenetik
Die Epigenetik befasst sich mit den Faktoren, die die Aktivität eines Gens und damit die Art der in einer Zelle synthetisierten Eiweiße für einen bestimmten Zeitraum festlegen. Durch epigenetische Prozesse wird nicht die → *DNA* selbst verändert, sondern es kommt zu chemischen Veränderungen an Eiweißen, die an die DNA binden, oder zu Veränderungen bei der Methylierung der DNA, sodass Abschnitte oder ganze Chromosomen in ihrer Aktivität beeinflusst werden. Auf diese Weise können also Gene für einen bestimmten Zeitraum „an- oder abgeschaltet" werden.

Erythem
Als Erythem bezeichnet man eine Hautrötung.

Evidenzbasiert
Evidenzbasiert sind Behandlungsmaßnahmen in der Medizin dann, wenn sie möglichst auf der Grundlage von empirisch nachgewiesener Wirksamkeit getroffen werden. Hierzu werden die aktuell vorhandenen wissenschaftlichen Erkenntnisse empirisch zusammengetragen und bewertet.

Fatigue
Als Fatigue bezeichnet man bei ME/CFS eine hochgradige Schwäche bzw. physische und psychische Kraft- und Energielosigkeit. Sie führt u.a. dazu, dass die Erkrankten aufgrund mangelnder Energie nicht mehr in der Lage sind, verschiedenste Aktivitäten des täglichen Lebens auszuführen.

Funktionelle Genese
Im Bereich der Psychiatrie/Psychosomatik versteht man unter einer Erkrankung funktioneller Genese bzw. unter einer funktionellen/somatoformen Störung eine Krankheit, die sich in körperlichen Beschwerden (z.B. Kopfschmerzen, Verdauungsproblemen) äußert, deren eigentliche Ursache jedoch im Bereich der Psyche liegt.

Gender
Als Gender bezeichnet man im Englischen das soziale Geschlecht bzw. Geschlechtsaspekte, wie z.B. die Geschlechterrolle, die eine Person in Gesellschaft und Kultur einnimmt. Der Begriff Gender wird in Abgrenzung zum biologischen Geschlecht (englisch *sex*) verwendet.

Genetik
Die Genetik ist die Wissenschaft von der Vererbung. Sie beschäftigt sich mit den erblichen Merkmalen (z.B. Anzahl, Gestalt und Struktur der Chromosomen als Träger der genetischen Information) und der Weitergabe von Erbanlagen an die nächste Generation. Die Betrachtung der Grundlagen der Vererbung geschieht insbesondere auf molekularer Ebene, aber auch auf der Ebene von Bevölkerungsgruppen (Populationen).

Genexpression
Mit dem Begriff „Genexpression" bezeichnet man die Bildung von Eiweißen (Proteinen) oder RNA-Molekülen aufgrund der spezifischen in einem Gen gespeicherten (kodierten) Information. Die Genexpression läuft in mehreren Einzelvorgängen ab.

Gesundheitsbezogene Lebensqualität
Die Gesundheitsbezogene Lebensqualität (Health-Related Quality of Life, HRQoL) ist ein theoretisches Konstrukt, das das subjektive Wohlbefinden in ver-

schiedenen Lebensbereichen umfasst. In der Regel werden dabei körperliche, psychologische, soziale, familiäre und arbeitsbezogene Faktoren berücksichtigt. Im Zentrum steht hierbei immer die subjektive Wahrnehmung durch den einzelnen Menschen.

Grad der Behinderung (GdB)
Der Grad der Behinderung (GdB) ist ein Begriff aus dem deutschen Schwerbehindertenrecht. Die Maßeinheit für den Grad der durch eine Behinderung hervorgerufene Beeinträchtigung beginnt bei 20 und geht in Zehnerschritten bis 100. Je höher der Wert, desto umfangreicher sind die Beeinträchtigungen. Als schwerbehindert gelten Personen mit einem GdB von mindestens 50.

Graded Exercise Therapie (GET)
Siehe *Abgestufte Bewegungstherapie*

Heterogenität
Der Begriff „heterogen" bedeutet „verschiedenartig, ungleichartig, uneinheitlich, von verschiedener Herkunft". Das Gegenteil von „heterogen" ist „homogen".

Hirnstamm
Der Hirnstamm verbindet das Großhirn mit dem Rückenmark. Er besteht aus Mittelhirn, Pons und Medulla oblongata. Fast alle Hirnnerven haben hier ihren Ursprung. Zudem dient der Hirnstamm als wichtige Durchgangs- und Umschaltstation für sensorische, motorische und vegetative Informationen. Er kontrolliert die Herz-Kreislauf- und die Atemfunktion und spielt eine wichtige Rolle bei der Entstehung des Bewusstseins und des Schlaf-Wach-Rhythmus.

Homöostase
Als Homöostase bezeichnet man einen Gleichgewichtszustand in einem offenen dynamischen System, der durch interne Regelungsprozesse aufrechterhalten wird. Ein solcher Gleichgewichtszustand kann z.B. innerhalb einer Zelle, eines Organs oder eines Organismus aufrechterhalten werden.

HPA-Achse
Unter der Hypothalamus-Hypophysen-Nebennierenrinden-Achse (HPA-Achse) versteht man einen komplexen hormonellen Regelkreis mit direkten Einflüssen und Feedback-Schleifen zwischen Hypothalamus, Hypophyse und Nebennierenrinde. Sie kontrolliert nicht nur die Stressreaktionen, sondern reguliert darüber hinaus noch viele weitere Prozesse im Körper (Verdauung, Immunsystem, Sexualität etc.).

Hypermobiles Ehlers-Danlos-Syndrom (hEDS)
Beim Ehlers-Danlos-Syndrom handelt es sich um eine klinisch und genetisch heterogene Gruppe von Erkrankungen des Bindegewebes, die in sechs Haupttypen untergliedert werden. Ursache sind verschiedene molekulare Defekte des Kollagenstoffwechsels, die autosomal dominant oder rezessiv vererbt werden. Typisch für das hEDS sind eine Hypermobilität und Instabilität der Gelenke sowie eine überdehnbare Haut. Ein Gelenk ist dann hypermobil, wenn es über den normalen Radius hinaus bewegt werden kann.

Hypometabolismus
Als Hypometabolismus bezeichnet man einen Zustand, der durch eine verminderte Stoffwechselleistung einer Zelle, eines Gewebes oder des gesamten Organismus gekennzeichnet ist.

Immunadsorption (IA)
Die Immunadsorption ist ein Therapieverfahren, bei dem → *Autoantikörper* durch eine Behandlung des Blutes außerhalb des Körpers entfernt werden. Die Patient:innen erhalten danach ihr eigenes, gereinigtes Blutplasma wieder zurück. Das Verfahren wird bereits zur Behandlung verschiedener Krankheitsbilder, beispielsweise der Multiplen Sklerose, eingesetzt.

Immunglobuline
Immunglobuline (Antikörper) sind ein wichtiger Bestandteil des menschlichen Immunsystems. Es handelt sich hierbei um im Blut zirkulierende Eiweiße, die von Plasmazellen produziert werden.

Interaktion
Als Interaktion bezeichnet man das wechselseitige Aufeinander-Einwirken von Akteuren, Organismen oder (Organ-)Systemen.

Interdisziplinäre Zusammenarbeit
Unter einer interdisziplinären Zusammenarbeit versteht man die Zusammenarbeit von Personen oder Personengruppen, die dabei die Methoden und Denkweisen anderer Fachrichtungen mit einbinden und nutzen.

Inzidenz
Als Inzidenz bezeichnet man die relative Häufigkeit von neu aufgetretenen Fällen einer bestimmten Erkrankung in einer Population oder Personengruppe innerhalb eines bestimmten Zeitraums.

Katecholamine
Unter dem Begriff Katecholamine werden die Neurotransmitter (Nervenüberträgerstoffe) und Hormone Adrenalin, Noradrenalin und Dopamin zusammengefasst.

Kausale Therapie
Als kausale Therapie bezeichnet man eine Behandlung der Krankheitsursachen (z. B. werden bakterielle Infektionskrankheiten mit Antibiotika behandelt). Im Gegensatz dazu werden bei der → *symptomatischen Therapie* die Symptome einer Erkrankung therapiert. So wird das Symptom Schmerz beispielsweise mit Analgetika (Schmerzmitteln) behandelt.

Konfidenzintervall (KI)
Ein Konfidenzintervall (KI, Vertrauensintervall) gibt den Wertebereich an, der mit einer bestimmten Wahrscheinlichkeit den Parameter der Verteilung einer Zufallsvariablen einschließt. Häufig verwendet wird das Konfidenzniveau 95 %.

Kleinhirn
Das Kleinhirn ist ein Teil des Gehirns. Es liegt in der hinteren Schädelgrube und erfüllt wichtige Aufgaben bei der Steuerung der Motorik (u. a. Koordination, Feinabstimmung, Erlernen von Bewegungsabläufen) und bei verschiedenen → *kognitiven* Prozessen.

Kognition
Als Kognition bezeichnet man jegliche geistige Aktivität, auch dann, wenn diese Denkprozesse nicht bewusst ablaufen. Zu den kognitiven Prozessen gehören neben vielen anderen geistigen Aktivitäten z. B. Wahrnehmung und Aufmerksamkeit, Erinnerung und Lernen, Denken (Planen, Orientieren, Argumentieren, Problemlösen etc.), Kreativität, Vorstellungskraft und Selbstreflexion.

Kognitive Dysfunktion
Unter einer kognitiven Dysfunktion oder kognitiven Störung versteht man eine wesentliche Einschränkung einer oder mehrerer kognitiver Funktionen *(→ Kognition)*. Typische Symptome sind z. B. Vergesslichkeit, herabgesetzte Aufmerksamkeit, Konzentrationsprobleme, Sprachstörungen oder Orientierungsprobleme. Bei ME/CFS wird die hier auftretende Form der kognitiven Dysfunktion oft als → *Brainfog* bezeichnet.

Kognitive Verhaltenstherapie (CBT)
Ziel der kognitiven Verhaltenstherapie (Cognitive Behavioural Therapy, CBT) ist es, den Patienten/die Patientin dabei zu unterstützen, über eine systematische Selbstbeobachtung (Introspektion) eine krankmachende kognitive Verzerrung zu erkennen, diesem Prozess aus eigener Kraft gegenzusteuern und einen Transfer der nun korrigierten Einstellungen ins konkrete Verhalten zu vollziehen. Die CBT ist eine Maßnahme, die bei ME/CFS-Erkrankten ohne sekundäre psychische Krankheit nicht zur Genesung beiträgt.

Kollagenosen
Als Kollagenosen bezeichnet man verschiedene entzündlich-rheumatische Erkrankungen, wie z. B. den Systemischen Lupus erythematodes (SLE), die Rheumatoide Arthritis, die Dermatomyositis, das → *Sjögren-Syndrom* und die Polymyalgia rheumatica.

Komorbidität
Als Komorbidität bezeichnet man das gleichzeitige Vorkommen von zwei oder mehreren verschiedenen Erkrankungen bei einer Patientin/einem Patienten.

Komplement
Das Komplementsystem gehört zum unspezifischen humoralen Immunsystem und besteht aus mehr als 40 verschiedenen Eiweißen, die sich im Blut und auf den Zelloberflächen befinden. Sie werden bei Kontakt mit Pathogenen oder → *Antikörpern* aktiviert. Zu ihren Aufgaben gehört es u. a., die Oberfläche von Krankheitserregern zu bedecken, sodass sie erkannt und zerstört werden können. Darüber hinaus lösen sie Entzündungsreaktionen aus.

Konnektom
Als Konnektom bezeichnet man die Gesamtheit der Verbindungen im Nervensystem eines Lebewesens.

Limbisches System
Zum entwicklungsgeschichtlich sehr alten limbischen System, das um die → *Basalganglien* und den → *Thalamus* herum gelegen ist, gehören v. a. der Hippocampus, der Gyrus cinguli, die Mamillarkörper und die Amygdala. Die verschiedenen Teile des limbischen Systems sind eng miteinander und mit anderen Teilen des Zentralnervensystems verknüpft und spielen u. a. eine wichtige Rolle bei der Verarbeitung von Emotionen, der Verknüpfung von Gedächtnisinhalten mit Emotionen sowie der Speicherung von Gedächtnisinhalten.

Long COVID/Post-COVID-Syndrom

Unter Long COVID versteht man gesundheitliche Beschwerden, die auch nach der akuten vierwöchigen Krankheitsphase einer → *SARS-CoV-2-Infektion* fortbestehen oder danach neu auftreten. Sind solche Beschwerden mehr als 12 Wochen nach Beginn der SARS-CoV-2-Infektion noch vorhanden und können diese nicht anderweitig erklärt werden, spricht man hiernach von einem Post-COVID-Syndrom. Der Begriff „Long COVID" beinhaltet somit auch das Post-COVID-Syndrom.

Lytische Infektion

Bei einer lytischen Infektion werden die Viruspartikel (Virionen) durch das Auflösen der befallenen Zelle (Lyse) freigesetzt und können sich im Körper weiter ausbreiten.

ME/CFS

Bei der Myalgischen Enzephalomyelitis/dem Chronischen Fatigue-Syndrom (ME/CFS) handelt es sich um eine meist durch einen Virusinfekt ausgelöste, oftmals schwer verlaufende, chronische neuroimmunologische → *Multisystemerkrankung* mit vielfältiger Symptomatik, die i.d.R. zu einem hohen Grad an körperlicher Behinderung sowie einer erheblichen Einschränkung der Lebensqualität führt.

Medical Gaslighting

Beim Medical Gaslighting werden die Erfahrungen und Wahrnehmungen einer Patientin/eines Patienten durch die behandelnden Ärzt:innen infrage gestellt. Sie leugnen fälschlicherweise das Vorhandensein der Krankheit des Patienten/der Patientin und sagen ihnen, dass sie nicht wirklich krank seien oder dass ihre Symptome auf psychische Faktoren zurückzuführen seien.

Metaanalyse

Eine Metaanalyse ist ein statistisches Verfahren, das die Ergebnisse mehrerer Studien zur selben Fragestellung zusammenfasst und daraus ein aussagekräftigeres Ergebnis errechnet.

Mikroglia

Mikroglia-Zellen sind Immunzellen des → *zentralen Nervensystems (ZNS)*. Sie gehören zur Gruppe der Gliazellen und übernehmen in diesem Zusammenhang vielfältige Aufgaben. So unterstützen sie z.B. die neuronale Plastizität und die Neurogenese, beseitigen sterbende Zellen, Zellbestandteile und Bakterien, bauen Synapsen ab, schütten entzündungsfördernde Substanzen aus etc.

Mitigation

Maßnahmen der Mitigation sind Klimaschutzmaßnahmen, deren Ziel es ist, fossile Energiequellen durch nachhaltige zu ersetzen und so die Emission klimawirksamer Gase zu reduzieren, um ein weiteres Voranschreiten des Klimawandels zu verhindern.

Mitochondrien

Zu den wichtigsten Bestandteilen einer Zelle gehören die Mitochondrien. Sie sind für die Energieversorgung des Organismus zuständig. In der inneren Mitochondrien-Membran befinden sich die Eiweißkomplexe der Atmungskette. Im Verlauf der Zellatmung entsteht hier Energie in Form des Moleküls Adenosintriphosphat (ATP).

Molekulares Mimikry

Autoreaktive Antikörper *(→ Autoantikörper)* können vermehrt im Rahmen einer Immunantwort gegen einen viralen oder bakteriellen Erreger produziert werden, wenn dieser Erreger bzw. Teile des Erregers eine starke strukturelle Ähnlichkeit mit körpereigenen Proteinen aufweisen. Man spricht dann von einem molekularen Mimikry.

Mortalität

Unter der Mortalität oder Sterberate versteht man jeweils die Anzahl der Todesfälle bezogen auf die Gesamtanzahl der Individuen oder auf die Anzahl in der betreffenden Population während eines bestimmten Zeitraums. Als *Letalität* (Tödlichkeit) bezeichnet man die Mortalität bezogen auf die Gesamtzahl der an einer bestimmten Krankheit verstorbenen Personen in einer bestimmten Population während eines bestimmten Zeitraums.

Multisystemerkrankung

Eine Systemerkrankung ist eine Krankheit, die ein gesamtes Organsystem (z.B. das Herz-Kreislauf-System, das Blutsystem oder das Nervensystem) befällt und nicht auf ein einzelnes Organ beschränkt bleibt. Als Multisystemerkrankung bezeichnet man eine Krankheit, die mehrere Organsysteme oder den gesamten Körper betrifft.

Natürliche Killerzellen

Etwa 10–15 % der Lymphozyten im menschlichen Blut sind natürliche Killerzellen (NK-Zellen), die virusinfizierte Zellen oder Tumorzellen unmittelbar zerstören können.

Neuroimmunologie

Die Neuroimmunologie beschäftigt sich mit der Diagnose und Behandlung von Patient:innen mit autoimmunen und anderen entzündlichen Erkrankungen des zentralen und des peripheren Nervensystems (→ *Zentralnervensystem)* sowie der Muskulatur.

Neuroinflammation

Unter einer Neuroinflammation versteht man im engeren Sinn eine chronische Entzündung des zentralen Nervensystems, die durch ortsständige sowie durch periphere Immunzellen, die die Blut-Hirn-Schranke passiert haben, unterhalten wird.

Non-Compliance

Als Non-Compliance bezeichnet man die aus Sicht der behandelnden Ärzt:innen mangelnde Mitarbeit bzw. Kooperation der Patient:innen bei einer medizinischen Behandlung. Die Non-Compliance kann beabsichtigt oder unbeabsichtigt sein. Beispiele hierfür sind das Nichtbefolgen von Verhaltensregeln oder die Verweigerung bestimmter therapeutischer Maßnahmen.

Off-Lable-Use

Als Off-Label-Use bezeichnet man einen nicht bestimmungsgemäßen Gebrauch von Arzneimitteln, z.B. hinsichtlich der Indikation, der Altersgruppe der Patient:innen, der Dosierung oder der Verabreichungsart.

OR (Odds Ratio)

Die Odds Ratio (OR) ist eine statistische Messzahl, die das Quotenverhältnis zweier Merkmale beschreibt. Sie sagt etwas über die Stärke eines Zusammenhangs von zwei Merkmalen aus.

Orthostatische Intoleranz (OI)/Orthostatische Hypotonie (OH)

Als orthostatische Intoleranz (OI) bezeichnet man die Unfähigkeit des Körpers, den Kreislauf an eine aufrechte Position anzupassen. Die OI zeigt sich klinisch durch Benommenheit, Palpitationen (= als unangenehm empfundene bewusste Wahrnehmung der Herzschläge), Übelkeit, Schwächegefühl, Zittern und/oder verschwommene Sicht. Sonderformen sind → *POTS* und die orthostatische Hypotonie (OH) mit einem Blutdruckabfall von > 20 Millimeter Quecksilbersäule (mmHg) systolisch oder 10 mmHg diastolisch nach dem Aufstehen aus dem Liegen.

Pacing

Ziel des Pacings ist es, den ME/CFS-Patient:innen *(→ ME/CFS)* dabei zu helfen, die ihnen noch zur Verfügung stehende Energie zu nutzen und gleichzeitig eine Verschlimmerung der Symptome durch das Überschreiten ihrer Belastungsgrenzen zu vermeiden. Pacing versteht sich dabei nicht als Therapie, sondern als eine Form des Krankheitsmanagements, bei dem es darum geht, unterhalb der eigenen Belastungsgrenzen zu bleiben.

Pandemie

Als Pandemie bezeichnet man eine Situation, bei der sich eine neue Infektionskrankheit zeitlich begrenzt weltweit ausbreitet, was mit hohen Erkrankungszahlen und meist auch mit schweren Krankheitsverläufen einhergeht.

Pathophysiologie

Unter dem Begriff Pathophysiologie versteht man die Lehre von den krankhaft veränderten Körperfunktionen einschließlich ihrer Entstehung und Entwicklung.

Patientenzentrierter Ansatz

Ein patientenzentrierter Ansatz in der Medizin legt den Fokus auf die therapeutische Beziehung zwischen Behandelnden und Patient:innen und bezieht dabei die gesamte erkrankte Person und deren Lebensbedingungen mit ein. Er betont dabei die Behandler-Patienten-Kommunikation, die Integration von medizinischer und nicht medizinischer Versorgung, die Zusammenarbeit der Behandelnden, den adäquaten, auf die Bedürfnisse der Patient:innen zugeschnittenen Zugang zur Versorgung sowie die Koordination und Kontinuität der Versorgung. Sehr wichtig sind zusätzlich Maßnahmen der Patientenbeteiligung und -information sowie die physische und psychische Unterstützung der Patient:innen und ihrer Angehörigen.

PEM

Unter der Post-Exertional Malaise (PEM) versteht man eine Zustandsverschlechterung mit ausgeprägter und anhaltender Verstärkung bestehender Symptome und/oder der Auslösung einer Kaskade neuer Symptome nach geringer körperlicher oder geistiger Anstrengung. Die PEM ist kennzeichnend für die Erkrankung → *ME/CFS*. Sie tritt oftmals mit einer zeitlichen Verzögerung auf.

POTS
Das posturale orthostatische Tachykardie-Syndrom (POTS) ist eine spezifische Form der → *orthostatischen Intoleranz (OI)*. Als Folge einer Fehlregulation des → *vegetativen Nervensystems* kommt es typischerweise zu einem Anstieg der Herzfrequenz um > 30/Min. oder einer absoluten Herzfrequenz im Stehen von > 120/Min. während der ersten 10 Minuten nach dem Aufstehen/Aufsetzen. Begleitet wird dieser Herzfrequenzanstieg von Symptomen wie Herzklopfen, Schwindel, Schwäche und Benommenheit etc.

Prävalenz
Die Prävalenz oder Krankheitshäufigkeit beschreibt den Anteil der Menschen in einer bestimmten Population, der zu einem bestimmten Zeitpunkt an einer bestimmten Krankheit erkrankt ist oder einen bestimmten Risikofaktor aufweist.

Primärprävention
Als Primärprävention bezeichnet man Maßnahmen, die das Ziel haben, die Wahrscheinlichkeit für das Auftreten bestimmter Neuerkrankungen in der Bevölkerung zu senken bzw. zu verhindern, dass diese Krankheiten überhaupt auftreten. Die Zielgruppe für solche Maßnahmen sind gesunde Personen, bei denen keine Krankheitssymptome bekannt sind.

Raynaud-Phänomene
Unter dem Raynaud-Phänomen versteht man eine meist bei Kälte anfallsartig auftretende, scharf begrenzte, oft schmerzhafte Weißfärbung eines oder mehrerer Finger bzw. Zehen durch eine Verengung der Blutgefäße. Auch ganze Hände und Füße, die Nase, Ohrmuscheln oder andere Akren können betroffen sein. Die spätere Wiederdurchblutung der betroffenen Akren ist ebenfalls meist sehr schmerzhaft. Die Haut verfärbt sich dabei bläulich, die zuvor minderdurchbluteten Körperteile werden warm.

Rehabilitation (Reha)
Maßnahmen der Rehabilitation (Reha-Maßnahmen) sind medizinische Leistungen, die der Abwendung, Beseitigung, Minderung oder dem Ausgleich einer Behinderung oder Pflegebedürftigkeit, der Verhütung ihrer Verschlimmerung oder Milderung ihrer Folgen dienen. Rehabilitationsleistungen können ambulant oder stationär erfolgen.

Resilienz
Unter dem Begriff der Resilienz (Anpassungsfähigkeit) versteht man einen Prozess, in dem Personen auf Probleme und Veränderungen mit einer Anpassung ihres Verhaltens reagieren, um so schwierige Lebenssituationen ohne dauerhafte Beeinträchtigungen zu überstehen.

Restless-Legs-Symptomatik
Unter einer Restless-Legs-Symptomatik versteht man einen äußerst unangenehmen Bewegungsdrang in den Beinen, kombiniert mit quälenden, schmerzhaften Missempfindungen (z.B. Kribbeln, Ziehen), nicht selten auch kombiniert mit unwillkürlichen Zuckungen, v.a. in den Beinen. Die Beschwerden treten hauptsächlich in Ruhe auf. Leichtere Beschwerden bessern sich bei Bewegung.

Rezeptoren
Unter einem Rezeptor versteht man Zellen oder Zellbestandteile, die auf bestimmte Reize reagieren, sodass dann z.B. ein Signal über Nerven an das Gehirn weitergeleitet werden kann. Meist sind es molekulare Zellstrukturen, an die ein bestimmtes Signalmolekül bindet.

Ribonukleinsäure (RNA)
Die Ribonukleinsäure (RNA) ist eine Nukleinsäure, die sich aus einer Kette von vielen Nukleotiden zusammensetzt. Ihre Hauptaufgabe in der Zelle ist die Umsetzung von genetischer Information in Eiweiße.

Salienz-Netzwerk
Das Salienz-Netzwerk *(salience network)* ist ein großräumiges neuronales Netzwerk des menschlichen Gehirns, das hauptsächlich aus der anterioren Insula und dem dorsalen anterioren cingulären Cortex besteht, und das an der Erkennung und Filterung von als bedeutsam hervortretender (salienter) Reize sowie an der Rekrutierung relevanter funktioneller Netzwerke beteiligt ist (Quelle: Werner Stangl; https://lexikon.stangl.eu/30236/salienz-netzwerk).

Salutogenese
Das Modell der Salutogenese nach Antonovsky beschäftigt sich damit, wie Gesundheit entsteht, wie Menschen trotz Risiken gesund bleiben können und wie Gesundheit gefördert werden kann. Es versteht Gesundheit und Krankheit als die jeweiligen Enden eines Kontinuums, auf das Stressoren einwirken können. Die auf die aktuelle gesundheitliche Situation (= ein Punkt auf dem Kontinuum zwischen „Gesundheit“ und „Krankheit“) einwirkenden Stressoren können jedoch bewältigt werden, wenn Widerstandsressourcen vorhanden sind.

Screening
Als Screening bezeichnet man Vorsorgeuntersuchungen zur Früherkennung einer bestimmten Erkrankung (z.B. Mammografie-Screening). Im weiteren Sinne wird der Begriff Screening jedoch auch für umfassende Untersuchungen verwendet, wenn ein Patient/eine Patientin „unspezifische" Symptome aufweist, sodass die Diagnose nicht unmittelbar gestellt werden kann. Die betroffenen Patient:innen werden dann „gescreent", d.h. durchuntersucht, um Krankheiten diagnostizieren oder ausschließen zu können.

Sekundärprävention
Ziel der Sekundärprävention ist es, Erkrankungen in einem frühen, klinisch noch unauffälligen Stadium zu erkennen, um sie rechtzeitig zu behandeln und ein Fortschreiten der Krankheit zu verhindern (Beispiel: Krebserkrankungen).

Sensorische Überlastung
Bei einer sensorischen Überlastung (Reizüberflutung) nehmen die Sinne so viele Reize gleichzeitig bzw. in einer solchen Intensität wahr, dass sie nicht mehr verarbeitet werden können und beim Betroffenen zu einer Überforderung des Nervensystems führen. Betroffen sein können Hör-, Seh-, Riech-, Schmeck- und Tastsinn jeweils einzeln oder in Kombination.

Shared Decision Making
Als Shared Decision Making (Partizipative Entscheidungsfindung) bezeichnet man die Art der Interaktion bzw. Kommunikation zwischen Ärzt:in und Patient:in mit dem Ziel, unter gleichberechtigter und aktiver Beteiligung von Patient:in und Ärzt:in auf der Basis geteilter Information zu einer gemeinsam verantworteten Übereinkunft über eine angemessene medizinische Behandlung zu kommen.

Sicca-Syndrom
Als Sicca-Syndrom bezeichnet man einen Symptomkomplex, der durch eine Trockenheit der Schleimhäute infolge einer Dysfunktion der exokrinen Drüsen gekennzeichnet ist und meist im Rahmen des → *Sjögren-Syndroms* auftritt. Typisch sind Mund- und Augentrockenheit, eine Trockenheit der Nasenschleimhäute sowie eine Scheidentrockenheit.

Signalübertragung
Unter einer Signalübertragung versteht man Prozesse, bei denen Zellen auf äußere Reize reagieren, sie entsprechend umwandeln, als Signal dann in das Zellinnere weiterleiten und über eine Signalkette schließlich den gewünschten zellulären Effekt auslösen.

Sjögren-Syndrom
Das Sjögren-Syndrom gehört zu den → *Kollagenosen*, die wiederum zur Gruppe der Autoimmunerkrankungen gehören. Von → autoimmun bedingten Entzündungen betroffen sind v.a. die Tränen- und Speicheldrüsen, was sich in einer starken Trockenheit der Augen-, Mund- und anderer Schleimhäute äußert (→ *Sicca-Syndrom*). Weitere Symptome sind z.B. Gelenk- und Muskelbeschwerden, Durchblutungsstörungen in den Fingern und Zehen (→ Raynaud-Phänomene) und → Fatigue.

SNP (Single Nucleotide Polymorphism)
SNP ist die Abkürzung für Single Nucleotide Polymorphism (Einzelnukleotid-Polymorphismus). Man bezeichnet hiermit eine Variation eines einzelnen Basenpaares in einem komplementären DNA-Doppelstrang (→ *DNA*).

Subjektive Befunde
Subjektive Befunde oder subjektive Symptome sind Krankheitszeichen, die durch die Erkrankte/den Erkrankten selbst wahrgenommen werden und nicht von außen wahrnehmbar sind (= objektive Symptome).

Suizidalität
Von Suizidalität bzw. einem Suizidrisiko spricht man, wenn Gedanken und Verhalten eines Menschen darauf ausgerichtet sind, sich das Leben zu nehmen. Sie umfasst ein Kontinuum von vereinzelten Gedanken an Selbsttötung über riskante Verhaltensweisen, die den eigenen Tod in Kauf nehmen, bis hin zu Suizidversuchen und vollendeten Suiziden.

Symptomatische Therapie
Als symptomatische Therapie bezeichnet man eine Behandlung der Symptome einer Erkrankung. So wird z.B. das Symptom Schmerz mit Analgetika (Schmerzmitteln) behandelt. Im Gegensatz dazu werden bei der → *kausalen Therapie* die Ursachen einer Erkrankung therapiert (z.B. erhalten Menschen mit einer bakteriellen Infektionskrankheit ein Antibiotikum, das die Bakterien abtöten und damit die Krankheitsursache ausschalten soll).

Tertiärprävention
Als Tertiärprävention bezeichnet man Maßnahmen, die eine Verschlimmerung einer bereits bestehen-

den Erkrankung verhindern, diesen Vorgang verlangsamen oder das Auftreten von Folgeerkrankungen abwenden. Tertiärpräventive Ziele können zudem eine Verbesserung der Lebensqualität oder der sozialen Funktionsfähigkeit sein.

T-Zellen

T-Zellen sind Leukozyten (weiße Blutkörperchen), die u. a. virusinfizierte Körperzellen erkennen und abtöten. Andere T-Zellen aktivieren B-Zellen, die daraufhin Antikörper bilden.

Unspezifische Symptome

Unspezifische Symptome sind Symptome, die sich nicht eindeutig einer bestimmten Krankheit zuordnen lassen. Sie werden zudem oft als „subjektiv" klassifiziert *(→ subjektive Befunde)*, im Gegensatz zu „objektiven Befunden" wie etwa *→ Biomarkern.*

Vaskuläre Dysfunktion

Normalerweise wird die Durchblutung eines Gewebes über die Weite der Blutgefäße geregelt und so dem Bedarf angepasst. Von einer vaskulären Dysfunktion spricht man, wenn dieser Vorgang aus verschiedenen Gründen nicht mehr funktioniert.

Vegetatives Nervensystem

Aufgabe des vegetativen Nervensystems (autonomes Nervensystem, ANS) ist es, das innere Gleichgewicht *(→ Homöostase)* in unserem Körper über die Kontrolle und Steuerung lebenswichtiger Körperfunktionen (Herzschlag, Atmung, Verdauung, Stoffwechsel) aufrechtzuerhalten. Darüber hinaus reguliert es weitere Organe bzw. Organsysteme, z. B. die endokrinen und exokrinen Drüsen, das Blutgefäßsystem, die Sexualorgane und die inneren Augenmuskeln. Diese Vorgänge werden vom Gehirn gesteuert, laufen automatisch ab und können nicht oder kaum willentlich beeinflusst werden. Das vegetative Nervensystem überträgt zudem Meldungen über den aktuellen Körperzustand an das Gehirn.

Visuelle Überlastung

Eine spezielle Form der *→ sensorischen Überlastung* ist die visuelle Überlastung, d.h. eine Überflutung des Nervensystems mit Sehreizen, die aufgrund ihrer Gleichzeitigkeit bzw. Intensität nicht mehr verarbeitet werden können.

YLD (Years Lived with Disability)

Als Years Lived with Disability (YLD) bezeichnet man die Anzahl der durch gesundheitliche Einschränkungen verlorenen Lebensjahre in einer Bevölkerung (Population). Es handelt sich um eine wichtige Maßzahl zur Beobachtung der ursachenspezifischen Krankheitslast *(→ Burden of Disease).*

YLL (Years of Life Lost)

Unter den Years of Life Lost (YLL) versteht man die Anzahl verlorener Lebensjahre in der Bevölkerung durch eine bestimmte Todesursache (z. B. *→ ME/CFS*). Sie lässt auf den mortalitätsbedingten Beitrag dieser Erkrankung zur gesamten Krankheitslast *(→ Burden of Disease)* der Erkrankung schließen.

Zelluläre Impedanzsignatur

Zellen reagieren auf einen induzierten (äußeren) Stressor mit hohem Salzgehalt mit zellulären oder molekularen Wechselwirkungen, die man als elektrische Impedanzmodulation bezeichnet. Die Impedanzsignatur einer Zelle gibt Hinweise auf die Güte und Dichtigkeit von Zell-Zell-Kontakten.

Zentralnervensystem (ZNS)

Das Zentralnervensystem (ZNS) besteht aus dem Gehirn und dem Rückenmark. Es dient u. a. der zentralen Reizverarbeitung, d.h. der Integration und Koordination der aus der Peripherie einlaufenden sensorischen Reize (Wahrnehmung), erlaubt es den Menschen, über die Auslösung der willkürlichen Motorik gezielt auf Umweltbedingungen zu reagieren und ist der Ort des unbewussten und bewussten Denkens und Handelns, des Bewusstseins, der Emotionen und Gefühle sowie der Speicherung von Gedächtnisinhalten.

Zerebraler Blutfluss

Unter dem zerebralen Blutfluss versteht man die Versorgung des Gehirns mit Blut in einer bestimmten Zeitspanne.

Zirkadianer Rhythmus

Als zirkadianen Rhythmus bezeichnet man einen inneren, biologischen Rhythmus mit einer Dauer von etwa 24 Stunden. Der zentrale zirkadiane Schrittmacher befindet sich im Hypothalamus. Er koordiniert weitere Schrittmacher im Körper. Beispiel für einen zirkadianen Rhythmus ist der Schlaf-Wach-Rhythmus. Aber auch die Herzfrequenz, der Blutdruck, die Körpertemperatur, verschiedene Hormonspiegel (z. B. Cortison und Insulin), die Konzentration von Immunzellen im Blut, verschiedene Stoffwechselfunktionen und die kognitive Leistungsfähigkeit unterliegen einem zirkadianen Rhythmus.

Zytokine
Zytokine sind Botenstoffe, die bei einer Reaktion des Immunsystems gebildet werden und z. B. bestimmte Abwehrzellen aktivieren.

Die Autorin

Frau Dr. Habermann-Horstmeier ist Leiterin des *Villingen Institute of Public Health* (VIPH). Nach einem Medizinstudium in Marburg/Lahn promovierte sie dort im Fachbereich Neurophysiologie. Später absolvierte sie ein Master-Studium Public Health an den Universitäten Zürich, Bern und Basel (Schweiz) sowie ein Master-Studium Umweltwissenschaften an der FernUniversität in Hagen. Sie ist Ernährungsmedizinerin DAEM/DGEM und hat eine universitäre Weiterbildung in Sonderpädagogik durchlaufen. Nach einer klinischen Tätigkeit im Bereich der psychosomatischen Rehabilitation war sie mehrere Jahre als Lehrbeauftragte an der Hochschule Furtwangen und über viele Jahre als Projektleiterin am Institut für Sozial- und Präventivmedizin der Universität Bern tätig. Als Autorin und Co-Autorin hat sie zahlreiche Fach- und Lehrbücher sowie Buchkapitel veröffentlicht. Im Rahmen ihrer Forschung beschäftigt sie sich v.a. mit der Gesundheitsförderung bei besonders vulnerablen Bevölkerungsgruppen (chronisch kranken Menschen, alten Menschen und Menschen mit Behinderung) mit dem aktuellen Schwerpunkt auf der Versorgung von ME/CFS-Erkrankten.

Sachwortverzeichnis

E

F

L

M

N

Y

Z

Hinweise zum Zusatzmaterial

DOWNLOAD

Sie können für diesen Titel kostenfrei folgende Online-Materialien über unsere Internetseite nach erfolgter Registrierung abrufen:

1. Materialien für ME/CFS-Diagnose

Nutzen Sie dazu bitte den angegebenen Link und melden Sie sich nach den dort beschriebenen Schritten an. Sie können auf die Materialien über *Mein Konto* zugreifen, indem Sie unter *Meine Zusatzmaterialien* den Code eingeben. Sie werden dann automatisch in den Downloadbereich weitergeleitet.

Link: hgf.io/download
Code: **B-1NBG87**

Wir empfehlen Ihnen, sich die Materialien auf Ihrem Rechner zu speichern, um sie jederzeit und dauerhaft nutzen zu können.

Anzeigen